MANUAL DE

PRONTO-SOCORRO

MANUAL DO RESIDENTE DA ASSOCIAÇÃO DOS
MÉDICOS RESIDENTES DA ESCOLA PAULISTA DE MEDICINA

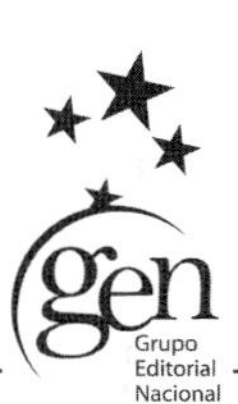
gen
Grupo
Editorial
Nacional

MANUAL DE

PRONTO-SOCORRO

MANUAL DO RESIDENTE DA ASSOCIAÇÃO DOS
MÉDICOS RESIDENTES DA ESCOLA PAULISTA DE MEDICINA

Coordenadores

Davi Jing Jue Liu
Médico. Especialista em Clínica Médica e Cancerologia Clínica pela Escola Paulista de Medicina da Universidade Federal de São Paulo (EPM-Unifesp). Médico do Corpo Clínico do Hospital São Paulo (HSP) e Chefe de Plantão do Pronto-Socorro de Clínica Médica da EPM-Unifesp.

Ricardo Leal dos Santos Barros
Médico. Residência em Nefrologia pela Escola Paulista de Medicina da Universidade Federal de São Paulo (EPM-Unifesp). Especialista em Clínica Médica pela EPM-Unifesp. Chefe de plantão do Pronto-Socorro de Clínica Médica da EPM-Unifesp.

Letícia Sandre Vendrame
Médica. Especialista em Medicina Intensiva, pela Associação de Medicina Intensiva Brasileira (AMIB), e em Clínica Médica, pela Sociedade Brasileira de Clínica Médica (SBCM-AMB). Médica-assistente de Clínica Médica da Escola Paulista de Medicina da Universidade Federal de São Paulo (EPM-Unifesp). Médica coordenadora da UTI de Clínica Médica do Hospital São Paulo (HSP). Médica coordenadora da UTI Adulto do Hospital Estadual de Diadema (SPDM). Vice-Supervisora do Programa de Residência Médica em Clínica Médica da EPM-Unifesp.

2ª edição

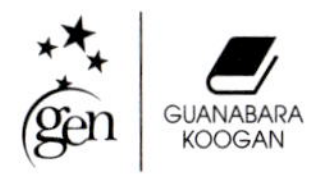

- Os autores deste livro e a Editora Guanabara Koogan empenharam seus melhores esforços para assegurar que as informações e os procedimentos apresentados no texto estejam em acordo com os padrões aceitos à época da publicação, *e todos os dados foram atualizados pelos autores até a data da entrega dos originais à editora*. Entretanto, tendo em conta a evolução das ciências da saúde, as mudanças regulamentares governamentais e o constante fluxo de novas informações sobre terapêutica medicamentosa e reações adversas a fármacos, recomendamos enfaticamente que os leitores consultem sempre outras fontes fidedignas, de modo a se certificarem de que as informações contidas neste livro estão corretas e de que não houve alterações nas dosagens recomendadas ou na legislação regulamentadora.

- Os autores e a editora se empenharam para citar adequadamente e dar o devido crédito a todos os detentores de direitos autorais de qualquer material utilizado neste livro, dispondo-se a possíveis acertos posteriores caso, inadvertida e involuntariamente, a identificação de algum deles tenha sido omitida.

EDITORA GUANABARA KOOGAN LTDA.
Selo integrante do GEN | Grupo Editorial Nacional
Travessa do Ouvidor, 11
Rio de Janeiro – RJ – CEP 20040-040
Tels.: (21) 3543-0770/(11) 5080-0770 | Fax: (21) 3543-0896
www.grupogen.com.br | faleconosco@grupogen.com.br

- Capa: Editorial Saúde

- Editoração eletrônica: Le1 Studio Design

- Ficha catalográfica

L76m
2. ed.

Liu, Davi Jing Jue
Manual de pronto-socorro / Davi Jing Jue Liu, Ricardo Leal, Letícia Sandre Vendrame. - 2. ed. - Rio de Janeiro : Guanabara Koogan, 2018.
692 p. : il.

ISBN 978-85-277-3397-7

1. Emergências médicas. 2. Primeiros socorros. 3. Assistência em emergências. 4. Medicina de emergência. I. Vendrame, Letícia Sandre. II. Leal, Ricardo. III. Título.

18-50532
CDD: 616.025
CDU: 616-083.98 Leandra Felix da Cruz - Bibliotecária - CRB-7/6135

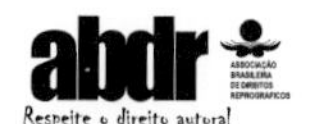

Colaboradores

Aécio Flávio Terixeira de Góis

Médico. Residência em Clínica Médica e Cardiologia na Faculdade de Medicina da Universidade de São Paulo (FMUSP). MBA em Gestão de Saúde pela Fundação Getulio Vargas (FGV). Doutor em Ciência pela FMUSP. Professor adjunto de Medicina de Urgência e Medicina Baseada em Evidências, do Departamento de Medicina da Universidade Federal de São Paulo (Unifesp). Coordenador do Pronto-Socorro de Clínica Médica do Hospital São Paulo (HSP). Coordenador do curso de Medicina e da Residência em Medicina de Urgência da Unifesp. Coordenador do Centro de Habilidades e Simulação da Unifesp.

Alessandra Lima Santos

Médica. Residência em Cirurgia Geral no Hospital do Servidor Público Municipal de São Paulo (HSPM).

Alexandra Régia Dantas Brígido

Médica. Residência em Clínica Médica, na Escola Paulista de Medicina da Universidade Federal de São Paulo (EPM-Unifesp), e em Cardiologia, no Instituto do Coração do Hospital das Clínicas da Faculdade de Medicina da Universidade de São Paulo (InCor/HC-FMUSP).

Ana Carolina Lima Resende

Médica. Residência em Pneumologia na Escola Paulista de Medicina da Universidade Federal de São Paulo (EPM-Unifesp).

Ana Cristina Gales

Médica. Especialista em Infectologia pela Escola Paulista de Medicina da Universidade Federal de São Paulo (EPM-Unifesp). Mestre e Doutora em Infectologia pela EPM-Unifesp. Professora adjunta de Infectologia, do Departamento de Medicina da EPM-Unifesp.

Ana Luísa Pimentel Maia

Médica. Residência em Clínica Médica na Escola Paulista de Medicina da Universidade Federal de São Paulo (EPM-Unifesp).

Ana Paula Toledo Mota

Médica. Residência em Clínica Médica na Escola Paulista de Medicina da Universidade Federal de São Paulo (EPM-Unifesp).

André Castanho de Almeida Pernambuco
Médico. Especialista em Geriatria e Gerontologia pela Universidade Federal de São Paulo (Unifesp). Preceptor da Enfermaria de Geriatria da Unifesp. Coordenador da Enfermaria de Cuidados Paliativos da Unifesp. Médico-assistente de Geriatria da Unifesp.

Antonio Eduardo Ribeiro Nakamura
Médico. Residência em Clínica Médica na Escola Paulista de Medicina da Universidade Federal de São Paulo (EPM-Unifesp).

Antonio Henrique Alves
Médico. Residência em Clínica Médica na Escola Paulista de Medicina da Universidade Federal de São Paulo (EPM-Unifesp).

Antonio Luis Pimentel Neto
Médico radiologista. Especialista em Ultrassonografia. Membro Titular do Colégio Brasileiro de Radiologia.

Beatriz de Camargo Preto Piscopo
Médica. Residência em Clínica Médica na Escola Paulista de Medicina da Universidade Federal de São Paulo (EPM-Unifesp).

Bernardo Azoury Nassur
Médico. Residência em Clínica Médica pela Secretaria de Estado da Saúde de São Paulo. Residência em Cardiologia na Escola Paulista de Medicina da Universidade Federal de São Paulo (EPM-Unifesp).

Bruna Giusto Bunjes
Médica. Residência em Clínica Médica, na Escola Paulista de Medicina da Universidade Federal de São Paulo (EPM-Unifesp), e em Reumatologia, na Faculdade de Medicina da Universidade de São Paulo (FMUSP).

Bruna Moreira Lima Rocha
Médica. Especialista em Clínica Médica pelo Hospital Miguel Arraes (HMA). Residência em Pneumologia no Hospital São Paulo da Universidade Federal de São Paulo (HSP/Unifesp).

Camila Melo Coelho Loureiro
Médica. Especialista em Clínica Médica e Pneumologia pela Santa Casa de Misericórdia da Bahia. Médica do Hospital Universitário Professor Edgard Santos. Médica pneumologista do Hospital São Rafael. Secretária adjunta da Sociedade de Pneumologia da Bahia.

Carlos Diego Holanda Lopes
Médico. Residência em Clínica Médica na Escola Paulista de Medicina da Universidade Federal de São Paulo (EPM-Unifesp).

Claudio Elias Kater

Médico. Doutor em Endocrinologia pela Universidade Federal de São Paulo (Unifesp). Pós-Doutorado pela University of California, San Francisco. Professor-associado da Universidade Federal de São Paulo (Unifesp).

Cleovansosthenes Leal Freitas

Médico. Residência em Clínica Médica na Escola Paulista de Medicina da Universidade Federal de São Paulo (EPM-Unifesp).

Daniel Curitiba Marcellos

Médico. Especialista em Clínica Médica, pela Universidade Federal de São Paulo (Unifesp), e em Medicina Intensiva, pela Universidade de São Paulo (USP). Médico-assistente da UTI de Moléstias Infecciosas do Hospital das Clínicas da Universidade de São Paulo (HC-FMUSP).

Daniel Garoni Peternelli

Médico. Especialista em Cardiologia e Ecocardiografia pela Escola Paulista de Medicina da Universidade Federal de São Paulo (EPM-Unifesp) e pela Sociedade Brasileira de Cardiologia (SBC). Médico cardiologista assistente da Unidade Coronariana do Hospital São Paulo (HSP).

Desirée Mayara Nery Ferraro

Médica. Residência em Hematologia, Hemoterapia e Terapia Celular na Universidade de São Paulo (USP). Especialista em Clínica Médica pela Escola Paulista de Medicina da Universidade Federal de São Paulo (EPM-Unifesp).

Diego Adão

Médico. Especialista em Cirurgia do Aparelho Digestivo e Cirurgia Geral pela Escola Paulista de Medicina da Universidade Federal de São Paulo (EPM-Unifesp). Mestre em Cirurgia pela EPM-Unifesp. Doutorando em Medicina Baseada em Evidências pela EPM-Unifesp.

Diego Cassola Pronunciato

Médico. Residência em Infectologia na Escola Paulista de Medicina da Universidade Federal de São Paulo (EPM-Unifesp).

Erika Yuki Yvamoto

Médica. Especialista em Clínica Médica e Medicina Interna pela Escola Paulista de Medicina da Universidade Federal de São Paulo (EPM-Unifesp). Instrutora do Advanced Cardiac Life Support (ACLS).

Fabiano Moulin de Moraes

Médico. Especialista em Neurologia pela Escola Paulista de Medicina da Universidade Federal de São Paulo (EPM-Unifesp). Mestre em Ciências pelo Departamento de Neurologia da EPM-Unifesp.

Fábio Freire José

Médico. Especialista em Medicina de Urgência, pela Associação Médica Brasileira (AMB), e em Reumatologia, pela Universidade Federal de São Paulo (Unifesp). Professor Titular de Reumatologia da Escola Paulista de Ciências Médicas (EPCM).

Fábio Silva de Azevedo

Médico. Residência em Gastroenterologia, na Escola Paulista de Medicina da Universidade Federal de São Paulo (EPM-Unifesp), e em Clínica Médica, no Instituto de Assistência Médica ao Servidor Público Estadual (IAMSPE).

Fauze Lutfe Ayoub

Médico. Residência em Hematologia na Escola Paulista de Medicina da Universidade Federal de São Paulo (EPM-Unifesp).

Felipe Augusto de Oliveira Souza

Médico. Residência em Clínica Médica e Cardiologia Clínica na Escola Paulista de Medicina da Universidade Federal de São Paulo (EPM-Unifesp). Especialista em Eletrofisiologia Clínica e Invasiva, pela Unifesp, e em Cardiologia, pela Sociedade Brasileira de Cardiologia (SBC). Mestre em Cardiologia pela Unifesp.

Frederico Amorim Marcelino

Médico. Residência em Clínica Médica na Escola Paulista de Medicina da Universidade Federal de São Paulo (EPM-Unifesp).

Gabriel Teixeira Montezuma Sales

Médico. Especialista em Nefrologia pela Universidade Federal de São Paulo (Unifesp) e pela Sociedade Brasileira de Nefrologia (SBN).

Giovanni Tani Beneventi

Médico. Residência em Dermatologia na Escola Paulista de Medicina da Universidade Federal de São Paulo (EPM-Unifesp).

Guilherme Benfatti Olivato

Médico. Residência em Clínica Médica e Medicina Interna, na Escola Paulista de Medicina da Universidade Federal de São Paulo (EPM-Unifesp), e em Terapia Intensiva, no Hospital Israelita Albert Einstein.

Guilherme di Camillo Orfali

Médico. Residência em Clínica Médica na Escola Paulista de Medicina da Universidade Federal de São Paulo (EPM-Unifesp).

Guilherme dos Santos Moura

Médico. Residência em Clínica Médica na Escola Paulista de Medicina da Universidade Federal de São Paulo (EPM-Unifesp).

Guilherme Freitas Fernandes de Oliveira
Médico. Residência em Clínica Médica na Escola Paulista de Medicina da Universidade Federal de São Paulo (EPM-Unifesp).

Guilherme Martins Guzman
Médico. Especialista em Clínica Médica pela Escola Paulista de Medicina da Universidade Federal de São Paulo (EPM-Unifesp).

Guilherme Santos Duarte Lemos
Médico. Residência em Terapia Intensiva na Escola Paulista de Medicina da Universidade Federal de São Paulo (EPM-Unifesp). Especialista em Clínica Medica pela Unifesp.

Hélio Penna Guimarães
Médico. Especialista em Medicina de Emergência, pela Associação Brasileira de Medicina de Emergência (ABRAMEDE); em Medicina Intensiva, pela Associação de Medicina Intensiva Brasileira (AMIB); em Cardiologia, pelo Instituto Dante Pazzanese de Cardiologia. Mestre em Gestão pelo Instituto Carlos III (Madri). Doutor em Ciências pela Universidade de São Paulo (USP). Professor afiliado do Departamento de Medicina da Universidade Federal de São Paulo (Unifesp). Professor titular de Medicina de Emergência e Medicina Intensiva do Centro Universitário São Camilo.

Helmer Araújo Melo
Médico. Especialista em Medicina Interna pela Escola Paulista de Medicina da Universidade Federal de São Paulo (EPM-Unifesp).

Hugo Rodrigues Rosa
Médico. Residência em Clínica Médica e Nefrologia na Escola Paulista de Medicina da Universidade Federal de São Paulo (EPM-Unifesp).

Iago Farias Jorge
Médico. Residência em Clínica Médica na Escola Paulista de Medicina da Universidade Federal de São Paulo (EPM-Unifesp).

Igor Beltrão Duarte Fernandes
Médico. Residência em Clínica Médica na Escola Paulista de Medicina da Universidade Federal de São Paulo (EPM-Unifesp).

Igor Gouveia Pietrobom
Médico. Especialista em Clínica Médica e em Nefrologia pela Escola Paulista de Medicina da Universidade Federal de São Paulo (EPM-Unifesp). Vice-Supervisor do Programa de Residência Médica em Clínica Médica da EPM-Unifesp.

João Antonio Gonçalves Garreta Prats
Médico. Residência em Infectologia na Escola Paulista de Medicina da Universidade Federal de São Paulo (EPM-Unifesp). Doutorando em Infectologia pela Unifesp. Médico-assistente do Grupo de Micologia da EPM-Unifesp. Professor convidado do Departamento de Clínica Médica da Universidade São Francisco.

João Brainer Clares de Andrade
Médico. Especialista em Neurologia pelo Hospital Geral de Fortaleza. Doutorando em Neurologia e Neurociências pela Universidade Federal de São Paulo (Unifesp).

João Mendes Vasconcelos
Médico. Residência em Clínica Médica na Escola Paulista de Medicina da Universidade Federal de São Paulo (EPM-Unifesp).

João Paulo Junqueira Magalhães Afonso
Médico. Especialista em Dermatologia e Dermatoscopia pela Escola Paulista de Medicina da Universidade Federal de São Paulo (EPM-Unifesp).

José Carlos Lucena de Aguiar Ferreira
Médico. Residência em Clínica Médica na Escola Paulista de Medicina da Universidade Federal de São Paulo (EPM-Unifesp).

José Marcos Vieira de Albuquerque Filho
Médico. Residência em Neurologia na Universidade Federal de São Paulo (Unifesp).

Juliana de Oliveira Martins
Médica. Residência em Clínica Médica, na Escola Paulista de Medicina da Universidade Federal de São Paulo (EPM-Unifesp), e em Hematologia e Hemoterapia, na Universidade de São Paulo (USP).

Juliana Oliveira da Silva
Médica. Residência em Infectologia Hospitalar na Universidade Federal de São Paulo (Unifesp). MBA em Gestão de Saúde pela Fundação Getulio Vargas (FGV). Membro da Diretoria da Associação Paulista de Estudos e Controle de Infecção Hospitalar (APECIH).

Keydson Agustine Sousa Santos
Médico. Residência em Clínica Médica, no Hospital Regional de Taguatinga, e em Pneumologia, na Universidade Federal de São Paulo (Unifesp).

Larissa Simão Gandolpho
Médica. Residência em Infectologia na Escola Paulista de Medicina da Universidade Federal de São Paulo (EPM-Unifesp).

Lícia Alexandrino de Araújo
Médica. Residência em Medicina Física e Reabilitação na Universidade Federal de São Paulo/Associação de Assistência à Criança Deficiente (Unifesp/AACD).

Lilian Serrasqueiro Ballini Caetano
Médica. Mestre e Doutora em Pneumologia pela Universidade Federal de São Paulo (Unifesp).

Lucas Guimarães Machado Santos
Médico. Residência em Clínica Médica e Geriatria na Escola Paulista de Medicina da Universidade Federal de São Paulo (EPM-Unifesp).

Luciana Miguel Gomes de Barros
Médica. Residência em Gastroenterologia na Escola Paulista de Medicina da Universidade Federal de São Paulo (EPM-Unifesp).

Maiky Carneiro da Silva Prata
Médico. Residência em Infectologia na Escola Paulista de Medicina da Universidade de Federal de São Paulo (EPM-Unifesp).

Márcio Abdalla de Abreu Pimenta
Médico. Residência em Clínica Médica na Escola Paulista de Medicina da Universidade Federal de São Paulo (EPM-Unifesp).

Marcos Alexandre Frota da Silva
Médico. Residência em Clínica Médica na Escola Paulista de Medicina da Universidade Federal de São Paulo (EPM-Unifesp).

Maria Stella Figueiredo
Médica. Mestre e Doutora em Hematologia pela Escola Paulista de Medicina da Universidade Federal de São Paulo (EPM-Unifesp). Professora Livre-Docente de Hematologia e Hemoterapia, do Departamento de Oncologia Clínica e Experimental da EPM-Unifesp.

Mariana Cincerre Paulino
Médica. Residência em Clínica Médica na Escola Paulista de Medicina da Universidade Federal de São Paulo (EPM-Unifesp).

Mariana Davim Ferreira Gomes
Médica. Residência em Clínica Médica na Escola Paulista de Medicina da Universidade Federal de São Paulo (EPM-Unifesp).

Márya Duarte Pagotti

Médica. Residência em Clínica Médica na Escola Paulista de Medicina da Universidade Federal de São Paulo (EPM-Unifesp).

Matheus Candido Hemerly

Médico. Residência em Clínica Médica na Escola Paulista de Medicina da Universidade Federal de São Paulo (EPM-Unifesp).

Matheus Merlin Felizola

Médico. Residência em Clínica Médica na Escola Paulista de Medicina da Universidade Federal de São Paulo (EPM-Unifesp).

Murilo Cazellato Pacheco de Mello

Médico. Residência em Clínica Médica na Escola Paulista de Medicina da Universidade Federal de São Paulo (EPM-Unifesp).

Natasha Scaranello Cartolano

Médica. Residência em Clínica Médica na Escola Paulista de Medicina da Universidade Federal de São Paulo (EPM-Unifesp).

Nathália Ambrozim Santos Saleme

Médica. Residência em Gastroenterologia na Escola Paulista de Medicina da Universidade Federal de São Paulo (EPM-Unifesp).

Otávio Parisi de Carvalho

Médico. Residência em Clínica Médica na Escola Paulista de Medicina da Universidade Federal de São Paulo (EPM-Unifesp).

Patrícia de Castro Rodrigues

Médica. Residência em Clínica Médica na Escola Paulista de Medicina da Universidade Federal de São Paulo (EPM-Unifesp).

Patricia Ferreira Abreu

Médica. Mestre e Doutora em Nefrologia pela Universidade Federal de São Paulo (Unifesp).

Paulo André Pamplona Marques dos Santos

Médico. Residência em Nefrologia pela Escola Paulista de Medicina da Universidade Federal de São Paulo (EPM-Unifesp).

Paulo Ricardo Gessolo Lins

Médico. Especialista em Nefrologia pela Universidade Federal de São Paulo (Unifesp).

Paulo Siqueira do Amaral

Médico. Residência em Clínica Médica na Escola Paulista de Medicina da Universidade Federal de São Paulo (EPM-Unifesp).

Pedro Henrique Carr Vaisberg

Médico. Residência em Hematologia na Escola Paulista de Medicina da Universidade Federal de São Paulo (EPM-Unifesp). Especialista em Clínica Médica pela EPM-Unifesp.

Pedro Ivo De Marqui Moraes

Médico. Especialista em Clínica Médica e Cardiologia pela Escola Paulista de Medicina da Universidade Federal de São Paulo (EPM-Unifesp). Mestre em Tecnologias e Atenção à Saúde pela EPM-Unifesp. Preceptor-assistente no setor de Emergências Cardiovasculares, do Departamento de Medicina da EPM-Unifesp.

Petrus Davi Pinheiro Freire

Médico. Residência em Clínica Médica na Escola Paulista de Medicina da Universidade Federal de São Paulo (EPM-Unifesp).

Rachel Teixeira Nunes

Médica. Residência em Clínica Médica e Endocrinologia e Metabologia na Escola Paulista de Medicina da Universidade Federal de São Paulo (EPM-Unifesp).

Rafael Scotini Viana Alves

Médico. Especialista em Medicina Intensiva pela Universidade Federal de São Paulo (Unifesp). Mestrando em Medicina Intensiva pela Unifesp. Preceptor do Programa de Residência de Medicina Intensiva, disciplina Anestesiologia, Dor e Medicina Intensiva, da Unifesp.

Raissa Gabrielle Reis dos Santos

Médica. Residência em Clínica Médica na Escola Paulista de Medicina da Universidade Federal de São Paulo (EPM-Unifesp).

Raphael Vasconcellos de Salles Coelho

Médico. Residência em Clínica Médica na Escola Paulista de Medicina da Universidade Federal de São Paulo (EPM-Unifesp).

Raul Rodrigues Barros

Médico. Residência em Clínica Médica na Escola Paulista de Medicina da Universidade Federal de São Paulo (EPM-Unifesp).

Renan Rodrigues Neves Ribeiro do Nascimento

Médico. Residência em Clínica Médica na Escola Paulista de Medicina da Universidade Federal de São Paulo (EPM-Unifesp).

Renata Amaral Andrade

Médica. Residência em Neurologia na Escola Paulista de Medicina da Universidade Federal de São Paulo (EPM-Unifesp). Mestre em Neurologia pela Unifesp.

Renato Buchalla Barbar Cury
Médico. Residência em Clínica Médica na Escola Paulista de Medicina da Universidade Federal de São Paulo (EPM-Unifesp).

Ricardo Guerra Almeida
Médico. Residência em Clínica Médica na Escola Paulista de Medicina da Universidade Federal de São Paulo (EPM-Unifesp).

Roberta Pulcheri Ramos
Médica. Residência em Clínica Médica, no Hospital do Servidor Público Estadual de São Paulo, e em Pneumologia, na Universidade Federal de São Paulo (Unifesp). Doutora em Pneumologia pela Unifesp. Coordenadora médica do Setor de Função Pulmonar e Fisiologia Clínica do Exercício (SEFICE) da Unifesp. Orientadora da disciplina de Pneumologia do Programa de Pós-Graduação em Pneumologia da Unifesp.

Roberto José de Carvalho Filho
Médico. Especialista em Clínica Médica e Gastroenterologia pela Universidade Federal de Juiz de Fora. Doutor em Gastroenterologia pela Universidade Federal de São Paulo (Unifesp). Pós-Doutorado em Hepatologia pelo Hôpital Beaujon (Clichy, França). Professor adjunto de Gastroenterologia, do Departamento de Medicina da Escola Paulista de Medicina da Universidade Federal de São Paulo (EPM-Unifesp).

Rodrigo Antonio Rey Gonzalez
Médico. Residência em Anestesiologia na Escola Paulista de Medicina da Universidade Federal de São Paulo (EPM-Unifesp).

Rywka Tenenbaum Medeiros Golebiovski
Médica. Residência em Clínica Médica no Hospital Miguel Arraes (HMA) e na Universidade Federal de São Paulo (Unifesp).

Simone de Barros Tenore
Médica. Mestre em Infectologia pela Escola Paulista de Medicina da Universidade Federal de São Paulo (EPM-Unifesp).

Sofia Rocha San Martín
Médica. Residência em Clínica Médica na Escola Paulista de Medicina da Universidade Federal de São Paulo (EPM-Unifesp).

Stefânia Bazanelli Prebianchi
Médica. Residência em Infectologia no Hospital São Paulo da Universidade Federal de São Paulo (HSP/Unifesp).

Stéphane Ohane Lima
Médica. Residência em Clínica Médica na Escola Paulista de Medicina da Universidade Federal de São Paulo (EPM-Unifesp).

Thamiris Freitas Maia
Médica. Residência em Clínica Médica na Escola Paulista de Medicina da Universidade Federal de São Paulo (EPM-Unifesp).

Thiago Roberto Costa Melo
Médico. Residência em Clínica Médica na Escola Paulista de Medicina da Universidade Federal de São Paulo (EPM-Unifesp).

Vanessa Souza Santos Truda
Médica. Residência em Infectologia na Universidade Federal de São Paulo (Unifesp).

Vinícius Burnett Aboud Souza da Eira
Médico. Residência em Clínica Médica na Escola Paulista de Medicina da Universidade Federal de São Paulo (EPM-Unifesp).

Wallace Stwart Carvalho Padilha
Médico. Residência em Clínica Médica e Nefrologia na Escola Paulista de Medicina da Universidade Federal de São Paulo (EPM-Unifesp).

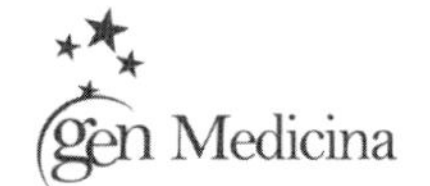

Atualize-se com o melhor conteúdo da área.

Conheça o GEN Medicina, portal elaborado pelo GEN | Grupo Editorial Nacional para prover conteúdo científico atualizado e de alta qualidade por meio de artigos, vídeos, entrevistas, depoimentos, casos clínicos e muito mais.

Acesse: http://genmedicina.com.br

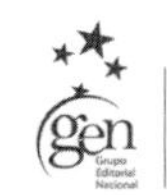

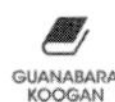

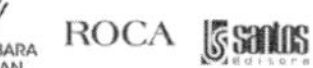

Apresentação

A conduta em situações de urgência e emergência é crucial nas chances de recuperação e tratamento do paciente. Para dominar os procedimentos mais adequados em cada tipo de situação, é necessário estar em contato com um material bem fundamentado em diretrizes, fluxogramas e estudos recentes.

Nos 71 capítulos que compõem este manual, escritos por residentes da Escola Paulista de Medicina da Universidade Federal de São Paulo (EPM-Unifesp) supervisionados por professores, são apresentadas as técnicas essenciais para a abordagem mais eficaz no Pronto-Socorro. Em linguagem clara e abordando os principais assuntos que envolvem a especialidade, o leitor tem em mãos um texto confiável para consulta e estudo.

Davi Jing Jue Liu
Ricardo Leal dos Santos Barros
Letícia Sandre Vendrame

Material Suplementar

Este livro conta com o seguinte material suplementar:

- Algoritmos para diagnóstico e tratamento de:
  - Cetoacidose diabética e estado hiperosmolar hiperglicêmico em adultos
  - Hiperglicemia em paciente não crítico
  - Hipoglicemia.

Como usar

O acesso ao material suplementar é gratuito. Basta que o leitor se cadastre e faça seu *login* em nosso site (www.grupogen.com.br), clicando no *menu* superior do lado direito e em *GEN-IO*, depois.

É rápido e fácil. Caso haja alguma mudança no sistema ou dificuldade de acesso, entre em contato conosco (sac@grupogen.com.br).

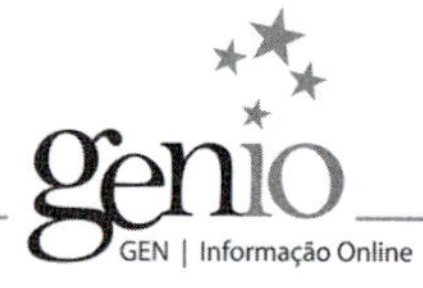

GEN-IO (GEN | Informação Online) é o ambiente virtual de aprendizagem do GEN | Grupo Editorial Nacional, maior conglomerado brasileiro de editoras do ramo científico-técnico-profissional, composto por Guanabara Koogan, Santos, Roca, AC Farmacêutica, Forense, Método, Atlas, LTC, E.P.U. e Forense Universitária. Os materiais suplementares ficam disponíveis para acesso durante a vigência das edições atuais dos livros a que eles correspondem.

Prefácio

A Residência Médica, instituída no Brasil em 5 de setembro de 1977, constitui uma modalidade de ensino de pós-graduação, sob a forma de curso de especialização, e funciona em instituições de saúde sob a orientação de profissionais médicos de elevada qualificação ética e profissional, sendo considerada o padrão-ouro da especialização médica.

Ao longo destes 40 anos, muitas transformações ocorreram. A constante evolução da Medicina e o desenvolvimento dos conhecimentos científicos resultaram, de maneira inevitável, em maior cobrança pela qualidade dos residentes. Hoje, a maioria dos hospitais que alocam esses profissionais tem suas atividades totalmente dependentes desses jovens médicos, o que resulta em excesso de carga de trabalho e horários extenuantes.

Com o objetivo de ajudar nessa difícil missão, a Associação dos Médicos Residentes da Escola Paulista de Medicina (AMEREPAM) tem o prazer de contribuir com a série de Manuais do Residente, que envolve as mais diversas especialidades médicas e tem como finalidade levar ao residente, de maneira fácil e ágil, as informações de maior relevância para a boa prática clínica.

Luiz Fernando dos Reis Falcão

Professor Adjunto de Anestesiologia da Unifesp.
Research Fellow da Harvard Medical School – Harvard University.
Idealizador da série "Manual do Residente da Associação dos Médicos Residentes da Escola Paulista de Medicina", em sua gestão como diretor científico da AMEREPAM – Gestão 2008-2009.

É com grata satisfação que apresentamos o novo formato da série "Manual do Residente da da Associação dos Médicos Residentes da Escola Paulista de Medicina". Nossa constante busca pela atualização e pelo aperfeiçoamento resultou nesta edição mais moderna, repaginada e com o conteúdo de qualidade e excelência que você já conhece.

Com este manual de bolso, esperamos auxiliar na melhor tomada de decisão para cada paciente, de maneira prática e rápida. Esforçamo-nos para fornecer, em cada capítulo, a clareza e a precisão daquilo que buscamos, sempre embasados na segurança das melhores evidências na literatura internacional.

A Associação dos Médicos Residentes da Escola Paulista de Medicina (AMEREPAM) tem o orgulho de manter viva esta série e enriquecer o seu legado.

Davi Jing Jue Liu
Presidente da AMEREPAM – Gestão 2016-2017.
Residente do Programa de Cancerologia Clínica da EPM-Unifesp.

Sumário

Parte 1

Temas Gerais

1 Parada Cardiorrespiratória

Erika Yuki Yvamoto • Bernardo Azoury Nassur •
Hélio Penna Guimarães

DEFINIÇÃO

A parada cardiorrespiratória (PCR) é a cessação súbita e inesperada da atividade venticular cardíaca útil, com ausência de respiração normal e de sinais de circulação. Os eventos que são tratados com sucesso, com sobrevivência do paciente, são referidos como parada cardiorrespiratória revertida ou retorno da circulação espontânea (RCE). Já aqueles que levam a óbito são referidos como morte súbita cardíaca (American College Of Cardiology/American Heart Association/Heart Rhythm Society, 2006).

A principal causa de PCR em adultos é doença arterial coronariana. Em crianças, quadros que propiciem hipoxia são a causa mais prevalente.

SUPORTE BÁSICO DE VIDA (SBV) PARA PROFISSIONAL DE SAÚDE

O SBV consiste em procedimentos básicos de emergência, que têm como objetivo o atendimento inicial do paciente vítima de PCR. A abordagem inicial do SBV deve avaliar o nível de consciência, sendo necessário chamar a vítima em tom elevado de voz, tocando-a vigorosamente, pelos ombros, enquanto o padrão respiratório é observado simultaneamente à palpação de pulso central – o tempo para essa verificação não deve exceder 10 s. A presença de respiração agônica, ou *gasping*, não deve ser considerada respiração efetiva. O SBV compreende ventilação e compressão torácica externa, e não é aplicado somente em casos de PCR, mas também em condições de parada respiratória ou bradicardia com baixo débito (bradicardia em crianças com frequência cardíaca abaixo de 60 bpm). A Figura 1.1 apresenta o fluxograma do SBV.

Quando pulso presente, aborda-se o quadro como parada respiratória (Quadro 1.1). Quando pulso ausente, aborda-se o quadro como PCR (Quadro 1.2). Deve-se iniciar reanimação cardiopulmonar (RCP) com compressões torácicas eficientes e seguir o protocolo de PCR.

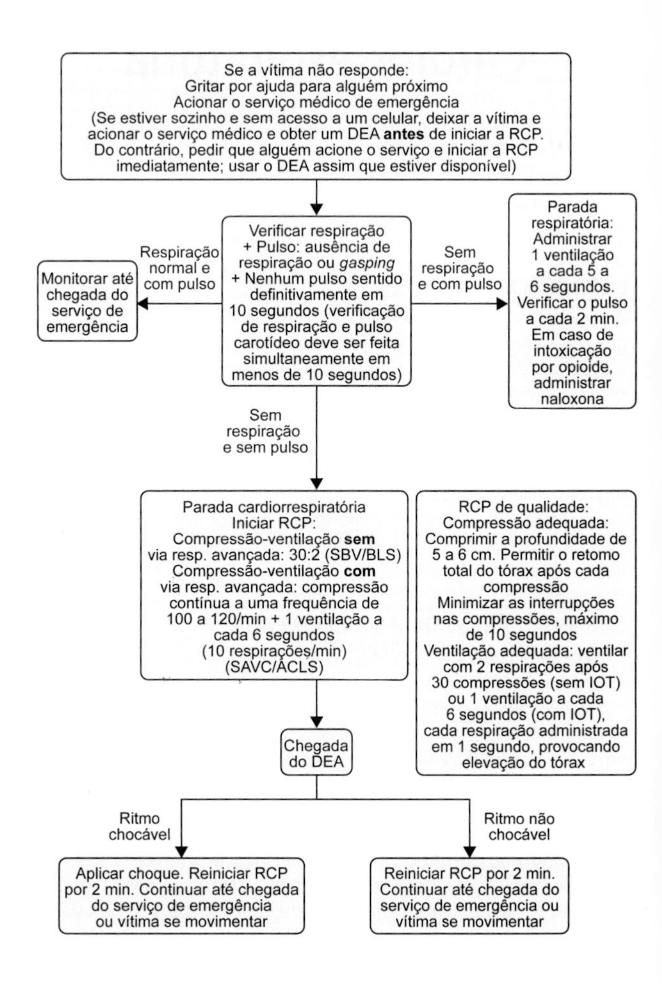

Figura 1.1 Fluxograma do SBV. DEA: *data envelopment analysis*; RCP: reanimação cardiopulmonar; IOT: intubação orotraqueal.

Quadro 1.1 Conduta da parada respiratória.
1. Abrir via respiratória posicionando o paciente na posição olfatória (*sniff*) e aplicar 1 insuflação com ambu Ventilação de boa qualidade: duração de 1 s e elevação visível do tórax Considerar a escolha da manobra manual de abertura da via respiratória (hiperextensão ou deslocamento anterior da mandíbula), segundo a presença de trauma Instalar suprimento de O_2, em alto fluxo (10 a 15 ℓ/min) no ambu, através de conexão em reservatório Considerar a instalação da cânula orofaríngea (Guedel)
2. Frequência: 1 insuflação de boa qualidade a cada 5 a 6 s (10 a 12/min)
3. Verificar a presença de pulso a cada 2 min. Na ausência de pulso, iniciar RCP com compressões torácicas eficientes e seguir protocolo de PCR
4. Assim que possível: instalar via respiratória avançada, preferencialmente a IOT Considerar uso de máscara laríngea ou tubo laríngeo no caso de intubação difícil ou impossibilidade de intubação Confirmar efetiva ventilação através da ausculta e detector capnógrafo e fixar o dispositivo escolhido
5. Frequência com via respiratória avançada: 8 a 10 insuflações/min (1 a cada 6 a 8 s) Checar o ritmo a cada 2 min Manter atenção para a ocorrência de PCR
6. Recomenda-se a instalação de acesso venoso periférico ou intraósseo
7. Manter suporte ventilatório ininterruptamente até chegar apoio, chegar ao hospital ou se o paciente apresentar ventilação espontânea (respiração, tosse e/ou movimento)

RCP: reanimação cardiopulmonar; PCR: parada cardiorrespiratória; IOT: intubação orotraqueal.

Quadro 1.2 Conduta da parada cardiorrespiratória.
1. Iniciar RCP pelas compressões torácicas, mantendo ciclos de 30:2: • 30 compressões eficientes (frequência de 100 a 120/min + deprimir tórax 5 a 6 cm + retorno completo do tórax) • 2 insuflações eficientes (1 s cada + visível elevação do tórax), inicialmente com ambu com reservatório e oxigênio adicional
2. Assim que desfibrilador estiver disponível: posicionar as pás no tórax desnudo e seco do paciente
3. Interromper as compressões para a análise do ritmo
4. Ritmo chocável (FV/TVSP): • Solicitar que todos se afastem do contato com o paciente • Desfibrilar: choque único na potência máxima do aparelho (360 J no monofásico e 200 J no bifásico; ou de acordo com padrão de onda do fabricante: 120 J, 150 J)

(*continua*)

Quadro 1.2 (*Continuação*) Conduta da parada cardiorrespiratória.
• Reiniciar imediatamente a RCP após o choque, com ciclos de 30:2 por 2 min • Após 2 min, checar novamente o ritmo. Se persistir a FV/TVSP, reiniciar o item 4 e seguir o protocolo de FV/TVSP para manejo específico (ver Tabela 1.1) • Manter os ciclos de RCP ininterruptamente até chegar ao hospital ou a vítima apresentar sinais de circulação (respiração, tosse e/ou movimento)
5. Ritmo não chocável (assistolia/atividade elétrica sem pulso): • Reiniciar RCP imediatamente (30 compressões:2 insuflações) por 2 min e iniciar protocolo de AESP/assistolia para manejo específico (ver Tabela 1.2) • Após 2 min, checar novamente o ritmo
6. Realizar simultaneamente os seguintes procedimentos: • Instalar dispositivo de via respiratória avançada, preferencialmente a IOT • Considerar uso de máscara laríngea no caso de intubação difícil, para não retardar a realização das compressões de boa qualidade • Confirmar efetiva ventilação e fixar o dispositivo escolhido • Após via respiratória avançada, manter compressões torácicas contínuas (frequência de 100 a 120/min) + 10 insuflações/min (1 a cada 6 s não sincronizadas). Checar o ritmo a cada 2 min • Instalar acesso venoso periférico ou intraósseo
7. Pesquisar e tratar causas reversíveis de PCR (5 H e 5 T; ver Tabela 1.3)

RCP: reanimação cardiopulmonar; FV: fibrilação ventricular; TVSP: taquicardia ventricular sem pulso; IOT: intubação orotraqueal; PCR: parada cardiorrespiratória.

SUPORTE AVANÇADO DE VIDA (SAV/ACLS)

O SAV/ACLS abrange os seguintes aspectos:

- Assegurar via respiratória avançada
- Boa respiração*:* elevação do tórax, saturação de O_2, capnografia com forma de onda, ausculta de campos pulmonares
- Circulação*:* acesso venoso periférico calibroso, monitoramento cardíaco
- Fármacos: conforme cada ritmo cardíaco
- Diagnóstico diferencial (5 H e 5 T)
- Usar capnografia quantitativa com forma de onda para confirmar verificar qualidade da intubação orotraqueal (IOT).

Protocolo de fibrilação ventricular (FV)/ taquicardia ventricular sem pulso (TVSP)

Ao chegar o desfibrilador e verificar o ritmo de taquicardia ventricular:

- Checar o pulso. Havendo pulso, seguir protocolo de arritmias (ver Capítulo 16). Na ausência de pulso, seguir protocolo FV/TVSP.

Ao definir o ritmo de FV ou TVSP:

- Desfibrilar imediatamente
- Iniciar RCP + ventilações
- Conforme a contagem de ciclos, administrar as devidas medicações, conforme ilustrado na Tabela 1.1.

Protocolo AESP/assistolia

Ao chegar o desfibrilador e verificar o ritmo de assistolia:

- Realizar o protocolo da linha reta para confirmar assistolia e descartar uma fibrilação ventricular fina
- Verificar conexão dos cabos e eletrodos
- Aumentar ganho de sinal no monitor cardíaco (amplitude/potência de sinal)
- Trocar de derivação.

Ao definir ritmo de AESP ou assistolia confirmada:

- Não desfibrilar
- Iniciar RCP + ventilações
- Administrar epinefrina o mais rápido possível, conforme ilustrado na Tabela 1.2

Tabela 1.1 Protocolo FV/TVSP.

Nº do ciclo de 2 min	Administrar no ciclo	Preparar para próximo ciclo
1º (após 1ª desfibrilação)	Garantir acesso venoso periférico	Epinefrina 1 mg
2º (após 2ª desfibrilação)	Epinefrina 1 mg[1]	Amiodarona 300 mg
3º (após 3ª desfibrilação)	Amiodarona 300 mg[2]	Epinefrina 1 mg
4º (após 4ª desfibrilação)	Epinefrina 1 mg[1]	Amiodarona 150 mg
5º (após 5ª desfibrilação)	Amiodarona 150 mg[2]	Epinefrina 1 mg
6º (após 6ª desfibrilação)	Epinefrina 1 mg[1]	-
7º (após 7ª desfibrilação)	-	Epinefrina 1 mg

[1]Administrar em *bolus*, seguido de *bolus* de 20 mℓ de solução salina a 0,9% e elevação do membro.

[2]Administrar antiarrítmico:

- Dá-se preferência para amiodarona em *bolus*, seguido de *bolus* de 20 mℓ de solução salina a 0,9% e elevação do membro. Se amiodarona não disponível, administrar lidocaína: 1 a 1,5 mg/kg IV/IO (pode ser repetida após 5 a 10 min na dose de 0,5 a 0,75 mg/kg)
- No caso de PCR secundária a hipomagnesemia ou taquicardia ventricular polimórfica (*torsade de pointes*), administrar sulfato de magnésio: 1 a 2 g IV/IO diluído em 10 a 20 mℓ de glicose a 5%.

Atenção: a epinefrina deve ser administrada apenas após a segunda desfibrilação, pois, quando administrada entre os dois primeiros choques, ela se associa a pior prognóstico e probabilidade de RCE.

- Pesquisar causas (5 H e 5 T), como na Tabela 1.3
- Após 2 min, checar novamente o ritmo; se manutenção de AESP/ assistolia, retornar à RCP
- Observar que, diferentemente do ritmo FV/TVSP, não se realizam drogas antiarrítmicas nesse protocolo.

Tabela 1.2 Protocolo AESP/assistolia.

Nº do ciclo de 2 min	Administrar no ciclo	Preparar para próximo ciclo
1º (após definir ritmo)	Epinefrina 1 mg[1]	-
2º	-	Epinefrina 1 mg
3º	Epinefrina 1 mg[1]	-

[1]Administrar em *bolus*, seguido de *bolus* de 20 mℓ de solução salina a 0,9% e elevação do membro.

Tabela 1.3 5 H e 5 T.

Causas	Eletrocardiograma (ECG)	História e exame físico	Tratamento
5 H			
Hipovolemia	↑ FC, QRS estreito	Veias do pescoço colabadas	Repor volume
Hipoxia	↓ FC	Gasometria, vias respiratórias alteradas	Ventilação, oxigenação
Hipopotassemia	Onda T achatada, alargamento de QRS, prolongamento do intervalo QT	Excesso de diuréticos, perda anormal de K^+	Infusão de potássio e magnésio
Hiperpotassemia	Onda T pontiaguda, mais alta; Onda P achatada; QRS alargado	Insuficiência renal, diabetes, medicamentos	BIC; gliconato/ cloreto de cálcio; glicoinsulina é opção em "manutenção"
Hidrogênio (acidose)	QRS com menor amplitude	Insuficiência renal, DM	BIC, hiperventilação
Hipotermia	Onda J (Osborne)	Exposição ao frio	Algoritmo próprio

Tabela 1.3 (*Continuação*) 5 H e 5 T.

Causas	Eletrocardiograma (ECG)	História e exame físico	Tratamento
5 T			
Toxinas (*superdosagem* de drogas)	Principalmente prolongamento do intervalo QT	Bradicardia, frascos vazios, exame neurológico	Carvão ativado, lavagem, antídotos específicos
Tamponamento cardíaco	QRS estreito, ↑ FC	Distensão venosa, sem pulso com RCP	Pericardiocentese
Tensão no tórax (pneumotórax hipertensivo)	QRS estreito, ↓ FC	Dificuldade para ventilar, desvio de traqueia, ausculta pulmonar assimétrica	Descompressão com agulha
Trombose coronariana (IAM)	Supra de segmento ST, onda T invertida	Marcadores cardíacos	Protocolo específico
Tromboembolismo pulmonar (TEP)	QRS estreito, ↑ FC, S1Q3T3	Tamponamento cardíaco, TVP	Fibrinolíticos, embolectomia

FC: frequência cardíaca; BIC: bomba de infusão contínua; RCP: reanimação cardiopulmonar; IAM: infarto agudo do miocárdio; TVP: trombose venosa profunda.

INTERRUPÇÃO DE REANIMAÇÃO CARDIOPULMONAR

Deve-se considerar interromper os esforços quando presentes os seguintes fatores:

- Assistolia confirmada pelo protocolo de linha reta após afastadas todas causas reversíveis possiveis – 5 H e 5 T
- Exaustão da equipe
- Condições ambientais inseguras e/ou muito insalubres
- Condições de insegurança pessoal na cena
- Mais de 20 min com capnografia no valor abaixo de 10, apesar de reanimação adequada.

Decisão de não reanimação:

- Sinal de morte evidente (p. ex.: *rigor mortis*, decaptação)
- Risco evidente de lesão ou de perigo para a equipe (cena insegura)
- Presença de diretiva antecipada de não reanimação (Resolução n. 1.995 – CFM).

CUIDADOS PÓS-PARADA

O Quadro 1.3 apresenta os cuidados necessários pós-parada.

Quadro 1.3 Conduta pós-parada.
1. Monitoramento cardíaco
2. Avaliar sinais vitais (pressão arterial, frequência cardíaca, saturação, dextro)
3. Otimizar a ventilação e a oxigenação com ênfase para: ▪ Avaliar a implementação ou manutenção de via respiratória avançada ▪ Manter a saturação de oxigênio ≥ 94%, não sendo necessária a hiperoxia ▪ Se parada respiratória mantida, manter 10 a 12 insuflações/min (não hiperventilar) ▪ Considerar capnografia com forma de onda
4. Controlar glicemia (144 a 180 mg/dℓ)
5. Realizar ECG de 12 derivações, radiografia de tórax e coleta de exames laboratoriais
6. Tratar hipotensão se pressão sistólica < 90 mmHg: ▪ Iniciar infusão de 1 a 2 ℓ de Ringer Lactato ou solução salina 0,9% IV/IO ▪ Se hipervolemia: iniciar droga vasoativa
7. Se Glasgow < 9: iniciar controle direcionado da temperatura de 32 a 36°C
8. Tratar possíveis causas reversíveis de PCR (5 H e 5 T, entre outros)
9. Atentar para a recorrência de PCR e a necessidade de reiniciar RCP
10. Considerar cineangiocoronariografia caso paciente de alto risco cardiovascular sem causa definida da PCR, principalmente se modalidade de parada em ritmo chocável
11. As vítimas de PCR que obtêm a RCE podem evoluir com quadro de disfunção de múltiplos órgãos e sistemas em gravidade distinta de acordo com antecedentes mórbidos pessoais, com patologia precipitante da PCR e tempo para a reanimação. Nessa síndrome, estão presentes quatro componentes principais: ▪ Lesão cerebral ▪ Disfunção miocárdica ▪ Isquemia de reperfusão ▪ Intervenção na patologia precipitante
12. Recomenda-se que 24 h após a RCE, na ausência de fatores que possam interferir na avaliação neurológica (sedativos, hipotensão, hipotermia, bloqueadores neuromusculares, hipoxemia), realize-se o EEG para auxiliar na predição de prognóstico neurológico e descartar estado epiléptico. Para os pacientes submetidos a protocolo de hipotermia, a observação por tempo superior a 72 h é recomendada antes da avaliação do prognóstico neurológico definitivo

ECG: eletrocardiograma; IV: intravenosa; IO: intra-óssea; PCR: parada cardiorrespiratória; RCP: reanimação cardiopulmonar; RCE: retorno da circulação espontânea; EEG: eletroencefalograma.

DÚVIDAS FREQUENTES NO MANEJO DA PCR NO DEPARTAMENTO DE EMERGÊNCIA

Se não conseguir IOT:

- Não interromper massagem cardíaca; se a ventilação com ambu estiver funcionando, adiar IOT ou utilizar dispositivos que garantam a via respiratória.

Se não conseguir acesso venoso periférico:

- Priorizar RCP + pronta desfibrilação
- Prioridade intravenoso (IV) > intraósseo (IO) (mesma dose da IV); caso não disponível IO, tentar IV central, desde que não necessária a interrupção das compressões torácicas. O acesso IOT é a última opção, pois sua absorção é errática; a dose endotraqueal é de 2 a 2,5 vezes a dose IV; pode-se usar atropina, naloxona, epinefrina, lidocaína.

Paciente com *patch* de medicamentos:

- Retirá-lo e limpar a área antes de aplicar o choque (pode haver queimadura da pele por aquecimento do *patch*).

Pacientes com marca-passo transcutâneo (MPTC)/cardioversor desfibrilador implantável (CDI):

- Colocar as pás a pelo menos 2,5 cm do dispositivo, na posição anterolateral ou anteroposterior
- Se o CDI estiver analisando o ritmo e aplicando os choques programados, aguardar 30 a 60 s para reavaliar necessidade de choque.

PCR intra-hospitalar: desfibrilador ou RCP primeiro?

- Em caso de parada testemunhada ou com duração inferior a 4 a 5 min, pode-se utilizar de imediato o desfibrilador, mas sempre realizar RCP até a chegada deste.

É benéfico usar MPTC em assistolia?

- Não se recomenda seu uso em assistolia ou bradiassistolia.

Distúrbios de potássio em AESP/assistolia:

- Hipopotassemia: infusão de 10 mEq em 5 min, podendo-se repetir uma vez, se necessário (1 ampola de KCl a 19,1% = 25 mEq)
- Hiperpotassemia: bicarbonato de sódio 1 mEq/kg [bomba de infusão contínua (BIC) a 8,4%: 1 mℓ = 1 mEq].

Quando usar trombolítico em PCR?

- Não há evidências para recomendar em casos de síndrome coronariana aguda: nessa condição, intervenção coronária percutânea é o tratamento recomendado. Havendo suspeita de tromboembolia pulmonar, pode-se considerar o uso de trombolíticos.

Quando usar bicarbonato de sódio em PCR?

- Nunca usar de rotina. Útil para casos de hiperpotassemia ou superdosagem de antidepressivos tricíclicos. Não há evidência de benefício em pacientes com acidose metabólica grave (pH < 7,1).

Deve-se manter infusão de manutenção de antiarrítmicos após PCR em ritmo chocável?

- Não mais deve ser prescrito de rotina, pois, além de não impedir a reincidiva da FV/TV, pode induzir bloqueios atrioventriculares em diferentes níveis. Estudos sobre o uso da lidocaína após a RCE são conflitantes, e não se recomenda o uso de rotina. No entanto, pode-se considerar o início ou a continuação da lidocaína imediatamente após a RCE que sucedeu uma PCR com FV/TVSP por etiologia isquêmica miocárdica.

BIBLIOGRAFIA

Guimarães HP. Atualização das Diretrizes Mundiais de Ressuscitação Cardiopulmonar. In: Sociedade Brasileira de Clínica Médica; Lopes AC, Guimarães HP, Lopes RD, Vendrame LS, organizadores. PROURGEM Programa de Atualização em Medicina de Urgência e Emergência: Ciclo 9. Porto Alegre: Artmed Panamericana; 2016. p. 11-52. (Sistema de Educação Continuada a Distância, v. 4).

Hazinski MF, Nolan JP, Aicken R, Bhanji F, Billi JE, Callaway CW, et al. Parte 1: sumário executivo: 2015 International Consensus on Cardiopulmonary Resuscitation and Emergency Cardiovascular Care Science With Treatment Recommendations. Circulation. 2015;132(16 Suppl 1):S2-39.

Institute of Medicine. Strategies to improve cardiac arrest survival: a time to act. Washington: National Academies Press; 2015.

Neumar RW, Eigel B, Callaway CW, Estes NAM 3rd, Jollis JG, Kleinman ME, et al. American Heart Association Response to the 2015 Institute of Medicine Report on Strategies to Improve Cardiac Arrest Survival. Circulation. 2015;132(11):1049-70.

Neumar RW, Nola JP, Adrie C, Aibiki M, Berg RA, Böttiger BW, et al. Post-cardiac arrest syndrome: epidemiology, pathophysiology, treatment, and prognostication. A consensus statement from the International Liaison Committee on Resuscitation (American Heart Association, Australian and New Zealand Councilon Resuscitation, European Resuscitation Council, Heart and Stroke Foundation of Canada, InterAmerican Heart Foundation, Resuscitation Council of Asia, and the Resuscitation Council of Southern Africa); the American Heart Association Emergency Cardiovascular Care Committee; the Council on Cardiovascular Surgery and Anesthesia; the Council on Cardiopulmonary, Perioperative, and Critical Care; the Council on Clinical Cardiology; and the Stroke Council. Circulation. 2008;118(23):2452-83.

Neumar RW, Shuster M, Callaway CW, Gent LM, Atkins DL, Bhanji F, et al. Part 1: Executive Summary: 2015 American Heart Association Guidelines Update for

Cardiopulmonary Resuscitation and Emergency Cardiovascular Care. Circulation. 2015;132(18 Suppl 2):S315-67.

Nolan JP, Hazinski MF, Aicken R, Bhanji F, Billi JE, Callaway CW, et al. Part 1: Executive summary: 2015 International Consensus on Cardiopulmonary Resuscitation and Emergency Cardiovascular Care Science with Treatment Recommendations. Resuscitation. 2015;95:e1-31.

Spindelboeck W, Schindler O, Moser A, Hausler F, Wallner S, Strasser C, et al. Increasing arterial oxygen partial pressure during cardiopulmonary resuscitation is associated with improved rates of hospital admission. Resuscitation. 2013;84(6):770-5.

2 Choque

Márya Duarte Pagotti • Paulo Ricardo Gessolo Lins

INTRODUÇÃO

Choque é o estado de hipoxia celular e tecidual resultante de redução da oferta, aumento do consumo ou uso inadequado de oxigênio. Classifica-se em hipovolêmico, cardiogênico, obstrutivo ou distributivo.

As manifestações clínicas mais associadas são: hipotensão, taquicardia, oligúria, alteração do nível de consciência, taquipneia, acidose metabólica, hiperlactatemia, pele cianótica e fria.

ABORDAGEM INICIAL

A abordagem clínica visa ao início do tratamento antes que o choque produza danos irreversíveis aos órgãos e à necessidade de realizar uma boa avaliação diagnóstica para determinar sua causa. É importante fazer a história clínica direcionada e um exame físico completo, incluindo avaliação da cor da pele e temperatura, turgência jugular e edema periférico.

O suporte hemodinâmico precoce e adequado para pacientes em estado de choque é crucial para evitar agravamentos na disfunção e na insuficiência de órgãos. A via respiratória deve ser estabilizada e um acesso venoso garantido para que os pacientes sejam imediatamente tratados com fluidos intravenosos para restaurar uma adequada perfusão tecidual.

A reanimação volêmica não deve ser atrasada para avaliação clínica detalhada nem deve ser conservadora nos casos de insuficiências cardíaca e renal. Os pacientes devem ser avaliados sobre a necessidade de intervenções precoces ou imediatas de condições que ameacem a vida.

Exames iniciais

- Hemograma
- Gasometria arterial
- Lactato sérico
- Ureia
- Creatinina
- Aspartato transaminase (AST), alanina aminotransferase (ALT)
- Bilirrubina
- Troponina
- Tempo de protrombina (TP), tempo de tromboplastina parcial ativada (TTPA)

- D-dímero
- Radiografia de tórax
- Eletrocardiograma (ECG).

O uso da ultrassonografia *point-of-care* na sala de emergência vem se disseminando como ferramenta complementar ao exame físico. É normalmente usado em pacientes nos quais ainda não foi feito um diagnóstico empírico com exame clínico e laboratorial inicial ou quando não é seguro realizar exame de imagem definitivo, além de servir como ferramenta complementar para avaliar a resposta volêmica.

Tratamento

O tratamento pode ser dividido em quatro fases: salvamento ou resgate, otimização, estabilização e redução (*de-escalation*), conforme descrito na Tabela 2.1.

Os fluidos intravenosos são os agentes de primeira linha no tratamento de pacientes com choque. O volume total de infusão depende do tipo de choque. Pacientes com choque obstrutivo por tromboembolismo pulmonar (TEP) ou choque cardiogênico por infarto agudo do miocárdio (IAM) normalmente precisam de pequenos volumes (500 a 1.000 mℓ), enquanto pacientes com infarto de ventrículo direito ou sepse em geral precisam de 2 a 5 ℓ, e aqueles com choque hemorrágico frequentemente precisam de mais de 3 a 5 ℓ (inclusive de hemocomponentes).

A melhor escolha do fluido não é conhecida; entretanto, extrapolando dos pacientes com choque séptico, a maioria dos pacientes é tratada com cristaloides. Naqueles com choque hemorrágico, devem ser administrados hemocomponentes preferencialmente.

TIPOS DE CHOQUE

Os parâmetros hemodinâmicos de cada tipo de choque são mostrados na Tabela 2.2. Os choques cardiogênico, séptico e obstrutivo serão abordados em detalhes nos Capítulos 18, 3 e 22, respectivamente.

Tabela 2.1 Fases do tratamento do choque.

Fases	Características
Salvamento ou resgate	Obter a menor pressão arterial aceitável Realizar medidas de salvamento
Otimização	Garantir oxigenação adequada Otimizar débito cardíaco, lactato e SvO_2
Estabilização	Reduzir disfunção orgânica Minimizar complicações
Redução (*de-escalation*)	Diminuir a dose de fármacos vasoativos Atingir balanço hídrico negativo

SvO_2: saturação venosa de oxigênio.

Tabela 2.2 Características hemodinâmicas dos diferentes tipos de choque.

Tipo	PVC e POAP	DC	RVS	SvO_2
Hipovolêmico	↓	↓	↑	↓
Cardiogênico	↑	↓	↑	↓
Séptico hiperdinâmico	↑↓	↑	↓	↓
Séptico hipodinâmico	↑↓	↓	↑	↑↓
Neurogênico	↓	↓	↓	↓
Anafilático	↓	↑	↓	↓
Hipoadrenal	↑↓	↓	↓	↓

PVC: pressão venosa central; POAP: pressão de oclusão da artéria pulmonar; DC: débito cardíaco; RVS: resistência vascular pulmonar; SvO_2: saturação venosa de oxigênio.

Choque hipovolêmico

Caracteriza-se por uma diminuição na pré-carga ventricular, resultando em redução das pressões e volumes ventriculares diastólicos, diminuição do volume sistêmico e do débito cardíaco e redução da pressão arterial.

A gravidade do choque está claramente relacionada tanto à magnitude quanto à velocidade da perda de volume. Pode ser dividido em quatro classes, como mostrado na Tabela 2.3.

- Manifestações clínicas gerais: redução da turgidez da pele, mucosas secas, veia cava inferior colapsada na imagem

Tabela 2.3 Classificação do choque hemorrágico.

Parâmetro	Classificação			
	I	II	III	IV
Perda sanguínea (mℓ)	< 750	750 a 1.500	1.500 a 2.000	> 2.000
Perda sanguínea (%)	< 15	15 a 30	30 a 40	> 40
Frequência cardíaca (bpm)	< 100	> 100	> 120	> 140
Pressão arterial	Normal	Diminuída	Diminuída	Diminuída
Frequência respiratória (irpm)	14 a 20	20 a 30	30 a 40	> 35
Débito urinário (mℓ)	> 30	20 a 30	5 a 15	Insignificante
Sintomas do sistema nervoso central	Normal	Ansioso	Confuso	Letárgico

- Manifestações etiológicas: os pacientes podem apresentar história de vômitos, diarreia, hematêmese, hematoquezia (hemorragia retal), hemorragia traumática
- Choque hemorrágico: a restauração do volume intravascular deve ser acompanhada por uma avaliação rigorosa para identificar a fonte do sangramento, estabelecer o tratamento, impedindo sangramento adicional.

Choque obstrutivo

Resulta de uma obstrução mecânica ao fluxo sanguíneo. O tamponamento pericárdico e a pericardite constritiva prejudicam o enchimento diastólico do ventrículo direito. A embolia pulmonar maciça pode resultar em choque devido a um grande aumento da pós-carga de ventrículo direito.

- Manifestações clínicas gerais: hipotensão associada a turgência jugular, porém sem sinais clínicos de sobrecarga hídrica ou redução da pré-carga. Uma exceção é no tamponamento cardíaco subagudo. A evolução temporal do processo patológico influencia suas manifestações clínicas. Por exemplo, no tamponamento pericárdico devido à ruptura do miocárdio por infarto do miocárdio, podem ocorrer tamponamento imediato e choque em poucos minutos, com volumes tão pequenos quanto 150 mℓ
- Manifestações etiológicas: dependendo da causa do choque, os pacientes podem ter dor torácica pleurítica e dispneia aguda, desvio de traqueia, turgência jugular.

Choque distributivo

A característica principal é a diminuição da resistência vascular periférica em relação ao índice cardíaco.

- Manifestações clínicas gerais: hipotensão sem sinais clínicos e hemodinâmicos de redução da pré-carga ou sobrecarga hídrica
- Manifestações etiológicas: as características clínicas que diferenciam as causas de choque distributivo dependem da etiologia. Por exemplo, pacientes podem ter hipotensão associada a sintomas de pneumonia (choque séptico), trauma cerebral ou espinal (choque neurogênico), anafilaxia (choque anafilático), intoxicações agudas, crise adrenal, coma mixedematoso
- Choque neurogênico: o paciente com lesão completa da medula espinal cervical ou torácica superior pode desenvolver desnervação simpática manifestada como perda do tônus vasomotor na periferia. Existe uma disfunção autonômica caracterizada por diminuição do tônus vascular, vasodilatação arterial e venosa, hipotensão e bradicardia. Deve ser considerado em qualquer paciente de trauma que esteja hipotenso, mas sem sangramento ativo.

Choque anafilático

É uma condição potencialmente fatal que é pouco reconhecida e tratada. As principais causas são medicamentos, veneno de insetos, alimentos, contrastes radiológicos, injeções de imunoterapia e látex.

A avaliação e o tratamento precoce são críticos, uma vez que parada cardiorrespiratória e morte podem ocorrer em minutos.

O primeiro e mais importante tratamento é epinefrina. Não há nenhuma contraindicação absoluta no cenário de anafilaxia. Deve-se administrar epinefrina 0,3 a 0,5 mg no músculo vasto lateral da coxa e considerar o uso de anti-histamínicos e glicocorticoides.

Choque cardiogênico

Resulta da falência do coração como bomba, em decorrência de alterações miocárdicas, valvares ou estruturais.

- Manifestações clínicas gerais: os pacientes manifestam sinais de hipoperfusão periférica associados a evidências de insuficiência ventricular. Geralmente, apresentam hipotensão associada a sinais clínicos e radiológicos de edema pulmonar.

A Figura 2.1 apresenta um fluxograma de abordagem e tratamento do choque.

BIBLIOGRAFIA

Cannon JW. Hemorragic shock. N Engl J Med. 2018;378:370-9.

Irwin RS, Rippe JM. Intensive care medicine. 7. ed. Phipadelphia: Lippincott Williams & Wilkins; 2012.

Simmons J, Ventetuolo CE. Cardiopulmonary monitoring of shock. Curr Opin Crit Care. 2017;23:223-31.

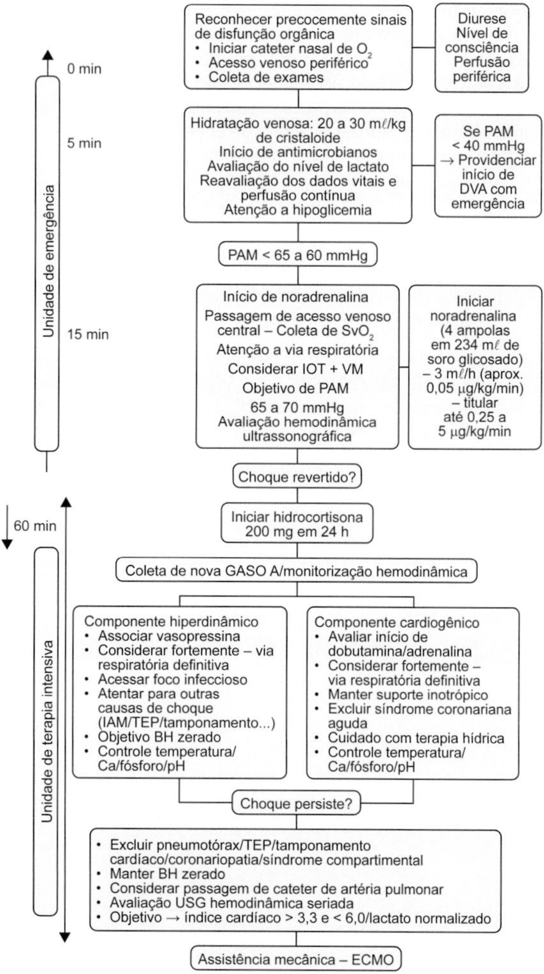

Unidade de emergência

0 min

Reconhecer precocemente sinais de disfunção orgânica
- Iniciar cateter nasal de O_2
- Acesso venoso periférico
- Coleta de exames

Diurese
Nível de consciência
Perfusão periférica

5 min

Hidratação venosa: 20 a 30 mℓ/kg de cristaloide
Início de antimicrobianos
Avaliação do nível de lactato
Reavaliação dos dados vitais e perfusão contínua
Atenção a hipoglicemia

Se PAM < 40 mmHg → Providenciar início de DVA com emergência

PAM < 65 a 60 mmHg

15 min

Início de noradrenalina
Passagem de acesso venoso central – Coleta de SvO_2
Atenção a via respiratória
Considerar IOT + VM
Objetivo de PAM 65 a 70 mmHg
Avaliação hemodinâmica ultrassonográfica

Iniciar noradrenalina (4 ampolas em 234 mℓ de soro glicosado) – 3 mℓ/h (aprox. 0,05 μg/kg/min) – titular até 0,25 a 5 μg/kg/min

Choque revertido?

60 min

Unidade de terapia intensiva

Iniciar hidrocortisona 200 mg em 24 h

Coleta de nova GASO A/monitorização hemodinâmica

Componente hiperdinâmico
- Associar vasopressina
- Considerar fortemente – via respiratória definitiva
- Acessar foco infeccioso
- Atentar para outras causas de choque (IAM/TEP/tamponamento...)
- Objetivo BH zerado
- Controle temperatura/Ca/fósforo/pH

Componente cardiogênico
- Avaliar início de dobutamina/adrenalina
- Considerar fortemente – via respiratória definitiva
- Manter suporte inotrópico
- Excluir síndrome coronariana aguda
- Cuidado com terapia hídrica
- Controle temperatura/Ca/fósforo/pH

Choque persiste?

- Excluir pneumotórax/TEP/tamponamento cardíaco/coronariopatia/síndrome compartimental
- Manter BH zerado
- Considerar passagem de cateter de artéria pulmonar
- Avaliação USG hemodinâmica seriada
- Objetivo → índice cardíaco > 3,3 e < 6,0/lactato normalizado

Assistência mecânica – ECMO

Figura 2.1 Abordagem e tratamento do choque. PAM: pressão arterial média; DVA: drogas vasoativas; SvO_2: saturação venosa de oxigênio; VM: ventilação mecânica; GASO A: gasometria arterial; IAM: infarto agudo do miocárdio; TEP: tromboembolismo pulmonar; BH: balanço hídrico; USG: ultrassonografia; ECMO: oxigenação por membrana extracorpórea.

3 Sepse

Wallace Stwart Carvalho Padilha •
Paulo Ricardo Gessolo Lins

DEFINIÇÃO

Sepse é a presença de disfunção orgânica causada por resposta desregulada à infecção. Disfunção orgânica é identificada pela variação aguda de 2 pontos ou mais nos critérios de SOFA, conforme mostra a Tabela 3.1.

Sepse grave

Termo abandonado pelo Sepsis-3. Leva em conta que todo caso de sepse deve ser considerado como grave.

Choque séptico

Presença de sepse com hipotensão refratária a volume (30 mℓ/kg), com necessidade de fármaco vasoativo para manter pressão arterial média (PAM) ≥ 65 mmHg e lactato sérico > 2 mmol/ℓ (18 mg/dℓ).

qSOFA (quick SOFA)

Instrumento de rastreamento criado para identificação precoce de pacientes sépticos, principalmente naqueles já hospitalizados. Em pacientes oriundos da comunidade, preferir aplicação do SOFA. Já prediz disfunção orgânica e pior desfecho. É positivo se houver presença de pelo menos 2 dos 3 seguintes indicadores:

- Frequência respiratória (FR) ≥ 22/min
- Alteração do estado mental (Glasgow < 15)
- Pressão arterial sistólica (PAS) ≤ 100 mmHg.

IDENTIFICAÇÃO DOS PACIENTES COM SEPSE

A suspeita de sepse ocorre quando há suspeita de infecção + qSOFA positivo. Prosseguir com avaliação pelo SOFA. Se houver variação de 2 pontos no SOFA, a suspeita é confirmada e o paciente está com sepse.

AVALIAÇÃO INICIAL

Exame físico

Seguir propedêutica habitual de pacientes do pronto-socorro. Atentar especialmente para os seguintes achados de pior prognóstico no exame físico:

Tabela 3.1 Escore de avaliação sequencial de falência orgânica (*Sequential Organ Failure Assessment Score* – SOFA).

Sistemas	Pontos				
	0	1	2	3	4
Respiratório					
PaO_2/FiO_2	≥ 400	< 400	< 300	< 200 com suporte	< 100 com suporte
Coagulação					
Plaquetas, $x10^3$	≥ 150	< 150	< 100	< 50	< 20
Fígado					
Bilirrubina, mg/dℓ	< 1,2	1,2 a 1,9	2,0 a 5,9	6,0 a 11,9	> 12
Cardiovascular	PAM ≥ 70 mmHg	PAM < 70 mmHg	Dopamina < 5 ou qualquer dose de dobutamina	Dopamina 5,1 a 15 Ou epinefrina ≤ 0,1 Ou norepinefrina ≤ 0,1	Dopamina > 15 ou Epinefrina > 0,1 ou Norepinefrina > 0,1
Sistema nervoso					
Escala de coma de Glasgow	15	13 a 14	10 a 12	6 a 9	< 6
Renal					
Creatinina, mg/dℓ Débito urinário, mℓ/d	< 1,2	1,2 a 1,9	2,0 a 3,4	3,5 a 4,9 < 500	> 5 < 200

PAM: pressão arterial média.

Doses de catecolaminas são dadas em μg/kg/min por pelo menos 1 h.

Obs.: sem histórico médico ou previamente hígidos serão considerados como SOFA de base igual a zero.

- Tempo de enchimento capilar (TEC) ≥ 5 s: prediz disfunção orgânica e hiperlactatemia (OR 7,4 e 4,6, respectivamente)
- Presença de livedo ou moteamento cutâneo
- Hipotensão arterial
- Redução do débito urinário.

Rotina laboratorial

Todos os pacientes com suspeita de sepse deverão ter coletados os seguintes exames (rotina inicial mínima):

- Avaliação do SOFA: hemograma, ureia, creatinina, bilirrubinas e gasometria com lactato arteriais. Recomenda-se incluir eletrólitos, coagulograma e exames adicionais conforme suspeita do foco infeccioso (p. ex., transaminase glutâmico-oxalacética (TGO), transaminase glutâmico-pirúvica (TGP), fosfatase alcalina, gama-GT, amilase, lipase, liquor, urina 1 etc.)
- Radiografia de tórax
- Coleta de pelo menos 1 par de hemoculturas antes do antibiótico (ATB). Conforme suspeita do foco, incluir outros sítios (urocultura, cultura de liquor, cultura de escarro etc.). A coleta da cultura não deverá atrasar a infusão do ATB. Não aguardar mais do que 1 h para o ATB
- Procalcitonina: se disponível, poderá auxiliar na decisão de suspensão do antibiótico.

MANEJO

Reanimação inicial

Deve ser iniciada assim que houver suspeita do quadro de sepse. Recomenda-se a administração de 30 mℓ/kg de solução cristaloide (soro fisiológico 0,9% ou Ringer Lactato) dentro das primeiras 3 h. Em pacientes pouco tolerantes a volume (insuficiência cardíaca, idosos, doença renal crônica), preferir administração em alíquotas. Após os 30 mℓ/kg iniciais, o paciente deverá ser reavaliado sobre necessidade de mais volume, caso ainda seja responsivo.

Objetivar alvo de PAM inicial ≥ 65 mmHg. Nos pacientes que não atingirem alvo de PAM após volume inicial, recomenda-se o uso de fármaco vasoativo, sendo norepinefrina o de escolha. Em casos refratários, com necessidade de altas doses de norepinefrina, pode-se associar epinefrina ou vasopressina. Nos casos de manutenção de hipoperfusão, ou baixo débito cardíaco comprovado, recomenda-se dobutamina. Optar sempre pela menor dose necessária.

Nos casos de necessidade de fármaco vasoativo, é importante a obtenção de cateter venoso central para administração e monitoramento invasivo de pressão arterial com cateter arterial. Lembrar que, às vezes, no contexto de pronto-socorro, a gravidade do caso autoriza a administração de fármacos vasoativos em veia periférica calibrosa (antecubital ou jugular) até a obtenção de um acesso central adequado.

Os pacientes deverão ter seu lactato sérico dosado na entrada do departamento de emergência, e dentro de 6 h, com objetivo de sua normalização. Dosagens subsequentes podem ser necessárias, até sua normalização. É um indicador de que as medidas administradas foram efetivas para restaurar perfusão tecidual.

ANTIBIOTICOTERAPIA

Deverá ser administrada em até 1 h. Recomenda-se terapia empírica com fármacos de amplo espectro para cobertura inicial de todos os patógenos possíveis. Após o resultados das culturas, deve-se reduzir espectro e desescalonar para fármaco sensível ao agente.

Apenas no caso de choque séptico, sugere-se terapia inicial com pelo menos 2 ATB de classes diferentes.

Em pacientes institucionalizados, oriundos de clínicas de diálise, com uso recente de ATB, internação recente ou outra condição predisponente, realizar cobertura para germes resistentes.

Exemplos de algumas opções terapêuticas, conforme a suspeita do foco, na Tabela 3.2.

Controle de foco infeccioso

Após identificado o foco, caso haja necessidade de drenagem/desbridamento/abordagem cirúrgica, devem-se providenciá-los assim que possível. Nos casos em que os cateteres forem o foco, eles deverão ser retirados imediatamente (principalmente nos casos de cateteres de curta duração ou instabilidade hemodinâmica).

Corticoterapia

Indicada nos casos de hipotensão refratária a volume e vasopressores, quando se suspeita de hipocortisolismo relativo ou absoluto. Nesses casos, opta-se por hidrocortisona na dose de 50 mg a cada 6 h.

Terapia transfusional

- Transfusão de hemácias: apenas para pacientes com níveis de hemoglobina inferiores a 7 g/dℓ. Em pacientes com cardiopatia isquêmica, hipoxemia grave ou hemorragia aguda, considerar transfusão com níveis mais elevados
- Transfusão de plaquetas: se níveis abaixo de 10 mil, transfundir todos. Se níveis abaixo de 20 mil, transfundir se risco aumentado de sangramento. Se níveis abaixo de 50 mil, transfundir na presença de sangramento ativo ou necessidade de procedimentos invasivos.

Intubação orotraqueal

Quando indicada, optar por intubação sequência rápida em pacientes oriundos da comunidade, pelo menor risco de broncoaspiração. Em pacientes hipotensos, optar por fármacos com menor efeito cardiodepressor: para sedação, preferir etomidato ou cetamina.

Tabela 3.2 Antibioticoterapia (infecção proveniente da comunidade).

Foco	Opção 1	Opção 2
Pulmonar	Ceftriaxona 1 g 12/12 h + Claritromicina 500 mg 12/12 h	Levofloxacino 750 mg 24/24 h
Urinário	Ceftriaxone 1 g 12/12 h	Ciprofloxacino 400 mg 8/8 h
Abdominal		
Extrabiliar	Ceftriaxona 1 g 12/12 h + metronidazol 500 mg 8/8 h	Gentamicina 5 a 7 mg/kg/dia 24/24 h + metronidazol 500 mg 8/8 h
Biliar	Ceftriaxona 1 g 12/12 h + metronidazol 500 mg 8/8 h	Ampicilina 2 g 6/6 h + gentamicina 5 a 7 mg/kg/dia 24/24 h + metronidazol 500 mg 8/8 h
Pancreatite	Ciprofloxacino 400 mg 12/12 h + metronidazol 500 mg 8/8 h	
Sistema nervoso central		
Meningite bacteriana	Ceftriaxona 2 g 12/12 h	Se > 50 anos: Ampicilina 2 g 4/4 h + ceftriaxona 2 g 12/12 h
Pele e partes moles		
Erisipela/celulite	Oxacilina 2 g 4/4 h	Oxacilina 2 g 4/4 h + clindamicina 600 mg 6/6 h (se sinais de necrose)
Fasciite necrosante	Ampicilina/Sulbactam 3 g 6/6 h	Piperacilina/tazobactam 4,5 g 6/6 h

Adaptada de Protocolos da CCIH-Hospital São Paulo.

Ventilação mecânica

Objetivos (no contexto de síndrome do desconforto respiratório agudo – SDRA):

- Volume corrente inicial de 6 mℓ/kg de peso predito
- Pressão de platô inferior a 30 cmH_2O
- Preferir níveis mais altos de PEEP (mínimo de 5 mmHg)
- Posição prona e bloqueio neuromuscular com cisatracúrio ou atracúrio se relação $PaO_2/FiO_2 < 150$
- Manter cabeceira entre 30° e 45°
- *Driving messure* (ΔP) $\leq$ 15 cmH_2O.

Controle glicêmico

Perseguir alvo de glicemia entre 140 e 180 mg/dℓ. Em caso de 2 glicemias capilares consecutivas > 180, iniciar insulina regular intravenosa (IV) em bomba de infusão contínua.

Bicarbonato de sódio

Indicado apenas se pH < 7,15. Nesses casos, pode-se optar por solução bicarbonatada ou prescrição de 1 mEq/kg (apresentação 8,4%).

Profilaxia para tromboembolismo venoso

Na ausência de contraindicações, realizar profilaxia com heparina de baixo peso molecular (enoxaparina 40 mg/dia subcutânea) ou heparina não fracionada (5.000 UI 8/8 h ou 12/12 h subcutânea). Heparina de baixo peso é preferível em relação à não fracionada, quando não houver contraindicação. Sempre que possível, associar profilaxia mecânica. Nos pacientes chocados, a absorção subcutânea estará prejudicada e a IV será a de escolha (heparina convencional).

Profilaxia de úlcera de estresse

Deverá ser empregada em pacientes com fatores de risco para sangramento gastrintestinal, principalmente se ventilação mecânica > 48 h e uso de corticoterapia ou discrasia sanguínea. Pode-se utilizar inibidor de bomba de prótons ou antagonista de receptor H2 (p. ex., omeprazol e ranitidina, respectivamente).

DILUIÇÃO E DOSE DE FÁRMACOS VASOATIVOS

- Norepinefrina. Diluição: 4 ampolas em 234 mℓ de soro glicosado (SG) 5% (1 mℓ/h = 1 µg/min). Dose: 0,01 a 3 µg/kg/min
- Vasopressina. Diluição: 1 ampola (20 UI/mℓ) em 49 mℓ de SG 5% (0,4 UI/mℓ). Dose: 0,01 a 0,03 UI/min
- Epinefrina: Diluição: 10 ampolas (1 mg/mℓ) em 90 mℓ de SG 5% (0,1 mg/mℓ). Dose: 0,1 a 2 µg/kg/min
- Dobutamina. Diluição: 1 ampola (250 mg/20 mℓ) em 230 mℓ de SG5% (1.000 µg/mℓ). Dose: 1 a 20 µg/kg/min.

BIBLIOGRAFIA

Howell MD, Davis AM. Management of Sepsis and Septic Shock. JAMA. 2017;317:847-8.

Rhodes A, Evans LE, Alhazzani W, Levy MM, Antonelli M, Ferrer R, et al. Surviving Sepsis Campaign: International Guidelines for Management of Sepsis and Septic Shock: 2016. Intensive Care Med. 2017;43(3):304-77.

Singer M, Deutschman CS, Seymour CW, Shankar-Hari M, Annane D, Bauer M, et al. The third international consensus definitions for sepsis and septic shock (sepsis-3). JAMA. 2016;315(8):801-10.

4 Anafilaxia

Alexandra Régia Dantas Brígido • Paulo Ricardo Gessolo Lins

DEFINIÇÃO

Reação alérgica sistêmica grave, potencialmente fatal, de início súbito e evolução rápida. É mediada pela imunoglobulina da classe E (IgE), após exposição a um antígeno em indivíduos previamente sensibilizados.

EPIDEMIOLOGIA

Sua incidência exata é desconhecida. Ocorrem aproximadamente 50 a 2.000 episódios por 100 mil habitantes/ano, com prevalência ao longo da vida de 0,05 a 2%.

PRINCIPAIS FATORES DESENCADEANTES

- Alimentos (causa mais frequente, corresponde a 30% dos casos fatais): leite de vaca, clara de ovo, crustáceos, moluscos, amendoim, castanha
- Medicamentos: principalmente, antibióticos e anti-inflamatórios/antipiréticos
- Veneno de insetos: abelhas, vespas, marimbondos e formigas
- Outros agentes comuns: iodo, látex e estímulos físicos (exercício e/ou frio).

QUADRO CLÍNICO

O surgimento de sinais e sintomas pode ser monofásico ou bifásico (quando há exacerbação tardia em até 72 h sem nova exposição). As reações anafiláticas podem envolver um ou mais sistemas, em graus variáveis de gravidade:

- Pele e/ou mucosas (80 a 90% dos episódios): eritema, prurido, urticária generalizada, angioedema (principalmente em lábios, língua, úvula, periorbital e/ou conjuntival)
- Sistema respiratório (70%): rinorreia, disfonia, estridor, dispneia, sibilância, sensação de aperto no peito ou fechamento da garganta, tosse
- Trato gastrintestinal (30 a 40%): náuseas, vômitos, diarreia, cólicas abdominais

- Sistema cardiovascular (10 a 45%): hipotensão, choque ou sinais/sintomas de disfunção orgânica associados (lipotímia, síncope, alteração do estado mental, convulsão, hipotonia, incontinência urinária ou fecal), taquicardia/arritmias.

DIAGNÓSTICO

Eminentemente clínico. É importante questionar sobre a presença de sintomas semelhantes no passado, buscar o agente causal e a relação temporal entre o contato e o início do quadro, bem como realizar exame físico sistematizado (avaliação de pele e mucosas, cardiovascular e respiratória).

A anafilaxia é altamente provável quando *qualquer um* dos critérios apresentados no Quadro 4.1 for preenchido.

O diagnóstico diferencial inclui reação vasovagal, exacerbação aguda de asma, angioedema hereditário, aspiração de corpo estranho, ataque de pânico/transtornos de ansiedade, entre outros. Se disponíveis, as dosagens de triptase e de histamina podem ser úteis em casos duvidosos.

Pesquisa de IgE, testes cutâneos ou de provocação também podem ser realizados ambulatorialmente para diferenciar anafilaxia de reação anafilactoide (não mediada por IgE) e para buscar antígeno desencadeante.

Quadro 4.1 Anafilaxia.
1. Início agudo da doença (minutos a horas) com envolvimento de pele e/ou mucosas (p. ex., eritema, prurido, urticária generalizada, angioedema) e pelo menos um dos seguintes achados: • Acometimento de vias respiratórias (p. ex., dispneia, sibilância/broncospasmo, estridor, redução do pico de fluxo expiratório, hipoxemia) • Redução da PA ou sinais/sintomas de má perfusão orgânica (p. ex., hipotonia, síncope, incontinência)
2. Dois ou mais dos seguintes achados (segundos a horas) após a exposição a provável alergênio para o paciente: • Envolvimento de pele/mucosa • Comprometimento respiratório • Redução da PA ou sinais/sintomas associados a disfunção orgânica • Sintomas gastrintestinais persistentes
3. Redução da PA após exposição a alergênio conhecido para o paciente (minutos a horas): • Em pacientes > 11 anos, a redução da PA é definida por PAS < 90 mmHg ou queda maior do que 30% do seu basal

PA: pressão arterial; PAS: pressão arterial sistólica.

TRATAMENTO

Diante da apresentação clínica variável, a conduta será determinada pela gravidade do quadro.

Manejo inicial

- Remoção do antígeno desencadeante (suspensão de infusão de medicamento suspeito, por exemplo)
- Avaliação ABC (*airway/breathing/circulation*)
- Monitoramento eletrocardiográfico, oximetria de pulso e pressão arterial (PA) não invasiva
- Oxigenoterapia sob máscara (se comprometimento respiratório)
- Punção de dois acessos venosos calibrosos (14 ou 16 G).

Conduta baseada na avaliação ABC

- A/B: avaliar angioedema de lábios, língua e orofaringe e pedir para o paciente falar seu nome. Se angioedema significativo (especialmente quando úvula acometida) ou disfonia (pode indicar edema glótico ou periglótico), preparar material para intubação orotraqueal (IOT) precoce. Se estridor proeminente ou parada respiratória, realizar IOT imediatamente. Cricotireoidostomia pode ser necessária para proteção de vias respiratórias quando o angioedema impede acesso à abertura glótica
- C: elevar membros inferiores e preferencialmente colocar paciente em posição supina (ou semidecúbito, se estiver vomitando), exceto se houver edema significativo das vias respiratórias superiores, quando permanecerá em ortostase, inclinado para frente. Gestantes devem ser posicionadas em decúbito lateral esquerdo. Pacientes normotensos devem receber soro fisiológico (SF; 125 mℓ/h) para manter acesso venoso. Se ortostase, hipotensão ou resposta incompleta à epinefrina intramuscular (IM), iniciar imediatamente reanimação volêmica com infusão intravenosa (IV) de 1 a 2 ℓ (20 mℓ/kg) de SF nos primeiros minutos. Se necessários grandes volumes de fluidos, preferir Ringer Lactato.

Epinefrina

Principal tratamento, visto que a morte por anafilaxia ocorre geralmente devido a asfixia secundária a obstrução de vias respiratórias ou choque cardiogênico e esta é a única droga que previne/reverte edema de vias respiratórias superiores ou a ocorrência de choque. Deve ser precocemente administrada, preferencialmente IM (músculo vasto lateral da coxa). A via IV deve ser utilizada quando há iminência de parada cardiorrespiratória e/ou choque persistente a despeito da administração de epinefrina IM e adequada reanimação volêmica. Não há contraindicação absoluta ao seu uso.

Epinefrina | Ampolas de 1 mℓ (1 mg/mℓ ou 1:1000)

- IM: administrar 0,01 mg/kg/dose (dose máxima: 0,5 mg). Pode ser repetida a cada 5, 10 ou 15 min
- IV: *bolus* lento – diluir 1 ampola em 9 mℓ de SF 0,9% e administrar 0,05 a 0,1 mg IV lentamente
- Infusão: diluir 10 ampolas em 1 ℓ de SF 0,9% (solução: 1 μg/mℓ). Dose inicial: 0,1 μg/kg/min. Aumentar 0,05 μg/kg/min a cada 3 min até melhora da PA e perfusão tecidual.

Glucagon

Útil para pacientes em uso de betabloqueadores que apresentam resistência à epinefrina e evoluem com hipotensão refratária.

- Dose: 1 a 5 mg IV lento em 5 min, seguido por infusão de 5 a 15 μg/min, conforme resposta.

Broncodilatadores inalatórios

Agonistas beta-2-adrenérgicos de curta duração (p. ex., salbutamol ou fenoterol) podem ser usados em caso de broncospasmo.

Anti-histamínicos

Bloqueadores H1 e H2 podem ser utilizados por via IV (infundir lentamente por 5 min, devido ao risco de hipotensão) ou oral. Aliviam urticária. Dentre as opções, são amplamente disponíveis: difenidramina (25 a 50 mg IV até de 4/4 h) e ranitidina (50 mg IV até de 8/8 h).

Corticosteroides

Apesar de controverso, podem ser usados visando a evitar possíveis reações anafiláticas bifásicas ou prolongadas. Uma opção é a metilprednisolona 1 a 2 mg/kg/dia IV, por 1 ou 2 dias (ou dose equivalente de prednisona).

Hipotensão refratária

Considerar adição de fármacos vasoativos (como vasopressina, norepinefrina ou dopamina) se houver persistência da hipotensão a despeito de dose otimizada de epinefrina e adequada reanimação volêmica. Em caso de vasoplegia, pode ser utilizado azul de metileno (1 a 2 mg/kg IV ao longo de 20 a 60 min), embora com baixa evidência e contraindicado quando há hipertensão pulmonar, deficiência de G6 PD ou lesão pulmonar aguda. Oxigenação por membrana extracorpórea (ECMO) pode ser considerada em caso de falência das medidas acima e deve ser iniciada antes de instalada acidose isquêmica irreversível.

Parada cardiorrespiratória

Seguir recomendações do suporte avançado de vida (SAV/ACLS).

Alta hospitalar

Em caso de boa resposta clínica à epinefrina, o paciente deverá ser observado no pronto-socorro por 4 a 24 h, a depender da gravidade da apresentação clínica inicial. Autoinjetor de epinefrina deve ser indicado no momento da alta se houver risco de reexposição ao antígeno. O paciente deverá ser internado se não responder prontamente à administração de epinefrina.

BIBLIOGRAFIA

Muraro A, Roberts G, Worm M, Bilò MB, Brockow K, Fernández Rivas M, et al. Anaphylaxis: guidelines from the European Academy of Allergy and Clinical Immunology. Allergy. 2014;69:1026-45.

Simons FE, Ardusso LR, Bilò MB, El-Gamal YM, Ledford DK, Ring J, et al. World Allergy Organization guidelines for the assessment and management of anaphylaxis. World Allergy Organ J. 2011;4:13-37.

Simons FE, Ebisawa M, Sanchez-Borges M, Thong BY, Worm M, Tanno LK, et al. 2015 Update of the evidence base: World Allergy Organization anaphylaxis guidelines. World Allergy Organ J. 2015;8:32.

Simons FE. Anaphylaxis. J Allergy Clin Immunol. 2010;125:S161-81.

5 Coma

Guilherme Benfatti Olivato • Rafael Scotini Viana Alves

INTRODUÇÃO

Estado clínico no qual os pacientes têm capacidade de resposta prejudicada (ou não respondem) a estímulos externos e do qual não conseguem despertar.

Uma alteração no nível de consciência é sempre indicativa de gravidade, pois mostra uma falência dos mecanismos de manutenção do estado vigil e representa uma emergência aguda e ameaçadora para a vida, requerendo uma intervenção rápida para preservação da vida e da função cerebral.

ETIOLOGIA

O sistema de ativação reticular ascendente (SARA) é uma rede de neurônios originados no tronco encefálico (porção posterior da transição pontomesencefálica), essencial para induzir e manter o estado vigil. Esses neurônios alcançam estruturas incluindo o tálamo e o córtex cerebral.

Portanto, a lesão nos hemisférios cerebrais (córtex cerebral) pode produzir coma, mas, nesse caso, o envolvimento é necessariamente bilateral e difuso, ou, se unilateral, suficientemente grande para exercer efeitos remotos no hemisfério contralateral ou no tronco encefálico.

Estados alterados de consciência são comuns na prática e possuem grande quantidade de etiologias, sendo, portanto um diagnóstico sindrômico, e não etiológico.

A lista de diagnósticos diferenciais potenciais é longa (Quadro 5.1). A maioria dos casos de coma que se apresentam em um departamento de emergência decorre de traumatismos, doenças cerebrovasculares, intoxicações, infecções e alterações metabólicas.

ABORDAGEM INICIAL E INVESTIGAÇÃO ETIOLÓGICA DE ACORDO COM ASPECTOS CLÍNICOS

História clínica direcionada

O paciente com comprometimento da consciência não pode contribuir com um histórico, mas acompanhantes podem fornecer informações valiosas. O Quadro 5.2 apresenta perguntas que podem auxiliar na definição da etiologia do coma.

Quadro 5.1 Causas de coma.

I. Simétrico, não estrutural
Toxinas Tálio, cianeto, metanol, etilenoglicol, monóxido de carbono, cogumelos
Fármacos Sedativos, barbitúricos, outros hipnóticos, brometos, álcool, opioides, para-aldeído, salicilato, psicotrópicos, anticolinérgicos, anfetaminas, lítio, inibidores da monoamina oxidase (MAO)
Metabólico Hipoxia, hipercapnia, hipernatremia, hipoglicemia, coma não cetótica hiperglicêmica, cetoacidose diabética, acidose láctica, hipercalcemia, hipocalcemia, hipermagnesemia, hipertermia, hipotermia, encefalopatia de Reye, hipotireoidismo, encefalopatia de Wernicke, porfiria, encefalopatia hepática, uremia, encefalopatia de diálise, crise addisoniana
Infecções Meningite bacteriana, encefalite viral, encefalomielite pós-infecciosa, sífilis, sepse, febre tifoide, malária, síndrome de Waterhouse-Friderichsen
Psiquiátrico Catatonia
Outros Isquemia difusa (infarto do miocárdio, insuficiência cardíaca, arritmia), hipotensão grave, embolia gordurosa, encefalopatia hipertensiva, estado de mal epiléptico não convulsivo
II. Simétrico, estrutural
Supratentorial Oclusão carotídea interna bilateral, oclusão bilateral da artéria cerebral anterior, trombose do seio sagital, hemorragia subaracnoide, hemorragia talâmica, trauma-contusão, concussão cerebral, hidrocefalia, tularemia
Infratentorial Oclusão basilar, tumor do tronco encefálico da linha média, hemorragia pontina, mielinólise pontina
III. Assimétrico, estrutural
Supratentorial Púrpura trombocitopênica trombótica Coagulação intravascular disseminada Endocardite trombótica não bacteriana (endocardite marciana), endocardite bacteriana subaguda, massa hemisférica unilateral (tumor, abscesso, sangramento) com hérnia, hemorragia subdural bilateral, sangramento intracerebral, apoplexia pituitária, infarto supratentorial maciço ou bilateral Leucoencefalopatia multifocal e progressiva doença de Creutzfeldt-Jakob, leucodistrofia adrenal, vasculite cerebral, abscesso cerebral, empiema subdural, tromboflebite, esclerose múltipla, leucoencefalopatia associada à quimioterapia, encefalomielite disseminada aguda
Infratentorial Infarto do tronco encefálico, hemorragia do tronco encefálico, trombencefalite do tronco cerebral

Exame físico geral

Deve ser realizado no paciente em coma, pois são frequentemente encontradas pistas para a etiologia subjacente, conforme descrito no Quadro 5.3.

Quadro 5.2 Questões para definição da etiologia do coma.

Queixas e história da doença atual	Possível etiologia do coma
Qual foi o curso temporal da perda de consciência?	Súbito: hemorragia subaracnóidea (HSA), crise epiléptica Gradual: tumor cerebral Flutuante: hematoma subdural, encefalopatia metabólica, convulsões recorrentes
Os sinais ou sintomas focais precederam a perda de consciência?	Hemiparesia inicial: lesão estrutural (efeito de massa) Sintomas visuais transitórios (diplopia, vertigem): isquemia na circulação posterior
Que doença recente apresentou? Houve comportamento alterado recentemente?	Febre: infecção Cefaleia crescente: lesão intracraniana em expansão, infecção ou trombose do seio venoso Queda recente: hematoma subdural Confusão mental: metabólica ou tóxica
Que medicamentos são usados? Existem condições médicas ou psiquiátricas? Existe história de uso abusivo de álcool ou drogas?	Intoxicação, interação medicamentosa

Quadro 5.3 Exame físico durante o coma.

Avaliação	Diagnóstico diferencial
Sinais vitais	• Hipertensão: encefalopatia hipertensiva, hemorragia intracerebral/cerebelar/tronco encefálico • Hipotensão: sepse, hipovolemia, doença de Addison, fármacos • Hipertermia: infecção, intoxicação colinérgica • Hipotermia: pode ser acidental (exposição a frio), primária (devido a disfunção hipotalâmica como na encefalopatia de Wernicke) ou secundária (falência adrenal, hipotireoidismo, sepse, intoxicação por drogas ou álcool)

(continua)

Quadro 5.3 (*Continuação*) Exame físico durante o coma.

Avaliação	Diagnóstico diferencial
Padrão ventilatório	• Hiperventilação por acidose metabólica: uremia, cetoacidose diabética, acidose láctica, salicilatos, metanol, etilenoglicol • Hiperventilação com alcalose respiratória: insuficiência hepática, sepse, intoxicação aguda com salicilato, estados cardiopulmonares com hipoxemia, causas psicogênicas • Hipoventilação com acidose respiratória: insuficiência respiratória central (cérebro ou medula espinal) ou doença do sistema nervoso periférico • Hipoventilação por alcalose metabólica: vômitos, ingestão de alcalinos
Anormalidades cutâneas e mucosas	• Marcas de agulha: uso abusivo de drogas • Pele pálida: anemia ou hemorragia • Hipermelanose (pigmento aumentado): porfiria, doença de Addison, deficiência nutricional crônica, quimioterapia • Cianose generalizada: hipoxemia ou envenenamento por dióxido de carbono • Cianose localizada: embolia arterial ou vasculite • Petéquias: CIVD, PTT, drogas • Equimoses: trauma, uso de corticosteroides, coagulopatia ou anticoagulantes • Icterícia: hepatopatia • Telangiectasia: alcoolismo crônico, malformações vasculares do cérebro • Erupção vesicular: herpes simples, varicela, doença de Behçet • Petéquia-purpúrica: meningococcemia, endocardite bacteriana subaguda, vasculite alérgica, embolia gordurosa • Nódulos de Osler: endocardite bacteriana subaguda
Outros	• Resistência à flexão passiva do pescoço sugere meningismo. Sinal de irritação meníngea → meningite e hemorragia subaracnóidea (no entanto, esses sinais meníngeos geralmente estão ausentes em coma profundo apesar da presença de meningite) • Exame dos pulmões, coração e abdome também pode fornecer pistas para outras doenças do sistema orgânico

CIVD: coagulação intravascular disseminada; PTT: púrpura trombocitopênica trombótica.

Exame neurológico

Direcionado para determinar se a patologia é estrutural ou devido a disfunção metabólica (incluindo efeitos de drogas e infecção). O examinador avalia:

- Nível de consciência
- Respostas do motor
- Reflexos do tronco encefálico: reflexos pupilares, extraoculares e corneanos.

Nível de consciência

É útil descrever o comportamento espontâneo do paciente e as respostas aos estímulos. Mesmo o coma tem um espectro de possíveis respostas.

A capacidade de resposta é avaliada por ruído (p. ex., gritar próximo à orelha) e estimulação somatossensorial: pressionar o ângulo da mandíbula ou apertar o trapézio pode ter um rendimento maior do que o esfregaço esternal mais usado. As respostas importantes incluem vocalização, abertura do olho e movimento dos membros.

A escala de coma de Glasgow demonstra uma hierarquia de respostas em cada uma dessas áreas que refletem a gravidade do coma. É útil como índice da profundidade de consciência prejudicada e para prognóstico, mas não ajuda no diagnóstico de coma. O sistema de pontuação FOUR mais recente possui algumas vantagens para pacientes intubados.

Exame motor

É importante avaliar o tônus muscular, bem como movimentos e reflexos espontâneos e provocados. As assimetrias destes geralmente indicam uma hemiplegia do lado acometido, implicando uma lesão que afeta o hemisfério cerebral oposto ou o tronco encefálico superior.

Os movimentos de flexão e extensão geralmente representam respostas reflexas decorrentes de estruturas subcorticais: mioclonia multifocal, que envolve movimentos bruscos, aleatórios e assíncronos nos membros, tronco ou face, sugere fortemente uma etiologia metabólica ou tóxica. Tremor e asterixe também sugerem uma encefalopatia metabólica. Contrações mioclônicas mais sutis ou nistagmo aumentam a possibilidade de *status* epiléptico não convulsivo.

Reflexos do tronco encefálico

Os mais importantes em relação ao coma são: pupilar, corneano e reflexo vestíbulo-ocular.

Pupilar

O reflexo de luz pupilar é testado em cada olho, individualmente, para avaliar respostas diretas e consensuais. A interrupção do reflexo de luz pupilar em pacientes comatosos geralmente ocorre por causa de: compressão descendente de estruturas do tronco encefálico a partir de uma massa supratentorial expansiva; ou lesão do tronco encefálico primária.

Normalmente, as pupilas são poupadas em condições metabólicas e tóxicas, exceto em certas síndromes tóxicas, que estão associadas tanto à miose quanto à midríase. Na superdosagem de fármacos sedativos ou na hipotermia, as pupilas são médio fixas, podendo simular morte cerebral.

Movimentos oculares

A posição do olho deve ser observada. Grandes lesões cerebrais produzem um desvio conjugado persistente dos olhos para o lado da lesão (contralateral à paralisia dos membros, se presente). O desvio persistente dos olhos, especialmente se acompanhado de nistagmo, também pode sugerir convulsões.

No paciente comatoso, os movimentos conjugados bilaterais indicam um tronco cerebral intacto, e não é necessário um teste de reflexo adicional. Este é também um sinal prognóstico relativamente favorável quando observado cedo após o insulto isquêmico hipóxico. Na ausência desse achado, os movimentos oculares horizontais podem ser testados com dois reflexos vestíbulo-oculares: óculo-cefálica (ou olhos de boneca); teste calórico óculo-vestibular.

Reflexo corneano

A perda do reflexo corneano é um índice da profundidade do coma metabólico ou tóxico. Os reflexos corneanos ausentes 24 h após a parada cardíaca são geralmente, mas não invariavelmente, uma indicação de mau prognóstico (assumindo que o paciente não foi sedado).

DIAGNÓSTICO

O objetivo do teste de diagnóstico em um paciente em coma é identificar condições tratáveis (infecção, anormalidades metabólicas, convulsões, intoxicações/sobredosagem, lesões cirúrgicas). Como a recuperação neurológica é dependente do tratamento precoce, o teste deve prosseguir rapidamente em conjunto com a avaliação clínica. As investigações quase sempre incluem testes laboratoriais e neuroimagem. Alguns pacientes necessitam de punção lombar e eletroencefalograma (EEG). O teste deve ser priorizado de acordo com a apresentação clínica. As advertências incluem:

- Papiledema ou déficits neurológicos focais sugerindo que uma etiologia estrutural exija uma tomografia computadorizada (TC) de crânio urgente, particularmente se a apresentação clínica sugere um acidente vascular cerebral (AVC) agudo, expansão de lesão em massa e/ou síndrome de herniação
- Febre sugerindo meningite bacteriana ou encefalite viral exige punção lombar urgente. Recomenda-se neuroimagem antes da punção lombar em paciente comatoso.

Laboratório

A triagem para pacientes que apresentam coma de causa incerta inclui:

- Hemograma completo
- Eletrólitos
- Função renal
- Testes de função hepática
- Lactato e osmolaridade
- Gasometrial arterial
- Coagulograma
- Urina 1.

Neuroimagem

A TC de crânio permite uma rápida avaliação das mudanças estruturais intracranianas, sendo geralmente o teste de escolha para a avaliação inicial de um paciente comatoso. Com exceção das lesões focais do tronco encefálico, é muito sensível às causas estruturais do coma. A angiografia por TC pode ser uma adição útil que permite a avaliação da circulação arterial e venosa intra e extracraniana, particularmente quando se suspeita de AVC.

A TC é inferior à ressonância magnética (RM) para detectar anormalidades em pacientes com encefalite por herpética, AVC isquêmico menor (especialmente envolvendo o tronco encefálico), pequenas hemorragias, dano anóxico-isquêmico devido a parada cardíaca e a maioria dos distúrbios que afetam a substância branca. No entanto, o tempo de execução da RM é mais prolongado, o que pode dificultar sua realização em pacientes instáveis.

Em geral, TC é o teste de escolha para avaliação inicial. A RM de acompanhamento é recomendada quando a TC não explica, ou o faz de maneira incompleta, o quadro clínico.

Punção lombar

A avaliação do líquido cefalorraquidiano (LCR) é uma parte necessária da avaliação urgente de um paciente com suspeita de infecção do sistema nervoso central. Em um paciente com nível de consciência alterado, é necessária neuroimagem para excluir hipertensão intracraniana antes da punção lombar, para evitar a precipitação da herniação transtentorial.

O LCR também é útil para excluir a hemorragia subaracnóidea quando a TC é normal e o diagnóstico continua suspeito, podendo ser útil no diagnóstico de infecções menos comuns, bem como condições desmielinizantes, inflamatórias e neoplásicas.

Eletroencefalografia

No paciente comatoso, o EEG é usado principalmente para detectar convulsões. Se o paciente apresentar achados clínicos sugestivos de convulsões não convulsivas, ou se a causa do coma permanece obscura após outros testes, então um EEG é indicado.

MANEJO

No departamento de emergência, o cuidado básico deve ser feito em conjunto com as investigações clínicas e laboratoriais mencionadas no Quadro 5.4.

A abordagem ABC (*airway/breathing/circulation*) é aplicada aos casos de coma. Os sinais vitais devem ser tomados, um escore inicial da escala de coma de Glasgow estabelecido e um conjunto de gasometria arterial + exames de sangue e urina devem ser feitos.

Pacientes com Glasgow ≤ 8 geralmente requerem intubação endotraqueal para proteger a via respiratória. A intubação também é aconselhada na presença de hipoxemia refratária (saturação de oxigênio < 90%) + vômitos recentes + ausência de reflexos de tosse.

É melhor tratar hipotensão (pressão arterial média < 70 mmHg) com reanimação volêmica ou vasopressores. Com hipertensão grave (pres-

Quadro 5.4 Manejo de coma em adultos.

Avaliação
Sinais vitais e exame geral Exame neurológico e escala coma de Glasgow Laboratório de triagem ECG TC de crânio: priorizar se sinais focais, papiledema e febre Punção lombar: priorizar emergente após TC se febre, aumento do peso corporal, meningismo EEG: estado epiléptico não convulviso Outros exames de laboratório: hemoculturas, exames de adrenal e tireoide, concentrações específicas de fármacos (de acordo com o nível de suspeita de diagnóstico ou se a causa permanece obscura) RM de crânio: se causa permanece obscura
Manejo
ABC: • Intubar se Glasgow ≤ 8 • Suplemento O_2 • Acesso IV, glicemia capilar • Suporte de pressão arterial (conforme necessário) • Glicose 50% IV 50 mℓ, se necessário Tiamina 100 mg IV Tratar convulsões definitivas com fenitoína Considerar os tratamentos empíricos: • Para possível infecção: ceftriaxona e vancomicina; aciclovir • Para possível intoxicação: naloxona; flumazenil; lavagem gástrica/carvão ativado • Por possível aumento da PIC: manitol • Para um possível estado não convulsivo: lorazepam, fenitoína

ECG: eletrocardiograma; TC: tomografia computadorizada; EEG: eletroencefalograma; RM: ressonância magnética; IV: intravenoso; PIC: pressão intracraniana.

são arterial média > 130 mmHg), uso de labetalol ou nitroprussiato pode ser necessário para a estabilização inicial. Um eletrocardiograma de 12 derivações deve ser feito.

Recomenda-se administrar 25 g de dextrose (como 50 mℓ de uma solução de dextrose a 50%) enquanto aguarda os exames de sangue, se a causa do coma for desconhecida. A tiamina (100 mg) deve ser administrada com ou antes da glicose em qualquer paciente que possa estar malnutrido (para tratar ou prevenir a encefalopatia aguda de Wernicke).

A lavagem gástrica e o carvão ativado também são recomendados para suspeita de intoxicações.

Se uma síndrome de herniação é evidente clinicamente ou parece iminente com base em TC, um tratamento urgente é recomendado. Isso inclui a administração de manitol (1 g/kg IV) e hiperventilação.

Hipertermia pode contribuir para danos cerebrais em casos de isquemia. Os esforços para diminuir a febre com antipiréticos e/ou cobertores de resfriamento devem ser administrados imediatamente. O antibiótico empírico e a terapia antiviral são recomendados se a meningite bacteriana (p. ex., ceftriaxona 2 g IV a cada 12 h e vancomicina 2 g/dia IV) ou encefalite viral (aciclovir 10 mg/kg IV a cada 8 h) estão entre as hipóteses diagnósticas. Devem ser continuados até que essas condições tenham sido excluídas.

Se o paciente apresentou convulsão, recomenda-se o tratamento com fenitoína (15 a 20 mg/kg IV). Se suspeita de estado epiléptico não convulsivo e não há EEG, um ensaio terapêutico de fenitoína ou lorazepam (1 a 2 mg IV) é razoável.

A terapia definitiva depende do estabelecimento do diagnóstico preciso.

BIBLIOGRAFIA

Edlow JA, Rabinstein A, Traub SJ, Wijdicks EF. Diagnosis of reversible causes of coma. Lancet. 2014;384:2064.

Kowalski RG, Buitrago MM, Duckworth J, et al. Neuroanatomical predictors of awakening in acutely comatose patients. Ann Neurol. 2015;77:804.

Kramer AA, Wijdicks EF, Snavely VL, et al. A multicenter prospective study of interobserver agreement using the Full Outline of Unresponsiveness score coma scale in the intensive care unit. Crit Care Med. 2012;40:2671.

Van de Beek D, de Gans J, Spanjaard L, et al. Clinical features and prognostic factors in adults with bacterial meningitis. N Engl J Med. 2004;351:1849.

Wijdicks EF, Giannini C. Wrong side dilated pupil. Neurology. 2014;82:187.

6 Insuficiência Respiratória Aguda

Guilherme Santos Duarte Lemos •
Letícia Sandre Vendrame

INTRODUÇÃO

A insuficiência respiratória é uma condição em que há uma incapacidade do sistema respiratório em fornecer suprimento adequado de oxigênio ao organismo e/ou a incapacidade em eliminar o dióxido de carbono. Essa alteração pode se instalar de forma aguda ou crônica de acordo com o tempo de evolução. Neste capítulo discutiremos sobre insuficiência respiratória aguda (IRpA), que pode ser dividida em dois grandes grupos:

- IRpA tipo 1 ou hipoxêmica ($PaO_2 < 60$ mmHg)
- IRpA tipo 2 ou hipercápnica ($PaCO_2 > 45$ mmHg).

INSUFICIÊNCIA RESPIRATÓRIA TIPO 1

Efeito espaço morto

É a principal causa de hipoxemia na IRpA. Quando existem unidades alveolares bem ventiladas, mas que são mal perfundidas, isso acarreta a uma oxigenação incompleta do sangue que passa pelas unidades alveolares. O CO_2 tem capacidade de difusão muito maior que o O_2. Por isso, em geral, não há acúmulo de CO_2, entretanto, nos casos mais graves, pode haver hipercapnia. São exemplos desse tipo de IRpA a hipovolemia e o tromboembolismo pulmonar.

Efeito *shunt*

Ocorre nos casos em que há unidades alveolares não ventiladas, mas com boa perfusão. De modo geral, os alvéolos podem estar colapsados ou preenchidos por líquido, como ocorre em pneumonias, síndrome do desconforto respiratório agudo (SDRA) e em casos de atelectasias.

Alteração da difusão

Ocorre quando há alteração na membrana alvéolo-capilar, seja por acúmulo de proteínas, edema intersticial ou qualquer outra condição que leve a um espessamento da membrana. Isso acarreta uma redução da difusão do O_2 dos alvéolos para os capilares.

Desequilíbrio entre oferta e consumo de O_2

Situações que levem a uma maior demanda de O_2 tecidual, como sepse, síndrome da resposta inflamatória sistêmica (SIRS), hipertireoidismo, exercícios extenuantes, ou situações que levam a uma baixa oferta de O_2, como baixo débito cardíaco, anemia e baixa fração inspirada de O_2, resultam em IRpA por desbalanço entre oferta e consumo de O_2.

INSUFICIÊNCIA RESPIRATÓRIA TIPO 2

Está relacionada à eliminação inadequada de CO_2. De modo geral, é consequência de hipoventilação (lesão neurológica, distúrbios metabólicos ou tóxicos, doenças neuromusculares, fadiga da musculatura respiratória, derrame pleural ou pneumotórax) ou por alteração na permeabilidade das vias respiratórias (queda da língua, presença de corpo estranho, compressão por massas ou tumores).

GRADIENTE ALVÉOLO-ARTERIAL | G(a-a)

O G(A-a) é uma ferramenta muito útil para distinguir se a hipoxemia se origina de hipoventilação ou da redução da difusão do O_2. O G(A-a) pode ser calculado pela seguinte fórmula:

$$G(A\text{-}a) = PAO_2 - PaO_2$$

Em que:

- PAO_2: pressão parcial de O_2 no alvéolo
- PaO_2: pressão parcial de O_2 arterial.

Considerando a respiração em ar ambiente (FiO_2 21%, em pressão atmosférica 760 mmHg) e condições normais de temperatura, a fórmula pode ser reescrita de maneira simplificada.

$$G(A\text{-}a) = 130 - (PaO_2 - PaCO_2)$$

Hipoxemias com gradiente < 20 são causadas exclusivamente pela diminuição da pressão alveolar de O_2. Se o valor do gradiente é > 20, infere-se que há alterações no processo de oxigenação que podem estar associadas à hipoventilação.

Na IRpA tipo 2, não existe alteração na unidade alvéolo-capilar. O oxigênio que chega aos alvéolos consegue se difundir pela membrana alvéolo-capilar e se ligar à hemoglobina. Por esse motivo, a diferença entre o conteúdo alveolar de O_2 e o conteúdo arterial de O_2 é pequena e, portanto, o G(A-a) é < 20. Já na IRpA tipo 1, ocorre difusão inadequada de O_2 pela membrana alvéolo-capilar e a diferença do conteúdo de O_2 alveolar e arterial é elevada, levando a um G(A-a) > 20.

MANIFESTAÇÕES CLÍNICAS

Os achados clínicos da IRpA são bastante variados e podem se relacionar à hipoxia e à hipercapnia. De modo geral, a hipercapnia gera sonolência, inquietação, tremor, cefaleia, letargia e coma. Já a hipoxia costuma levar a ansiedade, taquicardias, arritmias, confusão mental e convulsões.

Além dos achados clínicos relacionados a alterações gasosas, o paciente apresenta também sinais e sintomas relacionados à doença que desencadeou a insuficiência respiratória: sibilos sugerem broncospasmo; crepitações podem sugerir pneumonia, edema agudo de pulmão ou SDRA. Redução do murmúrio vesicular pode sugerir pneumotórax, derrame pleural ou mesmo broncospasmo grave.

TRATAMENTO

O paciente em IRpA deve ser conduzido à sala de emergência para avaliação, já que o quadro é grave e, se não tratado rapidamente, pode evoluir com parada respiratória. O paciente deve receber monitoramento cardíaco, pressão arterial (PA), oximetria de pulso, acesso venoso e oxigênio suplementar. Em caso de instabilidade hemodinâmica, rebaixamento do nível de consciência ou risco iminente de parada respiratória (respiração agônica, bradicardia), deve-se proceder de imediato a intubação orotraqueal (IOT). Caso haja sinais sugestivos de pneumotórax hipertensivo, deve-se realizar de imediato a punção de alívio no segundo espaço intercostal com jelco calibroso, e posteriormente realizar drenagem torácica sob selo d'água.

Nos demais pacientes, deve-se fornecer O_2 suplementar, objetivando uma SpO_2 acima de 90%, e após a estabilização inicial, obter história e realizar exame físico, além de exames complementares (radiografia de tórax, gasometria arterial, entre outros, pertinentes às hipóteses diagnósticas aventadas). Em caso de persistência do desconforto respiratório, poderá ser indicada a ventilação não invasiva (VNI).

Oxigênio suplementar

O dispositivo mais simples para a oferta de O_2 é o cateter nasal. É um sistema de baixo fluxo (até 5 ℓ/min) e que não permite determinar com exatidão a FiO_2 fornecida. Estima-se um aumento de 3% na FiO_2 para cada 1 ℓ/min de O_2 fornecido.

Havendo necessidade de O_2 em fluxos mais altos, devem-se utilizar as máscaras de O_2. Para controlar a FiO_2 fornecida, podem ser utilizadas as máscaras de Venturi, que possuem válvulas acopladas ao sistema capazes de ofertar uma FiO_2 predeterminada, ou mesmo utilizar máscaras com reservatório de O_2. Nessas últimas, a FiO_2 ofertada chega a 100%.

Ventilação não invasiva

A VNI é um recurso muito importante que deve ser disponibilizado em todo departamento de emergência. Consiste em um ventilador, acoplado a uma interface que pode ser nasal, máscara facial ou *full face*. O sistema oferta FiO_2 controlada com pressão positiva, que pode ser contínua (CPAP) ou em 2 fases (BIPAP), sendo uma na fase inspiratória e outra na expiratória. Com o uso adequado da VNI é possível obter alívio dos sintomas, redução do esforço respiratório, melhora das trocas gasosas, podendo-se evitar uma evolução desfavorável do paciente. Apesar dos inúmeros benefícios, não se deve retardar a indicação de IOT em detrimento da VNI, respeitando-se suas contraindicações (listadas a seguir neste capítulo). Existem evidências seguras que mostram benefício da VNI em pacientes com doença pulmonar obstrutiva crônica (DPOC) exacerbada e edema agudo de pulmão cardiogênico.

Ajuste da ventilação não invasiva

Para o CPAP, está indicado ajuste próximo de 10 cmH_2O, que deve ser iniciado em menor valor e aumentado gradativamente para adaptação do paciente.

Para o BIPAP, recomenda-se pressão inspiratória entre 10 e 15 cmH_2O e pressão expiratória entre 4 e 6 cmH_2O.

Contraindicações da ventilação não invasiva

- Parada cardiorrespiratória franca ou iminente
- Instabilidade hemodinâmica
- Arritmias graves
- Rebaixamento do nível de consciência
- Presença de grande quantidade de secreções em vias respiratórias
- Trauma ou queimadura de face
- Não aceitação ou não colaboração do paciente.

Ventilação mecânica invasiva

Princípios da mecânica respiratória

No indivíduo normal, o ciclo respiratório inicia-se com o estímulo neural aos músculos respiratórios que se contraem e aumentam o volume da caixa torácica, gerando uma pressão negativa em relação à pressão atmosférica. Esse gradiente de pressão permite a entrada de ar para as vias respiratórias até que as pressões se igualem, terminando assim a fase de inspiração. Na expiração, há o relaxamento muscular com retorno das fibras musculares, fibras elásticas pulmonares e das estruturas da caixa torácica ao seu estado inicial, levando ao aumento da pressão intratorácica. Ocorre, então, a saída do ar dos pulmões até que a diferença de pressão entre o meio intra e extratorácico se iguale. Portanto, na fase inspiratória, há uma redução da pressão intratorácica e, na expiração, há um aumento da pressão intratorácica.

Na ventilação mecânica também há uma fase inspiratória e outra expiratória, entretanto, os mecanismos são diferentes da fisiologia normal. Na inspiração, o ventilador gera uma pressão positiva nas vias respiratórias para vencer a força elástica dos pulmões e da caixa torácica. Já a expiração ocorre de maneira semelhante à expiração do ciclo fisiológico, pela pressão positiva das fibras elásticas na caixa torácica. Portanto, na ventilação invasiva, há uma inversão da situação fisiológica, pois o ciclo inspiratório ocorre com pressões intratorácicas maiores que no ciclo expiratório.

O aumento da pressão intratorácica na ventilação mecânica pode gerar alterações na estabilidade hemodinâmica do paciente, pois pressões intratorácicas mais elevadas reduzem o retorno venoso ao coração e, consequentemente, reduzem o débito cardíaco. Sendo assim, é necessária atenção ao paciente assim que se institui a ventilação mecânica, com monitoramento dos parâmetros hemodinâmicos.

Modos ventilatórios

Modo controlado. Dependência total do paciente ao aparelho. É o ventilador que determina todo o ciclo respiratório.

Modo assistido-controlado. O aparelho é programado para oferecer um suporte ventilatório mínimo, que pode ser complementado conforme a necessidade do indivíduo. O ventilador pode estar programado, por exemplo, para gerar uma frequência de 12 irpm, mas se o paciente tiver a necessidade de uma frequência de 16 irpm, o ventilador detecta essa necessidade, por meio de variações de pressão ou de fluxo consequente ao esforço do paciente, e dispara um ciclo ventilatório.

Modos espontâneos. Maior independência do paciente em relação ao ventilador. Todo o ciclo respiratório é controlado pelo paciente, mas o ventilador gera um suporte de oxigênio e pressão no sistema para facilitar a ventilação do paciente. Os modos de suporte mais utilizados são a ventilação com suporte pressórico (PSV), o BIPAP e o CPAP.

Modalidade ventilatória

Nos modos controlados, os ciclos podem ser ajustados na modalidade pressão controlada (PCV) ou volume-controlada (VCV). Na modalidade pressão controlada, ajusta-se o aparelho para fornecer uma pressão determinada durante a inspiração. Nesse caso, o volume corrente dependerá da complacência e da resistência do sistema. Já na modalidade volume-controlada, o aparelho fornece durante o ciclo respiratório um volume fixo predeterminado e, nesse caso, as pressões das vias respiratórias variam conforme a complacência e resistência do sistema. De uma forma geral, a modalidade deve ser escolhida conforme a experiência do médico. Recomenda-se PCV em situações de maior risco de barotrauma.

Definições importantes

- Pressão inspiratória (P_{ins}): pressão fornecida durante a inspiração no modo PCV

- Pressão de pico (P_{pico}): medida da pressão de via respiratória máxima, atingida ao final da inspiração. Está relacionada aos componentes restritivos e elásticos do sistema. Não se deve ultrapassar 40 cmH_2O por segurança
- Pressão de platô ($P_{platô}$): pressão que se relaciona intimamente à pressão alveolar. Pode ser aferida após uma pausa inspiratória de pelo menos 2 s
- PEEP: é a pressão positiva mantida na via respiratória no final da expiração. Relaciona-se ao volume de ar que permanece nos alvéolos no final da expiração e que impede o colabamento das unidades alveolares
- Tempo inspiratório (T_{ins}): tempo de duração da inspiração
- Relação I:E: proporção entre os tempos inspiratório e expiratório
- Volume corrente (VC): volume de ar que entra e sai dos pulmões em cada ciclo respiratório. Representa o volume ofertado ao paciente
- Frequência respiratória (FR): representa o número de incursões respiratórias em uma determinada unidade de tempo
- Fluxo inspiratório: representa a velocidade com que o ar ofertado entra no sistema durante a inspiração. É inversamente proporcional ao tempo inspiratório, ou seja, se o tempo inspiratório é pequeno, o volume/min que entra no sistema é maior
- FiO_2: fração inspirada de oxigênio
- Sensibilidade: valor mínimo de variação de fluxo ou de pressão realizado no sistema, gerado pelo esforço do paciente, e que será interpretado pelo aparelho como um gatilho para disparar um ciclo ventilatório nos modos assisto-controlados.

Ajustes iniciais do ventilador

Após proceder a IOT, deve-se realizar o ajuste mínimo inicial do ventilador mecânico. De modo geral, recomenda-se ajustar a FiO_2 para 100% logo após a IOT e posteriormente graduar de acordo com a PaO_2 do paciente. A PEEP deve ser ajustada inicialmente entre 4 e 6 cmH_2O, e posteriormente também deve ser regulada conforme a oxigenação do paciente. Na modalidade pressão controlada, deve-se escolher um valor de pressão em torno de 12 a 20 cmH_2O, objetivando um VC entre 6 e 8 mℓ/kg. Já no modo volume controlado, deve-se iniciar um volume entre 6 e 8 mℓ/kg. O tempo inspiratório (na modalidade PCV) ou o fluxo inspiratório (na modalidade VCV) devem ser ajustados objetivando-se uma relação I:E próxima do fisiológico, entre 1:2 ou 1:3. Em ambas as modalidades ajusta-se a FR entre 12 e 14 irpm. Todos esses parâmetros são iniciais e deverão ser ajustados conforme a gasometria e a necessidade do paciente. Não esquecer de ajustar os alarmes adequadamente.

Cuidados após o início da ventilação mecânica

- Monitorar os parâmetros hemodinâmicos: a própria ventilação mecânica (VM), por aumentar a pressão intratorácica, reduz o retorno

venoso e o débito cardíaco. Deve-se atentar rigorosamente às repercussões hemodinâmicas após a instituição da VM e corrigir todos os fatores que podem desencadear ou agravar a instabilidade, como auto-PEEP, hipovolemia, pneumotórax
- Observar oximetria de pulso: ajustar FiO_2 objetivando-se uma SpO_2 > 90%
- Observar sedação e nível neurológico do paciente: o paciente mal sedado ou combativo entra em assincronia com o ventilador, o que pode ser deletério. Se necessário, deve-se aumentar a sedação e a analgesia do paciente e corrigir a causa da dissincronia
- Observar o trabalho da musculatura respiratória: em caso de insuficiência respiratória por fadiga muscular, recomenda-se sedação mais intensa para repouso da musculatura. Posteriormente, a sedação deverá ser reduzida
- Coletar gasometria arterial 30 min após os ajustes: a gasometria arterial é necessária para melhor ajuste dos parâmetros ventilatórios, que não são possíveis de ser realizados apenas com o exame físico e monitoramento.

Ajuste do ventilador em situações específicas

Hipoxemia

Nos casos de hipoxemia, deve-se ajustar o ventilador de modo a recrutar maior quantidade de unidades alveolares, aumentar a oferta de O_2 ou mesmo aumentar o tempo de troca de O_2 nos alvéolos. É possível alcançar tais objetivos das formas descritas a seguir:

- Ajuste da PEEP: o aumento da PEEP leva a uma maior abertura de unidades alveolares. Com mais alvéolos abertos participando da hematose, espera-se uma melhor oxigenação sanguínea
- Aumento do tempo inspiratório: o aumento do T_{ins} aumenta o tempo em que o ar fica disponível nas vias respiratórias para trocas gasosas. Além disso, leva a uma redução do tempo expiratório e, consequentemente, contribui para maior aprisionamento aéreo nas unidades alveolares (auto-PEEP)
- Aumento da FiO_2: é uma medida eficaz no aumento da oxigenação sanguínea, já que uma maior pressão parcial de O_2 no ar inspirado leva a uma maior difusão para o sangue. Entretanto, deve-se evitar a hiperóxia devido à possibilidade de lesão pulmonar por substâncias reativas de oxigênio.

Hipercapnia

Conforme discutido anteriormente, o CO_2 tem maior capacidade de difusão em comparação ao O_2, e seu acúmulo está principalmente relacionado a hipoventilação. Desse modo, o ajuste ventilatório deverá ser realizado com o objetivo de aumentar a ventilação alveolar. Isso pode ser conseguido com o aumento da FR ou com o aumento do VC. No caso de PCV, o aumento da pressão inspiratória aumenta o VC.

CONSIDERAÇÕES FINAIS

Frente a um paciente com IRpA, deve-se corrigir a causa de base e prontamente instituir o tratamento adequado para a reversão rápida do quadro, podendo-se utilizar oxigênio suplementar, VNI ou VM invasiva, a depender da gravidade do paciente.

BIBLIOGRAFIA

Barbas CSV, Isola AM, Farias AMC, Cavalcanti AB, Gama AMC, Duarte ACM, et al. Brazilian recommendations of mechanical ventilation 2013. Part 1. Rev Bras Ter Intensiva. 2014;26(2):89-121.

Burns KE, Meade MO, Premji A, Adhikari NK. Noninvasive ventilation as a weaning strategy for mechanical ventilation in adults with respiratory failure: a Cochrane systematic review. CMAJ. 2014;186(3):E112-22.

Esan A, Hess DR, Raoof S, George L, Sessler CN. Severe Hypoxemic respiratory failure: part 1 – ventilatory strategies. Chest. 2010;137:1203-16.

7 Sedação e Analgesia para Procedimentos e Controle de Dor Aguda em Emergência

Cleovansosthenes Leal Freitas • Rodrigo Antonio Rey Gonzalez

SEDAÇÃO E ANALGESIA PARA PROCEDIMENTOS

A prática médica em unidades de emergência muitas vezes requer a realização de procedimentos diagnósticos e terapêuticos que estão associados a dor, sofrimento e ansiedade dos pacientes. A sedação e analgesia para procedimentos visa a minimizar esse conjunto de experiências desagradáveis, melhorando o desempenho e as taxas de sucesso técnico. É uma habilidade médica imprescindível na sala de emergência e não deve ser negligenciada.

Definição

Sedação e analgesia para procedimentos devem ser vistas como uma estratégia de administração de medicamentos para suprimir intencionalmente o nível de consciência, reduzir a sensibilidade (especialmente a dolorosa) e promover amnésia do paciente com objetivo de permitir a realização de procedimentos desconfortáveis, enquanto se mantêm estáveis as funções cardiorrespiratórias. O nível de sedação pretendido pode variar desde a sedação mínima (ansiólise) até a anestesia geral, devendo ser guiado de acordo com as necessidades específicas do paciente e do procedimento.

Indicações

Não há indicações absolutas para a realização da sedação e analgesia para procedimentos, mas deve ser usada para qualquer procedimento potencialmente doloroso ou que gere ansiedade ao paciente. É frequentemente útil para procedimentos como cardioversão elétrica, drenagem de tórax, endoscopia digestiva, redução articular ou de fraturas fechadas, punção lombar, acesso venoso central, sutura de lesões extensas, incisão e drenagem de abscesso superficial, cuidados de feridas em queimados etc. A intubação orotraqueal (IOT) é guiada por um protocolo específico que não será abordado neste capítulo.

Precauções

A realização da sedação e da analgesia para procedimentos requer um planejamento de acordo com o nível de sedação pretendido e o perfil do paciente, exigindo a escolha adequada das medicações que serão utilizadas e a capacidade do médico para reconhecer e intervir imediatamente diante de eventos inesperados, principalmente diante da falha da função respiratória. Durante o procedimento devem estar disponíveis equipamentos para monitoramento hemodinâmico, suporte para acesso à via respiratória e reanimação cardiopulmonar, além de antagonistas para benzodiazepínicos e opioides.

Medicações

Sedação e analgesia para procedimentos envolvem a administração de agentes sedativos ou dissociativos combinados, quando necessário, com opioides de ação curta. Preferencialmente, são realizadas por via intravenosa (IV), por ter maior confiabilidade de efeitos e absorção. Nenhum fármaco é ideal para todas as situações, e a seleção deve ser cuidadosa de acordo com o objetivo de sedação relacionado ao procedimento e pelos fatores de risco do paciente (Tabela 7.1).

Fentanila

O fentanila é um opioide sintético altamente lipofílico com maior potência que a morfina, início de ação mais rápido (1 a 2 min) e duração

Tabela 7.1 Sedação e analgesia para procedimentos.

Grau de analgesia e sedação desejado	Esquema medicametoso sugerido	Exemplos de procedimentos
Sedação mínima	• Anestesia local ou regional • Midazolam (dose baixa)	• Punção lombar • Acesso venoso central • Incisão e drenagem de abscesso superficial • Suturas de lesões menos extensas
Sedação moderada	• Fentanila + propofol • Fentanila + etomidato • Cetamina • Propofol + cetamina	• Redução articular • Endoscopia digestiva • Drenagem de tórax • Cardioversão elétrica
Sedação profunda	• Cetamina • Propofol + cetamina • Fentanila + propofol • Fentanila + etomidato	• Cuidados de feridas profundas ou em queimados • Redução de fratura exposta

mais curta de efeito de ação analgésico (30 a 60 min), mas não possui propriedades amnésicas. É o analgésico mais utilizado em procedimentos (Quadro 7.1).

Midazolam

O midazolam é um benzodiazepínico lipofílico de curta meia-vida, penetra rapidamente na barreira hematencefálica, promovendo sedação, ansiólise e amnésia, mas sem propriedades analgésicas. É comumente usado para sedação mínima, mas menos frequentemente para sedação profunda devido à eficácia superior dos agentes de ação ultracurta, como propofol e etomidato (Quadro 7.2).

Propofol

O propofol é um derivado do fenol de ação ultracurta, possui propriedade sedativa e amnéstica, mas sem efeitos analgésicos. É indicado para procedimentos que requerem sedação moderada a profunda. Pelo risco de induzir rapidamente sedação profunda, instabilidade he-

Quadro 7.1 Fentanila.
Apresentação: 50 µg/mℓ – ampolas de 2 mℓ, 5 mℓ ou 10 mℓ
Dose inicial: 1 a 2 µg/kg
Farmacocinética: início: 1 a 2 min; duração: 30 a 60 min
Vantagens: efeito analgésico potente; raramente causa hipotensão e não estimula a liberação de histamina; possui antídoto (naloxona)
Desvantagens: risco de depressão respiratória, que é potencializado pela coadministração de benzodiazepínicos; rigidez muscular e redução da expansibilidade torácica, quando infundido rapidamente
Observações: cautela com pacientes idosos ou com doença renal ou hepática

Quadro 7.2 Midazolam.
Apresentação: 5 mg/mℓ – ampolas de 3 mℓ e 10 mℓ; 1 mg/mℓ – ampola de 5 mℓ
Dose inicial: 0,05 a 0,1 mg/kg
Farmacocinética: início: 1 a 3 min; duração: 30 a 60 min
Vantagens: sedativo, ansiolítico e com efeito amnéstico; efeito anticonvulsivante; possui antídoto (flumazenil)
Desvantagens: risco de depressão respiratória e cardiocirculatória
Observações: efeito prolongado em paciente idosos, obesos e com disfunção renal

modinâmica e apneia, deve ser administrado com atenção cuidadosa à dosagem e ao monitoramento. A formulação de propofol contém lecitina de ovo e óleo de soja e, portanto, está contraindicada em pacientes com alergia alimentar a qualquer uma dessas substâncias (Quadro 7.3).

Etomidato

O etomidato é um derivado imidazólico, com efeito agonista gabaérgico, de ação ultracurta, possui propriedades sedativas, mas sem efeitos analgésicos. É indicado para procedimentos de curta duração e se destaca por ser o fármaco mais cardioestável. Não é utilizado em dose contínua, pelo risco de induzir insuficiência adrenal (Quadro 7.4).

Cetamina

Cetamina é um derivado de fenciclidina que atua como sedativo dissociativo. Produz um estado cataléptico de "transe" caracterizado por

Quadro 7.3 Propofol.
Apresentação: 10 mg/mℓ – frasco-ampolas de 10 mℓ, 20 mℓ, 50 ou 100 mℓ
Dose inicial: 1 mg/kg – podem ser feitas doses adicionais de 0,5 mg/kg até que o alvo de sedação seja alcançado ou caso o procedimento se prolongue. Em pacientes idosos, reduzir a dose em 20%
Farmacocinética: início: 0,5 a 3 min; duração: 5 a 10 min
Vantagens: efeito previsível, rápido início de ação e recuperação; propriedades anticonvulsivantes, broncodilatadoras e antieméticas; risco B em gestantes; reduz a pressão intracraniana (PIC)
Desvantagens: grande potencial de causar hipotensão e depressão respiratória; infusão dolorosa
Observações: dose não é influenciada por disfunção hepática ou renal

Quadro 7.4 Etomidato.
Apresentação: 2 mg/mℓ – ampola de 10 mℓ
Dose inicial: 0,1 a 0,15 mg/kg – podem ser feitas doses adicionais de 0,1 mg/kg até que o alvo de sedação seja alcançado ou caso o procedimento se prolongue
Farmacocinética: início: 0,5 a 1 min; duração: 5 a 15 min
Vantagens: segurança hemodinâmica; rápido início de ação e recuperação
Desvantagens: ocorrência de mioclonias (sem maiores repercussões clínicas); risco de depressão respiratória, supressão adrenal, náuseas e vômitos; diminuição do limiar convulsivo
Observações: em pacientes sépticos, considerar uma dose de corticosteroide antes da indução anestésica

amnésia, analgesia e sedação profunda, com preservação do *drive* respiratório e dos reflexos de via respiratória. Possui início rápido e duração de ação relativamente curta, sendo frequentemente usado para procedimentos breves e dolorosos (Quadro 7.5).

Sedação/analgesia contínua

A sedação e analgesia para procedimentos é essencialmente de curta duração e com recuperação breve do paciente. Em situações imprevistas ou para pacientes em ventilação mecânica, pode ser necessária a sedação com doses de manutenção em bombas de infusão contínua (BIC) (Tabela 7.2).

CONTROLE DE DOR AGUDA EM EMERGÊNCIA

A dor é uma experiência complexa que envolve a ativação neuronal de múltiplas vias de sinalização do sistema nervoso, a Associação Internacional para o Estudo da Dor define essa sensação como "uma experiência sensorial e emocional desagradável, associada a uma lesão tecidual real ou potencial, que pode ser descrita nos termos dessa lesão". Apesar de ser a principal queixa de grande parte dos pacientes no pronto-socorro, muitas vezes não é valorizada nem controlada adequadamente.

Avaliação da dor

A avaliação frequente da dor é fundamental no ambiente de pronto-socorro e deve ser realizada desde a triagem. Essa prática melhora os resultados do tratamento, e a partir dela é possível documentar a gravidade da dor, a resposta às medicações e o desenvolvimento de efeitos colaterais, possibilitando a manutenção de um nível de conforto individualizado para o paciente. A avaliação envolve anamnese, exame físico e utilização de escalas de mensuração da dor. As escalas

Quadro 7.5 Cetamina.
Apresentação: 50 mg/mℓ – ampola de 10 mℓ
Dose inicial: 1 a 2 mg/kg
Farmacocinética: início: 1 a 3 min; duração: 5 a 20 min
Vantagens: propriedades broncodilatadoras, sendo útil para asmáticos; mínima depressão respiratória
Desvantagens: efeitos catecolaminérgicos: hipertensão, taquicardia, aumento das pressões intraocular e intracraniana; "fenômeno de emergência"
Observações: não utilizar em pacientes com síndrome coronariana aguda, em emergências hipertensivas ou se houver história de psicose ou esquizofrenia

Tabela 7.2 Sedação e analgesia contínua.

Droga (apresentação)	Diluição	Concentração	Conversão	Dose
Propofol (10 mg/mℓ)	5 ampolas sem diluição	10 mg/mℓ	(mℓ/h ÷ peso) × 10 = mg/kg/h	0,3 a 4,8 mg/kg/h
Midazolam (5 mg/mℓ)	2 ampolas + 80 mℓ SF 0,9%	1 mg/mℓ	(mℓ/h ÷ peso) = mg/kg/h	0,2 a 0,6 mg/kg/h
Fentanila (50 μg/mℓ)	5 ampolas sem diluição	50 mg/mℓ	(mℓ/h ÷ peso) × 50 = μg/kg/h	1 a 10 μg/kg/h
Etomidato (2 mg/mℓ)	Não é utilizado em infusão contínua			
Dexmedetomidina (100 μg/mℓ)	1 ampola + 48 mℓ SF 0,9%	4 μg/mℓ	(mℓ/h ÷ peso) × 4 = μg/kg/h	0,2 a 1,4 μg/kg/h
Morfina (10 mg/mℓ)	10 ampolas + 90 mℓ SF 0,9%	1 mg/mℓ	(mℓ/h ÷ peso) = mg/kg/h	7 a 37 μg/kg/h

SF: soro fisiológico.

mais utilizadas no ambiente de emergência são a Escala Verbal, a Escala Visual-Analógica e a Escala Visual-Numérica, que classifica a dor do paciente em um intervalo de 0 a 10, sendo que 0 significa "sem dor" e 10 a "pior dor possível".

Tratamento

O principal objetivo da analgesia é proporcionar um ótimo conforto para o paciente, reduzindo as respostas fisiológicas à dor e promovendo controle da agitação e da ansiedade. As medicações agem por diferentes mecanismos e devem ser prescritas conforme o nível da dor (Quadro 7.6). A associação de analgésicos aumenta a taxa de sucesso no tratamento.

Analgésicos comuns

As características principais e os modos de utilização dos analgésicos comuns são apresentados nos Quadros 7.7 e 7.8.

Anti-inflamatórios não esteroides

Os AINE são excelente escolha nas dores em que há componente de origem inflamatória, tendo efeito analgésico e antipirético. Devem ser

Quadro 7.6 Medicações analgésicas conforme o nível da dor.

Dor leve (1 a 4)	Analgésicos comuns ± AINE
Dor moderada (5 a 7)	Analgésicos comuns + opioide fraco ± AINE
Dor grave (8 a 10)	Analgésicos comuns + opioide forte ± AINE

Quadro 7.7 Dipirona.

Apresentação: 500 mg/mℓ – ampola de 2 mℓ; 500 mg ou 1.000 mg – comprimido; 500 mg/mℓ – gotas; 50 mg/mℓ – solução oral
Dose inicial: 500 a 1.000 mg de 4/4 h a 6/6 h
Farmacocinética: início: 30 min; duração: 4 a 6 h
Vantagens: efeito antitérmico; amplamente distribuída
Desvantagens: risco baixo de causar agranulocitose

Quadro 7.8 Paracetamol.

Apresentação: não há formulação intravenosa; 500 mg ou 750 mg – comprimido; 200 mg/mℓ – gotas; 100 mg/mℓ – solução oral
Dose inicial: 500 a 1.000 mg de 4/4 h a 6/6 h; máximo de 4 g/dia
Farmacocinética: início: 30 min; duração: 4 a 6 h
Vantagens: efeito antitérmico; amplamente distribuída
Desvantagens: risco de hepatotoxidade

prescritos com cautela em pacientes idosos, com doença renal, doença hepática e insuficiência cardíaca, além da associação com desconforto gastrintestinal e úlceras gástricas (Quadro 7.9).

Opioides fracos

Entre os opioides fracos, consideram-se codeína e tramadol (Quadro 7.10).

Opioides fortes

Entre os opioides fortes, a morfina é a principal medicação utilizada na sala de emergência, pois possui alta potência analgésica e boa segurança, se utilizada corretamente (Quadro 7.11).

Quadro 7.9 Anti-inflamatórios não esteroides (AINE).
Diclofenaco
Apresentação: 25 mg/mℓ – ampola de 3 mℓ; 50 mg – comprimido
Dose inicial: 500 mg de 8/8 h
Farmacocinética: início: 15 min; duração: variável
Cetoprofeno
Apresentação: 50 mg/mℓ – ampola de 2 mℓ; 50 mg ou 100 mg – comprimido
Dose inicial: 50 a 100 mg de 12/12 h a 8/8 h
Farmacocinética: início: 15 min; duração: 6 h
Ibuprofeno
Apresentação: 200 mg, 300 mg, 400 mg ou 600 mg – comprimido; 50 mg/mℓ ou 100 mg/mℓ – gotas
Dose inicial: 300 a 800 mg de 8/8 h a 6/6 h; máximo de 3,2 g/dia
Farmacocinética: início: 15 a 30 min; duração: 4 a 6 h
Naproxeno
Apresentação: 250 mg, 500 ou 550 mg – comprimido
Dose inicial: 250 a 500/550 mg de 12/12 h
Farmacocinética: início: 30 min; duração: 8 a 12 h
Tenoxicam
Apresentação: 20 mg ou 40 mg – pó para solução injetável; 20 mg – comprimido
Dose inicial: 20 a 40 mg 1 vez/dia
Farmacocinética: início: 15 min; duração: 24 h

Quadro 7.10 Opioides fracos.
Codeína
Apresentação: 30 mg/mℓ – ampola de 2 mℓ; 30 mg ou 60 mg – comprimido; 3 mg/mℓ – solução oral
Dose inicial: 30 a 60 mg de 4/4 h a 6/6 h; máximo 360 mg/dia
Farmacocinética: início: 30 min; duração: 4 a 6 h
Vantagens: ação antitussígena; disponível em associação com paracetamol e diclofenaco
Desvantagens: alta incidência de sintomas gastrintestinais
Tramadol
Apresentação: 50 mg/mℓ – ampola de 2 mℓ; 50 mg ou 100 mg – comprimido; 100 mg/mℓ – gotas
Dose inicial: 50 a 100 mg de 4/4 h a 6/6 h; máximo 400 mg/dia
Farmacocinética: início: 10 a 15 min; duração: 4 a 6 h
Vantagens: útil em dor neuropática; amplamente disponível; disponível em associação com paracetamol
Desvantagens: comumente causa náuseas e vômitos (minimizados pela infusão lenta); diminui limiar convulsivo

Quadro 7.11 Morfina.
Apresentação: 10 mg/mℓ – ampola de 1 mℓ; 1 mg/mℓ – ampola de 2 mℓ; 10 mg ou 30 mg – comprimido; 30 mg, 60 mg, ou 100 mg – cápsula de liberação lenta (sulfato de morfina LC); 10 mg/mℓ – solução oral
Dose inicial: 10 a 30 mg VO de 3/3 h a 4/4 h; 2 a 3 mg IV a cada 5 min até atingir analgesia desejada
Conversão: 100 mg tramadol = 10 mg morfina VO; morfina IV/SC = 1/3 morfina VO
Farmacocinética: início: 1 a 2 min; duração: 4 a 5 h
Vantagens: capacidade de titulação de doses; alta potência e segurança
Desvantagens: prurido, broncospasmo, hipotensão, constipação intestinal, náuseas, vômitos e depressão respiratória (doses muito elevadas)
Observações: não há dose máxima, objetivo é encontrar dose ideal para controle álgico livre de efeitos colaterais intoleráveis; considerar prescrever laxativos para evitar constipação intestinal associada ao uso da morfina

LC: liberação cronogramada; VO: via oral; IV intravenoso; SC: subcutâneo.

BIBLIOGRAFIA

Chawla N, Boateng A, Deshpande R. Procedural sedation in the ICU and emergency department. Curr Opin Anaesthesiol. 2017;30(4):507-12.

Frank RL. Procedural sedation in adults outside the operating room. 2017. [Acesso em 23 fev 2018] Disponível em: www.uptodate.com/contents/procedural-sedation-in-adults-outside-the-operating-room.

Godwin SA, Burton JH, Gerardo CJ, Hatten BW, Mace SE, Silvers SM, et al. American College of Emergency Physicians. Clinical policy: procedural sedation and analgesia in the emergency department. Ann Emerg Med. 2014;63(2):247-58.

Góis AFT, Demuner MS, Bichuetti DB, Silva Júnior M. Emergências médicas. Rio de Janeiro: Atheneu; 2017.

Martins HS, Brandão RA, Velasco IT. Medicina de emergências: abordagem prática. 12. ed. Barueri: Manole; 2017.

Pandharipande P, McGrane S. Pain control in the critically ill adult patient. 2017. [Acesso em 23 fev 2018] Disponível em: www.uptodate.com/contents/pain-control-in-the-critically-ill-adult-patient.

8 Delirium

Cleovansosthenes Leal Freitas •
André Castanho de Almeida Pernambuco

INTRODUÇÃO

Delirium ou estado confusional agudo é uma condição clínica de início súbito e curso flutuante caracterizado por alteração na consciência e na atenção associada a déficit cognitivo. O *Manual de Diagnóstico e Estatística dos Transtornos Mentais* (DSM-V) caracteriza *delirium* de acordo com cinco critérios:

- Distúrbio na atenção e na consciência
- Evolução em um curto período de tempo (geralmente de horas a dias), com tendência a flutuar ao longo do dia
- Distúrbio adicional na cognição (percepção, associação, memória, raciocínio, imaginação, pensamento ou linguagem)
- Quando os distúrbios não são mais bem explicados por outro transtorno neurocognitivo preexistente, evolutivo ou estabelecido e não ocorrem no contexto do coma
- Evidências da história, exame físico ou achados laboratoriais de que o distúrbio é causado por uma condição médica geral, intoxicação ou abstinência de uma substância, exposição a toxina, ou devido a múltiplas etiologias.

A ocorrência de *delirium* é um indicador de mau prognóstico, aumentando a mortalidade, a morbidade e o tempo de internamento dos pacientes afetados. Causa ainda grande desconforto e sobrecarga aos cuidadores, elevando o risco de institucionalização pós-alta. Apesar de 30% dos pacientes idosos internados evoluírem com *delirium* durante hospitalização, o diagnóstico deixa de ser feito em 54 a 86% das vezes.

CLASSIFICAÇÃO

Delirium é classificado de acordo com a apresentação do comportamento em três subtipos: hipoativo, hiperativo e misto. O hiperativo, por sua natureza marcada por agitação, euforia e agressividade, exige maior atenção da equipe de enfermagem e, portanto, tende a ser diagnosticado mais precocemente. O hipoativo manifesta-se por sonolência, apatia, letargia e redução da atividade motora, o que torna sua identificação um desafio, sendo pior o seu prognóstico.

FATORES DE RISCO E CAUSAS

Delirium é multifatorial. Os fatores que aumentam o risco podem ser classificados em predisponentes (Quadro 8.1) e precipitantes (Quadro 8.2). No contexto de sala de emergência, um método mnemônico usando o acrônimo DELIRIUM pode ser bastante útil para o raciocínio clínico:

- D – Drogas (Quadro 8.3)
- E – Eletrólitos/etilismo
- L – Abstinência de drogas (do inglês, *lack of drugs*)
- I – Intracraniano (acidente vascular, infecções do sistema nervoso, neoplasias)
- R – Retenção no leito
- I – Infecções/iatrogenias
- U – Urinárias (retenção, infecções e procedimentos urinários)
- M – Metabólico/miocárdico.

RASTREIO E DIAGNÓSTICO

O diagnóstico de *delirium* é eminentemente clínico. O *Confusion Assessment Method* (CAM) é um instrumento simples e de fácil aplicação desenvolvido para o rastreio de *delirium* (Quadro 8.4). Sua sensibilidade varia de 94 a 100%, e sua especificidade de 90 a 95%, tornando-se padrão de referência no departamento de emergência.

EXAMES COMPLEMENTARES

A investigação pode ser ampla, por isso deve ser direcionada de acordo com a história e o exame físico e não deve atrasar o tratamento imediato das causas mais óbvias (Quadro 8.5).

Quadro 8.1 Fatores predisponentes para *delirium*.

Não modificáveis	Potencialmente modificáveis
• Demência • Déficit cognitivo • História de *delirium* • Déficit funcional • Comorbidades graves • História de acidente vascular cerebral (AVC) • Idosos (> 75 anos) • Sexo masculino • Institucionalização • História de quedas • Doença terminal • Cirurgias	• Perda visual ou auditiva • Depressão • Imobilidade • Uso abusivo de álcool • Sedentarismo • Diminuição da ingestão oral • Desidratação • Desnutrição • Polifarmácia

Quadro 8.2 Fatores precipitantes para *delirium*.

Central	Periférico	Ambiental
• Trauma cranioencefálico • Acidente vascular encefálico • Hemorragia subdural • Epilepsia/convulsão • Encefalites	• Hipoxia ou hipercapnia • Metabólico: hipoglicemia, desidratação, distúrbios eletrolíticos, desequilíbrio ácido-base • Vascular: hipotensão, infarto do miocárdio • Infecção • Neoplasias • Constipação intestinal e retenção urinária • Anemia • Deficiências: B_{12}, folato, tiamina • Dor • Fraturas • Drogas e medicamentos	• Sondas e cateteres • Barulho • Restrição física • Estresse emocional • Privação de sono • Privação de óculos e relógio

Quadro 8.3 Medicações com potencial para causar *delirium*.

Anticolinérgicos
Neurolépticos
Opioides
Benzodiazepínicos
Anti-histamínicos
Antagonistas do receptor H2
Digitálicos
Corticosteroides
Anti-inflamatórios
Antidepressivos tricíclicos
Antiparkinsonianos
Anticonvulsivantes

Quadro 8.4 *Confusion Assessment Method* (CAM).

1. Início agudo e curso flutuante	Geralmente obtida de familiar ou da enfermagem, resposta positiva a: "Há evidência de uma mudança aguda do estado mental de base do paciente?" "O comportamento anormal variou ao longo do dia, isto é, tende a ir e vir ou aumentar e diminuir de gravidade?"
2. Desatenção	Resposta positiva a: "O paciente teve dificuldade em focar a atenção? Por exemplo, distraiu-se facilmente ou teve dificuldade em acompanhar o que estava a ser dito?"
3. Pensamento desorganizado	Resposta positiva a: "O pensamento do paciente está desorganizado ou incoerente, com a conversação irrelevante, sem clareza com fluxo ilógico, ou mudança imprevisível de assunto?"
4. Alteração do nível de consciência	Qualquer outra resposta que não seja "alerta" para o seguinte: "Em geral, como você avaliaria o nível de consciência desse paciente?"

O diagnóstico de *delirium* requer a presença dos itens 1 e 2 e, pelo menos, mais um dos restantes.

Quadro 8.5 Exames complementares para investigação de *delirium*.

Rastreio de causas mais frequentes	Rastreio de causas específicas
• Glicemia capilar (à admissão) • Hemograma • Ureia, creatinina • Eletrólitos (sódio, potássio, cálcio) • Glicemia • Urina tipo 1 e urocultura • Testes de função hepática • Radiografia de tórax • Enzimas cardíacas • Eletrocardiograma	• Culturas (hemocultura, escarro) • Gasometria arterial • Tomografia de crânio (se houver história de queda, terapia anticoagulante ou presença de sinais focais) • Punção liquórica (se houver cefaleia e febre ou sinais meníngeos) • Eletroencefalograma (suspeita de estado de mal epiléptico não convulsivo) • Testes para avaliação de tireoide e adrenal • Sorologia para HIV e sífilis • Dosagem de vitamina B_{12} e ácido fólico

DIAGNÓSTICOS DIFERENCIAIS

Os diagnósticos diferenciais são apresentados na Tabela 8.1.

Tabela 8.1 Diagnósticos diferenciais de *delirium*.

Características	*Delirium*	Doença de Alzheimer	Transtornos psicóticos	Depressão
Sintoma	Confusão e desatenção	Déficit de memória	Perda do contato com a realidade	Tristeza e anedonia
Curso	Flutuante, geralmente com piora noturna	Crônico, progressivo (estável no decorrer do dia)	Crônico com exacerbações	Episódio único ou recorrente; pode ser crônico
Duração	Horas a meses	Meses a anos	Meses a anos	Semanas a meses
Consciência	Alterada	Normal	Normal	Normal
Atenção	Deficiente	Normal, exceto em demência avançada	Pode haver déficit	Pode haver déficit
Orientação	Flutuante	Deficiente	Normal	Normal
Discurso	Incoerente	Erros discretos	Normal ou rápido	Normal ou lentificado
Pensamento	Desorganizado	Empobrecido	Desorganizado	Normal
Ilusões e alucinações	Comuns (geralmente visuais)	Raras, exceto em demência avançada	Comuns	Incomuns
Percepção	Alterada	Alterada ou normal	Alterada	Normal
Mudanças psicomotoras	Sim	Não	Sim	Sim
Reversibilidade	Usual	Rara	Rara	Possível

PREVENÇÃO

Nenhuma intervenção evita com segurança o *delirium*, no entanto, múltiplas medidas não farmacológicas (Quadro 8.6) reduzem de forma importante a sua incidência e devem ser tomadas para todos pacientes sob risco. As evidências para o uso de medicamentos na prevenção de *delirium* são inconsistentes.

TRATAMENTO

O objetivo inicial no manejo do *delirium* é identificar e abordar rapidamente as condições médicas reversíveis comuns como hipoglicemia, hipoxia, hipotermia, hipertermia, hipotensão, dor ou intoxicações. Independentemente da etiologia, a condução do *delirium* exige a adoção de medidas ambientais e comportamentais não farmacológicas (Quadro 8.6). O manejo farmacológico (Tabela 8.2) e a contenção física devem ser reservados para pacientes violentos e severamente agitados visando a manter sua segurança e da equipe, bem como viabilizar o tratamento médico. Se optar pelo uso de medicamentos, tentar seguir alguns princípios: uma medicação é melhor que duas; utilizar a mínima dose necessária; escolher o fármaco com menor atividade colinérgica; suspender a medicação assim que possível.

Quadro 8.6 Medidas não farmacológicas para prevenção e tratamento de *delirium*.
Garantir orientação: fornecer relógios, calendários, janelas com visualizações externas, fotografias, dicas de memória
Estimulação cognitiva e sensorial: permitir visitas regulares de familiares e amigos, uso de lentes corretivas, aparelhos auditivos e intérpretes
Promover sono fisiológico: manter iluminação e ruído adequados ao horário, evitar procedimentos de enfermagem e médicos durante a noite
Estimular deambulação e evitar restrições físicas
Evitar e/ou monitorar o uso de medicamentos problemáticos (ver Quadro 8.3), evitando a retirada brusca de drogas que possam causar abstinência
Manejo adequado da dor

Tabela 8.2 Medidas farmacológicas para tratamento de *delirium*.

Medicamento	Dose	Efeitos colaterais	Comentários
Antipsicóticos típicos			
Haloperidol	VO: 0,5 a 1,0 mg 2 vezes/dia, com doses adicionais a cada 4 h, se necessário (pico de ação: 4 a 6 h) IV/IM: 0,5 a 1,0 mg, observar e repetir após 30 a 60 min, se necessário (pico de ação: 20 a 40 min)	▪ Alargamento do intervalo QT ▪ Sintomas extrapiramidais ▪ Hipotensão ortostática ▪ Síndrome neuroléptica maligna	▪ Primeira escolha no tratamento do *delirium* ▪ Realizar ECG antes do uso ▪ Reduzir a dose em pacientes idosos ▪ Evitar em pacientes com doença de Parkinson, demência no corpo de Lewy, síndromes de abstinência, convulsões, bradicardia etc.
Antipsicóticos atípicos			
Quetiapina	VO: 25 mg 2 vezes/dia com aumento progressivo, se necessário	▪ Alargamento do intervalo QT ▪ Sintomas extrapiramidais ▪ Hipotensão ortostática	▪ Realizar ECG antes do uso ▪ Reduzir a dose em pacientes idosos ▪ Não usar associado a benzodiazepínico pelo risco de hipotensão e depressão respiratória
Risperidona	VO: 0,5 mg 2 vezes/dia		
Olanzapina	VO: 2,5 a 5 mg 1 vez/dia IM: 2,5 a 5 mg 1 vez/dia		

(*continua*)

Tabela 8.2 (*Continuação*) Medidas farmacológicas para tratamento de *delirium*.

Medicamento	Dose	Efeitos colaterais	Comentários
Benzodiazepínicos			
Lorazepam	VO: 0,5 a 1,0 mg 2 vezes/dia, com doses adicionais a cada 4 h, se necessário	▪ Depressão respiratória ▪ Hipotensão ▪ Sedação excessiva	▪ Papel limitado no *delirium* ▪ Primeira escolha para controle de síndrome de abstinência
Antidepressivos			
Trazodona	VO: 25 a 150 mg 1 vez/dia	Sedação excessiva em idosos	Poucos ensaios clínicos para demonstrar sua eficácia

VO: via oral; IV: intravenoso; IM: intramuscular; ECG: eletrocardiograma.

BIBLIOGRAFIA

Francis J, Young GB. Diagnosis of delirium and confusional states. 2017. [Acesso em 23 fev 2018] Disponível em: www.uptodate.com/contents/diagnosis-of-delirium-and-confusional-states.

Francis J. Delirium and acute confusional states: prevention, treatment, and prognosis. 2017. [Acesso em 23 fev 2018] Disponível em: www.uptodate.com/contents/delirium-and-acute-confusional-states-prevention-treatment-and-prognosis.

Góis AFT, Demuner MS, Bichuetti DB, Silva Júnior M. Emergências médicas. Rio de Janeiro: Atheneu; 2017.

Lôbo RR, Silva Filho SRB, Lima NKC, Ferriolli E, Moriguti JC. Delirium. Medicina (Ribeirão Preto). 2010;43(3):249-57.

Todd OM, Teale EA. Delirium: a guide for the general physician. Clinical Medicine. 2016;16(6):s98-s103.

Wong N, Abraham G. Managing delirium in the emergency department: tools for targeting underlying etiology. Emerg Med Pract. 2015;17(10):1-20.

BIBLIOGRAFIA

9 Intoxicação Exógena | Abordagem Geral

Renato Buchalla Barbar Cury • Letícia Sandre Vendrame

INTRODUÇÃO

Para o diagnóstico de intoxicação exógena é necessário alto índice de suspeição. Na maioria das vezes, no entanto, não demanda exames laboratoriais e/ou de imagem. O exame clínico é suficiente.

Se houver intencionalidade por parte do paciente, encaminhar à Psiquiatria após estabilização clínica.

Sempre realizar suporte básico e avançado de vida (SBAV) e contatar o centro de intoxicações de referência do local. Verificar se há antídoto e se o tóxico é dialisável.

DIAGNÓSTICO

História

Relacionar todos os detalhes possíveis sobre a substância, a quantidade e a hora aproximada do uso. Se o paciente estiver incapacitado de falar ou tiver baixa confiabilidade, contatar familiares, médicos, amigos ou colegas de trabalho. Buscar frascos, cartelas ou outros materiais suspeitos. Não havendo histórico, atentar para:

- Sinais vitais: pressão arterial (PA), frequência cardíaca (FC), temperatura, frequência respiratória (FR)
- Exame detalhado do sistema nervoso central e autonômico
- Achados oculares: midríase, miose, nistagmo, anisocoria
- Nível de consciência (escala de coma de Glasgow) e comportamento
- Achados motores: hipotonia, hipertonia, rigidez, convulsões
- Boca e mucosas: secas, úmidas, hipersialorreia
- Pele e extremidades: seca, úmida (diaforese), quente, fria
- Ruídos hidroaéreos: normais, ausentes, aumentados
- Ausculta respiratória: normal, secreções, diminuição.

As principais síndromes toxicológicas são descritas na Tabela 9.1.

Alguns pacientes se apresentam estáveis clinicamente, mas pioram rapidamente. Atentar à possibilidade de tóxicos com início de ação retardado ou que necessitam de metabolização prévia para ação (Quadro 9.1).

Exames complementares

Dependem da gravidade do paciente e da substância suspeita. Pacientes sintomáticos devem ter dosados, pelo menos, provas de função renal, eletrólitos, glicose e gasometria arterial com perfil metabólico. Beta HCG nas mulheres em idade fértil está indicado.

Tabela 9.1 Principais síndromes toxicológicas.

Síndrome	Quadro clínico	Causas
Anticolinérgica	Boca seca, pele seca, rubor facial, midríase, íleo paralítico, desorientação, hipertermia, retenção urinária, pupilas pouco reagentes	Anti-histamínicos, atropina, escopolamina, tricíclicos, antiparksonianos
Colinérgica	Lacrimejamento, sialorreia, miose, sudorese, broncorreia, incontinências, vômitos, tremores	Carbamatos, fosforados, fisostigmina e alguns cogumelos
Simpaticomimética – adrenérgica Procurar sítio de punção (drogas)	Ansiedade, vômitos, taquicardia, tremores, convulsão, midríase, sudorese. Dor precordial, AVC, arritmias, emergência hipertensiva	Cocaína, teofilina, anfetamina, pseudoefedrinas, hormônio tireoidiano
Extrapiramidal	Coreia, atetose, hiper-reflexia, hipertonia, trismo, opistótono, rigidez, tremores	Haloperidol, fenotiazídicos
Narcótica	Depressão respiratória, coma, miose, bradicardia, hipotermia	Heroína, codeína, morfina, propoxifeno, ópio, meperidina
Hipnótico-sedativo	Confusão, estupor, depressão respiratória, letargia, *delirium*, disartria, hipotermia	Benzodiazepínicos, anticonvulsivantes, antipsicóticos, barbitúricos, etanol, fentanila
Dissociativa (alucinógena)	Taquicardia, hipertensão, tremor, midríase, hipertermia, desorientação, alucinações visuais e auditivas, humor lábil	Fenciclidina e LSD (ácido lisérgico)

AVC: acidente vascular cerebral.

Quadro 9.1 Tóxicos com início de ação retardado.	
Agentes antitumorais	Colchicina
Metais pesados	Metanol
Paracetamol	Salicilatos
Tetracloreto de carbono (CCl_4)	Carbamazepina, fenitoína, lítio

Ecocardiograma

Deve ser solicitado em pacientes sintomáticos ou que se expuseram a agentes potencialmente cardiotóxicos. Os agentes tóxicos que causam alterações eletrocardiográficas são apresentados na Tabela 9.2.

Ânion *gap*

Esperado nas intoxicações que cursam com acidose metabólica:

- Ânion *gap* (AG) = Na – (HCO_3+Cl) (nl: 6 a 12 mEq/ℓ)
- ↑: etanol (cetoacidose alcoólica); anti-inflamatórios não esteroides (AINE); salicilatos; isoniazida, metformina
- ↓: nitratos, lítio, espironolactona, iodo
- Sempre que uma intoxicação causar hipotensão, hipoxemia, rabdomiólise – acidose metabólica ânion *gap* aumentado – hiperlactatemia.

Gap osmolar

- Osmolaridade medida (método específico do HRim) – Osmolaridade estimada (2Na + glicemia/18 + ureia/6)
  - ↑ (> 10 ×): etanol, metanol, acetona, ácido valproico
- Normal: metformina, CO, salicilatos, formaldeído.

Screening toxicológico

Teste quantitativo com valor limitado e qualitativo mais útil em casos de substância desconhecida ou múltiplas substâncias. Possível com antiarrítmicos, barbitúricos, digoxina, paracetamol e salicilatos.

TRATAMENTO

Depende da apresentação da intoxicação, gravidade predita do tóxico e tempo transcorrido entre exposição e apresentação. São critérios clínicos indicativos de cuidados intensivos:

- $PaCO_2$ > 45 mmHg
- Necessidade de intubação orotraqueal (IOT)
- Convulsões
- Coma
- Arritmias

Tabela 9.2 Tóxicos que causam alterações eletrocardiográficas.

Bradicardia/ BAV	Taquicardia supraventricular	Taquicardia ventricular	QRS e QT longo
Betabloqueador, BCC	Cocaína, anfetaminas	Cocaína, anfetaminas	Amiodarona, lítio
Digitálicos	Anti-histamínicos	Antidepressivos	Azitromicina, ciprofloxacina
Opioides	Levotiroxina	Antipsicóticos, K^+	Arsênio, inseticidas

BAV: bloqueio atrioventricular; BCC: bloqueador do canal de cálcio.

- Pressão arterial sistólica (PAS) < 80 mmHg
- QRS > 12 s.

Medidas de suporte

O Quadros 9.2 e 9.3 apresentam as abordagens inicial e terapêutica, respectivamente, do paciente intoxicado.

Descontaminação e redução da absorção

A Tabela 9.3 apresenta métodos de redução de absorção de tóxicos.

Antídotos

Devem ser potencialmente resolutivos e reduzir consideravelmente a morbimortalidade. Raramente são indicados. A Tabela 9.4 apresenta antídotos para determinados agentes tóxicos. Não utilizar antídotos se houver rebaixamento do nível de consciência (RNC), convulsões ou uso de anticonvulsivantes, QRS largo.

AUMENTO DA ELIMINAÇÃO

Na Tabela 9.5 são apresentados métodos que aumentam eliminação do tóxico e suas indicações.

Quadro 9.2 Abordagem inicial do paciente intoxicado.

ABCD primário/secundário
Vias respiratórias: avaliar perviedade, presença de corpo estranho • Se necessário, realizar IOT
Respiração: padrão respiratório, FR e saturação • Se IOT, avaliar ventilação
Circulação: checar pulsos centrais • Se não houver → RCP • Se houver → avaliar PA e necessidade de volume e/ou drogas vasoativas
Avaliar diagnósticos diferenciais

IOT: intubação orotraqueal; FR: frequência cardíaca; RCP: reanimação cardiopulmonar; PA: pressão arterial.

Quadro 9.3 Abordagem terapêutica ao paciente intoxicado.

Se TV sem pulso, *Torsades* sem pulso ou FV → desfibrilação (360 J)
Tratar distúrbios hidreletrolíticos associados
Corrigir hipoglicemia: 60 a 100 mℓ de glicose. Administrar glucagon se inviabilidade de acesso. Atentar a tiamina em etilistas e desnutridos
Convulsão induzida por tóxico: diazepam 5 a 10 mg seguido de fenobarbital IV 10 a 20 mg. Considerar associação com TCE

TV: taquicardia ventricular; FV: fibrilação ventricular: IV: intravenoso; TCE: trauma cranioencefálico.

Tabela 9.3 Métodos de redução de absorção de tóxicos: indicações e recomendações.

Métodos	Recomendações	Contraindicações	Dose usual
Lavagem gástrica	Preencher todos os critérios: < 1 h, Substância potencialmente tóxica ou desconhecida, sem contraindicações	Contraindicado em pacientes que tenham risco de broncoaspiração (considerar IOT), substâncias cáusticas e derivados de petróleo	Dose usual 6 a 10 ℓ em adultos, 5 a 8 ℓ em escolares, 3 a 5 ℓ em pré-escolares, 2 a 3 ℓ em lactentes e 500 mℓ em RN Via sonda orogástrica ou nasogástrica aberta, com volume máximo por vez de 250 mℓ em adultos e 5 mℓ/kg em crianças. Decúbito lateral esquerdo
Carvão ativado	Tóxico deve estar no estômago (ineficaz após 2 h da ingestão)	Contraindicado em pacientes que tenham risco de broncoaspiração, risco de hemorragia e perfuração intestinal, provável obstrução Pouco efetivo com ferro, lítio, álcool e cianeto	Dose usual 1 g/kg (25 a 100 g) em adultos diluídos em 250 mℓ de SF; criança: mesma dose diluídos em 5 a 8 mℓ/kg de SF Via sonda nasogástrica ou oral

IOT: intubação orotraqueal; RN: recém-nascido; SF: soro fisiológico.

Obs.: para exposições tópicas, retirar as roupas e realizar lavagem copiosa com água ou solução salina. Se contaminação ocular, lavar com soro fisiológico e contatar oftalmologista.

TRATAMENTOS ESPECÍFICOS

A Tabela 9.6 apresenta tratamentos específicos para intoxicações agudas.

Tabela 9.4 Tóxicos e antídotos.

Agentes tóxicos	Antídotos
Metanol e etilenoglicol	Álcool absoluto
Organofosforados (inseticidas)	Atropina
Betabloqueadores	Glucagon
Morfina e opioides	Naloxona
Digoxina	Anticorpo antidigoxina
Isoniazida	Piridoxina
Monóxido de carbono (CO)	Oxigênio 100%
Benzodiazepínicos (BZD)	Flumazenil
Paracetamol	Acetilcisteína
Anticoagulantes	Vitamina K e plasma fresco congelado

Tabela 9.5 Métodos que aumentam eliminação do tóxico.

Técnica	Método	Indicações
Múltiplas doses de carvão ativado	Se possível realizar a 1ª dose após lavagem gástrica. Subsequentes de 4/4 h até 12 h e depois de 6/6 h até 72 h, se necessário	Ácido valproico, amiodarona, amitriptilina, chumbinho, benzodiazepínicos, metotrexato, salicilatos, substâncias de liberação entérica ou prolongada (ver Quadro 9.1)
Hiper-hidratação	SF 0,9 1.000 mℓ 8/8 h Alvo: 100 a 400 mℓ/h Atentar: congestão e sobrecarga de volume	Álcool, brometo, cálcio, flúor, lítio, potássio e isoniazida
Alcalinização da urina	pH urinário > 7,5; SG5% 850 mℓ + 150 mℓ HCO_3 8,4% (150 mEq) [solução] = 0,9% 8/8 h	Fenobarbital, salicilatos, clorpropamida, flúor, metotrexato e sulfonamidas; tóxicos que alargam QRS
Hemodiálise/ hemoperfusão	Indicação: intoxicação grave que não responde a suporte clínico intenso; intoxicação grave e o paciente tem disfunção renal/hepática; o tóxico é significativamente eliminado com diálise	

SF: soro fisiológico; SG: soro glicosado.
Medicamentos dialisáveis: barbitúricos, etanol, cloral, lítio, metais pesados, salicilatos, teofilina. Medicamentos hemoperfundidos: ácido valproico, cloranfenicol, fenitoína, paraquat.

Tabela 9.6 Tratamento específico das intoxicações agudas.

Tóxico	Quadro clínico e achados laboratoriais	Tratamento
Paracetamol	Fase precoce 2 a 4 h: náuseas Fase tardia 24 a 48 h: necrose hepática → dor HCD, icterícia, distensão abdominal. ↑ AST/ALT, bilirrubinas, INR (↑ Cr, ↓ pH, encefalopatia → mau prognóstico)	Carvão ativado; acetilcisteína 140 mg/kg em *bolus* e manutenção 70 mg/kg 4/4 h (máx. 16 doses); monitorar função hepática e renal; obter concentração sérica do paracetamol, se possível
Ácidos e álcalis corrosivos: produtos de limpeza	Chance de causar perfuração de TGI; eritema, disfonia, sialorreia, dor abdominal (pneumomediastino, pneumoperitônio, choque → mau prognóstico) Fase tardia: retrações e estenoses em TGI	Lavagem e carvão ativado estão contraindicados. Hidratação vigorosa, antieméticos, bloqueadores H2 ou omeprazol e analgesia. Se risco de estenose: metilprednisolona 1 a 2 mg/kg de 6/6 h com dose regressiva por 14 dias
Anticolinérgicos: anti-histamínicos, atropina, escopolamina, ipratróprio, biperideno, ciclobenzaprina, olanzapina, tricíclicos	Síndrome anticolinérgica casos mais graves, rabdomiólise, depressão respiratória e coma	Lavagem gástrica na 1ª hora seguida de carvão ativado (carvão pode ser usado após 1 h); BZD são úteis na agitação; fisostigmina 1 a 2 mg IV durante 2 min (contraindicada em distúrbios de condução)
Anticonvulsivantes: fenobarbital, fenitoína, carbamazepina, ácido valproico	Depressão do SNC, alterações funções cerebelares e vestibulares. Casos graves evoluem com coma e depressão respiratória. Apesar da classe, podem causar convulsões	Carvão ativado em múltiplas doses; IOT e correção volêmica não devem ser adiadas; diálise pode ser útil. Carbamazepina + distúrbio de ritmo → utilizar HCO_3. Fenobarbital → alcalinizar urina

(continua)

Tabela 9.6 (*Continuação*) Tratamento específico das intoxicações agudas.

Tóxico	Quadro clínico e achados laboratoriais	Tratamento
Antidepressivos tricíclicos e tetracíclicos	Taquicardia, hipertensão, QRS alargado (arritmias graves), agitação, hiperatividade neuromuscular, convulsões. Em doses moderadas: predomínio anticolinérgico; altas doses: depressão SNC, cardiotoxicidade.	Lavagem gástrica na 1ª hora seguida de carvão ativado em múltiplas doses; diálise não é efetiva; alcalinizar urina; utilizar BZD se convulsões. Se intoxicação mista com BZD, evitar flumazenil → considerar IOT e VM nesta condição
Antidepressivos serotoninérgicos: sertralina, fluoxetina, venlafaxina	Vômitos, dor abdominal, diarreia, confusão, tremor, incoordenação, hiper-reflexia, mioclonia, rigidez; síndrome adrenérgica-*like*	Lavagem gástrica na 1ª hora seguida de carvão ativado; medidas de suporte; clorpromazina 50 a 100 mg, até 400 mg/dia
Benzodiazepínicos: longa ação: diazepam, clonazepam; curta duração: lorazepam e alprazolam; ultracurta duração: midazolam e zolpidem	Síndrome depressora do SNC com sonolência excessiva, depressão respiratória, hipotensão, hipotermia e coma	Considerar medidas intensivas como IOT e drogas vasoativas; flumazenil 0,1 mg a cada minuto com dose máxima de 3 mg. Contraindicações: curiosidade diagnóstica, convulsões, uso de tricíclicos
Betabloqueadores	Vômitos, bradicardia, hipotensão, depressão SNC, broncospasmo em asmáticos, QRS largo, BAV, BRE, BRD, assistolia	Carvão ativado na 1ª hora. Lavagem está contraindicada. Glucagon 5 a 10 mg IV *bolus* seguida de 1 a 5 mg/hora em BIC; pode tentar gliconato de cálcio 10% 10 mℓ IV em 2 min, podendo ser repetido 4 vezes; se boa resposta: 0,1 mg/kg/hora

(*continua*)

Tabela 9.6 (*Continuação*) Tratamento específico das intoxicações agudas.

Tóxico	Quadro clínico e achados laboratoriais	Tratamento
Cocaína e simpaticomiméticos	Síndrome adrenérgica; uso crônico pode apresentar deterioração neuropsicocomportamental e quadros psicóticos; pode ser confundida com hipertensão maligna, hipertireoidismo, síndrome psiquiátricas primárias; taquiarritmias, desnivelamento de segmento ST	Suporte cardiovascular; evitar usar fármacos de efeito prolongado – cocaína meia-vida 2 h; BZD é o agente de escolha; utilizar nipride (AVC hipertensivo, dissecção aguda de aorta) ou tridil (SCA ou EAP); evitar betabloqueadores isoladamente pelo risco de piorar vasoconstrição
Inseticidas organofosforados e carbamatos	Inibição da enzima acetilcolinesterase – síndrome colinérgica intensa; muscarínicos: náuseas vômitos, incontinência urinária e fecal, borramento visual, aumento de secreção brônquica, sudorese; nicotínicos: taquicardia, hipertensão, fasciculações, fraqueza muscular e hipoventilação por paresia de músculos respiratórios	Retirar todas as roupas do paciente e submetê-lo à lavagem com SF abundantemente. Indica-se lavagem gástrica seguida de carvão ativado na 1ª hora. Atropina 1 a 2 mg IV para intoxicações leves e 2 a 5 mg nas mais graves; pode ser repetida 5 a 15 min; doses próximas a 100 mg podem ser necessárias. Importante ressaltar que a atropina não reverte os efeitos no SNC
Lítio (tóxico com ação retardada) duas possibilidades: intoxicação aguda e crônica	Leve: náuseas, vômitos, letargia, fadiga e tremores finos Moderada: hipertensão, taquicardia, agitação, confusão, disartria, ataxia, coreia e atetose Grave: bradicardia, hipotensão, convulsões e coma Lab: leucocitose, hiperglicemia, glicosúria, albuminúria. ECG*: BAV, achatamento/inversão da onda T, taqui/bradicardia sinusal. Tóxico dosável	Lavagem gástrica na 1ª hora; carvão ativado não está indicado; priorizar medidas de suporte; hiperidratação e alcalinização contribuem no aumento da excreção; diálise é utilizada, sobretudo nos casos graves e refratários ao tratamento clínico (indica-se quando dosagem sérica acima de 8 mmol/ℓ). A melhora pode ser lenta devido ao *clearance* tecidual lento, levando semanas por vezes

(*continua*)

Tabela 9.6 (*Continuação*) Tratamento específico das intoxicações agudas.

Tóxico	Quadro clínico e achados laboratoriais	Tratamento
Metanol e etilenoglicol: solvente para tintas, fluidos automotivos, bebidas produzidas clandestinamente	Precoces: náuseas, vômitos, ataxia, disartria; tardias: taquipneia, agitação, confusão, dor lombar, hipotensão, convulsão e coma Lab: acidose metabólica grave (AG aumentado), hipocalcemia, LRA, proteinúria, cristalúria	Lavagem gástrica está indicada, carvão ativado não está; atentar a acidose metabólica e utilizar solução bicarbonatada se necessário; utilizar álcool etílico absoluto como antídoto: 100 mℓ de álcool + 900 mℓ SG5% – *bolus* de 10 mℓ de solução/kg de peso e manutenção de 1 a 2 mℓ/kg/hora; considerar diálise (dobrar dose de manutenção); se intoxicação por metanol, utilizar ácido folínico 1 mg/kg 4/4 h por 24 h
Monóxido de carbono (CO)	Secundário a hipoxia tecidual Precoce: dispneia, taquipneia, cefaleia, labilidade emocional, vômitos e diarreia Intermediária: agitação, confusão, cegueira, RNC e coma Fundo de olho: ingurgitamento venoso, papiledema e atrofia do nervo óptico Pistas: pele e mucosas cor framboesa, intensa dispneia com PaO_2 e oximetria normais, acidose metabólica grave com hiperlactatemia	Suporte hemodinâmico e respiratório (mascara de oxigênio *non-rebreather*) até ausência de sintomas ou COHb** < 10; Se instabilidade hemodinâmica ou sintomas neurológicos → IOT e VM com 100% FiO_2
Opioides (pico de ação em 2 h)	Efeitos analgésicos, euforizantes e sedativos; miose + RNC (com resposta imediata ao naloxona); depressão do centro ventilatório	Lavagem gástrica seguida de carvão ativado na 1ª hora, podendo utilizar múltiplas doses. Em pacientes com RNC, proteger via respiratória antes do carvão ativado; naloxona 1 a 4 mg IM/IV/IOT com possibilidade de múltiplas doses a cada 30 a 60 min

HCD: hipocôndrio direito; AST: aspartato transaminase; ALT: alanina transaminase; INR: razão normalizada internacional; TGI: trato gastrintestinal. BZD: benzodiazepínicos; IV: intravenoso; SNC: sistema nervoso central; IOT: intubação orotraqueal; VM: ventilação mecânica; BAV: bloqueio atrioventricular; BRE: bloqueio do ramo esquerdo; BRD: bloqueio do ramo direito; BIC: bomba de infusão contínua; AVC: acidente vascular cerebral; SCA: síndrome coronariana aguda; EAP: edema agudo de pulmão; ECG: eletrocardiograma; AG: ânion *gap*; LRA: lesão renal aguda; RNC: rebaixamento do nível de consciência; COHb: carboxiemoglobina; IM: intramuscular.

*Alterações ECG: QRS > 12 mm; R > 3 mm em aVr; R > S em aVr.

**COHb (sintomas): < 20%: leves; 20 a 40%: moderados; 40 a 60%: graves; > 60%: fatal

BIBLIOGRAFIA

Kasper DL, Fauci AS, Hauser SL, Longo DL, Jameson JL, Loscalzo J, editors. Harrison's Principles of Internal Medicine. 19. ed. New York: McGraw-Hill; 2015.

Martins HS, Scalabrini Neto A, Velasco IT, Brandão Neto RA. Emergências clínicas: abordagem prática. 5. ed. Barueri: Manole; 2010.

10 Síndrome da Abstinência Alcoólica

Wallace Stwart Carvalho Padilha • Paulo Ricardo Gessolo Lins

INTRODUÇÃO

Ocorre em pacientes portadores de transtorno por uso de álcool, caracterizado por um padrão problemático de consumo de bebida alcoólica, levando a comprometimento ou sofrimento clinicamente significativos. É diagnosticado com base nos critérios apresentados no Quadro 10.1.

Quadro 10.1 Abstinência de álcool: critérios diagnósticos.
A. Cessação (ou redução) do uso pesado e prolongado de álcool
B. Dois (ou mais) dos seguintes sintomas, desenvolvidos no período de algumas horas a alguns dias após a cessação (ou redução) do uso de álcool descrita no Critério A: 1. Hiperatividade autonômica (p. ex., sudorese ou frequência cardíaca > 100 bpm) 2. Tremor aumentado nas mãos 3. Insônia 4. Náuseas ou vômitos 5. Alucinações ou ilusões visuais, táteis ou auditivas transitórias 6. Agitação psicomotora 7. Ansiedade 8. Convulsões tônico-clônicas generalizadas
C. Os sinais ou sintomas do Critério B causam sofrimento clinicamente significativo ou prejuízo no funcionamento social, profissional ou em outras áreas importantes da vida do indivíduo
D. Os sinais ou sintomas não são atribuíveis a outra condição médica nem são mais bem explicados por outro transtorno mental, incluindo intoxicação por ou abstinência de outra substância

Uma vez diagnosticada a síndrome da abstinência de álcool, é aconselhável aplicar a *Clinical Withdrawal Assessment Revised* (CIWA-Ar). Trata-se de uma escala com 10 itens, cujo escore final classifica a gravidade e ajuda no planejamento da terapia.

Fonte: DSM-5 (APA, 2013).

QUADRO CLÍNICO

Os sintomas de abstinência geralmente começam quando as concentrações sanguíneas de álcool declinam abruptamente (i. e., em 4 a 12 h) depois que o consumo de bebida alcoólica foi interrompido ou reduzido. A intensidade dos sintomas costuma atingir o auge durante o 2º dia de abstinência, porém podem persistir por até 2 semanas.

Envolve um amplo espectro de sinais e sintomas que incluem: tremor de extremidades, cefaleia, hiporexia, náusea, vômitos, insônia, taquicardia, hipertensão, febre, agitação psicomotora, sudorese, ansiedade etc.

Em 10% dos casos, os sintomas podem ser mais expressivos, com sinais de hiperatividade autonômica grave e, em até 5%, *delirium tremens*, que pode ser fatal em alguns casos. Em 3 a 15% dos casos podem-se ver crises convulsivas tônico-clônicas, das quais 90% ocorrem nas primeiras 48 h da retirada do álcool.

Delirium tremens é a apresentação mais grave da abstinência. É caracterizada por alteração do estado mental (confusão, desorientação, agitação, alucinações) e hiperatividade autonômica (taquicardia, hipertensão, diaforese, febre), que pode progredir para colapso cardiovascular. Dentre os fatores de risco para seu desenvolvimento, destacam-se:

- Histórico de etilismo sustentado
- Histórico prévio de episódio de *delirium tremens*
- Idade acima de 30 anos
- Presença de comorbidade
- Presença de sinais e sintomas de abstinência alcoólica na vigência de níveis elevados de álcool
- Longo período desde última bebida, ou seja, pacientes que apresentam abstinência de mais de 2 dias após última vez que beberam são mais propensos a desenvolver *delirium tremens*.

EXAMES

Exames que sugerem abuso crônico de álcool:

- Elevação de gamaglutamiltransferase (GGT): > 35
- Elevação de transferrina deficiente em carboidrato (CDT): > 20
- Elevação do volume corpuscular médio da hemácia (VCM)
- Elevação dos níveis séricos de imunoglobulina A (IgA)
- Outros: aumento de fosfatase alcalina e transaminases [com níveis de transaminase glutâmico-oxalacética (TGO) maiores que transaminase glutâmico-pirúvica (TGP)].

Além dos exames que sugerem etilismo, é importante a solicitação dos seguintes exames para manejo clínico adequado dos casos mais graves: hemograma, creatinina, ureia, sódio (Na), potássio (K), magnésio (Mg), fósforo (P), glicose e creatinofosfoquinase (CPK) (avaliação de rabdomiólise).

Nos casos de crise convulsiva, déficit neurológico focal, trauma cranioencefálico (TCE) e deterioração do nível de consciência, indica-se exame de imagem de crânio (tomografia computadorizada ou ressonância magnética).

TRATAMENTO

Cuidados gerais

- Monitoramento
- Via respiratória adequada (nos casos de rebaixamento de nível de consciência)
- Hidratação venosa adequada (esses pacientes frequentemente têm aumento de perdas insensíveis e menor ingesta hídrica)
- Tratar condições clínicas associadas (distúrbios hidreletrolíticos, infecção etc.).

Tratamento medicamentoso

Tiamina

- 100 a 300 mg intravenoso (IV)/intramuscular (IM) 24/24 h por 3 dias.

Usada para prevenir encefalopatia de Wernicke e síndrome de Wernicke-Korsakoff. Não possui efeito sobre os sinais e sintomas da abstinência nem sobre incidência de convulsão ou *delirium tremens*.

Benzodiazepínicos

Classe de fármacos indicada para todos os espectros da síndrome de abstinência, incluindo *delirium tremens*.

- Diazepam: não administrar IM devido absorção errática
- Midazolam: pode ser feito IM ou IV
- Lorazepam: é o que possui melhor perfil de tolerabilidade em hepatopatia avançada. Possui excreção renal. Pode ser feito via oral (VO)/IM/IV.

Regimes sob demanda com base em sintomas são preferíveis em relação a esquema de doses fixas. Nos casos não complicados (ausência de convulsão, psicose ou *delirium tremens*), recomenda-se:

- Lorazepam 2 mg VO ou IV a cada 1 a 2 h com base em sintomas OU diazepam 10 a 20 mg VO ou 5 a 10 mg IV a cada 2 a 4 h com base em sintomas.

Nos casos de convulsão refratária ao uso de benzodiazepínicos, está indicado fenobarbital 65 mg IV a cada 15 a 30 min até dose máxima de 260 mg. Se necessário, deve-se proceder à intubação orotraqueal

(IOT) e sedação contínua com propofol. O uso de fenitoína nesses casos se mostrou ineficaz.

Antipsicóticos

Serão usados nos casos de alucinações ou psicose, e preferencialmente naqueles pacientes com comorbidades psiquiátricas (como esquizofrenia), até a remissão dos sintomas. Em casos de agitação aguda, preferir haloperidol 0,5 a 5 mg IV ou IM.

Seu uso requer atenção uma vez que reduzem o limiar convulsivo e interferem com mecanismos de dissipação de calor.

Diagnóstico diferencial

Podem mimetizar ou coexistir com abstinência alcoólica: infecção (p. ex., meningite), TCE, hemorragia intracraniana, distúrbios metabólicos, uso abusivo de outras drogas, falência hepática e sangramento gastrintestinal.

BIBLIOGRAFIA

American Psychiatric Association. Diagnostic and Statistical Manual of Mental Disorders (DSM–5). Washington: APA; 2013.

Pace CP, Saitz R, Hermann R. Alcohol withdrawal: epidemiology, clinical manifestations, course, assessment, and diagnosis. 2017. [Acesso em 7 mar 2018] Disponível em: https://www.uptodate.com/contents/alcohol-withdrawal-epidemiology-clinical-manifestations-course-assessment-and-diagnosis

Tintinalli JE, Stapczynski JS, Ma OJ, Yealy DM, Meckler GD, Cline DM. Tintinalli's emergency medicine: a comprehensive study guide. 8. ed. New York: McGraw-Hill Education; 2016.

11 Agitação Psicomotora

Antonio Henrique Alves • Lucas Guimarães Machado Santos

INTRODUÇÃO

Agitação psicomotora consiste em uma síndrome ampla e multifatorial, definida pelo *Manual de Diagnóstico e Estatística dos Transtornos Mentais* (DSM-5) como uma atividade motora excessiva associada a uma sensação de tensão interna. Esse quadro pode resultar em danos ao paciente e/ou a terceiros. Alguns comportamentos chamam atenção para essa condição, como inquietação, irritabilidade, tom de voz exaltado, excitabilidade aumentada diante de estímulos externos e postura combativa (como punhos cerrados).

O adequado manejo do paciente agitado é fundamental para manter a segurança e garantir o seguimento terapêutico. Uma conduta inadequada nesse primeiro momento pode gerar um comportamento violento por parte do paciente, havendo necessidade de intervenções desnecessárias se anteriormente houvesse uma melhor abordagem.

ETIOLOGIA

A agitação pode estar relacionada a diversas condições clínicas, distribuídas em quatro grupos: condição médica geral, intoxicação/abstinência de substâncias, transtorno psiquiátrico primário ou agitação indiferenciada, conforme apresentado no Quadro 11.1.

Diante de um paciente com quadro de agitação psicomotora no ambiente de pronto-socorro, até que seja comprovado o contrário, esse quadro deve ser visto como uma condição médica geral, especialmente naqueles sem história prévia de um transtorno psiquiátrico. Nesse sentido, informações acerca do uso abusivo/abstinência de drogas ou álcool, alterações nos sinais vitais, anormalidade ao exame físico e/ou em avaliação complementar rápida (p. ex., oximetria de pulso e glicemia capilar) podem ajudar a determinar a causa e permitir uma conduta específica.

No pronto-socorro, intoxicação ou abstinência por drogas ou álcool estão entre as condições mais comuns em pacientes combativos.

Entre as condições psiquiátricas, aquelas que mais frequentemente cursam com agitação são a esquizofrenia e o transtorno bipolar. Esquizofrenia, seja ela paranoide ou não paranoide, agitação, agressividade ou violência serão manifestadas ao longo da vida em cerca de 20% dos pacientes. A agitação consiste na forma de apresentação mais frequen-

Quadro 11.1 Principais condições relacionadas à agitação psicomotora.

1. Condições médicas gerais
   - Doença de Parkinson
   - Doença de Alzheimer
   - Encefalite
   - Meningite
   - Convulsão (pós-ictal)
   - Encefalopatia (por insuficiência hepática ou renal)
   - Traumatismo craniano
   - Distúrbio eletrolítico (p. ex., hiponatremia e hipocalcemia)
   - Tireotoxicose
   - Hipoglicemia
   - Hipoxia
2. Intoxicação/abstinência de substâncias
   - Álcool
   - Outras drogas (p. ex., cocaína, anfetaminas, *ecstasy* e sedativos hipnóticos)
3. Transtornos psiquiátricos
   - Esquizofrenia
   - Transtorno bipolar
   - Transtornos de personalidade (principalmente personalidade antissocial e *borderline*)
   - Transtorno do pânico
   - Transtorno de ansiedade generalizada (TAG)
   - Transtorno de ajustamento
4. Agitação indiferenciada (causa desconhecida – presumida como uma condição médica geral até se provar o contrário)

te do paciente com transtorno bipolar na fase de mania, podendo também ser manifestação em episódio depressivo. Apesar de menos comum, condições como transtorno de ansiedade generalizada, transtorno de personalidade (especialmente aqueles com transtorno de personalidade antissocial e *borderline*) e transtorno de ajustamento também podem estar associadas à agitação psicomotora.

Condições neurológicas não podem ser esquecidas na investigação inicial, incluindo traumatismo cranioencefálico (TCE), acidente vascular cerebral (AVC), Parkinson, esclerose múltipla e infecções do sistema nervoso central (SNC), como meningite e encefalite.

AVALIAÇÃO E MANEJO DO PACIENTE COM AGITAÇÃO PSICOMOTORA

Objetivos principais

- Garantir a segurança do paciente e de terceiros
- Ajudar o paciente a gerenciar suas emoções e angústias
- Evitar o uso de restrição física sempre que possível
- Evitar intervenções coercivas, as quais podem provocar agressividade.

Abordagem ao paciente

A avaliação do paciente com agitação, mesmo em se tratando de um ambiente de pronto-socorro, deve ser feita com algum grau de privacidade, mas não de forma isolada. O examinador deve se manter atento aos sinais de violência apresentados pelo paciente, como inquietação, tom de voz exaltado, resposta exacerbada aos estímulos externos e punhos cerrados. Contudo, o ato violento pode ocorrer de maneira explosiva, sem "aviso prévio", especialmente quando relacionado a transtornos psiquiátricos.

Abordagem verbal

A abordagem verbal adequada ao paciente agitado pode ser suficiente para evitar a deflagração de um comportamento agressivo, bem como permitir ao examinador tomar condutas com a cooperação do paciente, possibilitando evitar o uso de força física. O exercício de aproximação verbal com o paciente deve ser realizado de maneira respeitosa e compreensiva, demonstrando-se interesse pelas questões por ele colocadas e estabelecendo um vínculo entre as partes, encontrando assim o espaço para oferecer ajuda e efetuar comandos, como pedir para o paciente sentar-se e aceitar a medicação. É importante enfatizar que essa conduta deve ser repetida quantas vezes forem necessárias e possíveis, não se devendo conformar-se com a negativa do paciente na primeira investida. Com frequência a abordagem é bem-sucedida em até 5 min, mesmo em ambiente de emergência.

As recomendações para a abordagem verbal são:

- Respeitar o espaço: garantir uma distância mínima com o paciente (recomendação de 2 braços)
- Não seja provocativo
- Contato verbal: idealmente realizado por uma pessoa, pois diversas pessoas falando podem confundir o paciente ou deixá-lo irritado. Apresente-se ao paciente e o mantenha orientado, enfatizando onde ele se encontra
- Seja conciso: o uso de linguagem simples e a repetição tornam melhor a compreensão por parte do paciente
- Identifique vontade e sentimentos do paciente
- Ouça atentamente o paciente: demonstre interesse, seja compreensivo e acolhedor
- Estabeleça limites claros: ajuste os limites de forma respeitosa, de maneira a treinar o paciente a se manter no controle
- Ofereça alternativas: permita ao paciente uma participação em decisões, com limites bem definidos, mas demonstrando assim a sua confiança nele. Pode-se empregar tal medida para oferecer uma medicação oral ou parenteral
- Mantenha o paciente informado: diante de qualquer conduta, mesmo que involuntária por parte do paciente, informe e justifique o que está sendo feito.

Intervenção restritiva

Recomenda-se cada vez menos conter fisicamente o paciente agitado. A preferência é pela técnica verbal e, se necessário, pela farmacoterapia. Contudo, diante da falha dessas intervenções e do potencial risco de danos ao paciente e/ou a terceiros, a restrição física deverá ser tomada como conduta. Jamais usá-la como forma de punição, para causar dor ou para demonstrar domínio.

As orientações abaixo fazem referências a questões-chave na restrição do paciente:

- Equipe composta por no mínimo 5 membros, sendo um desses o líder. Somente o líder ficará responsável por determinar os comandos
- Informar ao paciente o procedimento que está sendo empregado
- Sempre que possível, usar a posição supina, estando o decúbito lateral indicado para paciente com intoxicação (se não for possível deixar a cabeceira elevada)
- Evitar restrição que comprometa via respiratória (p. ex., evitar contenção com compressão torácica) ou a estabilidade hemodinâmica do paciente
- Evitar interferir na capacidade de comunicação do paciente (p. ex., cobrir boca, olhos e/ou ouvidos)
- Buscar ao máximo garantir a dignidade e a segurança do paciente
- Evitar usar a restrição rotineiramente por mais de 10 min, usando medidas farmacológicas como adjuntas
- Sempre garantir a presença de um membro da equipe monitorando o paciente
- Quando for realizar a remoção, sempre ter outros membros da equipe por perto.

Terapia farmacológica

O objetivo primordial em medicar um paciente em agitação psicomotora é deixá-lo tranquilo e sedá-lo. Isso permitirá avaliar melhor o paciente, buscando sempre excluir condições orgânicas que possam estar causando o quadro. O uso de medicamentos é necessário sempre que as técnicas verbais falharem, buscando-se evitar que ocorram danos ao paciente e/ou à equipe.

O medicamento "ideal" para ser empregado no contexto do pronto-socorro deve ter rápido início de ação e apresentar mínimos efeitos colaterais, sendo a primeira característica a mais importante.

São três as principais classes de medicamentos mais estudadas e usadas na prática: antipsicóticos de primeira geração (APG), antipsicóticos de segunda geração (ASG) e benzodiazepínicos (Tabela 11.1). As vias de administração possíveis são: oral (VO), intramuscular (IM) e intravenosa (IV). Atualmente, sabe-se que o uso VO é tão eficaz quanto pela via parenteral, devendo ser a de escolha sempre que possível.

Tabela 11.1 Principais classes de medicamentos para agitação psicomotora.

Medicamento	Dose inicial	Tempo para concentração máxima	Meia-vida	Observações
Antipsicótico de primeira geração				
Haloperidol (VO/IM)	2 a 10 mg	VO: 1 h IM: 30 min	21 h	Pode ser repetido em 15 a 30 min. Evitar uso IV por maior risco para prolongamento QT
Antipsicóticos de segunda geração				
Olanzapina (VO/IM)	5 a 10 mg	VO: 6 h IM: 30 min	30 h	Cuidado com depressão respiratória. Pode ser repetida a cada 20 min (IM) ou 2 h (VO)
Risperidona (VO)	1 a 2 mg	VO: 1 h	3 h (metabólitos ativos: 21 a 30 h)	Boa opção para idoso que pode fazer VO. Pode ser repetida a cada 2 h
Ziprasidona (IM)	10 a 20 mg	IM: 15 min	4 h	Desta classe, é o mais relacionado a prolongamento QT
Benzodiazepínicos				
Lorazepam (VO/IM/IV)	0,5 a 2 mg	VO: 1 h IM: 30 min IV: 15 min	12 h (metabólitos ativos: 12 a 18 h)	Pode ser feito a cada 20 a 30 min
Midazolam (IM/IV)	2,5 a 5 mg	IM: 30 min IV: 15 min	2 h	Pode repetir a cada 3 a 5 min

VO: via oral; IM: intramuscular; IV: intravenoso.

Antipsicóticos de primeira geração

Existem os de baixa e alta potência. O primeiro grupo tem como principal representante a clorpromazina, pouco usada nesses casos. Está relacionado com uma tendência a hipotensão, efeitos anticolinérgicos e redução do limiar convulsivo. No segundo grupo, o haloperidol é o destaque, sendo, de longe, o mais utilizado na prática. Apresenta eficácia comprovada, podendo ser usado VO, IM ou IV.

Consiste em um antagonista altamente potente e seletivo do receptor dopaminérgico-D2. Está relacionado a mínimos efeitos sobre sinais vitais e mínima atividade anticolinérgica. Os maiores riscos associados são os efeitos extrapiramidais, como distonia e acatisia, síndrome neuroléptica maligna e prolongamento do intervalo QT (este mais relacionado ao uso IV). Em virtude deste último, é prudente evitar sua utilização, especialmente na forma IV, em pacientes com uso de outros medicamentos com mesmo efeito, naqueles com QT longo preexistente ou em pacientes com condições clínicas predisponentes ao alargamento QT (p. ex., hipopotassemia, hipomagnesemia e hipotireoidismo).

Antipsicóticos de segunda geração

O surgimento dos medicamentos que representam esta classe permitiu o estudo de novas abordagens ao paciente em agitação psicomotora. Sabe-se hoje que são tão eficazes quanto os APG, podendo ser usados como terapia de primeira linha. A grande questão que limita o uso dos ASG é o custo mais elevado, além da frequente indisponibilidade de apresentação para uso parenteral nos serviços de emergência. Nesse cenário, os fármacos mais estudados foram a olanzapina e a risperidona.

Benzodiazepínicos

Os principais representantes para uso no pronto-socorro são midazolam, lorazepam e diazepam. Eles atuam em receptores do ácido gama-amino-butírico (GABA), principal sistema inibitório de SNC.

O midazolam é mais empregado IM, porém pode ser usado VO ou IV. Possui início rápido de ação, mas com duração curta, necessitando com frequência de doses repetidas ou da associação com uma medicação de outra classe com efeito mais prolongado.

O lorazepam tem eficácia comprovada e rápido início de ação, com meia-vida curta, porém maior em relação ao midazolam. Contudo, apesar de existir em apresentações para uso VO, IM e IV, no Brasil ele só está disponível para VO, limitando sua utilização a pacientes que aceitam e conseguem engolir. Ao fazer uso de medicamento dessa classe, deve-se estar atento ao risco de desinibição paradoxal, bem como sedação excessiva e depressão respiratória.

Terapia combinada

A combinação de benzodiazepínico e antipsicótico típico/atípico produz sedação mais rápida que qualquer fármaco isolado, além de exigir menor dose inicial do benzodiazepínico e sedação adicional. Assim, em pacientes com agitação psicomotora grave (Figura 11.1), a combinação é a terapia de escolha inicial. Algumas das combinações estudadas: lorazepam e haloperidol; midazolam e olanzapina; lorazepam e risperidona.

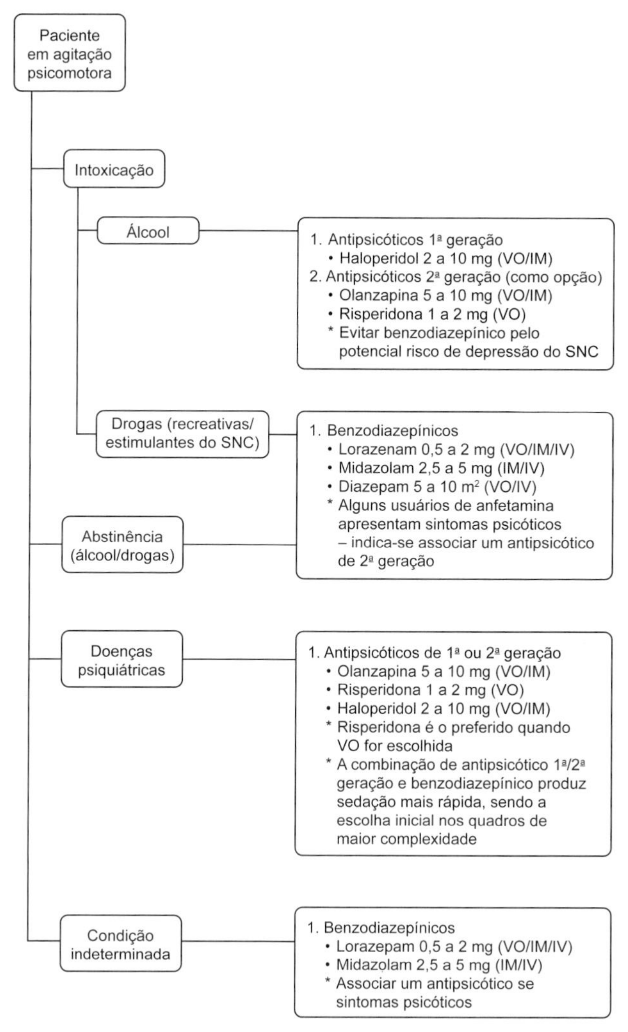

Figura 11.1 Agitação psicomotora. SNC: sistema nervoso central; VO: via oral; IM: intramuscular; IV: intravenoso.

Cetamina

Anestésico dissociativo com bom perfil de segurança quando usado para sedação processual. Raramente será necessário, mas estará indicado quando tratamentos iniciais com benzodiazepínico e/ou antipsicóticos falharem. Atentar para condições relacionadas à esquizofrenia, podendo haver piora com uso da cetamina, devendo-se assim evitar o seu uso nesses casos. Dose inicial: 1 a 2 mg/kg IV, ou 2 a 5 mg/kg IM. Início de ação: 1 a 5 min. Duração de ação: 10 a 20 min.

BIBLIOGRAFIA

Brown MD, Byyny R, Diercks DB, Gemme SR, Gerardo CJ, Godwin AS, et al. Clinical policy: critical issues in the diagnosis and management of the adult psychiatric patient in the emergency department. Annals of Emergency Medicine. 2017;69(4):480-98.

Garriga M, Pacchiarotti I, Kasper S, Zeller SL, Allen MH, Vazquez G, et al. Assessment and management of agitation in os ychiatry: expert consensus. World J Biol Psychiatry. 2016;17:86-128.

Gaynes BN, Brown CL, Lux LJ, Brownley KA, Van Dorn RA, Edlund MJ, et al. Preventing and de-escalating aggressive behavior among adult psychiatric patients: a systematic review of the evidence. Psychiatr Serv. 2017;68(8):819-31.

National Institute for Health and Care Excellence (NICE). Violence and aggression: short-term management in mental health, health and community settings. NICE Guideline. 2015.

Richmond JS, Berlin JS, Fishkind AB, Holloman GHJ, Zeller SL, Wilson MP, et al. Verbal De-escalation of the Agitated Patient: Consensus Statement of the American Association for Emergency Psychiatry Project BETA De-escalation Workgroup. West J Emerg Med. 2012;13(1):17-25.

Riddell J, Tran A, Bengiamin R, Hendey GW, Armenian P. Ketamine as a first-line treatment for severely agitated emergency department patients. Am J Emerg Med. 2017;35(7):1000-4.

Taylor DM, Yap CYL, Knott JC, Taylor SE, Phillips GA, Karro J, et al. Midazolam-droperidol, droperidol, or olanzapine for acute agitation: a randomized clinical trial. Annals of Emergency Medicine. 2017;69(3):318-26.

Wilson MP, Pepper D, Currier GW, Holloman GH, Feifel D. The Psychopharmacology of Agitation: Consensus Statement of the American Association for Emergency Psychiatry Project BETA Psychopharmacology Workgroup. Western Journal of Emergency Medicine. 2012;13(1):26-34.

12 Síncope

Beatriz de Camargo Preto Piscopo • *Aécio Flávio Teixeira de Góis*

INTRODUÇÃO

Síncope é a perda abrupta e completa de consciência e tônus muscular, seguida de recuperação rápida e espontânea sem necessidade de esforços de reanimação. É causa frequente de admissões no departamento de emergência (DE).

ETIOLOGIA

Síncope resulta do hipofluxo cerebral, o que pode ter diversas etiologias, desde condições benignas e autolimitadas, como a síncope neuralmente mediada, a causas potencialmente fatais, como a síncope cardíaca, principal causa de síncope potencialmente fatal. Desse modo, tornam-se importantes a avaliação de seu mecanismo inicial para diagnósticos diferenciais e a intervenção imediata no DE, se necessário (Quadro 12.1).

AVALIAÇÃO INICIAL

Anamnese e exame físico detalhados

Vários estudos revelam que anamnese e exame físico detalhados conseguem diagnosticar a causa de síncope em quase metade dos casos.

Focar nas situações em que o episódio de síncope ocorreu: buscar relatos de pessoas que presenciaram o evento, questionar sobre pródromos (náuseas, sudorese áurea), posição inicial (ortostática ou ao se levantar), fatores desencadeantes (relação com refeições, atividade física, dor, medo, ambientes quentes e cheios), passado médico (antecedentes pessoais e familiares de doenças cardiológicas ou neurológicas), uso de medicações (Tabela 12.1).

No exame físico, buscar diferença de pressão arterial e de pulso nos membros, avaliar sinais sugestivos de hipovolemia e realizar exame neurológico em busca de sinais focais.

Quadro 12.1 Causas de síncope.

Síncope neuralmente mediada
Síndrome vasovagal Síncope situacional Síndrome do seio carotídeo
Síncope por hipotensão ortostática
Hipovolemia Disfunção autonômica
Síncope por uso de medicamentos
Substâncias vasoativas: alfa e betabloqueadores, bloqueadores de canal de cálcio, anti-hipertensivos Fármacos que afetam a condução cardíaca: antiarrítmicos, bloqueadores de canal de cálcio, digoxina Diuréticos Fármacos que alteram o intervalo QT: antiarrítmicos, antipsicóticos, antieméticos
Síncope cardíaca
Arritmias: taquiarritmias ou bradiarritmias, pré-excitação (síndrome de Wolff-Parkinson-White), síndrome de Brugada, distúrbios de condução Alterações estruturais: isquemia, doença valvar, cardiopatias congênitas, hipertensão pulmonar, embolismo pulmonar

Exames complementares

Eletrocardiograma (ECG) é o exame obrigatório na avaliação inicial da síncope, podendo diagnosticar ou excluir síncope cardíaca. Devem-se buscar alterações como arritmias, alterações do segmento QT, alterações sugestivas de isquemia e sinais indiretos de cardiopatia estrutural.

Exames laboratoriais não devem ser solicitados de rotina, devendo ser solicitados de acordo com o contexto clínico. Rastrear hipoglicemia em pacientes com alteração de estado mental (apesar de poucas vezes justificar síncope). Eletrólitos devem ser dosados em pacientes críticos, usuários de diuréticos ou com déficit de volume. Além disso, realizar teste de gravidez em mulheres em idade reprodutiva.

ESTRATIFICAÇÃO DO RISCO

Na avaliação do paciente com síncope no DE, devem-se seguir as instruções a seguir:

- Responder a pergunta: é uma síncope verdadeira ou alguma outra condição que justifique a perda de consciência do paciente?
- Se síncope verdadeira, buscar causas potencialmente fatais (Quadro 12.2)

Tabela 12.1 Achados clínicos sugestivos de causas específicas de síncope.

Sintoma ou achado	Diagnóstico a ser considerado
Ocorrência após dor súbita, medo, visão desagradável, cheiros ou sons	Síncope vasovagal
Ocorrência após permanência por longo período em pé	Síncope vasovagal
Ocorrência em um atleta de alto rendimento sem a presença de doença cardíaca estrutural	Síncope vasovagal
Ocorrência durante ou imediatamente após micção, tosse ou evacuação	Síncope situacional
Síncope acompanhada por dor facial (glossofaríngea ou trigeminal) ou dentária	Síncope neuralmente mediada com neuralgia
Ocorrência após rotação da cabeça ou pressão no seio carotídeo (uso de gravatas, colares apertados, ao barbear-se)	Síndrome do seio carotídeo
Ocorrência imediatamente após levantar-se	Hipotensão ortostática
Uso de medicações que possam alongar intervalo QT	Síncope por uso de medicamentos
Associada com dor de cabeça	Migrânea, convulsões
Associação com vertigem, disartria ou diplopia	AIT, sequestro subclávio, migrânea basilar
Ocorrência após exercícios com o braço	Sequestro subclávio
Confusão mental após o episódio ou alteração de consciência por mais de 5 min	Convulsões
Diferença de pressão arterial ou pulso nos dois membros superiores	Sequestro subclávio ou dissecção aórtica
Ocorrência após esforço	Estenose aórtica, hipertensão pulmonar, estenose mitral, miocardiopatia hipertrófica, doença arterial coronariana
História familiar de morte súbita	Síndrome do QT longo, síndrome de Brugada
Perda súbita de consciência sem pródromos e doença cardíaca	Arritmias
Síncope frequente com sintomas somáticos sem doença cardíaca	Causa psiquiátrica

AIT: ataque isquêmico transitório.

Fonte: Kapoor (2000).

Quadro 12.2 Causas potencialmente fatais de síncope.
Síncope cardíaca
Arritmias
Anormalidades estruturais
Isquemia
Hemorragia
Traumas
Hemorragia gastrintestinal
Rupturas teciduais: aneurisma de aorta, gravidez ectópica, hemorragia retroperitoneal
Outras
Embolia pulmonar
Hemorragia subaracnóidea

- Se síncope verdadeira e a causa não está clara, avaliar se o paciente possui alto risco para desfecho adverso. Pacientes de alto risco para efeitos adversos incluem: ECG anormal, história de doença cardíaca estrutural ou achados sugestivos de insuficiência cardíaca, persistência de pressão arterial sistólica (PAS) < 90 mmHg, hematócrito abaixo de 30, idade avançada associada com comorbidades, história familiar de morte súbita, presença de dispneia.

INTERNAÇÃO HOSPITALAR

Em alguns casos, os pacientes devem ser hospitalizados para a identificação rápida da causa da síncope, ou para o tratamento quando a causa já é conhecida. Pacientes de alto risco devem ser hospitalizados para avaliação diagnóstica e tratamento de causas potencialmente fatais. Pacientes de baixo risco, com síncope neuronal mediada e sem alterações eletrocardiográficas podem ser investigados ambulatorialmente.

TRATAMENTO

O tratamento imediato da síncope deve ser direcionado de acordo com a causa de base e com a estratificação de risco. A prevenção de novos episódios, realizada ambulatorialmente, também varia de acordo com a etiologia.

Identificação de medicamentos indutores: na síncope induzida por medicamentos, deve-se tentar a substituição do medicamento ou ajuste de dose.

Medidas comportamentais: as medidas não farmacológicas são fundamentais na prevenção da síndrome vasovagal e da hipertensão ortostatica.

Hipotensão ortostática

- Evitar fatores desencadeantes da síncope (p. ex., permanência prolongada em ambientes quentes, refeições copiosas)
- Orientar pacientes a assumir posição supina com as pernas elevadas para evitar quedas ao perceberem pródromos de síncope, minimizando possíveis lesões traumáticas. Para pacientes com tempo prolongado de pródromos, contramanobras físicas (p. ex., cruzamento de pernas, contração da musculatura abdominal, agachamento, manobra de *handgrip*) são uma estratégia de gerenciamento central que se mostram eficazes na prevenção da síncope
- Nos casos de hipotensão postural, orientar mudanças de decúbito com cautela, principalmente pela manhã
- Manter o aporte de volume, a partir do aumento da ingestão hídrica e salina.

Terapia farmacológica

Nos casos de síndrome vasovagal e hipotensão ortostática, a terapia farmacológica pode ser realizada quando não se obtém resposta com as medidas comportamentais. O fármaco de primeira escolha para a maioria dos pacientes é fludrocortisona, um mineralocorticoide sintético que atua aumentando o volume circulante a partir da retenção de sódio e água. Devem-se monitorar os níveis de potássio pela indução de hipopotassemia, e seu uso deve ser suspenso se ocorrer hipertensão supina.

No caso de manutenção dos sintomas com o uso de fludrocortisona ou intolerância, são indicados agentes simpatomiméticos. Midodrina (alfa-1-agonista) é o agente simpatomimético mais utilizado, apresenta maior benefício quando utilizado na hipotensão ortostática em comparação à síndrome vasovagal. Possui efeito dose-dependente, tendo como mecanismo de ação o aumento de pressão arterial. Seu uso pode ser limitado pelo surgimento de hipertensão supina, e outros efeitos colaterais comuns incluem piloereção e retenção urinária.

Marca-passo

Não deve ser indicado rotineiramente, sendo reservado a casos refratários de síndrome vasovagal com bradicardias documentadas.

BIBLIOGRAFIA

Kapoor WN. Syncope. N Engl J Med. 2000;343:1856-62.

Shen WK, Sheldon RS, Benditt DG, Cohen MI, Forman DE, Goldberger ZD, et al. 2017 ACC/AHA/HRS Guideline for the Evaluation and Management of Patients With Syncope: A Report of the American College of Cardiology/American Heart Association Task Force on Clinical Practice Guidelines, and the Heart Rhythm Society. Circulation. 2017;CIR.0000000000000499. doi.org/10.1161/CIR.0000000000000499.

Sun BC, Costantino G, Barbic F, Bossi I, Casazza G, Dipaola F, et al. Priorities for emergency department syncope research. Ann Emerg Med. 2014;64(6):649-55.

13 Fármacos Vasoativos

Raphael Vasconcellos de Salles Coelho • Letícia Sandre Vendrame

INTRODUÇÃO

Fármacos vasoativos têm o potencial de causarem, por diversos mecanismos, vasoconstrição ou vasodilatação. A utilização de fármacos que imitam ou bloqueiam a ação dos transmissores químicos permite a modificação seletiva de diversas funções autonômicas. Receptores que fazem parte do sistema simpático e parassimpático podem ser estimulados ou inibidos para manipulação de variáveis hemodinâmicas na terapêutica de pacientes com hipoperfusão. Quando há pressões abaixo do limite autorregulatório, órgãos vitais sofrem hipoperfusão persistente. Se há hipotensão refratária a reanimação volêmica adequada e evidência de débito cardíaco (DC) alto, suporte vasopressor é necessário para aumentar o tônus vascular. Se há evidência de baixo DC com altas pressões de enchimento, suporte inotrópico é necessário para aumento de contratilidade.

Hoje, os simpaticomiméticos são os mais utilizados para elevação da pressão arterial (PA) nos pacientes refratários a reposição volêmica. Em casos de choque obstrutivo, quando é necessário vasoconstrição para manter adequada perfusão, catecolaminas alfa adrenérgicas como norepinefrina e fenilefrina são geralmente utilizadas. A terapia vasopressora ou inotrópica deve ser utilizada apenas quando o *status* volêmico do paciente está adequado.

AGENTES VASOPRESSORES

Norepinefrina

- Dose: iniciar com 0,01 a 2 μg/kg/min. Titular para manter pressão arterial média (PAM) > 65 mmHg
- Diluição Hospital São Paulo: diluir 4 ampolas (1 ampola = 16 mg/4 mℓ) em 234 mℓ de soro glicosado (SG) 5%. Concentração de 64 μg/mℓ
- Mecanismo de ação: alfa 1 e alfa 2 adrenérgico. Fraco efeito beta-1-adrenérgico
- Meia-vida: 1 a 2 min
- Efeito: potente vasoconstritor, aumenta resistência vascular periférica. Pode ocorrer redução da frequência cardíaca (FC) pelo efeito compensatório vagal colinérgico
- Indicação: 1ª escolha no choque séptico.

Observações. O aumento da PA concomitante ao aumento do lactato e queda da saturação venosa de O_2 indica hipovolemia ou choque cardiogênico. Norepinefrina pode causar dano isquêmico de extremidades.

Dopamina

- Dose: 1 a 20 μg/kg/min
- Diluição Hospital São Paulo: diluir 5 ampolas (1 ampola = 50 mg/10 mℓ) em 200 mℓ SG5%. Concentração de 1.000 μg/mℓ
- Mecanismo de ação: age em receptores dopaminérgicos (DA1 e DA2), beta-adrenérgicos (beta 1) e alfa-adrenérgicos (alfa 1) de acordo com a dose titulada
- Meia-vida: 2 min
- Efeito:
  - 2 a 5 μg/kg/min (efeito dopaminérgico e adrenérgico): aumento de taxa de filtração glomerular (TFG), FC e contratilidade,
  - 5 a 10 μg/kg/min (efeito beta 1 predominante): aumento de FC e contratilidade
  - 10 μg/kg/min (efeito alfa predominante): vasoconstrição periférica
- Indicação: pacientes em choque séptico com bradicardia significativa e baixo potencial de taquiarritmias.

Observações. Estudo demonstrou aumento de mortalidade no choque séptico e aumento da incidência de taquiarritmias em relação a norepinefrina. Dopamina predominantemente aumenta a pressão arterial sistólica (PAS) sem aumentar a pressão arterial distólica (PAD).

Epinefrina

- Dose: iniciar 1 μg/min. Dose usual varia de 1 a 10 μg/min
- Diluição: Diluir 5 ampolas (1 mg/1 mℓ) em 245 mℓ de SG5%. Concentração 20 μg/mℓ
- Mecanismo de ação: alfa 1, beta 1 e beta 2 adrenérgico
- Meia-vida: 5 min
- Efeito: doses baixas causam vasodilatação (efeito beta) e doses altas causam vasoconstrição (efeito alfa). Inotrópico positivo e potente vasoconstritor
- Indicação: 1ª escolha no choque anafilático. Utilizada na bradicardia sintomática refratária a atropina e dopamina.

Observações. Causa broncodilatação e inibe resposta inflamatória mastocitária. Indicada na parada cardiorrespiratória (PCR) em *bolus*. Pode causar taquiarritmias, hiperglicemia e isquemia miocárdica.

Fenilefrina

- Dose: 40 a 180 μg/min
- Diluição: diluir 1 ampola (1 ampola = 10 mg/1 mℓ) em 500 mℓ de SG5%. Concentração de 20 μg/mℓ
- Mecanismo de ação: agonista seletivo alfa 1 adrenérgico

- Meia-vida: fase alfa, 5 min; fase terminal, 2 a 3 h
- Efeito: vasoconstritor arterial periférico
- Indicação: choque distributivo e séptico hiperdinâmico; casos de arritmias com uso de agentes beta-adrenérgicos; hipotensão induzida por anestesia.

Observações. Pode causar bradicardia pela resposta contrarregulatória colinérgica e diminuição de DC principalmente em paciente com disfunção cardíaca.

Vasopressina

- Dose: 0,03 a 0,04 U/min
- Diluição: diluir 5 ampolas (20 UI/mℓ) em 995 mℓ de SG5% ou SF0,9%. Concentração de 0,1 U/mℓ
- Mecanismo de ação: receptores V1
- Meia-vida: 10 min
- Efeito: vasoconstrição periférica via receptores V1, potencialização dos efeitos das catecolaminas na vasculatura e estímulo à produção de cortisol
- Indicação: terapia adjuvante às catecolaminas no choque distributivo.

Observações. Doses maiores podem diminuir DC e aumentar risco de isquemia esplâncnica e coronariana. Sempre utilizá-la em associação com outro agente vasopressor. Estudo VASST demonstrou que vasopressina não reduz mortalidade em pacientes com choque séptico tratados com norepinefrina.

AGENTES INOTRÓPICOS

Dobutamina

- Dose: iniciar 0,1 a 0,5 μg/kg/min. Dose usual varia de 2 a 20 μg/kg/min. Dose máxima é 50 μg/kg/min. Evitar aumentar a FC acima de 10% do basal
- Diluição Hospital São Paulo: diluir 1 ampola (250 mg/20 mℓ) em 230 mℓ de SG5%. Concentração de 1.000 μg/mℓ
- Mecanismo de ação: beta 1, beta 2 e alfa 1 adrenérgico
- Meia-vida: 2 min
- Efeito: inotrópico potente (beta 1 e alfa 1), vasodilatação periférica (beta 2). Doses entre 5 e 15 μg/kg/min promovem efeito inotrópico maior que cronotrópico
- Indicação: choque com baixo DC e pressões de enchimento elevadas.

Observações. A queda da PA após o início da droga indica avaliação da presença de hipovolemia (inadequada pré-carga) ou disfunção grave miocárdica. Taquifilaxia pode ocorrer após 48 h por *downregulation* de receptores beta-adrenérgicos. Contraindicada em cardiomiopatias obstrutivas, fibrilação atrial, *flutter* e estenose aórtica grave.

Isoproterenol

- Dose: 2 a 10 μg/min
- Diluição: diluir 5 ampolas (1 ampola = 1 mg/1 mℓ) em 245 mℓ soro fisiológico (SF) 0,9% ou SG5%. Concentração de 20 μg/mℓ
- Mecanismo de ação: beta-adrenérgico
- Meia-vida: 2,5 a 5 min
- Efeito: cronotrópico e inotrópico (beta 1), vasodilatador (beta 2). Diminui PAD pelo efeito vasodilatador
- Indicação: bradicardia sintomática em paciente sem marca-passo e bradicardia no paciente denervado no transplante cardíaco.

Observações. Pode provocar taquicardia importante em resposta à diminuição da resistência vascular periférica. Pode causar diminuição do DC em pacientes hipovolêmicos devido à diminuição do retorno venoso em decorrência da vasodilatação. Pelo risco de isquemia miocárdica, evitar em coronariopatas.

Milrinona

- Dose: ataque de 50 μg/kg em 10 min (não recomendado pelas diretrizes de insuficiência cardíaca da ACCF/AHA de 2013) + manutenção de 0,375 a 0,75 μg/kg/min
- Diluição: diluir 1 ampola (20 mg/20 mℓ) em 80 mℓ de SG5%. Concentração de 200 μg/mℓ
- Mecanismo de ação: inibidor da fosfodiesterase, aumenta a concentração de cAMP
- Meia-vida: 2,3 a 2,4 h
- Efeito: inotrópico e vasodilatador. Aumento do DC, diminuição da resistência vascular sistêmica (RVS) e pré-carga. Vasodilatador coronariano e pulmonar
- Indicação: insuficiência cardíaca grave.

Observações. Usar em associação com outros agentes que melhorem contratilidade cardíaca.

Levosimendana

- Dose: ataque de 6 a 24 μg/kg em 10 min seguido de manutenção de 0,05 a 0,2 μg/kg/min
- Diluição: diluir 2 ampolas (1 ampola = 12,5 mg/5 mℓ) em 500 mℓ de SG5%. Concentração de 50 μg/mℓ
- Mecanismo de ação: sensibilizador dos canais de cálcio e inibidor da fosfodiesterase
- Meia-vida: 75 a 80 h
- Efeito: inotrópico, vasodilatador sistêmico e coronoariano
- Indicação: insuficiência cardíaca grave.

Observações. Devido a longa meia-vida, tem efeito residual por horas após interrupção do fármaco. O pico da concentração plasmática ocorre em 48 h após início da infusão.

VIA DE ADMINISTRAÇÃO

Devem ser infundidos em acesso venoso central ou cateteres intraósseos para evitar lesões causadas por infiltração de agentes vasopressores no tecido periférico. Contudo, considerando a urgência do choque, não é adequado postergar o uso dos vasopressores em pacientes graves sem acesso venoso central disponível. A administração deve ser feita com bomba de infusão contínua (BIC).

SELEÇÃO DO FÁRMACO E TITULAÇÃO

Ensaios clínicos recentes demonstraram não haver diferença significativa de sobrevida entre vasopressores no choque. Há trabalhos que indicam maior mortalidade da dopamina em relação à norepinefrina. A dopamina e a epinefrina apresentam maior risco de arritmias em comparação à norepinefrina, e esta apresenta maior risco em comparação à vasopressina. Em casos de choque obstrutivo, quando é necessária vasoconstrição para manter adequada perfusão, catecolaminas alfa-adrenérgicas como norepinefrina e fenilefrina são geralmente utilizadas. A terapia vasopressora ou inotrópica deve ser utilizada apenas após correção do *status* volêmico do paciente.

BIBLIOGRAFIA

De Backer D, Biston P, Devriendt J, Madl C, Chochrad D, Aldecoa C, et al. Comparison of dopamine and norepinephrine in the treatment of shock. N Engl J Med 2010;362:779-89.

Hall JB, Schmidt GA, Kress JP. Principles of critical care. 4. ed. New York: McGraw-Hill Education; 2015.

Oropello JM, Pastores SM, Kvetan V. Critical care. New York: McGraw-Hill Education; 2017.

Papadakis MA, McPhee SJ, Rabow MW. Current medical diagnosis and treatment. 56. ed. New York: McGraw-Hill Education; 2017.

Russell JA, Walley KR, Singer J, Gordon AC, Hébert PC, Cooper DJ, et al. Vasopressin versus norepinephrine infusion in pacients with septic shock. N Engl J Med. 2008;358(9):877-87.

14 Controle de Sintomas em Cuidados Paliativos

Antonio Eduardo Ribeiro Nakamura •
Lucas Guimarães Machado Santos

DOR

Cerca de 80% dos pacientes com câncer e em estágio final de doenças crônicas sentem dor. A dor pode ser classificada em aguda ou persistente:

- Dor aguda geralmente provém de um evento precipitante evidente (trauma, queimadura, infecção etc.)
- Dor persistente (mais de 3 meses) muitas vezes não apresenta sinais autonômicos e é de difícil manejo.

Deve-se levar em conta que a dor não é apenas um sintoma físico, podendo ser resultado de uma combinação de fatores: biológico, social, religioso e, inclusive, cultural. Portanto, seu tratamento é multidisciplinar.

Avaliação

A avaliação da dor pode ser feita por escalas multidimensionais (amplas, precisas, porém longas, como a de McGill) ou unidimensionais (práticas, porém pouco precisas, como a escala visual analógica). Apesar da ampla disponibilidade dessas escalas, o principal parâmetro para uma boa avaliação da dor é fazer a caracterização completa por meio da anamnese do paciente e seus familiares/cuidadores.

Em pacientes com comprometimento cognitivo, a dor é um sintoma difícil de ser avaliado. Nesses casos, pode ser útil a avaliação por meio da escala PAINAD (do inglês, *pain assessment in advanced dementia*; Tabela 14.1), que inclui expressão facial, padrão respiratório, vocalização, linguagem corporal e consolabilidade. A escala tem como alvo a avaliação de dor aguda.

A dor pode ser classificada como nociceptiva ou neuropática. A diferenciação entre as duas é importante, pois implica terapêuticas diferenciadas. As principais diferenças entre os dois tipos de dor estão resumidas na Tabela 14.2.

Tratamento

O tratamento da dor aguda pode ser feito com base na escala analgésica da OMS (Figura 14.1). Atentar ao fato de que diante de uma dor

Tabela 14.1 Escala para avaliação de dor em demência avançada (PAINAD).

Categoria	Item	Pontuação
Respiração independente de vocalização	Normal	0
	Ocasionalmente difícil, curto período de hiperventilação	1
	Respiração difícil e ruidosa, período longo de hiperventilação, respiração de Cheyne-Stokes	2
Vocalização negativa	Nenhuma	0
	Gemido ocasional, fala com tom baixo e negativo	1
	Gemidos altos, choro	2
Expressão facial	Sorrindo ou inexpressiva	0
	Triste, assustada, franzida	1
	Caretas	2
Linguagem corporal	Relaxada	0
	Tensa, inquieta	1
	Rígida, punhos cerrados, joelhos encolhidos, puxa ou empurra para longe, comportamento agressivo	2
Consolabilidade	Sem necessidade de consolar	0
	Distraído ou tranquilizado por voz ou toque	1
	Incapaz de ser consolado, distraído ou tranquilizado	2

Pontuação: 1 a 3: dor leve; 4 a 6: dor moderada; 7 a 10: dor grave.

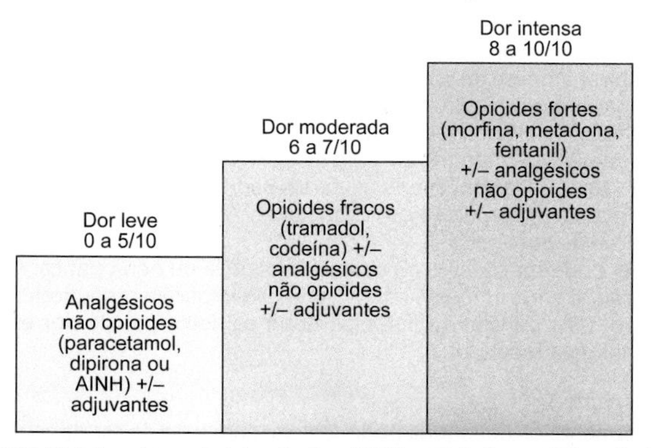

Figura 14.1 Escada analgésica da dor. AINH: anti-inflamatórios não hormonais.

Tabela 14.2 Principais diferenças entre a dor nociceptiva e a dor neuropática.

Aspectos	Dor nociceptiva	Dor neuropática
Fisiopatologia	Estímulo dos receptores de dor por lesão tecidual na pele, mucosas e órgãos	Estímulos lesivos diretos no sistema nervoso periférico (nervos) ou central
Características	Latejante, cólica, aperto, pressão; aguda/subaguda	Em queimadura, agulhada, formigamento, alodinia crônica
Tratamento farmacológico	Analgésicos simples; opioides; AINH	Analgésicos simples + anticonvulsivantes (gabapentina, pregabalina, carbamazepina) ou antidepressivos (tricíclicos)
Exemplos	Infecção cutânea, queimaduras, artrite	Neuropatia diabética, neuralgia pós-herpética, dor do membro fantasma

AINH: anti-inflamatórios não hormonais.

grave (8 a 10) já existe indicação de iniciar com opioide forte (p. ex., morfina). Já o tratamento da dor persistente muitas vezes requer uma abordagem multidisciplinar, combinando terapias não farmacológicas (exercício físico, terapia cognitivo-comportamental, acupuntura) e farmacológicas. As principais recomendações e alternativas disponíveis para tratamento da dor e equipotência analgésica de opioides estão resumidas na Tabela 14.3.

Por último, uma situação frequentemente vivenciada em cuidados paliativos é a tolerância aos opioides (aumento progressivo de doses sem uma correspondência analgésica).

A primeira observação a ser feita é avaliar se a analgesia está otimizada (analgésicos coadjuvantes em doses máximas, terapias não farmacológicas associadas). O próximo passo é optar pela rotação de opioides (p. ex., trocar morfina por metadona), partindo do princípio de equipotência analgésica ou mesmo tentar trocar a via de administração, já que existem efeitos relacionados à via que podem interferir na melhor absorção e distribuição do opioide. Outras alternativas são: administração via intratecal/subdural; bloqueio neural ou desaferentação. A Tabela 14.4 apresenta os principais opioides disponíveis no Brasil e suas doses de equipotência.

Tabela 14.3 Posologia dos principais analgésicos coadjuvantes e opioides.

Nome	Via/dose	Intervalo	Comentários
Dipirona	VO/IV: 500 mg a 2 g	6/6 h	Uso isolado ou como coadjuvante para praticamente todos os tipos de dor. Pouquíssimos efeitos adversos
Paracetamol	VO: 500 mg a 750 mg	6/6 h	Evitar doses > 3,2 g/dia em pacientes de baixo risco e 2 g/dia em hepatopatas/etilistas
Codeína	VO: 30 a 60 mg	4/4 a 8/8 h	10% da droga é metabolizada em morfina, porém até 30% das pessoas não conseguem fazer esse metabolismo; por isso, não é fármaco de preferência para tratamento de dor crônica em cuidados paliativos
Tramadol	VO/IV: 50 a 100 mg	6/6 a 8/8 h	VO tem menor risco de náuseas e maior potência que IV; tem efeito serotoninérgico (inibidor da recaptação da serotonina). Evitar em hepatopatas
Morfina	VO: 10 mg IV: 2 mg	4/4 h ou infusão contínua	Efeito terapêutico na dispneia. Não tem dose máxima (guiar pelos sinais de intoxicação: bradipneia, miose, sonolência); ajustar doses se disfunção renal/hepática; pode ser administrado em infusão contínua
Metadona	VO: 5 a 10 mg IV: 5 a 10 mg	Iniciar 8/8 h	Grande meia-vida (meia hora a 7 dias), podendo ser administrado em dose única diária após estabilização sérica. Devido à complexidade de sua farmacocinética, exige experiência para prescrição
Fentanila	TD: 12 a 25 μg	48 a 72 h cada *patch*	100 × mais potente que morfina; alguns estudos sugerem menor risco de constipação intestinal que morfina. Opção segura para doentes com disfunção renal ou hepatopatas

VO: via oral; IV: intravenoso; TD: transdérmico.

Tabela 14.4 Equipotência analgésica entre opioides.

Nome	Dose oral (mg)	Dose parenteral (mg)
Morfina	30	10
Tramadol	300	250
Metadona*	20	10
Oxicodona	20	–
Fentanila	–	0,1

* Não há correlação linear de doses de equivalência da metadona em relação aos outros opioides.

Decisão pela via de administração

Sempre que possível, optar pela via oral (VO) em razão da estabilidade sérica, duração e tolerância. A maioria dos fármacos tem pico analgésico pela VO em cerca de 1 a 1,5 h. A via intravenosa (IV) permite picos analgésicos precoces (15 a 30 min), porém de curta duração. Uma alternativa segura e com pouquíssimas contraindicações (choque, anasarca) é a via subcutânea (SC, hipodermóclise). Uma grande variedade de medicamentos pode ser administrada de modo seguro por essa via e, caso seja necessário, pode ser feita infusão contínua permitindo volumes de até 1.500 mℓ em 24 h dependendo do local.

NÁUSEAS E VÔMITOS

Náusea é a sensação desconfortável de estar prestes a vomitar. Vômito é a expulsão do conteúdo gástrico pela boca por meio de uma contração sustentada dos músculos abdominais e do diafragma. Pode chegar a uma prevalência de 40% em pacientes oncológicos em tratamento, doença pulmonar obstrutiva crônica (DPOC), insuficiência cardíaca e doença renal crônica (DRC).

Várias são as vias neurais que culminam no estímulo nauseante e emético. Diferentes fatores etiológicos têm diferentes vias de estímulo, incluindo receptores dopaminérgicos, 5-HT3 (quimio e radioterapia), histaminérgicos (vias vestibulococleares), colinérgicos (gastroparesia) e via neurocinina-1 (quimioterapia). Dessa forma, o direcionamento terapêutico depende da correta identificação dos fatores precipitantes.

A avaliação do paciente com náuseas deve envolver as características da condição (gatilhos, aguda ou crônica), uma revisão das medicações em uso, o tipo de esquema quimio e radioterápico (alto ou baixo potencial nauseante) e comorbidades. As principais causas de náuseas em cuidados paliativos estão descritas na Tabela 14.5.

Tratamento medicamentoso

De um modo geral, os antagonistas dopaminérgicos têm grande eficácia sobre a maioria dos mecanismos nauseosos e podem ser iniciados

Tabela 14.5 Principais causas de náuseas em cuidados paliativos.

Toxico/metabólico	Viscerais	Neurológicas
Medicamentos: quimioterapia, opioides (tramadol), AINH, digoxina, ferro, antibióticos, anticonvulsivantes, ISRS	Obstrução/compressão: intrínseca (câncer de estômago/cólon estenosante) ou extrínseca (câncer de ovário, ascite volumosa)	Hipertensão intracraniana: tumores, abscessos, sangramentos
Uremia	Visceromegalia: esplenomegalia, hepatomegalia	Meningite
Insuficiência hepática	Constipação intestinal	Vestibular: cinetose, neurite vestibular, migrânea vestibular
Distúrbios eletrolíticos: hipercalcemia, hiponatremia, cetoacidose diabética	Gastroparesia	Ansiedade/depressão
–	Inflamação/isquemia: apendicite, colecistite, pancreatite, hepatite, gastrenterite, radioterapia, infarto do miocárdio, isquemia mesentérica	Dor

AINH: anti-inflamatório não hormonal; ISRS: inibidor seletivo de receptação de serotonina.

empiricamente como primeira opção. Os antagonistas histamínicos (p. ex., difenidramina) são mais indicados para náuseas de origem vestibular/labiríntica ou em caso de intolerância/contraindicação aos antagonistas dopaminérgicos. Os antagonistas serotoninérgicos apresentam boa ação para náuseas resultantes de quimio e radioterapia e em casos pós-cirúrgicos. Corticosteroides também podem ter papel de antieméticos, principalmente diante de tumores e infecções de sistema nervoso central (SNC) e na obstrução intestinal maligna atuando no edema associado ao tumor. O uso de canabinoides em pacientes em cuidados paliativos é controverso e não recomendado pelos principais órgãos de diretrizes (National Comprehensive Cancer Network, American Society of Clinical Oncology). A Tabela 14.6 ajuda na escolha dos antieméticos com base na etiologia.

Tratamento não medicamentoso

Evitar alimentos com odor forte, comidas muito temperadas/picantes, salgadas ou gordurosas, fracionar refeições. Apesar de serem orientações frequentemente difundidas, não há evidências que comprovem a eficácia.

Tabela 14.6 Terapêutica antiemética guiada pela etiologia.

Etiologia	Antiemético recomendado
Sem etiologia definida	1ª linha: metoclopramida 10 a 20 mg 4/4 h IV/VO/SC (evitar na obstrução intestinal maligna) 2ª linha: adicionar ondansetrona 4 a 8 mg 8/8 h IV/VO/SC ou trocar antagonista dopaminérgico (haloperidol 0,5 a 2 mg 8/8 h IV/VO/SC ou olanzapina 2,5 a 5 mg 12/12 h VO)
Quimioterapia	1ª linha: antagonista 5-HT3 (ondansetrona 4 a 8 mg 8/8 h IV/VO/SC) 2ª linha: antagonista da NK-1 (aprepitanto 80 a 125 mg VO 1 vez) 3ª linha: dexametasona 2 a 20 mg VO/IV/SC
Radioterapia	1ª linha: 1ª antagonista 5-HT3 2ª linha: dexametasona 2 a 20 mg VO/IV/SC
Gastroparesia	1ª linha: metoclopramida 2ª linha: eritromicina
Obstrução intestinal maligna	1ª linha: octreotida 0,1 a 0,4 mg 12/12 h IV/SC +/- haloperidol 0,5 a 2,0 mg 8/8 h IV/VO/SC 2ª linha: escopolamina 10 mg 8/8 h IV/VO ou glicopirrolato 0,1 mg 8/8 h IV/SC +/- dexametasona
Massas intracranianas e meningite	1ª linha: dexametasona 10 mg ataque + 8 mg 12/12 h VO/IV/SC 2ª linha: metoclopramida ou haloperidol
Opioides	1ª linha: trocar via de administração, reduzir dose, trocar por outro opioide +/- haloperidol ou metoclopramida 2ª linha: olanzapina 2,5 a 5 mg VO 12/12 h
Uremia	1ª linha: haloperidol (ajustar para 50% da dose padrão)

IV: intravenoso; VO: via oral; SC: subcutâneo; NK-1: neurocinina-1.

DISPNEIA

Experiência subjetiva de desconforto respiratório. Sua prevalência em idosos pode chegar a 62%.

Dentre os diversos mecanismos fisiopatológicos para explicar a dispneia, destacam-se quatro:

- Obstrução das vias respiratórias (DPOC, asma)
- Restrição (derrame pleural, obesidade/ascite)
- Fraqueza da musculatura respiratória (esclerose lateral amiotrófica, esclerose múltipla)
- Distúrbio ventilação/perfusão (anemia, insuficiência cardíaca, tromboembolismo pulmonar).

Avaliação

Dispneia é um sintoma subjetivo e não necessariamente se correlaciona com sinais (taquipneia, tiragem, hipoxia, cianose). Portanto, a melhor forma de graduar esse sintoma é perguntando para o paciente. A escala do Medical Research Council (MRC; Tabela 14.7) é um recurso bastante prático e utilizado, que gradua de 1 a 5 a gravidade da dispneia. A escala modificada (mMRC) é usada para classificação de DPOC.

Tratamento

Medidas não farmacológicas

São consideradas primeira linha no tratamento da dispneia, pois têm pouco ou nenhum efeito colateral. Por exemplo: uso de ventilador ou abrir janelas; modificação postural; técnicas de respiração; tirar o foco da dispneia/estratégias de distração (música, TV, leitura).

Medidas como oxigenoterapia e ventilação não invasiva (CPAP/BIPAP) melhoram a qualidade de vida e podem aumentar a sobrevida, quando indicadas corretamente (p. ex., DPOC).

Medidas farmacológicas

Direcionadas para a causa (p. ex., beta-agonistas na asma/DPOC; transfusão na anemia e diuréticos na insuficiência cardíaca). Caso o paciente apresente dispneia refratária às medidas anteriores, uso de opioides pode ser benéfico (reduz frequência respiratória e promove sensação de alívio). A morfina é um opioide bastante usado e estudado nessas situações, podendo chegar a uma dose máxima de 12 mg em 24 h (dose máxima com evidência para melhora da dispneia). Caso o paciente persista com o sintoma mesmo com todas as medidas, a etapa seguinte é a sedação paliativa.

FADIGA

Sensação de exaustão desproporcional à atividade realizada, causando comprometimento da funcionalidade do indivíduo. Pode atingir uma prevalência de 70% em pacientes com câncer e 90% em pacientes com insuficiência cardíaca e DPOC.

Sempre investigar e tratar outras condições como depressão e *delirium*. Avaliação desse sintoma inclui anamnese (agudo ou crônico; abrupto ou gradual; intensidade); avaliação do sono, medicações em

Tabela 14.7 Escala do Medical Research Council para graduação de dispneia.

Grau	Descrição
1	Sem dispneia, a não ser com exercício extenuante
2	Dispneia quando caminha rápido no plano ou sobe ladeira suave
3	Anda mais devagar que pessoas da mesma idade no plano devido à falta de ar ou precisa parar para respirar
4	Para para respirar após andar uma quadra (100 m) ou após poucos minutos no plano
5	Dispneia ao sair de casa, vestir-se ou tomar banho

uso (opioides e outros sedativos, estatinas), humor, infecções, infarto e anemia.

Tratamento

Deve ser sempre multimodal, uma vez que a fadiga é um produto de alterações psíquicas, biológicas e sociais. A seguir, são apresentadas algumas intervenções com evidência de benefício à fadiga.

Corticosteroides

O mais estudado é a dexametasona na dose de 8 mg/dia por até 14 dias. Efeitos adversos incluem risco aumentado de infecção, úlceras pépticas, insônia, alterações do humor, mialgia, disglicemias, soluços, redução de massa óssea e retardo na cicatrização.

Psicoestimulantes

Os mais estudados e com maior evidência são metilfenidato 10 mg (ao acordar e no almoço) e modafinila100 a 200 mg (de manhã). Têm ação rápida e, em geral, são seguros (cuidado com cardiopatas e pacientes com *delirium*). O maior benefício parece ser em pacientes com fadiga associada ao uso de opioides, ou naqueles que não respondem ao curso inicial com corticosteroides.

Testosterona

Homens sintomáticos com hipogonadismo podem se beneficiar da reposição de testosterona, principalmente aqueles com baixo nível sérico e em uso crônico de opioides, soropositivos, com DRC terminal ou DPOC. Vale lembrar que a reposição de testosterona é contraindicada na presença de câncer de próstata ou mama ativo.

Transfusão de concentrado de hemácias

Existe evidência para sintomas associados a Hb < 8. Melhora fadiga, dispneia e estado geral em curto prazo (dentro dos primeiros 15 dias), sem evidência para recomendação em longo prazo.

Eritropoetina (EPO)

Pacientes com anemia associada a DRC, HIV ou quimioterapia podem se beneficiar do tratamento com EPO. Contudo, sempre se devem pesar o risco-benefício e os efeitos adversos (aumento de tromboembolismo).

Acetato de megestrol

Evidência para fadiga associada à síndrome da anorexia-caquexia. Riscos da administração incluem aumento de tromboembolismo, edema, hipertensão, hiperglicemia, supressão adrenal e aumento de mortalidade.

Ginseng americano (*Panax quinquefolius*)

Administrar 2.000 mg/dia: evidência para a fadiga relacionada ao câncer ao final de 8 semanas de tratamento.

Medidas não farmacológicas

Exercício físico, higiene do sono e terapia cognitivo-comportamental devem ser oferecidos para contemplação de uma abordagem multidisciplinar.

SINTOMAS REFRATÁRIOS

Em caso de sintomas refratários, e caso as alternativas em curso ao tratamento dos sintomas causem mais desconforto do que benefício, é possível lançar mão de sedação paliativa. Se corretamente indicada, não reduz sobrevida.

Pode ser feita de forma intermitente ou contínua. Sempre avaliar consentimento do paciente ou de seu representante familiar antes de iniciar a sedação.

Opções:

1. Midazolam 3 a 5 mg em *bolus* + 0,5 a 2,5 mg/h SC/IV. Preparar solução 1 mg/mℓ com 100 mg de midazolam 5 mg/mℓ + 80 mℓ de soro fisiológico (SF).
2. Levomepromazina 25 mg SC/IV em *bolus*. Manutenção: 0,5 a 8,0 mg/h em bomba em associação com midazolam. Se não houver melhora, suspender ambos os fármacos e ir para opção 3.
3. Fenobarbital 100 a 200 mg SC/IV. Manutenção: 40 mg/h até 60 mg/h após 24 h da dose inicial. Se não houver melhora, suspender e ir para opção 4.
4. Propofol 20 a 50 mg IV. Manutenção: 20 mg/h e aumentar em 15 mg/h a cada 15 min, se necessário.

BIBLIOGRAFIA

Asthana S, Halter J, High K, Ouslander J, Ritchie C, Studenski S, et al. Hazzard's Geriatric Medicine and Gerontology. 7. ed. New York: McGraw-Hill; 2017.

National Comprehensive Cancer Network. Adult Cancer Pain. Version 2. 2016. [Acesso em 23 mar 2018] Disponível em: https://oralcancerfoundation.org/wp-content/uploads/2016/09/pain.pdf.

Parte 2

Cardiologia

15 Eletrocardiograma | Consulta Rápida

Stéphane Ohane Lima • Pedro Ivo De Marqui Moraes

INTRODUÇÃO

O eletrocardiograma (ECG) é a representação da atividade elétrica do coração em um papel milimetrado. Nesse papel, cada quadrado pequeno mede 1 mm/0,4 s; e cada cinco quadrados pequenos, há uma linha grossa que representa um quadrado grande, o qual mede 5 mm/0,2 s.

POSICIONAMENTO DOS ELETRODOS

Para a adequada realização do ECG, é preciso conhecer o posicionamento correto dos eletrodos no corpo do paciente, conforme demonstrado na Figura 15.1.

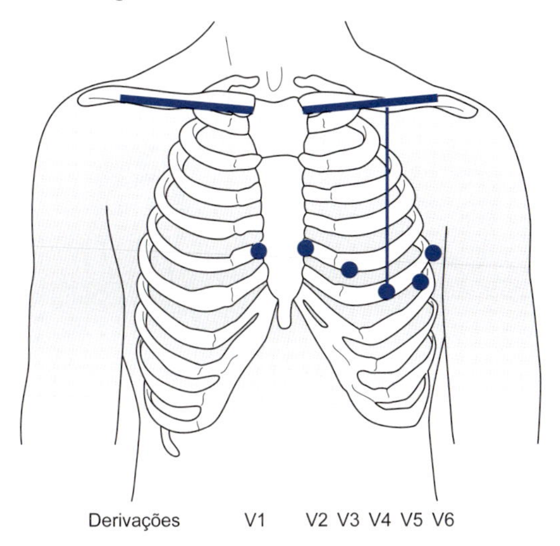

Figura 15.1 Posicionamento dos eletrodos.

CÁLCULO DA FREQUÊNCIA CARDÍACA

O cálculo da frequência cardíaca (FC) é fundamental para a interpretação do ECG. Por exemplo, FC > 100 bpm indica taquicardia, já FC < 50 bpm indica bradicardia.

O padrão de velocidade de 25 mm/s em um papel de 25 cm pode indicar:

- Ritmo regular: 300/número de quadrados grandes entre duas ondas R ou 1.500/número de quadrados pequenos entre duas ondas R
- Ritmo irregular: conta-se o número de complexos QRS existentes em 30 quadrados grandes e multiplica-se por 10
- Ritmo sinusal:
  - P positiva em DI, DII e aVF
  - P seguida de QRS
  - FC entre 50 e 99 bpm.

EIXO

Superpondo as derivações bipolares (DI, DII, DIII) com as unipolares (aVR, aVF e aVL; Figura 15.2), pode-se construir um sistema de seis eixos no plano frontal – sistema hexa-axial (Figura 15.3) – utilizado para determinar a orientação dos vetores no plano frontal.

Onda P

É a primeira onda do ciclo cardíaco e representa a despolarização atrial. Normalmente é positiva em DI, DII e aVF, mais bem visualizada em DII e V1 e pode ser bifásica em V1.

Sua duração normal é inferior a 3 quadrados pequenos (0,12 s) e sua amplitude normal é inferior a 2,5 quadrados pequenos (0,25 mV).

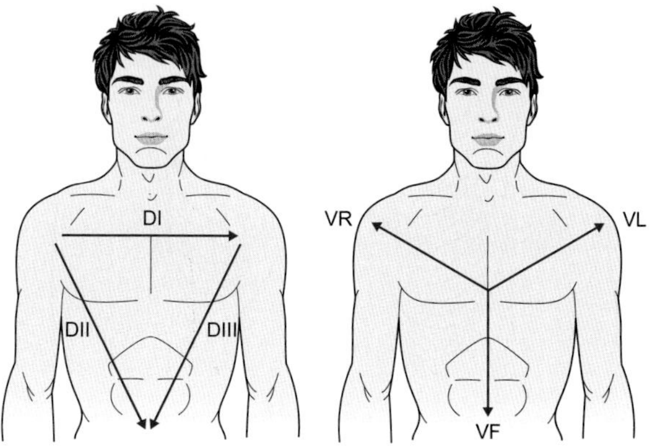

Figura 15.2 Sistema de seis eixos no plano frontal.

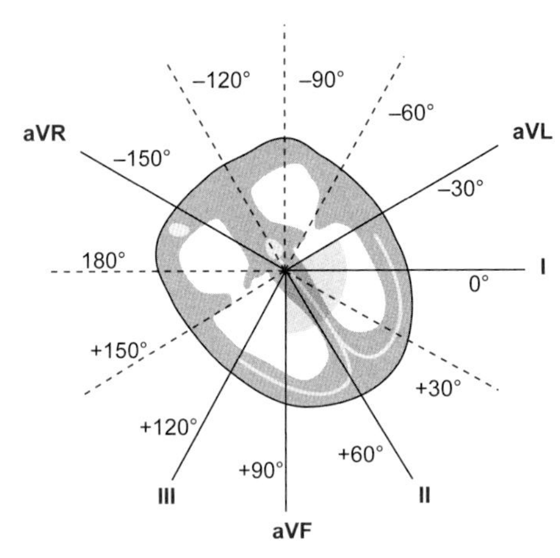

Figura 15.3 Sistema hexa-axial.

Intervalo PR

É o intervalo entre o início da onda P e o início do QRS. A condução do impulso se dá pelo nó atrioventricular (NAV) ou pelo sistema His-Purkinje. Tem duração normal de 0,12 a 0,20 s (3 a 5 quadrados pequenos).

Complexo QRS

O QRS representa a despolarização ventricular e tem duração inferior a 3 quadrados pequenos (< 0,12 s).

O complexo QRS assume a morfologia de um complexo polifásico porque o estímulo elétrico despolariza inicialmente o septo, em seguida as paredes dos ventrículos e, por último, as porções basais, mudando a orientação em cada uma das regiões:

- Onda Q: deflexão negativa inicial
- Onda R: primeira deflexão positiva
- Onda S: deflexão negativa após a onda R.

A orientação predominante do QRS normal no plano frontal é (entre -30° e +90°).

A baixa voltagem do complexo QRS (< 5 mm nas derivações frontais ou < 10 mm nas precordiais) pode ser decorrente de: enfisema, derrame pericárdico, obesidade, hipotireoidismo, insuficiência cardíaca avançada.

Onda Q

Representa a despolarização do septo ventricular e é mais vista nas derivações laterais DI, aVL, V5 e V6.

Se apresentar mais de 1 quadrado pequeno (0,04 s) de duração ou profundidade maior que 25% da onda R correspondente, trata-se de onda Q patológica.

Onda R

Aumenta progressivamente nas derivações precordiais de V1 até V5 ou V6, com a transição (onda R passa a ser maior que onda S) ocorrendo geralmente nas derivações V3 ou V4.

Onda S

Mais profunda nas precordiais direitas (V1 a V3), diminui no precórdio e pode estar ausente em V5 e V6. Normalmente é menor que 30 mm.

Segmento ST

Término QRS (ponto J) até início da onda T, representa fim da despolarização ventricular e início da repolarização. Deve ser no mesmo nível que PR precedente.

Elevações ou depressões de ST podem ser indícios de isquemia. Por outro lado, o fenômeno eletrocardiográfico de repolarização precoce (variante da normalidade; Figura 15.4) pode ser um fator de confusão em indivíduos que apresentam esse padrão eletrocardiográfico diante de uma síndrome coronariana aguda.

A repolarização precoce é caracterizada por um entalhe que produz uma corcova positiva (de aspecto côncavo) no final do complexo QRS e início do segmento ST (ponto J) com pelo menos 0,1 mV em duas ou mais derivações.

Intervalo QT

É o intervalo medido do início do QRS ao término da onda T. Representa a sístole elétrica ventricular, que é o tempo total da despolarização e da repolarização dos ventrículos no ECG. Considerando que o intervalo QT varia com a FC, utiliza-se também o QTc, que é o intervalo QT corrigido para a FC, expresso pela fórmula de Bazzet:

$$QTc = \sqrt{QT/RR}$$

O QTc é considerado normal até 0,450 s, com uma pequena variação entre homens e mulheres. É importante observar que quando a FC é de 60 bpm, o QTc é igual ao QT medido.

INTERPRETAÇÃO DO ELETROCARDIOGRAMA

Os critérios considerados para a correta interpretação do ECG são:

- Ritmo cardíaco
- FC

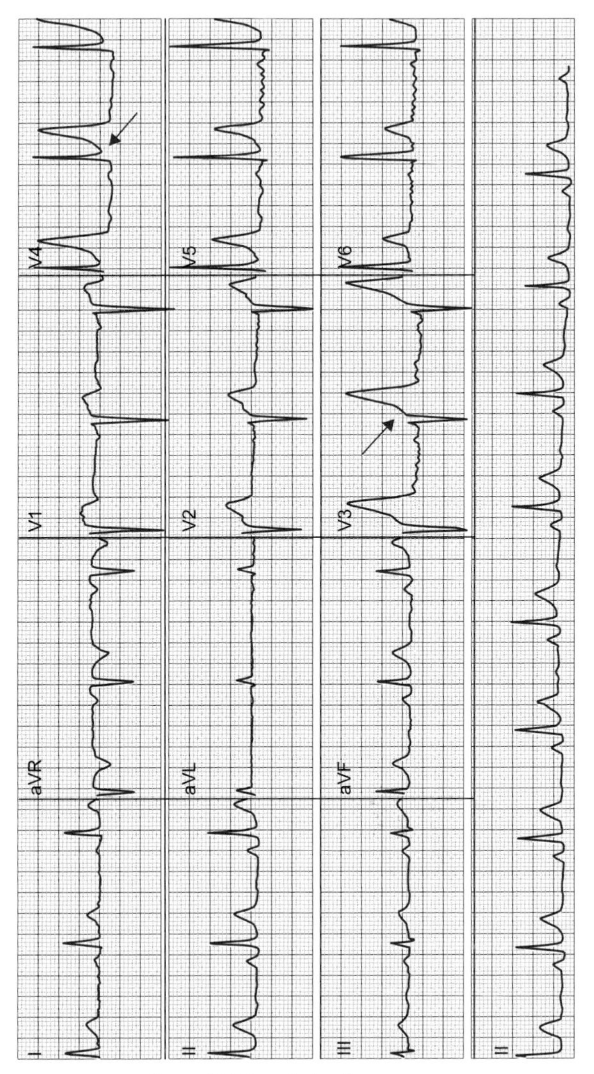

Figura 15.4 Repolarização precoce.

- Durações (onda P, intervalo PR, complexo QRS e intervalo QT)
- Orientações (onda P, complexo QRS e onda T)
- Alterações morfológicas (onda P, complexo QRS, onda T e segmentos ST).

PRINCIPAIS SÍNDROMES ELETROCARDIOGRÁFICAS

Sobrecarga do átrio direito (Figura 15.5)

Onda P com amplitude aumentada (> 0,25 mV ou > 2,5 quadrados pequenos) nas derivações DII, DIII ou aVF. Conhecida historicamente como onda P pulmonale.

Sobrecarga do átrio esquerdo (Figura 15.6)

Onda P com duração aumentada (> 0,12 s ou > 3 quadrados menores); morfologia – ondas P alargadas e entalhadas (o entalhe evidencia os dois componentes da onda P – AD inicial e AE final); onda P com fase negativa lenta em V1 com área negativa maior que 1 mm^2, constituindo o sinal de Morris.

Sobrecarga de ventrículo direito (Figura 15.7)

Desvio do eixo de QRS para a direita – QRS negativo em DI e positivo em AVF; desvio para a frente – em V1 onde normalmente é registrada a morfologia de rS, haverá ondas R predominantes com morfologias Rs, qR, qRs ou R puro; presença de ondas S em V5 e V6 com magnitudes maiores que 5 mm.

Sobrecarga de ventrículo esquerdo (Figura 15.8)

Aumento da amplitude de ondas R e/ou ondas S; alterações secundárias de repolarização ventricular – o segmento ST e a onda T se opõem ao QRS configurando aspecto característico denominado *strain* (do inglês esforço ou estiramento).

Índice de Sokolow e Lyon

É o critério de voltagem mais antigo que avalia o aumento da amplitude do QRS apenas no plano frontal, e é expresso pela fórmula:

$$S\,(V1 \text{ ou } V2) + R\,(V5 \text{ ou } V6) > 35 \text{ mm}$$

Índice de Cornell

É um critério de voltagem mais sensível que o anterior, porque leva em conta as alterações do QRS nos dois planos, mas é menos específico e distingue variações para o sexo feminino devido à posição dos eletrodos em relação às mamas. É calculado pela fórmula:

$$R\,(aVL) + S(V3) > 28 \text{ mm (homens)} > 20 \text{ mm (mulheres)}$$

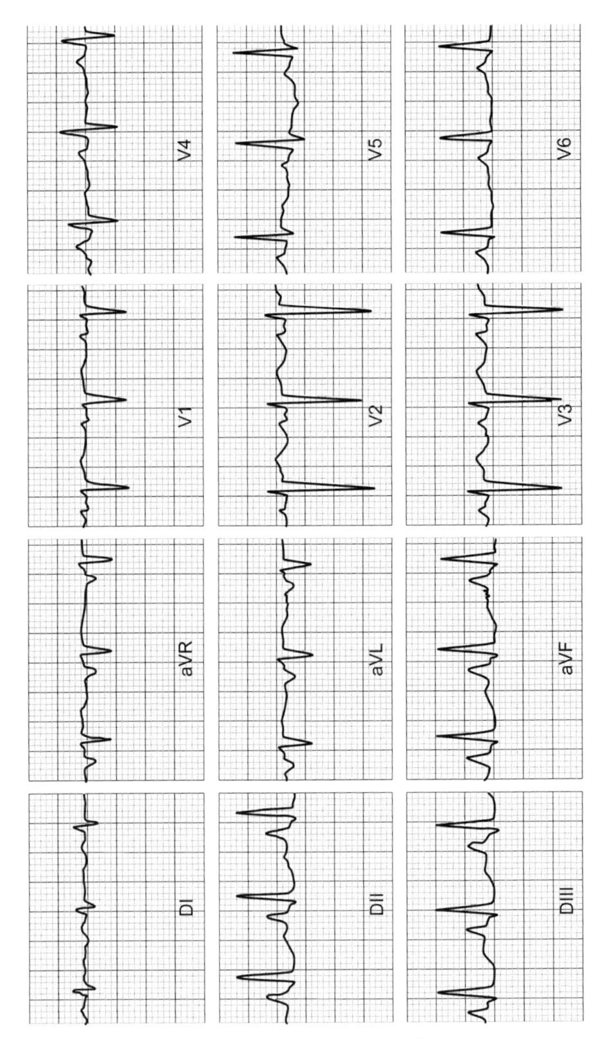

Figura 15.5 Sobrecarga de átrio direito.

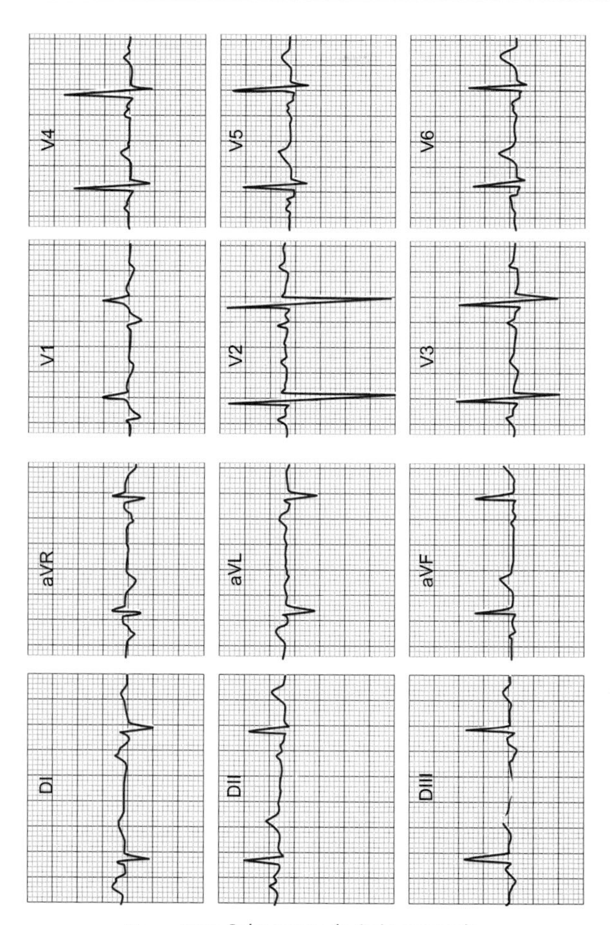

Figura 15.6 Sobrecarga de átrio esquerdo.

BLOQUEIOS DE RAMO

Bloqueio de ramo direito (Figura 15.9)

- QRS alargado (duração ≥ 0,12 s); morfologia em V1 do tipo rSR' (letra M estilizada); ondas S lentas em DI e V6

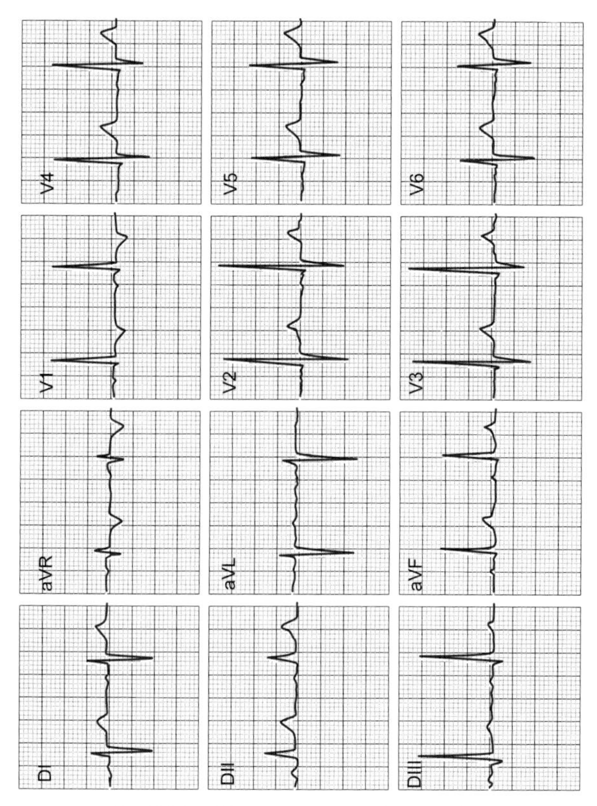

Figura 15.7 Sobrecarga de ventrículo direito.

- Condições associadas:
  - Doença de Chagas
  - Doença reumática
  - Sobrecarga de ventrículo direito (VD)
  - Miocardite ou cardiomiopatia
  - Doença arterial coronariana
  - Doença degenerativa do sistema de condução
  - Embolia pulmonar
  - Doenças congênitas
  - Pode ser encontrado em pessoas sem doença cardíaca estrutural.

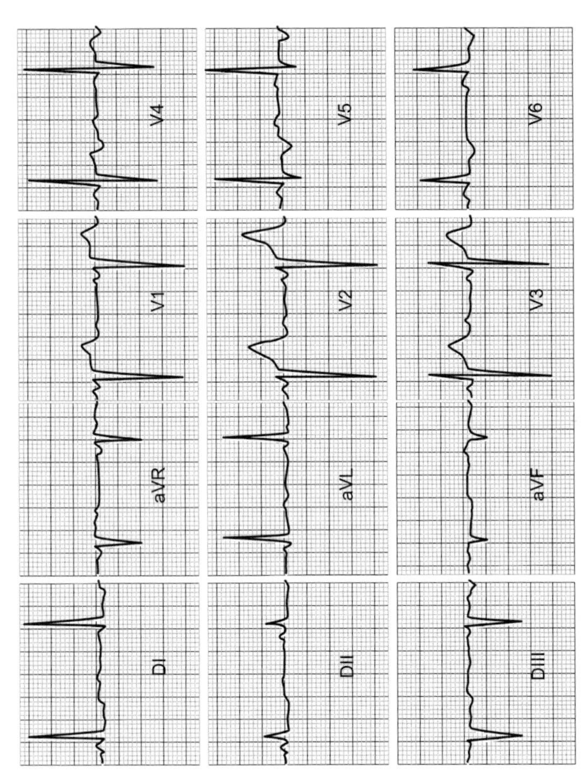

Figura 15.8 Sobrecarga de ventrículo esquerdo.

Bloqueio de ramo esquerdo (Figura 15.10)

- QRS alargado (duração ≥ 0,12 s); morfologia em V1 do tipo rS ou QS; QRS monofásico com ondas R alargadas e entalhadas (morfologia de torre) nas derivações DI, aVL, V5 e V6
- Condições associadas:
  - Doença arterial coronariana
  - Cardiomiopatia hipertensiva
  - Cardiomiopatia dilatada.

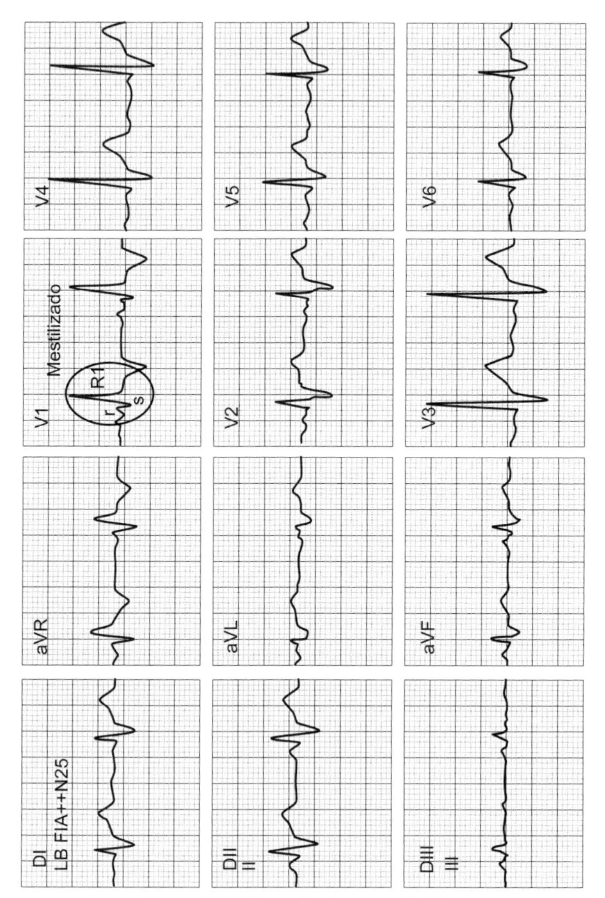

Figura 15.9 Bloqueio de ramo direito.

INFARTO AGUDO DO MIOCÁRDIO

O ECG não só é importante para o diagnóstico, como também é fundamental para a classificação do infarto do miocárdio. Atualmente consideram-se dois tipos de infarto agudo baseados no ECG:

- Infarto com supradesnível do segmento ST
- Infarto sem supradesnível de ST.

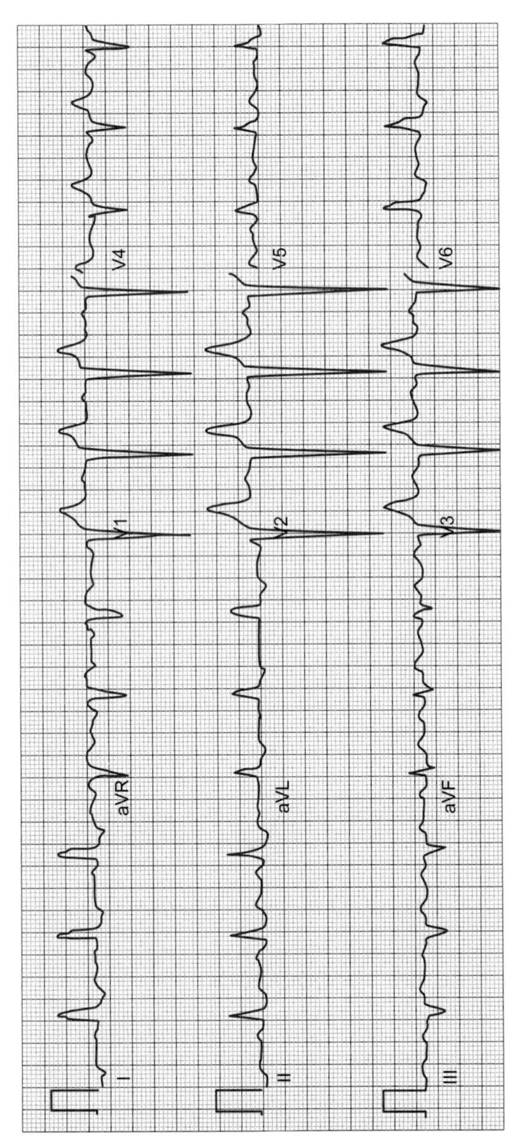

Figura 15.10 Bloqueio de ramo esquerdo.

Nos primeiros minutos após a oclusão de uma artéria coronária, o ECG pode ainda permanecer normal ou exibir uma onda T com amplitude aumentada, indicativa de isquemia, denominada onda T hiperaguda. Após cerca de 30 min do evento, o achado mais frequentemente encontrado é o supradesnível do segmento ST, nas derivações correspondentes à parede comprometida.

As principais alterações do ECG encontradas na fase aguda do infarto do miocárdio são:

- Supradesnível do segmento ST (Figura 15.11 A)
- Aparecimento de ondas Q anormais (Figura 15.11 B)
- Alterações de onda T (Figura 15.11 C).

São causas de supradesnivelamento do segmento ST:

- Infarto agudo do miocárdio (IAM)
- Pericardite
- Bloqueio de ramo esquerdo
- Sobrecarga ventricular esquerda
- Repolarização precoce (variante normal)
- Aneurisma de ventrículo
- Vasospasmo coronário (angina de Prinzmetal)
- Outras causas: miocardite, hemorragia cerebral, hiperpotassemia e síndrome de Brugada.

Localização do infarto agudo do miocárdio

Os Quadros 15.1 e 15.2 e as Figuras 15.12 a 15.18 apresentam as principais localizações de IAM.

Quadro 15.1 Correlação anatômica das derivações com a parede do coração.

Derivações	Parede
V1-V3	Septal
V1-V6	Anterior
DI, aVL	Lateral alta
DII-DIII-aVF	Inferior
V1-V6 + DI e aVL	Anterior extensa
V2-V3 (alterações recíprocas) ou V7-V8	Posterior ou dorsal
V3R e V4R	Ventrículo direito

Quadro 15.2 Localizações do infarto no eletrocardiograma.

Região comprometida	Derivações
IAM anterosseptal	V1 a V3
IAM anterior extenso	V1 a V6 e DI, aVL
IAM inferodorsal	DII, DIII, aVF e em V2, V3 alterações recíprocas* (de V7 e V8)
IAM laterodorsal	DI, aVL e em V2 e V3 alterações recíprocas (de V7 e V8)
IAM inferior e VD	DII, DIII, aVF e V3R e V4R
IAM anteroapical	DII, DIII, aVF e de V1 a V5-V6

IAM: infarto agudo do miocárdio; VD: ventrículo direito.

* Alterações recíprocas são imagens em espelho de V7 e V8 (infradesnivelamento do segmento ST em V2 e V3 que são imagens em espelho do supradesnível em V7 e V8).

ALTERAÇÕES ELETROCARDIOGRÁFICAS NOS PRINCIPAIS DISTÚRBIOS HIDRELETROLÍTICOS

Hiperpotassemia (Figura 15.19)

O aumento dos níveis plasmáticos de potássio determina uma sequência de modificações no ECG. De forma prática pode-se considerar que, em geral, a partir de 6 mEq/ℓ a amplitude da onda T aumenta, acima de 7 mEq/ℓ o QRS se alarga e em níveis de potássio acima de 8 mEq/ℓ verifica-se diminuição da amplitude da onda P e possível evolução para ritmo sinusoidal ou arritmias ventriculares [taquicardia ventricular (TV) ou fibrilação ventricular (FV)].

Hipopotassemia (Figura 15.20)

A diminuição da concentração de potássio produz também alterações gradativas no ECG: redução da amplitude da onda T; a onda U (onda que aparece após a onda T e que decorre do aumento da duração da repolarização ventricular) pode aparecer e se tornar proeminente; o intervalo QT pode estar aumentado e pode ocorrer um aumento da amplitude da onda P.

Hipocalcemia (Figura 15.21)

A hipocalcemia aumenta a duração da fase 2 do potencial de ação transmembrana. Em consequência, verifica-se aumento do intervalo QT, à custa do prolongamento do segmento ST.

Hipercalcemia (Figura 15.22)

No ECG observa-se diminuição do intervalo QT, à custa de encurtamento do segmento ST.

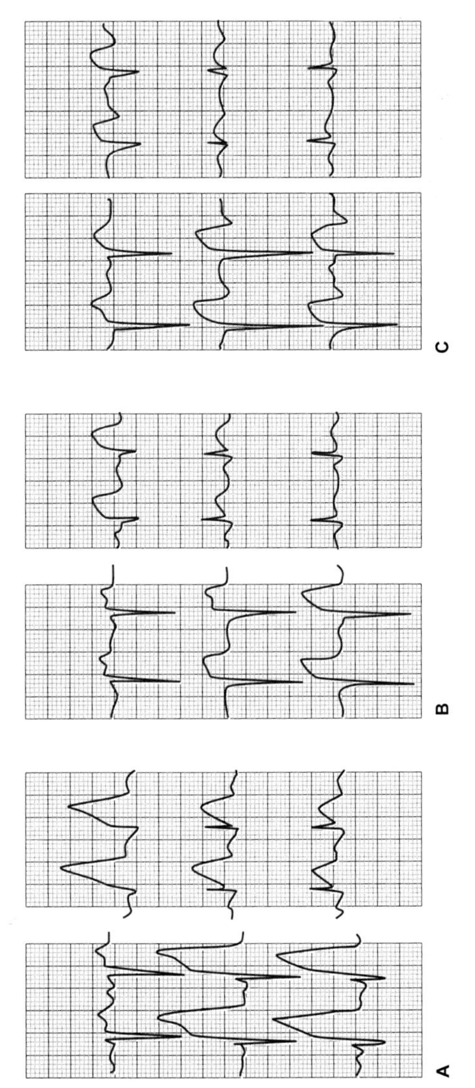

Figura 15.11 A a **C.** Principais manifestações do infarto agudo do miocárdio no ECG.

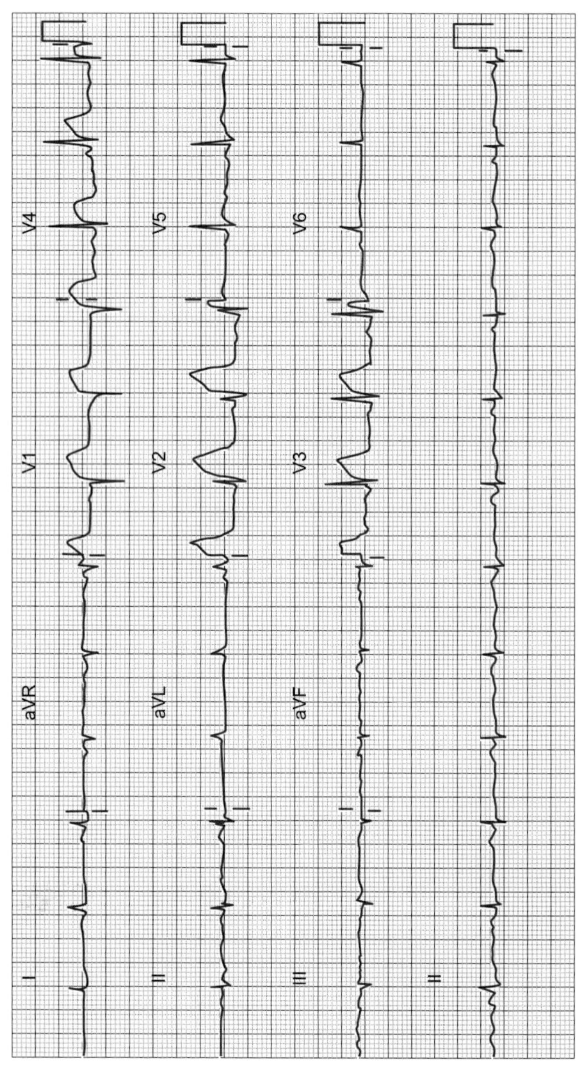

Figura 15.12 Infarto agudo do miocárdio (IAM) anterosseptal.

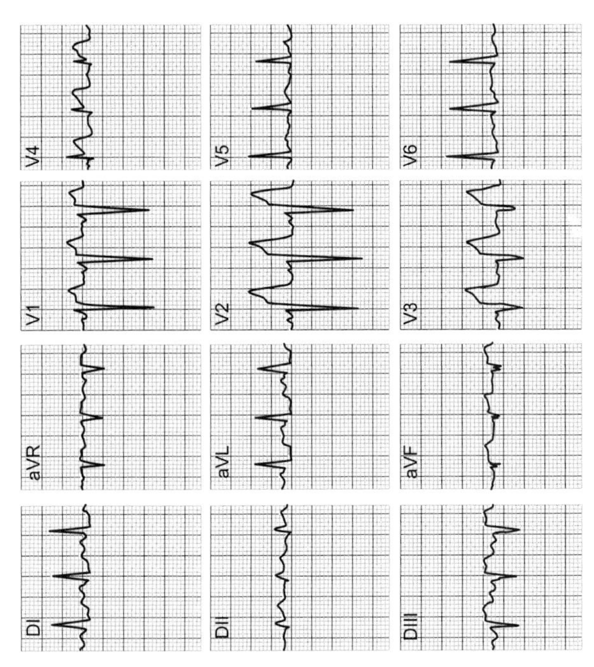

Figura 15.13 Infarto agudo do miocárdio (IAM) anteroapical.

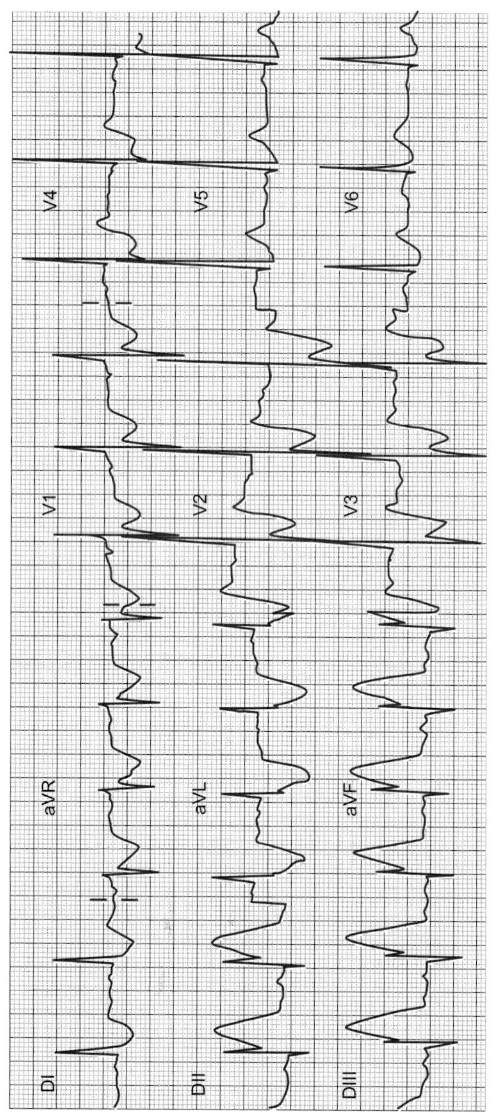

Figura 15.14 Infarto agudo do miocárdio (IAM) posteroinferior.

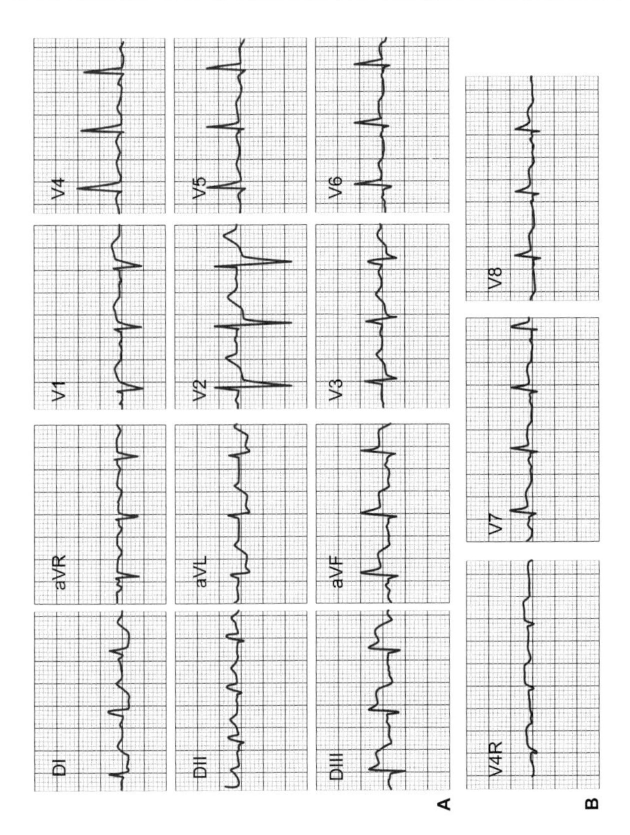

Figura 15.15 Infarto agudo do miocárdio (IAM) de parede inferior e ventrículo direito (VD).

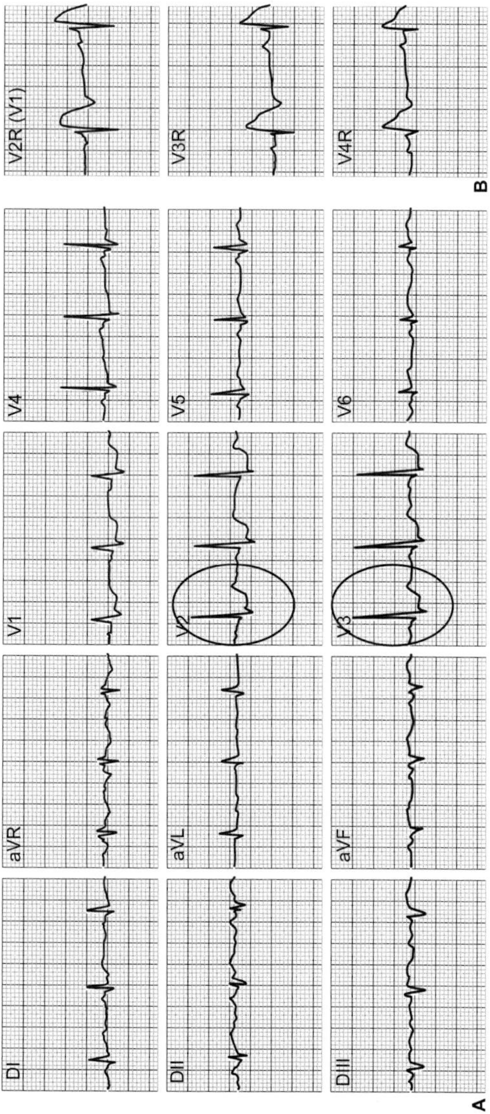

Figura 15.16 Infarto agudo do miocárdio (IAM) dorsal.

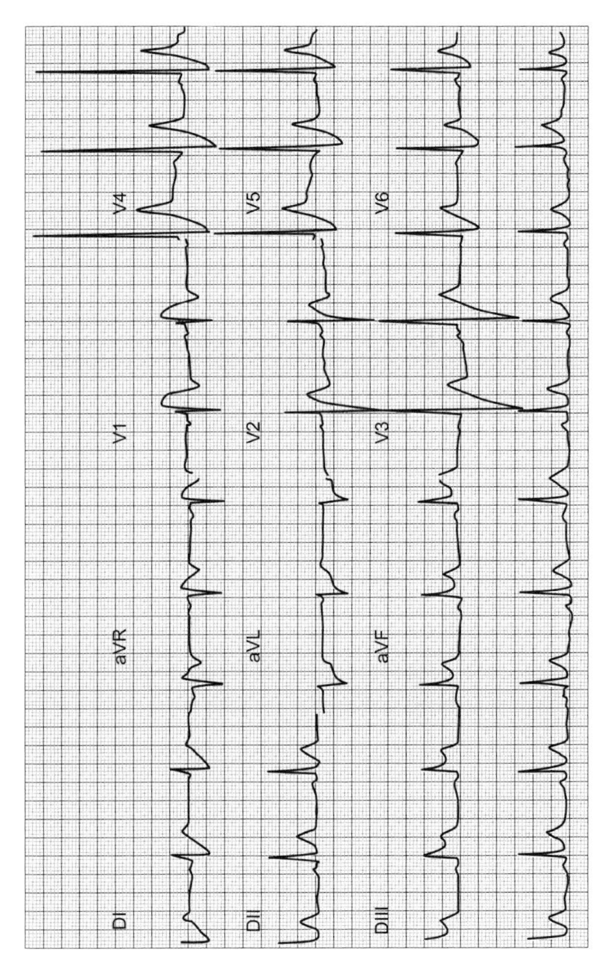

Figura 15.17 Infarto agudo do miocárdio (IAM) de ventrículo direito (VD).

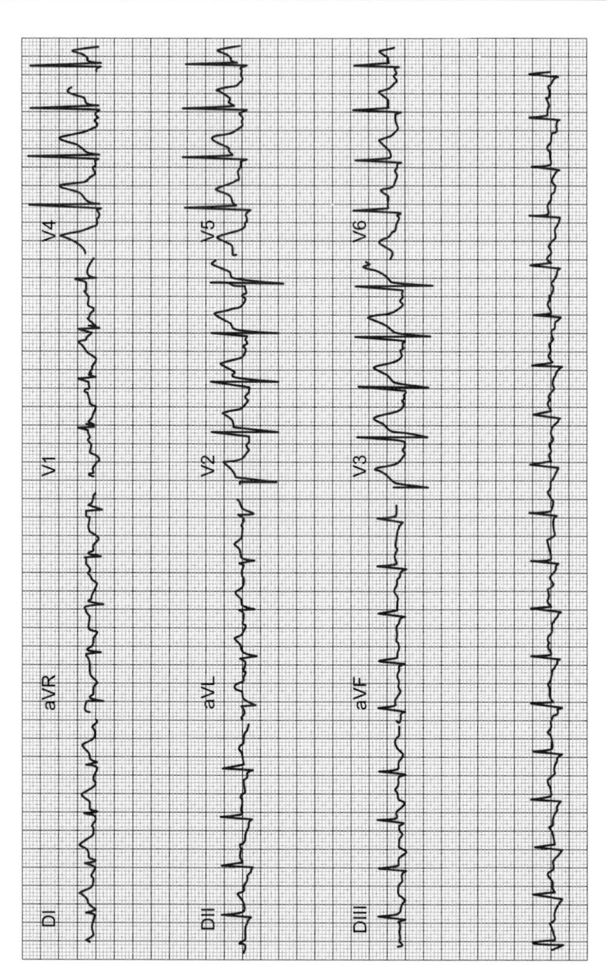

Figura 15.18 Pericardite. Supra de ST difuso; infra de PR; taquicardia sinusal.

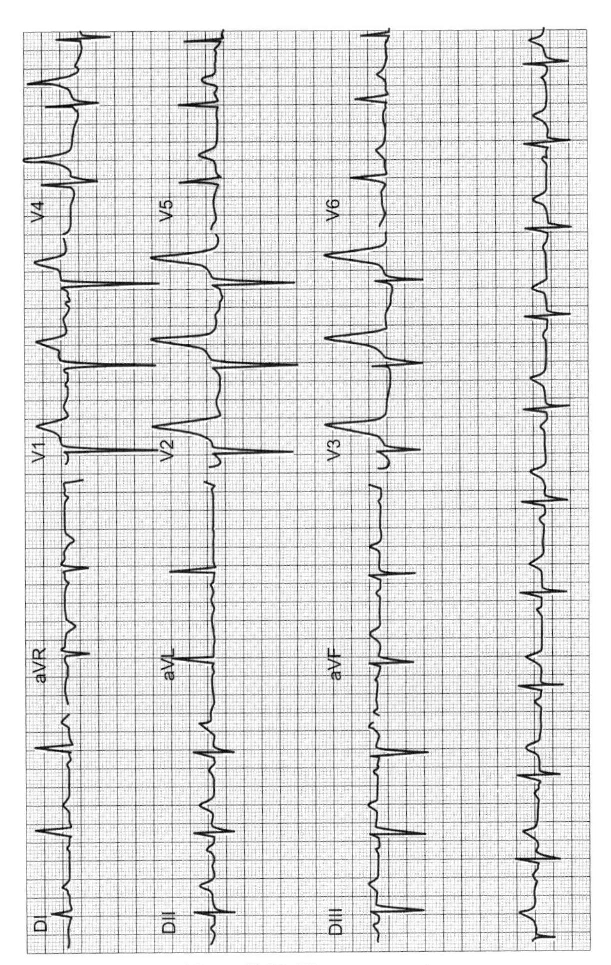

Figura 15.19 Hiperpotassemia.

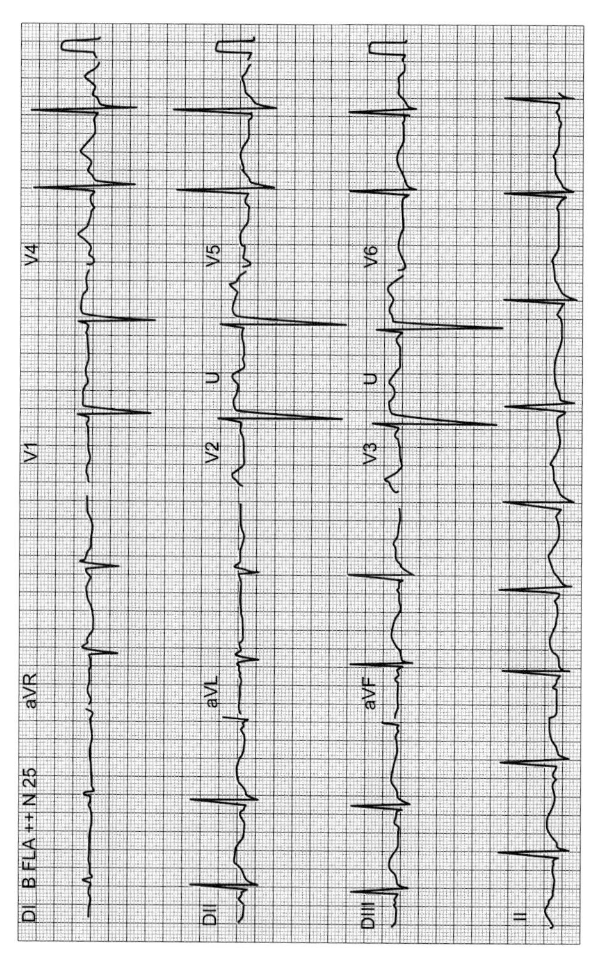

Figura 15.20 Hipopotassemia.

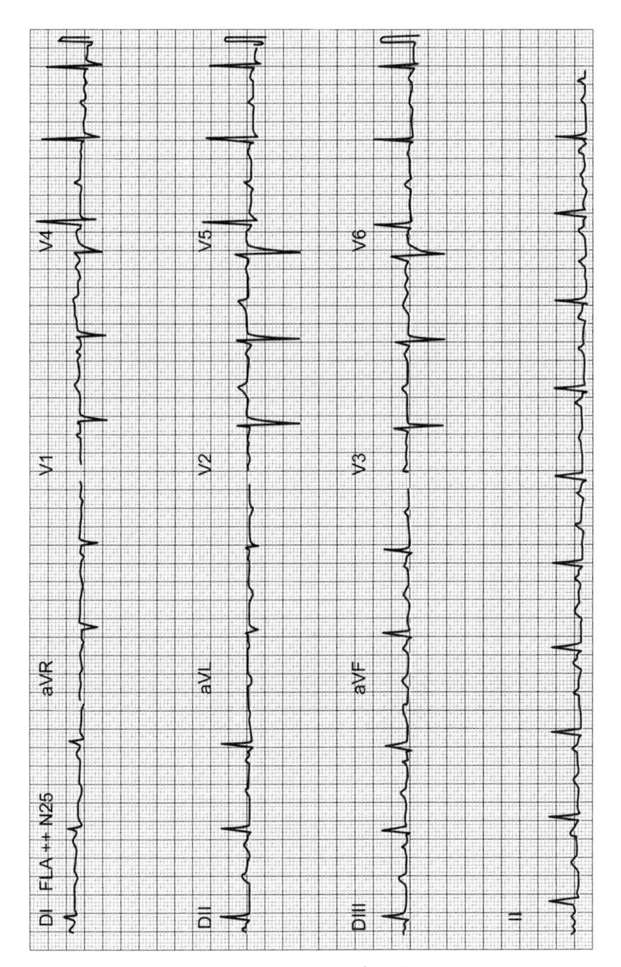

Figura 15.21 Hipocalcemia.

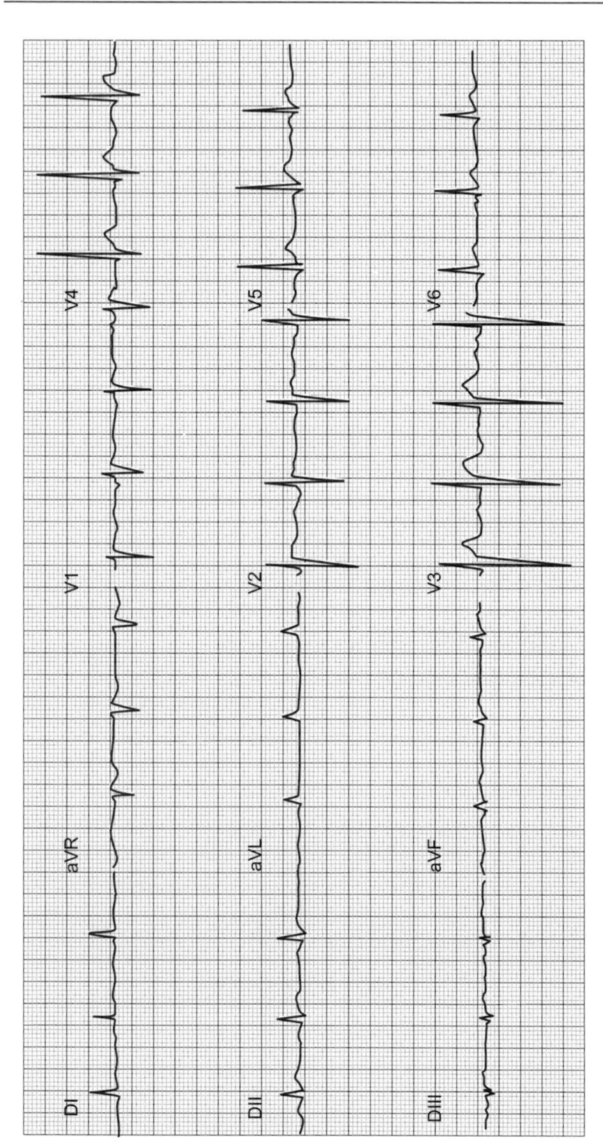

Figura 15.22 Hipercalcemia.

BIBLIOGRAFIA

Friedmann AA. Eletrocardiograma em 7 aulas: temas avançados e outros métodos. Barueri: Manole; 2011.

Lima MAB, Cardoso AF. Ecgnow. [Acesso em 9 mar 2018] Disponível em: http://ecgnow.com.br/como-identificar-o-eixo-cardiaco/.

Souza FAO. Padrão de repolarização ventricular precoce: doença ou variante do normal?. 2001. [Acesso em 9 mar 2018] Disponível em: https://ecgepm.wordpress.com/2011/11/19/padrao-de-repolarizacao-ventricular-precoce-doenca-ou-variante-do-normal/.

Pastore CA, Pinho JA, Pinho C, Samesima N, Pereira-Filho HG, Kruse JCL, et al. III Diretrizes da Sociedade Brasileira de Cardiologia sobre Análise e Emissão de Laudos Eletrocardiográficos. Arq Bras Cardiol. 2016;106(4Supl.1):1-23.

16 Arritmias Cardíacas

Hugo Rodrigues Rosa • Felipe Augusto de Oliveira Souza

DEFINIÇÃO

Arritmia cardíaca é alteração da frequência, da formação e/ou da condução do impulso elétrico através do miocárdio. As arritmias cardíacas podem ser divididas em taquiarritmias e bradiarritmias, a depender da frequência, ou em supraventriculares e ventriculares, a depender do local de origem do ritmo alterado.

TAQUICARDIAS

Quadro clínico

As queixas podem ser inespecíficas, como mal-estar, tontura ou desconforto inexplicável, ou bem definidas e sugestivas, como palpitação, dor torácica, diaforese, síncope, tremor de extremidades, dispneia, hipotensão, sinais e sintomas de insuficiência cardíaca (IC) descompensada.

Arritmias supraventriculares

Taquicardia sinusal

Geralmente se desenvolve em decorrência de causa secundária. Ao eletrocardiograma (ECG), apresenta:

- Onda P: precede o complexo QRS em todas as derivações, monofásica, positiva em DI, DII e aVF; e negativa em aVR
- QRS: estreito na ausência de bloqueio do ramo direito ou esquerdo (BRD e BRE, respectivamente)
- QT: variável de acordo com a frequência cardíaca (FC)
- FC: acima de 100 bpm; geralmente não ultrapassa 150 bpm.

Etiologia

Infecção, febre, desidratação, anemia, IC, hipertireoidismo, efeito medicamentoso, drogas e estimulantes.

Tratamento

Não requer tratamento específico, sendo necessário apenas corrigir a causa base.

Taquicardia atrial ectópica

Ao ECG, apresenta:

- Ondas P: com morfologia diferente das ondas P sinusais. Mais bem visualizadas em DII, DIII e V1
- QRS: estreito na ausência de BRD ou BRE
- QT: variável de acordo com a FC
- Frequência atrial (FA): acima de 100 bpm
- Ritmo sempre irregular.

Etiologia

- Doença pulmonar obstrutiva crônica (DPOC; principal)
- Hipertensão pulmonar
- Pós-operatório de cirurgia cardíaca
- Doença valvular cardíaca
- Hipomagnesemia
- Fármacos (teofilina, aminofilina, isoproterenol)
- Insuficiência renal
- Sepse
- Cardiopatias congênitas
- IC.

Tratamento

- Reposição de magnésio é útil mesmo em pacientes com valor sérico normal
- Pode-se considerar controle de frequência com betabloqueadores (metoprolol, esmolol): evitar em DPOC com broncospasmo
- Antiarrítmicos e cardioversão são ineficazes
- Ideal é controlar doença de base.

Taquicardia supraventricular por reentrada nodal (TRN)

Taquicardia paroxística mais frequente em pacientes com coração estruturalmente normal. O paciente geralmente apresenta duas conexões com os átrios no nó atrioventricular (AV): via rápida (anterossuperior/período refratário longo) e via lenta (posteroinferior/período refratário curto). Contudo, podem ocorrer em comorbidades como febre reumática, pericardite, infarto agudo do miocárdio (IAM), prolapso da valva mitral ou síndromes de pré-excitação.

Ao ECG:

- Onda P: ondas P não visualizadas (geralmente estão "escondidas" dentro do complexo QRS)
- QRS: estreito na ausência de BRD ou BRE
- QT: variável de acordo com a FC
- FC: entre 150 e 250 bpm (mais frequente entre 180 e 200 bpm).

Etiologia

Geralmente ocorre em pacientes sem cardiopatia estrutural.

Tratamento

- Estabilidade hemodinâmica
- Manobra vagal: massagem do seio carotídeo (auscultar carótidas antes; se houver sopro, a manobra é contraindicada), manobra de Valsalva, gelo na face, reflexo de vômitos.

Manobra de Valsalva modificada

Artigo publicado na revista *The Lancet* demonstrou que a manobra modificada apresentou reversão em 43% dos casos, comparada com 17% de reversão com a manobra tradicional (Appelboam *et al*., 2015).

Técnica:

1. Expiração forçada por 15 s com pressão de 40 mmHg (soprando uma pequena mangueira ligada ao esfigmomanômetro) ou uma seringa de 10 mℓ com o paciente em decúbito dorsal a 45°.
2. Deitar o paciente a 0° e elevar os membros inferiores a 45° por 15 s.
3. Reposicionar o paciente a 45°.
4. Checar o ritmo.

Adenosina

Administrar 6 a 12 mg intravenoso (IV), em *bolus*, seguido de *bolus* de 20 mℓ de soro fisiológico (SF) e elevação do braço. Na ocorrência de acesso venoso central, uso de carbamazepina, dipiridamol ou coração transplantado, reduzir a dose pela metade. Dose maiores podem ser necessárias se houver níveis séricos significativos de teofilina, cafeína ou teobromida.

Pelo risco de broncospasmo, tal medicação deve ser evitada em paciente com histórico de asma e/ou DPOC.

É importante avisar o paciente que o medicamento poderá causar mal-estar e até sensação de morte iminente.

São opções para adenosina:*

- Antagonistas dos canais de cálcio:
  - Diltiazem 15 a 20 mg IV em 2 min e manter 5 mg/h
  - Verapamil 2,5 a 5 mg IV em 2 min, podendo repetir a cada 15 min
- Betabloqueadores:
  - Metoprolol 5 mg IV a cada 5 min até no máximo 15 mg
  - Esmolol 500 μg/kg em *bolus* em 60 s, mantendo dose de manutenção 50 μg/kg/min
  - Propranolol 0,1 mg/kg dividido em 3 doses a cada 2 min.

Em caso de instabilidade hemodinâmica:

- Cardioversão elétrica sincronizada: 50 J → 100 J → 200 J → 300 J → 360 J (energia máxima de 200 J, se bifásico).

---

* Antagonistas dos canais de cálcio e betabloqueadores são contraindicados quando paciente apresentar hipotensão, insuficiência cardíaca congestiva (ICC), DPOC e asma.

Se houver episódios recorrentes e sintomáticos:

- Ablação por cateter por radiofrequência: opção de escolha, com taxas de cura em torno de 96%
- Antiarrítmicos: betabloqueadores e digitálicos são as alternativas para pacientes que não desejam se submeter ao procedimento de ablação.

Taquicardia supraventricular por reentrada atrioventricular (TRAV)

Também chamada de taquicardia ortodrômica, tem como substrato anatômico um feixe acessório (conexão anômala) chamado de feixe de Kent, que cria uma passagem entre os átrios e os ventrículos para os estímulos elétricos. A taquicardia também pode ocorrer no sentido inverso (antidrômica). A TRAV é característica dos portadores da síndrome de Wolff-Parkinson-White.

Ao ECG:

- Onda P: logo antes do complexo QRS; a polaridade de P dependerá da localização da via acessória
- Intervalo PR < 120 ms (PR curto)
- QRS: onda delta no início do complexo (o que pode deixar o QRS com duração > 120 ms)
- QT: variável de acordo com a FC
- FC entre 150 e 250 bpm.

Essas características podem estar ausentes no ECG inicial e aparecer após a reversão da arritmia ("Wolff oculto").

Etiologia

Presença de via de condução anômala atrioventricular (feixe de Kent).

Tratamento

- Em pacientes com QRS estreito e estáveis, o tratamento é igual ao de taquicardia paroxística supraventricular (TPSV) e TRN com manobra vagal e adenosina, betabloqueador ou bloqueadores do canal de cálcio
- Se apresentar QRS largo, evitar tais medicações devido ao risco de degeneração em ritmo de parada cardiorrespiratória (PCR) [fibrilação ventricular (FV) ou taquicardia ventricular (TV) sem pulso]. Nesses casos, pode-se optar por procainamida 17 mg/kg IV em 30 min até 50 mg/kg. Outra opção seria a ibutilida; porém, tal medicação não está disponível no Brasil.

Terapia ablativa

Método invasivo, via cateter, com ablação por radiofrequência do feixe anômalo (via acessória) com altas taxas de êxito e baixo índice de complicações.

Flutter atrial

Ao ECG:

- Onda P: ausência de ondas P verdadeiras; presença de ondas F em formato de "dente de serra". Também chamada de "arritmia matemática", pois geralmente a FC é de 150 bpm, e FA 300
- RR regular em *flutter* tipo I; irregular em *flutter* atrial tipo II [bloqueio atrioventricular (BAV) variável]
- QRS: estreito na ausência de BRD ou BRE
- QT: variável de acordo com a FC.

Flutter atrial 2:1 típico

Etiologia

Doença cardíaca como isquemia, embolia pulmonar ou miocardiopatia.

Tratamento

Em casos duvidosos, manobra vagal e adenosina podem ser úteis.

Reversão do *flutter* com menos de 48 h por cardioversão elétrica sincronizada (energias baixas, a partir de 50 J).

Se tiver mais de 48 h: ver item *Tratamento*, no tópico *Fibrilação atrial* (controle de FC/anticoagulação).

Fibrilação atrial

Prevalência de cerca de 10% em indivíduos acima dos 80 anos. Entretanto, pode ser encontrada em indivíduos jovens, principalmente em pacientes com valvopatia mitral. Caracteriza-se por focos múltiplos e desorganizados de atividade elétrica no tecido atrial sem contração rítmica e sincronizada.

Ao ECG:

- Onda P: atividade atrial anárquica; onda P ausente; ondas F (fibrilação)
- RR irregular (BAV variável)
- QRS: estreito na ausência de BRD ou BRE
- QT: variável de acordo com a FC.

Etiologia

- Aumento do átrio esquerdo
- Hipertensão arterial
- Envelhecimento (degenerativo)
- Valvulopatia mitral
- Apneia do sono
- Pós-operatório de cirurgia cardíaca
- Cardiopatias congênitas (CIA)
- Álcool
- Miocardites
- Cocaína
- Tireotoxicose
- Idiopática.

Tratamento

Paciente instável:

- Cardioversão elétrica sincronizada (120 a 200 J).

Paciente estável:

- Reversão elétrica como primeira linha de tratamento
- Farmacológica ao ritmo sinusal (FA < 48 h e estabilidade hemodinâmica)
- Amiodarona
  - Dose: 150 mg IV, em 10 min. Se não houver resposta, repetir a dose. Manutenção após controle da FC: infusão de 1 mg/min por 6 h e 0,5 mg/min nas 18 h seguintes (dose total máxima diária de 2,2 g)
  - Efeitos adversos: hipotensão e bradicardia
- Propafenona
  - Dose: 1,5 a 2 mg/kg IV, em 20 min ou 450 a 600 mg via oral (VO).

Contraindicações. Se paciente apresentar doença estrutural, administrar diltiazem antes, pelo risco de taquicardia paradoxal. Em casos de FA com pré-excitação (síndrome de Wolff-Parkinson-White), não se devem administrar fármacos que bloqueiam o nó AV (adenosina, bloqueadores dos canais de cálcio, digitálicos e, possivelmente, betabloqueadores), pois eles podem causar, paradoxalmente, aumento da resposta ventricular.

Controle da frequência ventricular (agudo/crônico)

Controle rápido da frequência ventricular:

- Deslanosídeo: 0,4 a 0,8 mg/dose
- Verapamil: 5 a 10 mg/dose
- Diltiazem: 0,25 a 0,35 mg/kg por dose
- Metoprolol: 5 mg/dose (total até 15 mg)
- Amiodarona: 5 a 10 mg/kg (150 a 300 mg).

Controle crônico da frequência ventricular:

- Digoxina: 0,25 mg
- Verapamil: 160 a 240 mg/dia
- Diltiazem: 120 a 180 mg/dia
- Propranolol: 80 a 320 mg/dia
- Atenolol: 50 a 100 mg/dia.

Fibrilação atrial crônica | Antiagregação ou anticoagulação?

- Aconselha-se a estratificação de risco em pacientes sem valvulopatia, como mostra o CHA2DS2-VASc (Quadro 16.1)
- Se a FA for secundária à valvopatia ou se houver doença reumática, indica-se a anticoagulação, a menos que existam contraindicações

- Se paciente apresentar indicação de anticoagulação, ele deve ser estratificado para o risco de sangramento pelo escore HAS-BLED (Quadro 16.2). Tal escore pode determinar a frequência de seguimento do paciente no ambulatório.

Taquicardias de QRS largo

- TV
- Taquicardia supraventricular com bloqueio de ramo preexistente
- Taquicardia supraventricular com condução aberrante
- Taquicardia supraventricular (fibrilação atrial/taquicardia antidrômica) com pré-excitação ventricular (síndrome de Wolff-Parkinson-White.

Quadro 16.1 CHA2DS2-VASc.

(C) Cardiopatia (FE < 40%)	1
(H) Hipertensão arterial	1
(A, *age*) Idade > 75 anos	2
(D) Diabetes melito	1
(S, *stroke*) AVC ou AIT ou TEV	2
(V) Doença vascular	1
(A, *age*) Idade: 65 a 75 anos	1
(SC) Sexo feminino	1

Indicação de antiagregação ou anticoagulação de acordo com CHA2DS2		
Homem Mulher	1 ponto 2 pontos	Podem ter benefício com a anticoagulação
Homem Mulher	≥ 2 ≥ 3	Pacientes devem ser anticoagulados

FE: fração de ejeção; AVC: acidente vascular cerebral; AIT: ataque isquêmico transitório; TEV: tromboembolismo venoso.

Quadro 16.2 Escore HAS-BLED.

(H) HAS (PAS > 160 mmHg) – 1 ponto (A, *abnormal*) Função renal (Cr > 2,3) ou hepática alterada (cirrose hepática; bilirrubina > 2 × limite normal ou AST/ALT > 3 × VN) – 1 ou 2 pontos (S, *stroke*) AVC ou AIT ou TEV – 1 ponto
(B, *bleeding*) Sangramento prévio – 1 ou 2 pontos (L) Labilidade do INR – 1 ponto (E, *elderly*) Idade > 65 anos – 1 ponto (D) Drogas ou álcool (drogas a antiplaquetários, AINE ou abuso de álcool) – 1 ou 2 pontos

HAS: hipertensão arterial sistêmica; PAS: pressão arterial sistólica; Cr: creatinina; AST: aspartato aminotransferase; ALT: alanina aminotransferase; VN: valor de normalidade; AVC: acidente vascular cerebral; AIT: ataque isquêmico transitório: TEV: tromboembolismo venoso; INR: índice internacional normalizado; AINE: anti-inflamatório não esteroide.

Para diferenciar as taquicardias de QRS em ventriculares ou supraventriculares com condução aberrante, devem-se aplicar ao ECG os critérios de Brugada:

- Ausência de complexos RS de V1 a V6
- Intervalo RS > 100 ms em uma ou mais precordiais
- Dissociação AV
- Critérios morfológicos V1-V2 e V6 (padrão BRD ou BRE).

Se presença de qualquer um dos aspectos listados, trata-se de taquicardia ventricular. Se não houver ocorrência de nenhum desses aspectos, trata-se de taquicardia supraventricular com condução aberrante.

Taquicardia ventricular

Ao ECG:

- Onda P: raramente observada, presente quando há dissociação AV
- QRS: largo, com ondas T opostas ao QRS
- QT: variável de acordo com a FC; geralmente largo
- FC: frequência ventricular tipicamente acima de 100 bpm, em geral entre 140 e 260 bpm; ritmo regular.

Taquicardia ventricular monomórfica

Tratamento

- Instabilidade hemodinâmica: cardioversão elétrica sincronizada imediata (início com 100 J monofásico com aumento progressivo da carga, se não houver resposta); após realizar a cardioversão, observar ritmo e, se necessário, nova cardioversão; não esquecendo de sincronizar (acionar novamente o botão "Sync")
- TV monomórfica ou estável
- Considerar adenosina 6 mg apenas se certeza de ritmo regular, pelo risco de degeneração em ritmo de PCR
- Amiodarona:
  - Dose: 150 mg IV, em 10 min. Caso não haja resposta, repetir a dose. Manutenção após controle da FC: infusão de 1 mg/min por 6 h e 0,5 mg/min nas 18 h seguintes (dose total máxima diária de 2,2 g)
- Lidocaína (não é escolha inicial; não usar em disfunção ventricular):
  - Dose: 0,5 a 1,5 mg/kg IV, em *bolus*. Repetir a dose se houver resposta inadequada após 10 a 15 min, até o máximo de 3 mg/kg. Manutenção: 1 a 4 mg/min
  - Efeitos adversos: agitação psicomotora, convulsões; ação curta; indisponível por VO
- Procainamida (não usar em disfunção ventricular):
  - Dose: 17 mg/kg/min em infusão a 30 mg/min, seguida de manutenção em 1 a 4 mg/min
- Cardioversão sincronizada (início com 100 J bifásico ou monofásico):
  - TV polimórfica: considerar a ocorrência de *torsade de pointes* (sulfato de magnésio, 1 a 2 g IV rápido).

Taquicardia ventricular sem pulso/fibrilação ventricular

Bradicardias

Desconforto ou dor torácica, falta de ar, nível de consciência reduzido, fraqueza, fadiga, sensação de desfalecimento, tontura e pré-síncope ou síncope.

Hipotensão, hipotensão ortostática, diaforese, congestão pulmonar, sinais de IC descompensada.

Bradicardia sinusal

Pode ocorrer em crianças, indivíduos jovens e em atletas, particularmente durante o sono; assintomático na maioria dos casos.

Ao ECG:

- Onda P: precede o complexo QRS em todas as derivações, onda P monofásica, positiva em DI, DII e aVF e negativa em aVR, sem mudança da morfologia em uma mesma derivação
- Intervalo PR normal (0,12 a 0,20 s)
- QRS: estreito na ausência de BRD ou BRE
- QT: variável de acordo com a FC
- FC: abaixo de 60 bpm (porém, geralmente sintomática quando abaixo de 50 bpm).

Etiologia

- Atletas
- Idosos/crianças
- Bradicardia sinusal assintomática familiar (mutação HCN4)
- IAM – parede inferior
- Hipertensão intracraniana
- Apneia obstrutiva do sono
- Hipotermia
- Hipotireoidismo
- Hipoxia
- Doença do nó sinusal
- Indução por fármacos (reserpina, metildopa, clonidina, cimetidina, amiodarona, digoxina, bloqueadores dos canais de cálcio, lítio, betabloqueadores).

Tratamento

- Não indicado a pacientes assintomáticos
- Variável conforme a causa precipitante (tratar a causa de base)
- Atropina: 0,5 mg IV, podendo ser repetida até a dose máxima de 3 mg. Dopamina em bomba de infusão contínua (BIC)
- IAM – parede inferior: na maioria dos casos, responde à atropina, raramente necessitando de marca-passo temporário
- Considerar marca-passo transcutâneo temporário em pacientes em instabilidade hemodinâmica decorrente da bradicardia e/ou que não responderam à terapia farmacológica com atropina.

A Figura 16.1 aparesenta os principais fluxogramas a serem seguidos em caso de bradicardia.

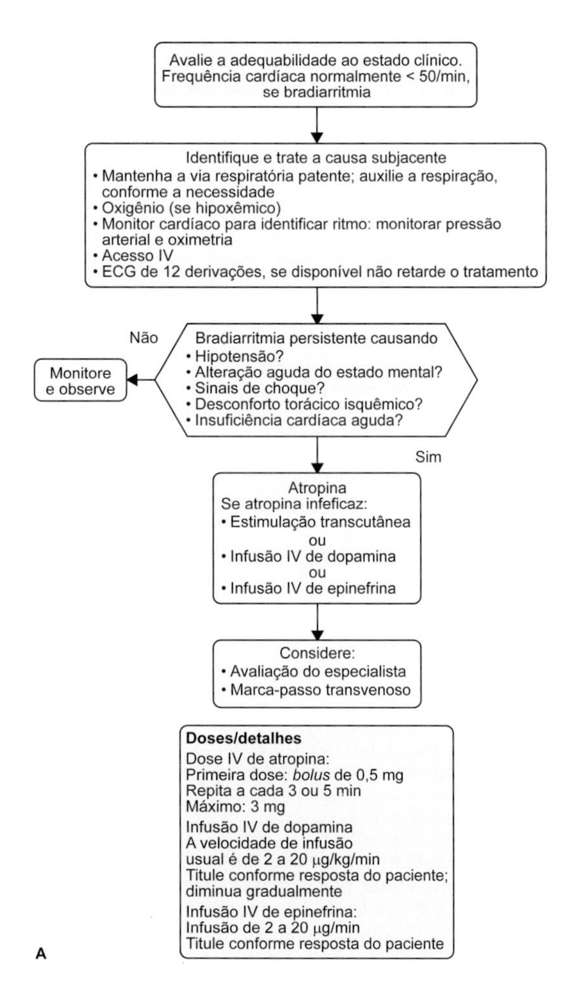

Figura 16.1 A. Algoritmo da bradicardia com pulso. IV: intravenoso; ECG: eletrocardiograma

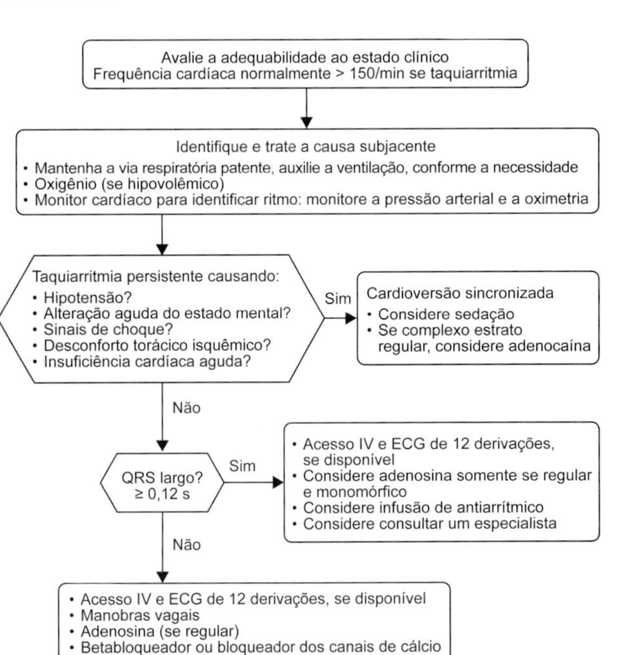

Doses/detalhes

Cardioversão sincronizada:

Doses iniciais recomendadas:

- Estreito regular: 50 a 100 J
- Estreito irregular: 120 a 200 J bifásica ou 200 J monofásica
- Largo regular: 100 J
- Largo irregular: dose de desfibrilação (não sincronizada)

Dose IV de adenosina

Primeira dose: *bolus* IV rápido de 6 mg: seguido de *flush* ou *bolus* com solução salina

Segunda dose: 12 mg, se necessário

Infusões de antiarrítmicos para taquicardia com QRS largo estável

Dose IV de procainamida:
20 a 50 mg/min até supressão da arritmia, ocorrência de hipotensão, aumento de 50% na duração do QRS ou administração da dose máxima de 17 mg/kg, infusão de manutenção: 1 a 4 mg/min. Evite, se QT prolongado ou SC

Dose IV de amiodarona:
Primeira dose: 150 mg por 10 min. Repita conforme a necessidade se ocorrer TV. Acompanhe com infusão de manutenção de 1 mg/min pelas primeiras 6 horas

Dose IV de sotalol:
100 mg (1,5 mg/kg) por 5 minutos. Evite, se QT prolongado

B

Figura 16.1 B. Algoritmo da bradicardia com pulso. IV: intravenoso; ECG: eletrocardiograma; SC: subcutâneo; TV: taquicardia ventricular.

BLOQUEIO ATRIOVENTRICULAR DE 1º GRAU

Atraso na condução do impulso proveniente dos átrios para os ventrículos, em decorrência de defeito funcional ou anatômico do sistema de condução; raramente sintomático por si só.

Ao ECG:

- Onda P: precede o complexo QRS em todas as derivações
- Intervalo PR aumentado > 0,20 s
- QRS: estreito ou alargado quando associado a bloqueio de ramo
- QT: variável de acordo com a FC.

Etiologia

- Indivíduos saudáveis (intervalo PR geralmente não ultrapassa 0,28 a 0,30 s)
- Fibrose e esclerose idiopática do sistema de condução
- Doença isquêmica cardíaca
- Fármacos (digitálicos, bloqueadores dos canais de cálcio, betabloqueadores, amiodarona)
- Tônus vagal aumentado
- Doença cardíaca congênita
- Cardiomiopatias
- Valvopatias.

Tratamento

- Geralmente não necessita de tratamento específico
- Pacientes com intervalo PR > 0,30 s associado a bloqueio de ramo apresentam maior chance de progressão do BAV para 2º ou até mesmo 3º grau.

BLOQUEIO ATRIOVENTRICULAR DE 2º GRAU

Atraso na condução do impulso proveniente dos átrios para os ventrículos gerando alguns estímulos atriais que não irão despolarizar os ventrículos.

Ao ECG:

- Mobitz tipo I: onda P precedendo QRS e aumento progressivo do intervalo PR (por conseguinte, diminuição do intervalo RR) em cada batimento até que a próxima onda P não conduzirá. Geralmente, o nível de bloqueio está no nó AV
- Mobitz tipo II: onda P precede o QRS; intervalos PR e RR são constantes até a onda P ser bloqueada em algum ponto abaixo do nó AV, não havendo condução para os ventrículos.

Etiologia

- Indivíduos saudáveis (Mobitz tipo I)
- Fibrose e esclerose idiopática do sistema de condução

- Doença isquêmica cardíaca (IAM)
- Fármacos (digitálicos, bloqueadores dos canais de cálcio, betabloqueadores, amiodarona)
- Doença cardíaca congênita
- Cardiomiopatias (doença de Chagas)
- Valvulopatias
- Doenças neuromusculares com acometimento progressivo do sistema de condução cardíaca (síndrome de Sayre, distrofia muscular miotônica, distrofia de Erb).

Tratamento

- Sempre tentar reverter as causas possíveis (IAM, suspender medicamentos etc.)
- Se paciente mantiver instabilidade, aplicar atropina 0,5 mg a cada 3 a 5 min (dose máxima: 3 mg); se o paciente não responder à medicação, preparar marca-passo trancutâneo ou epinefrina/dopamina
- Pacientes sintomáticos, dependendo do nível de BAV, têm indicação de marca-passo permanente.

BAV de 2º grau tipo II, de causa irreversível permanente ou intermitente:

- BAV de 2º grau permanente ou intermitente, de causa irreversível, intra ou infra-hissiano, demonstrado por estudo eletrofisiológico
- BAV de 2º grau tipo II ou avançado, persistente após 15 dias de cirurgia cardíaca ou IAM
- BAV de 2º grau de causa irreversível, associado a arritmias ventriculares que necessitem de tratamento com drogas antiarrítmicas insubstituíveis e que se mostraram depressoras da condução AV.

BLOQUEIO ATRIOVENTRICULAR DE 3º GRAU OU TOTAL

Interrupção (anterógrada e retrógrada) na transmissão de um impulso do átrio para os ventrículos por um distúrbio anatômico ou funcional do sistema de condução, podendo ser transitório ou permanente. Quanto mais distal for o bloqueio no sistema de condução AV, mais grave, complexo, bradicárdico e com maior alargamento do QRS ele será.

Ao ECG:

- Onda P: típica quanto a tamanho e forma
- Intervalo PR: inexistente (não existe relação entre P e onda QRS)
- QRS: estreito (bloqueio supranodal) ou alargado (bloqueio infranodal)
- QT: variável de acordo com a FC.

Etiologia

- IAM
- Fibrose e esclerose idiopática do sistema de condução
- Doença isquêmica cardíaca
- Intoxicação digitálica

- Doença cardíaca congênita
- Cardiomiopatias
- Lúpus neonatal [bloqueio atrioventricular total (BAVT) congênito]
- Hipotireoidismo
- Doença de Chagas.

Tratamento

Controle agudo da FC:

- Atropina: os bloqueios supranodais geralmente apresentam melhor resposta (0,5 a 1,0 mg/dose)
- Dopamina: (5 a 20 mg/kg/min).

Indicações de marca-passo definitivo:

- BAVT permanente ou intermitente, de causa irreversível, de qualquer etiologia ou localização, com sintomas definidos de baixo débito cerebral e/ou IC, consequentes à bradicardia
- BAVT persistente após 15 dias de infarto do miocárdio ou cirurgia cardíaca
- BAVT permanente ou intermitente, de causa irreversível, de localização intra ou infra-hissiana, demonstrado por estudo eletrofisiológico
- BAVT com arritmias ventriculares que necessitem de antiarrítmicos depressores do ritmo de escape
- BAVT assintomático com FC média < 40 bpm, na vigília, e sem aceleração adequada ao exercício
- BAVT assintomático com períodos documentados de assistolia com mais de 3 s em vigília
- BAVT assintomático em repouso com intolerância significativa ao exercício
- BAVT assintomático, com ritmo de escape de QRS largo
- BAVT assintomático com cardiomegalia progressiva
- BAVT em crianças assintomáticas com FC inapropriada
- BAVT de causa irreversível com IC
- BAVT pós-ablação da junção AV.

BIBLIOGRAFIA

Appelboam A, Reuben A, Mann C, Gagg J, Ewings P, et al. Postural modification to the standard Valsalva manoeuvre for emergency treatment of supraventricular tachycardias (REVERT): a randomised controlled trial. The Lancet. 2015;386(10005):1747-53.

Hazinski MF, Shuster M, Donnino MW, Travers AH, Samson RA, et al. 2015 Guidelines CPR & ECC. Destaques da American Heart Association 2015. Atualização das Diretrizes de RCP e ACE. 2015. [Acesso em 21 jun 2018] Disponível em: https://eccguidelines.heart.org/wp-content/uploads/2015/10/2015-AHA-Guidelines-Highlights-Portuguese.pdf

Link MS. Clinical practice: evaluation and initial treatment of supraventricular tachycardia. N Engl J Med. 2012;367:1438-48.

17 Crises Hipertensivas

Mariana Davim Ferreira Gomes • Letícia Sandre Vendrame

INTRODUÇÃO E DEFINIÇÃO

A crise hipertensiva é uma condição presente em qualquer departamento de emergência, estimando-se cerca 3% dos atendimentos. Aproximadamente 1 a 2% dos pacientes hipertensos crônicos irão apresentar uma urgência/emergência hipertensiva durante a vida, sendo o edema agudo pulmonar (EAP) e o acidente vascular cerebral (AVC) as emergências hipertensivas mais comuns.

- Crise hipertensiva: aumento súbito da pressão arterial (PA), em geral ≥ 180 × 120 mmHg, associado a sinais e sintomas. Pacientes previamente normotensos com elevação rápida da PA podem ter sinais e sintomas com níveis pressóricos inferiores (p. ex., eclâmpsia e glomerulonefrites agudas)
- Urgência hipertensiva: situação clínica sintomática com elevação da PA (≥ 180 × 120 mmHg), sem lesão de órgão-alvo aguda
- Emergência hipertensiva: situação clínica com sintomas graves, associada a elevação da PA, com lesão aguda de órgãos-alvo, que põe em risco a vida do paciente
- Pseudocrise hipertensiva: aumento acentuado da PA deve-se a estresse físico/psicológico (dor, ansiedade, desconforto, mal-estar, tontura) ou por tratamento de hipertensão inadequado. Esse grupo de paciente é o mais frequente no departamento de emergência, deve receber tratamento sintomático (analgésicos, benzodiazepínico, antivertiginoso) e orientações quanto ao seguimento ambulatorial da hipertensão.

ETIOLOGIA E FISIOPATOLOGIA

Diversas são as etiologias das crises hipertensivas, sendo as principais:

- Síndrome coronariana aguda (SCA), dissecção aguda de aorta, EAP
- AVC isquêmico, AVC hemorrágico, hemorragia subaracnoide
- Encefalopatia hipertensiva
- Glomerulonefrites agudas
- Síndrome esclerodérmica renal
- Lesão renal aguda (LRA) rapidamente progressiva
- Crise de feocromocitoma

- Intoxicação catecolaminérgica aguda (cocaína, LSD, *crack*)
- Pré-eclâmpsia, eclâmpsia, síndrome HELLP
- Hipertensão acelerada-maligna.

O mecanismo fisiopatológico pode ser explicado por meio do aumento abrupto da PA acima da capacidade de autorregulação vascular do órgão-alvo, que irá gerar uma lesão endotelial com incapacidade de produção de óxido nítrico, acentuando a vasoconstrição e elevação da PA. Além disso, a resposta inflamatória age liberando interleucinas e ativando agregação plaquetária que irão perpetuar um círculo vicioso de vasoconstrição, proliferação miointimal e isquemia em órgãos-alvo.

HISTÓRIA

Investigar presença de sintomas neurológicos, cardiovasculares, visuais e renais (dor torácica, dispneia, tosse, síncope; tontura, alteração do nível de consciência, déficits focais, confusão mental, agitação, convulsão, cefaleia; alterações visuais; anasarca e alterações urinárias); história prévia de hipertensão e demais comorbidades; checar aderência medicamentosa; uso de drogas ilícitas ou substâncias simpaticomiméticas.

EXAME FÍSICO

- Sinais vitais
- Aferir a PA nos 4 membros
- Palpação de pulsos arteriais
- Exame pulmonar e cardiovascular direcionado
- Exame neurológico e fundo de olho
- Exame abdominal para avaliar presença de massas e sopros
- Verificar edemas.

EXAMES COMPLEMENTARES

São realizados exames gerais, como hemograma, função renal, eletrólitos, glicemia, urina 1, eletrocardiograma (ECG) e radiografia de tórax, além de outros específicos, de acordo com a suspeita:

- EAP: BNP ou NT-proBNP, troponina
- SCA: troponina
- Dissecção aguda de aorta: ecocardiograma, de preferência transesofágico; angiotomografia computadorizada (angio-TC); angiorressonância nuclear magnética (angio-RM) ou arteriografia
- Encefalopatia hipertensiva: TC de crânio para descartar AVC
- AVC: TC de crânio
- Hipertensão arterial acelerada-maligna: provas de hemólise (reticulócitos, bilirrubinas, lactato desidrogenase (LDH), haptoglobina, pesquisa de esquizócitos em sangue periférico).

TRATAMENTO

Urgência hipertensiva

Baixar a PA em 24 a 48 h, com anti-hipertensivos orais. Não há indicação de internação hospitalar. Deve-se dar preferência aos vasodilatadores orais de meia-vida curta (hidralazina, clonidina) e evitar fazer uso de nifedipino sublingual, pelo risco de redução muito rápida e imprevisível da PA. Recomenda-se reforçar seguimento ambulatorial precoce, dentro de 1 semana para melhor controle pressórico.

Emergência hipertensiva

Os pacientes devem ser internados em unidade de terapia intensiva (UTI) e monitorados. Devem-se usar anti-hipertensivos intravenosos com o objetivo geral de reduzir a PA de 10 a 25% na primeira hora com normalização a ser alcançada em 24 a 48 h. Contudo, algumas emergências hipertensivas têm peculiaridades no controle da PA (Tabela 17.1). A Tabela 17.2 apresenta os principais anti-hipertensivos parenterais utilizados nas emergências hipertensivas.

Tabela 17.1 Principais anti-hipertensivos e manejo da PA nas emergências hipertensivas.

Emergências hipertensivas	Medicamentos IV	Controle da PA
Edema agudo pulmonar (EAP)	Nitroglicerina, nitroprussiato de sódio, furosemida	PAM 60 a 100 mmHg Redução de até 15% da PA até resolução do EAP
Síndrome coronariana aguda	Nitroglicerina, labetalol, metoprolol, esmolol (evitar nitroprussiato de sódio pelo fenômeno do roubo coronariano)	Redução de até 25% da PA dentro 3 a 4 h PAM 60 a 100 mmHg
Dissecção aguda de aorta	Labetalol, nitroprussiato de sódio, nicardipino, metoprolol, esmolol, propranolol	Redução da PA < 120 × 80 mmHg PAS 100 a 120 mmHg FC < 60 bpm (Aceita-se redução maior que 25% nas primeiras horas)
AVC isquêmico	Labetalol, esmolol, nicardipino, nitroprussiato de sódio	Redução por volta de 15 a 20% da PA (se PA > 220 × 120 mmHg) Manter PAD em torno de 100 a 110 mmHg nas primeiras 24 h Antes de trombólise manter PA < 185 × 110 e após trombólise < 180 × 105 mmHg

(continua)

Tabela 17.1 (*Continuação*) Principais anti-hipertensivos e manejo da PA nas emergências hipertensivas.

Emergências hipertensivas	Medicamentos IV	Controle da PA
AVC hemorrágico	Labetalol, esmolol, nicardipino	Redução de 20 a 25% da PA Manter PA < 180 × 105 mmHg
Encefalopatia hipertensiva	Nitroprussiato de sódio	Redução de 10 a 20% da PA ou PAD 100 a 110 mmHg na 1ª hora Redução gradual da PA para níveis normais em 48 a 72 h
Eclâmpsia	Hidralazina, labetalol, nicardipino	Manter PAS 130 a 150 mmHg e PAD 80 a 110 mmHg
Crise adrenérgica	Nitroglicerina, fentolamina, fenoldopam (usar benzodiazepínico nas crises induzidas por cocaína e anfetaminas. Evitar o uso de betabloqueadores em monoterapia)	Redução de 20 a 25% da PA

IV: intravenoso; PA: pressão arterial; PAM: pressão arterial média; PAS: pressão arterial sistólica; FC: frequência cardíaca; PAD: pressão arterial diastólica; AVC: acidente vascular cerebral.

Tabela 17.2 Principais anti-hipertensivos parenterais nas emergências hipertensivas.

Medicamentos	Modo de administração e dosagem	Indicações	Efeitos adversos e precauções
Nitroprussiato de sódio (vasodilatador arterial e venoso)	0,3 a 10 mg/kg/min em BIC Diluição: 1 FA (50 mg/2 mℓ) + 248 mℓ SG 5%	Maioria das EH	Intoxicação por cianeto, hipotensão grave, náuseas, vômitos Cuidado na insuficiência renal e hepática e pressão intracraniana alta Proteger da luz

(*continua*)

Tabela 17.2 (*Continuação*) Principais anti-hipertensivos parenterais nas emergências hipertensivas.

Medicamentos	Modo de administração e dosagem	Indicações	Efeitos adversos e precauções
Nitroglicerina (vasodilatador venoso e arterial em doses maiores)	5 a 10 μg/min em BIC (dose máx. 100 a 200 μg/min) Diluição: 1 amp (50 mg/10 mℓ) + 240 mℓ SG 5%	SCA; EAP	Cefaleia, taquicardia reflexa, taquifilaxia, *flushing*, meta-hemoglobinemia
Metoprolol (betabloqueador seletivo)	5 mg IV (repetir 5 a 10 min, até 20 mg, se necessário)	SCA; dissecção aguda de aorta	Bradicardia, BAVT, broncospasmo Contraindicações: BAV 2º e 3º graus, IC grave, asma
Esmolol (betabloqueador seletivo de ação ultrarrápida)	Ataque: 500 μg/kg Infusão intermitente 50 a 200 μg/kg/min	Dissecção aguda de aorta, hipertensão pós-operatória grave	Bradicardia, BAVT, broncospasmo Contraindicações: BAV 2º e 3º graus, IC grave, asma
*Fentolamina (bloqueador alfa-adrenérgico)	Infusão contínua: 1 a 5 mg Máx.: 15 mg	Excesso de catecolaminas	Taquicardia reflexa, *flushing*, tontura, náuseas, vômitos
Hidralazina (vasodilatador arterial de ação direta)	10 a 20 mg IV ou 10 a 40 mg IM 6/6 h	Eclâmpsia	Taquicardia, cefaleia, vômitos Piora da angina e do infarto Cuidado com pressão intracraniana elevada
*Fenoldopam (agonista dopaminérgico)	Infusão contínua 0,1 a 1,6 μg/kg/min	LRA; excesso de catecolaminas	Cefaleia, náuseas, rubor
*Nicardipino (antagonista do canal de cálcio)	Infusão contínua 5 a 15 mg/h	AVC, encefalopatia hipertensiva, EAP	Taquicardia reflexa, flebite, evitar em pacientes com IC ou isquemia miocárdica Contraindicação: estenose aórtica

(*continua*)

Tabela 17.2 (*Continuação*) Principais anti-hipertensivos parenterais nas emergências hipertensivas.

Medicamentos	Modo de administração e dosagem	Indicações	Efeitos adversos e precauções
*Labetalol (bloqueador alfa/beta-adrenérgico)	Ataque: 20 a 80 mg 10/10 min Infusão contínua 2 mg/min (máximo 300 mg/24 h)	AVC, dissecção aguda de aorta	Bradicardia, BAVT, broncospasmo. Contraindicações: BAV 2º e 3º graus, IC grave, asma
Furosemida (diurético de alça)	20 a 80 mg (repetir após 30 min), *bolus*. Máx.: 600 mg/dia	Insuficiência ventricular esquerda com EAP, situações de hipervolemia	Hipopotassemia

*Medicações não disponíveis no Brasil.
BIC: bomba de infusão contínua; FA: frasco ampola; SG: soro glicosado; EH: emergência hipertensiva; SCA: síndrome coronariana aguda; EAP: edema agudo de pulmão; BAV: bloqueio atrioventricular; BAVT: bloqueio atrioventricular total; IC: insuficiência cardíaca; LRA: lesão renal aguda; AVC: acidente vascular cerebral.

BIBLIOGRAFIA

Aronow WS. Treatment of hypertensive emergencies. Annals of Translational Medicine. 2017;5(Suppl 1):S5. doi:10.21037/atm.2017.03.34.

Feitosa-Filho GS, Lopes RD, Poppi NT, Guimarães HP. Emergências hipertensivas. Rev Bras Ter Intensiva. 2008;20(3):305-12.

Malachias MVB, Souza WKSB, Plavnik FL, Rodrigues CIS, Brandão AA, Neves MFT, et al. 7ª Diretriz Brasileira de Hipertensão Arterial. Arq Bras Cardiol. 2016;107(3Supl.3):1-83.

Marik PE, Varon J. Hypertensive crises: challenges and management. Chest. 2007;131(6):1949-62. Erratum in: Chest. 2007;132(5):1721.

Perez MI, Musini VM. Pharmacological interventions for hypertensive emergencies: a Cochrane systematic review. J Hum Hypertens. 2008;22:596-607.

18 Insuficiência Cardíaca Congestiva e Edema Pulmonar Agudo

Petrus Davi Pinheiro Freire • Letícia Sandre Vendrame

INSUFICIÊNCIA CARDÍACA CONGESTIVA

A insuficiência cardíaca (IC) é uma enfermidade com importante morbimortalidade, comprometendo drasticamente a qualidade de vida do doente. Sua incidência é elevada, com pessoas acima de 55 anos de idade tendo risco considerável de desenvolvê-la ao longo da vida (28% para mulheres e 33% para homens). Suas agudizações fazem parte da evolução natural da sua forma crônica, sendo importante o conhecimento de abordagem e tratamento.

Definições

A IC é uma síndrome decorrente da diminuição do débito cardíaco relativo às necessidades sistêmicas, com consequente ativação de resposta neuro-humoral e aumento na resistência vascular periférica na tentativa de compensação, atuando consequentemente nas variáveis pré-carga (enchimento ventricular), pós-carga (resistência vascular periférica), contratilidade e frequência cardíacas. Entretanto, tais mecanismos terminam por comprometer ainda mais a função ventricular, causando remodelamento cardíaco e sua disfunção progressiva. Portanto, essas variáveis constituem pilares importantes onde atuam as terapias farmacológica e não farmacológica, com objetivo de retardar a progressão da doença, aumentar a sobrevida e diminuir os sintomas.

Existem os componentes crônico e agudo da doença, este último sendo o enfoque deste capítulo. A IC aguda se refere a duas definições, tanto o seu primeiro episódio (*de novo*) como a sua descompensação (conhecida antigamente como IC descompensada).

Etiologias

Embora frequentemente negligenciadas, devem sempre ser buscadas ativamente, pois parte delas é reversível. Em geral, não existe apenas um fator causal, ocorrendo sobreposição multifatorial de doenças que contribuem para o desenvolvimento da IC.

Causas mais importantes incluem:

- Doença isquêmica
- Hipertensão arterial
- Doenças valvares
- Infecções (Chagas, endocardite)
- Tóxicas (álcool, cocaína)
- Alto débito (hipertireoidismo, anemia)
- Arritmias (tanto bradi como taquiarritmias)
- Genéticas (cardiomiopatia hipertrófica deve sempre ser lembrada em jovens).

Fatores precipitantes da descompensação

Todo paciente com IC, além de sua etiologia, deve ter seu fator precipitante da descompensação investigado. Uma causa frequente é a má adesão terapêutica (ingestão excessiva de sal e água, uso incorreto dos medicamentos). Um acrônimo foi proposto pela European Society of Cardiology (ECS), em 2016, contendo as causas mais importantes, que constituem:

- C: síndrome **C**oronariana aguda
- H: emergência **H**ipertensiva
- A: **A**rritmia
- M: causa **M**ecânica aguda
- P: embolia **P**ulmonar.

Quadro clínico e classificações

Existem diversas classificações para IC, cada uma com sua devida relevância. Entretanto, no contexto de atendimento em emergência, as três classificações a seguir ganham destaque: fração de ejeção, classificação funcional da New York Heart Association (NYHA) e perfil clínico.

Fração de ejeção do ventrículo esquerdo (FEVE)

Classificação que leva em conta a relação entre o volume sistólico e o volume diastólico final, ou seja, a porcentagem de sangue ejetado do ventrículo esquerdo (VE) para cada sístole:

- < 40%: IC com fração de ejeção reduzida
- 40 a 49%: IC com fração de ejeção intermediária
- > 49%: IC com fração de ejeção preservada.

Classificação funcional

Classificação proposta pela NYHA, que leva em consideração as limitações que o paciente apresenta em função da doença:

- Classe I: paciente sem nenhuma limitação para atividades físicas cotidianas

- Classe II: paciente apresenta pequena limitação, com sintomas ao desempenhar atividades físicas habituais
- Classe III: paciente apresenta marcante limitação, com sintomas surgindo até em atividades mais brandas que as cotidianas
- Classe IV: paciente apresentando grave limitação, com sintomas em repouso.

Perfil clínico

Paciente com IC aguda, ao chegar à emergência, deve ser classificado quanto à sua perfusão (frio ou quente) e quanto à existência de congestão (úmido ou seco), pois tal medida facilita a decisão quanto ao seu tratamento. Baseado nisso, surgem quatro possíveis perfis:

- Perfil A (quente e seco): paciente com boa perfusão e sem congestão. Paciente tipicamente ambulatorial
- Perfil B (quente e úmido): paciente com boa perfusão, porém com sinais e/ou sintomas de congestão. Apresentação mais frequente no departamento de emergência
- Perfil C (frio e úmido): apresenta sinais de má perfusão, além de congestão. Paciente mais grave e com pior prognóstico
- Perfil L (frio e seco): mal perfundido, porém sem sinais de congestão. Apresentação pouco frequente.

Quadro clínico

O paciente com IC aguda pode apresentar sintomatologia diversa, inclusive com sintomas similares (ou mesmo iguais) a outras doenças que causem sobrecarga volêmica ou desconforto respiratório (como doenças pulmonares e renais). Tipicamente, os sintomas se dividem em:

- Síndrome de baixo débito, como oligúria [ou lesão renal aguda (LRA)], tontura, sonolência, confusão e extremidades frias/pegajosas
- Síndrome congestiva, como ortopneia, dispneia paroxística noturna, congestão pulmonar, do trato gastrintestinal (TGI) (incluindo ascite) e edema de membros inferiores.

Abordagem e tratamento

Anamnese e exame físico

O paciente deve passar por anamnese e exame físico minuciosos, objetivando identificação de sinais e sintomas que apontem para síndrome congestiva ou síndrome de baixo débito para adequada classificação em perfil clínico, com especial atenção para antecedentes patológicos e desencadeantes. Achados no exame como B3, turgência jugular e edema periférico corroboram com o diagnóstico.

Exames complementares

Embora anamnese e exame físico sejam essenciais e apontem para o diagnóstico, deve-se proceder à solicitação de exames adicionais:

- Laboratoriais, como hemograma completo, função renal e hepática, eletrólitos e glicemia. Dois adicionais são extremamente importantes, porém muitas vezes negligenciados: NT-proBNP (excelente valor preditivo negativo, além de alta especificidade em valores bastante elevados, tendo sua redução durante a internação, embora ainda controversa, relação com redução de reinternação e mortalidade) e troponinas (importante para investigação de descompensação por síndrome coronariana aguda, seu valor detectável guardando relação com maior ocorrência de efeitos adversos)
- Eletrocardiograma (ECG): raramente normal, podendo evidenciar precipitantes, tais como isquemia
- Radiografia de tórax: corrobora com o diagnóstico, podendo evidenciar aumento da área cardíaca, congestão e opacidades
- Ultrassonografia *point-of-care* (USG POC): pode ser usado para evidenciar edema pulmonar e derrame pleural
- Ecocardiograma: idealmente, deveria ser feito para todo paciente com função desconhecida. Pacientes com quadros mais graves se beneficiam de exames mais precoces.

Diagnósticos diferenciais

Algumas enfermidades têm sintomas similares à IC aguda e devem ser lembradas, como tromboembolismo pulmonar (TEP), doença pulmonar obstrutiva crônica (DPOC) exacerbada, infecções (como pneumonia), LRA, síndrome coronariana aguda e arritmias. Tais enfermidades não só devem ser consideradas diagnósticos diferenciais, mas também potenciais fatores causais e simultâneos da descompensação de uma IC.

Medidas iniciais

Ao atender um paciente com suspeita de IC aguda, prioritariamente deve-se identificar formas mais críticas, como choque cardiogênico (que deve ter suporte hemodinâmico), insuficiência respiratória aguda (suporte respiratório), descompensação por fatores graves (sepse, CHAMP, drogas, que devem ser tratadas simultaneamente); por fim, proceder com ferramentas diagnósticas para identificar o perfil clínico do paciente e tratá-lo de forma individualizada.

Abordagem segundo perfis clínicos

Perfil A. Paciente deve ser manejado ambulatorialmente.

Perfil B. O pilar do tratamento desses doentes consiste em vasodilatação e uso de diuréticos, a depender da gravidade do doente, com intuito de reduzir a pré e a pós-carga. Os pacientes podem variar bastante, desde os mal aderentes, com sintomas mais leves, que podem ser vasodilatados com inibidor da enzima conversora de angiotensina (IECA) por via oral (VO) e diurético de alça intravenoso, até pacientes com congestão e dispneia mais pronunciada, que necessitam de vasodilatador parenteral, chegando até edema pulmonar agudo cardiogênico hipertensivo (EPAC), que também precisarão de ventilação não invasiva (VNI), transitando para vasodilatador VO assim que for viável.

Perfil C. Pacientes mais graves, que precisarão de controle da má perfusão, que pode ser obtido por meio de inotrópicos, tais como dobutamina, milrinona ou levosimendana, além do controle da congestão, com uso de diurético de alça, como a furosemida, e VNI [que pode ser deletéria ao reduzir ainda mais a pressão arterial (PA), devendo ser avaliada com cautela]. Pacientes em franco choque e sem resposta adequada ao uso de inotrópicos podem se beneficiar do uso de norepinefrina para manter perfusão de órgãos nobres (em troca de aumentar a pós-carga, dificultando ainda mais o trabalho cardíaco e podendo causar isquemia). Ocorrendo melhora da PA, pode-se então proceder à vasodilatação parenteral.

Perfil L. Paciente precisa de cabeça de pressão, não sendo necessário uso de diurético. Assim, pode-se proceder à infusão de cristaloide em alíquotas de 250 mℓ, com reavaliação clínica constante, podendo ser auxiliado por USG POC. Se não houver resposta, pode ser necessário uso de inotrópico. Sempre que possível (PA adequada), proceder à vasodilatação parenteral, com intuito de novamente reduzir a pré e a pós-carga e facilitar o trabalho cardíaco.

CHOQUE CARDIOGÊNICO

Definição

Choque representa um estado em que o sistema circulatório não consegue prover a oferta adequada de substratos para o metabolismo, gerando desequilíbrio entre oferta e demanda energética corporal, com consequente isquemia generalizada, devido à falência da bomba cardíaca, associada à alta mortalidade. Paciente em choque apresenta-se hipotenso e com baixa perfusão a despeito de adequada volemia.

Principais causas

- Isquemia miocárdica (a principal causa)
- Complicações mecânicas (ruptura do septo interventricular ou de parede livre do VE)
- Choque séptico com depressão miocárdica

Abordagem e tratamento

Medidas iniciais incluem monitoramento contínuo, com realização imediata de ECG e ecocardiograma. Em seguida, deve-se abordar especificamente a instabilidade hemodinâmica, tanto do ponto de vista volêmico (com infusão cuidadosa de cristaloide, exceto se EPAC), como da bomba cardíaca, após otimização volêmica (inotrópico, dando preferência à dobutamina), além de abordar a insuficiência respiratória, individualizando de acordo com o paciente (pode ser necessário uso de máscara de O_2, chegando à VNI, com especial atenção à PA e, por fim, intubação orotraqueal com ventilação mecânica).

Avaliação quanto à internação hospitalar

Em geral, apenas pacientes com IC crônica diagnosticada previamente apresentando agudização com pouca sintomatologia congestiva, sem desencadeantes específicos, com exames complementares sem alterações significativas e com boa resposta à diureticoterapia em baixas doses podem ter alta hospitalar diretamente da emergência, sendo feitas modificações em sua terapêutica VO e marcado retorno ambulatorial precoce. Assim, a maioria dos pacientes que se apresenta à emergência necessita de internação hospitalar.

O melhor local para ficar internado será definido pela estabilidade do quadro clínico. Pacientes mais estáveis podem permanecer em leitos gerais, enquanto pacientes com maior risco se beneficiariam de leito de UTI, como os com síndrome coronariana aguda associada, síndrome de baixo débito e necessidade de uso de vasodilatadores parenterais, entre outros.

EDEMA PULMONAR AGUDO CARDIOGÊNICO

Definições

A pós-carga, embora essencial para manutenção da PA, pode causar aumento do trabalho cardíaco, pois trata-se de uma resistência que deverá ser vencida pela bomba cardíaca. Quando a PA se encontra em níveis elevados, causa aumento do consumo energético do coração. Assim, em um paciente que já apresenta IC, tal aumento das pressões ventriculares (que já se encontram altas), além do consumo energético, causa redução da complacência ventricular, com consequente falha de enchimento ventricular e disfunção diastólica. Desse modo, ocorre diminuição aguda do débito cardíaco, levando à má perfusão sistêmica, além de represamento a montante de sangue na circulação pulmonar, causando aumento da pressão hidrostática capilar, com posterior extravasamento de líquido para o interstício pulmonar e insuficiência respiratória tipo 1 (hipoxêmica).

Apresentação clínica

Paciente apresenta-se com dispneia importante, com sudorese profusa e inquietação, além de evidências de má perfusão periférica, como tempo de enchimento capilar aumentado e cianose. No exame físico, apresenta crepitações difusas em todos os campos pulmonares.

Exames complementares

São importantes para auxílio diagnóstico e terapêutico, assemelhando-se aos solicitados em geral para IC aguda, incluindo ECG, radiografia de tórax, USG POC, exames laboratoriais (hemograma completo, função renal, eletrólitos, glicemia, exame de urina), troponina e NT-proBNP.

Abordagem

Paciente deve ser levado à sala de emergência, com intuito de ser monitorado continuamente. Fazer coleta de exames, anamnese e exame físico sucintos, além de medidas para redução da congestão pulmonar com o uso de VNI precoce (por reduzir o retorno venoso, com consequente redução da pré-carga), furosemida (efeito venodilatador precoce e diurético, também reduzindo a pré-carga) e vasodilatador parenteral (dando-se preferência à nitroglicerina em caso de etiologia isquêmica, pois o nitroprussiato de sódio pode ocasionar o fenômeno do roubo coronariano). Por fim, a morfina também pode ser usada, a fim de reduzir pré e pós-carga, FC e sensação de dispneia, embora em doses baixas e com cuidado, pois estudos vêm demonstrando que seu uso está associado a maior risco de desfechos adversos.

BIBLIOGRAFIA

2016 European Society of Cardiology (ESC) Guidelines for the diagnosis and treatment of acute and chronic heart failure: The Task Force for the diagnosis and treatment of acute and chronic heart failure of the European Society of Cardiology (ESC) developed with the special contribution of the Heart Failure Association (HFA) of the ESC. European Heart Journal. 2016;37(27):2129-200.

Martins HS, Brandão Neto RA, Velasco IT. Medicina de emergências: abordagem prática. 12. ed. rev. e atual. Barueri: Manole; 2017.

Pinto DS, Kociol RD. UpToDate. Evaluation of acute decompensated heart failure. Nov 16, 2015. [Acesso em: 22 ago. 2017] Disponível em: http://www.uptodate.com/contents/evaluation-of-acute-decompensated-heart-failure.

19 Dissecção Aórtica

Guilherme Freitas Fernandes de Oliveira •
Daniel Curitiba Marcellos

INTRODUÇÃO

Dissecção aórtica é uma patologia relativamente incomum, porém, na maioria dos casos se apresenta de maneira catastrófica. Segundo o registro internacional de dissecção aórtica aguda (IRAD), 3 em cada 10 pacientes portadores da doença morrem. O diagnóstico e tratamento precoce são cruciais para a sobrevivência do paciente.

CLASSIFICAÇÃO

A dissecção aórtica é classificada, anatomicamente, segundo DeBakey e Stanford, em (Figura 19.1):

- DeBakey:
  - Tipo I: envolvimento da aorta ascendente, arco e descendente, podendo progredir até a porção abdominal da aorta
  - Tipo II: envolve exclusivamente a porção ascendente da aorta
  - Tipo III: orgina-se na aorta descendente e progride até sua porção torácica/abdominal
- Stanford:
  - Tipo A: acometimento da aorta ascendente, independentemente da porção de origem do processo dissecante
  - Tipo B: a dissecção poupa a aorta ascendente.

FATORES DE RISCO

- Hipertensão arterial: mais comum nas dissecções do tipo B quando comparadas ao tipo A (70% *vs*. 36%). Importante destacar que substâncias exógenas que elevam a pressão arterial (PA), como *crack*, cocaína, tabaco e energéticos, são relacionados à dissecção aórtica
- Doenças do tecido conjuntivo: segundo o IRAD, a síndrome de Marfan está relacionada com 50% dos casos de dissecção aórtica em pacientes abaixo dos 40 anos. Outras doenças do tecido conjuntivo, como síndrome de Ehlers-Danlos, valva aórtica bicúspide, coarctação da aorta e sífilis (3ª), estão relacionadas com essa patologia
- Aneurisma de aorta: representa 13% dos casos de dissecção de aorta

- Gravidez e parto: aumento considerável do risco em pacientes portadores de doenças do tecido conjuntivo, como síndrome de Marfan
- Outras: desaceleração pelo trauma e instrumentação cirúrgica da aorta.

QUADRO CLÍNICO

- Dor torácica aguda (90%): de forte intensidade, em facada ou "rasgando o peito", levando paciente a procurar assistência médica em minutos/horas devido ao grau de intensidade. Dor referida no dorso é característica de dissecções do tipo B
- Síncope: pode ser secundária a dor torácica excruciante ou, mais frequente, indicando o desenvolvimento de tamponamento cardíaco/ envolvimento de vasos braquiocefálicos (tipo A)
- Déficit neurológico focal: acidente vascular cerebral (AVC) ou alteração do nível de consciência se comprometimento da carótida (tipo A).

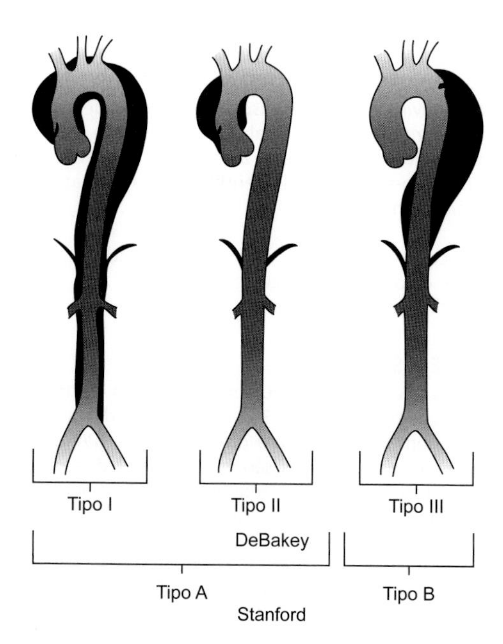

Figura 19.1 Classificação de dissecção aórtica.

EXAME FÍSICO

- Hipotensão: relacionada aos pacientes que apresentam dissecção do tipo A, secundária principalmente a tamponamento cardíaco e isquemia miocárdica
- Hipertensão: ocorre naqueles pacientes com dissecção do tipo B
- Assimetria de pulso/PA: variação de 20 mmHg na PA entre os membros superiores é característica de dissecção aórtica aguda. Assimetria de pulso e/ou PA é achado que se relaciona a um pior prognóstico (Figura 19.2)
- Sopro de insuficiência aórtica: acometimento do anel valvar aórtico na dissecção do tipo A
- Sinais de tamponamento cardíaco: hipofonese de bulhas, turgência jugular, pulso paradoxal etc.

DIAGNÓSTICO

- Radiografia de tórax: em cerca de 60% dos casos é possível visualizar alargamento do mediastino/silhueta da aorta, especialmente nas dissecções do tipo A

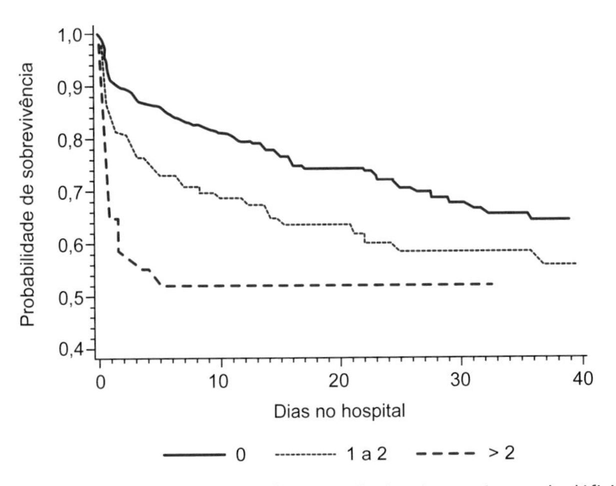

Figura 19.2 Sobrevivência em dissecção do tipo A por número de déficit de pulso e permanência hospitalar. Quanto mais tempo, pior. Linha contínua: sem déficit de pulso; linha pontilhada: com déficit de pulso.

- Eletrocardiograma: deve ser solicitado rotineiramente, para realizar diagnóstico diferencial com síndrome coronariana aguda (SCA). Porém, caso o processo dissecante acometa óstio das artérias coronárias, pode simular SCA
- Tomografia computadorizada contrastada: é o exame de escolha na emergência para pacientes com estabilidade hemodinâmica. Apresenta sensibilidade de aproximadamente 83 a 95% e especificidade de 87 a 100%. Em casos de acometimento de aorta ascendente, a sensibilidade cai para abaixo dos 80%
- Ecocardiograma transesofágico (ECO-TE): é o exame de escolha para pacientes instáveis hemodinamicamente. Apresenta sensibilidade em torno de 98% e especificidade de 63 a 96%
- Aortografia: alternativa diagnóstica quando os exames de imagem iniciais não identificaram a dissecção de aorta ascendente, apesar da forte suspeita clínica.

O diagnóstico diferencial deve ser feito com base nos dados apresentados na Tabela 19.1

TRATAMENTO

- Tipo A: tratamento cirúrgico de emergência
- Tipo B: manejo clínico inicial (Tabela 19.2), com alvo de frequência cardíaca em torno de 60 bpm e PA sistólica entre 100 e 120 mmHg. O tratamento cirúrgico do tipo B é reservado para aqueles que evoluem com refratariedade ao tratamento clínico.

Tabela 19.1 Diagnóstico diferencial.

Diagnóstico	História clínica	Exame físico	Eletrocardiograma	Radiografia de tórax	Testes adicionais
Síndrome coronariana aguda	Dor retroesternal/hemotórax esquerdo em aperto/queimação, progressiva, com irradiação para membros superiores/pescoço, que piora com atividade física	Inespecífico. Pode apresentar sinais de insuficiência cardíaca	Alterações do segmento ST, novo bloqueio de ramo esquerdo, ondas Q patológicas	Inespecífico. Pode apresentar sinais de insuficiência cardíaca	Elevação de troponina e CKMB
Dissecção aórtica	Dor súbita, de intensidade máxima ao início, em queimação/"rasgando", que se inicia no tórax ou no dorso	Assimetria de pulsos e da pressão arterial (> 20 mmHg da PAS entre os membros superiores)	Alterações isquêmicas em apenas 15%	Alargamento do mediastino ou do botão aórtico	–
Embolia pulmonar	Apresentação súbita, com dor pleurítica e dispneia	Exame físico geralmente normal	Sinais de sobrecarga de ventrículo direito	Pode apresentar atelectasias ou elevação do hemidiafragma	D-dímero é útil para excluir quando negativo em pacientes de baixo risco
Pneumotórax hipertensivo	Apresentação súbita, pode apresentar dor pleurítica, dispneia é o sintoma principal	Hipertimpanismo a percussão do tórax e MV abolido no lado acometido	–	Ar no espaço pleural	–

(continua)

Tabela 19.1 (*Continuação*) Diagnóstico diferencial.

Diagnóstico	História clínica	Exame físico	Eletrocardiograma	Radiografia de tórax	Testes adicionais
Tamponamento pericárdico	Dor pleurítica que piora à inspiração e ao se deitar e melhora ao se sentar (pericardite)	Hipotensão, turgência jugular e hipofonese de bulhas cardíacas	Baixa voltagem dos complexos QRS	Aumento da área cardíaca	Efusão pericárdica com tamponamento é vista à ultrassonografia
Ruptura esofágica	Vômitos forçados geralmente precedem a ruptura. Antecedente de endoscopia/instrumentação do esôfago também é comum	Febre, instabilidade hemodinâmica; sinal de Hamman	–	Pneumomediastino	–

PAS: pressão arterial sistólica; MV: murmúrio vesicular.

Tabela 19.2 Manejo clínico inicial.

Hipotensores	Apresentação	Dose
Esmolol (Brevibloc®)	Frasco-ampola de 100 mg/10 mℓ Compatível com SF, SG, RS, RL	Ataque: 0,5 mg/kg em 2 a 5 min Manutenção: 0,1 a 0,2 mg/kg/min
Metoprolol (Seloken®)	Ampola de 1 mg/mℓ – ampola 5 mℓ	5 mg em infusão lenta (em 5 min) Dose máxima de 15 mg
Labetalol (Trandate®)	Ampola de 20 ou 40 mℓ com 5 mg/mℓ Compatível com SF, SG, RL	Ataque: 20 mg Repetir 20 a 80 mg a cada 10 min até máximo de 300 mg ou infusão contínua: 0,5 a 2 mg/min
Nitroprussiato de sódio (Nipride®)	Frasco-ampola 50 mg/2 mℓ Usar em SG	Infusão contínua: iniciar com 0,25 μg/kg/min e titular a dose pela pressão arterial
Nitroprussiato de sódio (Nipride®)	Frasco-ampola 50 mg/2 mℓ Usar em SG	Infusão contínua: iniciar com 0,25 μg/kg/min e titular a dose pela pressão arterial

SF: soro fisiológico; SG: soro glicosado; RS: Ringer simples; RL: Ringer Lactato.

BIBLIOGRAFIA

Bossone E, Rampoldi V, Nienaber CA, Trimarchi S, Ballotta A, Cooper JV, et al. Pulse deficits: a simple clinical sign as independent predictor of in-hospital complications and mortality in patients with type A aortic dissection. Am J Cardiol. 2002; 89(7):851-5.

Cambria RP. Surgical treatment of complicated distal aortic dissection. Semin Vasc Surg. 2002;15:97.

Chen K, Varon J, Wenker OC, Judge DK, Fromm RE, Sternbach GL. Acute thoracic aortic dissection: the basics. J Emerg Med. 1997;15(6):859-67.

Dake MD, Thompson M, van Sambeek M, Vermassen F, Morales JP; DEFINE Investigators. DISSECT: a new mnemonic-based approach to the categorization of aortic dissection. Eur J Vasc Endovasc Surg. 2013;46(2):175-90.

Erbel R, Alfonso F, Boileau C, Dirsch O, Eber B, Haverich A, et al. Diagnosis and management of aortic dissection. Eur Heart J. 2001;22(18):1642-81.

Estrera AL, Miller CC 3rd, Safi HJ, Goodrick JS, Keyhani A, Porat EE, et al. Outcomes of medical management of acute type B aortic dissection. Circulation. 2006;114(1 Suppl):I384-9.

Freeman LA, Young PM, Foley TA, Williamson EE, Bruce CJ, Greason KL. CT and MRI assessment of the aortic root and ascending aorta. AJR Am J Roentgenol. 2013;200(6):W581-92.

Hagan PG, Nienaber CA, Isselbacher EM, Bruckman D, Karavite DJ, Russman PL, et al. The International Registry of Acute Aortic Dissection (IRAD): new insights into an old disease. JAMA. 2000;283(7):897-903.
Mehta RH, Suzuki T, Hagan PG, Bossone E, Gilon D, Llovet A, et al. Predicting death in patients with acute type a aortic dissection. Circulation. 2002;105(2):200-6.
Nauta FJ, Trimarchi S, Kamman AV, Moll FL, van Herwaarden JA, Patel HJ, et al. Update in the management of type B aortic dissection. Vasc Med. 2016;21(3):251-63.

20 Síndrome Coronariana Aguda sem Supradesnivelamento do Segmento ST

Guilherme di Camillo Orfali • Aécio Flávio Teixeira de Góis

CONCEITOS

A síndrome coronariana aguda (SCA) reúne um conjunto de sinais e sintomas compatíveis com isquemia miocárdica aguda, sendo dividida em:

- SCA com supradesnivelamento do segmento de ST (SCACSST) ou infarto agudo do miocárdio com supradesnivelamento do segmento ST (IAMCSST)
- SCA sem supradesnivelamento do segmento de ST (SCASST):
  - IAM sem supradesnivelamento do segmento ST (IAMSST)
  - Angina instável (AI), que pode se apresentar de três formas:
    - Angina em repouso (com duração ≥ 10 min)
    - Angina de início recente (4 a 6 semanas)
    - Angina em crescendo (vem se tornando mais intensa, prolongada e frequente).

A diferenciação entre IAMSST e AI se dá por meio da positivação dos marcadores de necrose miocárdica (MNM), a qual só ocorre no primeiro caso, visto que ambos podem ocorrer mesmo na ausência de alterações eletrocardiográficas.

EPIDEMIOLOGIA

No Brasil, são estimados 300 mil a 400 mil casos anuais de IAM, sendo que a cada 5 a 7 casos ocorre um óbito.

A taxa de mortalidade intra-hospitalar por IAM era de 30% em 1950, tendo sido reduzida à metade em 1960 devido ao controle das arritmias. Em 1980, atingiu cerca de 6 a 10% em razão dos benefícios da recanalização da artéria coronária.

Apesar dos avanços na atenção intra-hospitalar, a mortalidade geral, hoje, ainda é de aproximadamente 30%. Metade dos óbitos ocorre nas primeiras 2 h do evento e 14% morrem antes de receber atendimento médico.

CLASSIFICAÇÃO

O Quadro 20.1 apresenta a classificação etiopatogênica do IAM.

É importante lembrar que a elevação isolada da troponina não faz o diagnóstico de IAM, sendo necessária a coexistência de quadro clínico compatível (angina de peito e/ou equivalente isquêmico) e/ou alterações dinâmicas do eletrocardiograma (ECG) (Quadro 20.2).

FATORES DE RISCO

São fatores de risco para doença arterial coronariana (DAC):

- Hipertensão arterial sistêmica (HAS)
- Diabetes melito (DM)
- Dislipidemia (DLP): LDL > 100 mg/dℓ ou HDL < 40 mg/dℓ)
- Obesidade [índice de massa corpórea (IMC) > 30 kg/m^2]

Quadro 20.1 Classificação etiopatogênica do infarto agudo do miocárdio (IAM).

Tipo	Características
1	IAM espontâneo relacionado à instabillidade de placa aterosclerótica intracoronariana (ruptura, fissura ou dissecção)
2	IAM relacionado a desequilíbrio entre oferta e demanda de O_2 pelo miocárdio (vasospasmo coronariano, anemia, taquiarritmias, hipo ou hipertensão)
3	IAM resultando em morte cardíaca súbita (diagnóstico retrospectivo obtido por necropsia)
4a	IAM relacionado à intervenção coronariana percutânea
4b	IAM relacionado à trombose documentada de *stent*
5	IAM relacionado à cirurgia de revascularização miocárdica

Quadro 20.2 Causas não isquêmicas relacionadas à elevação de troponinas.

Cardíacas	Extracardíacas
Cardiomiopatia estrutural Insuficiência cardíaca Miocardite Arritmias Emergências hipertensivas Dissecção aórtica aguda Espasmo coronariano Síndrome de takotsubo	Acidente vascular cerebral Tromboembolismo pulmonar Insuficiência renal Hiper/hipotireoidismo Sepse Choque Toxicidade por drogas Rabdomiólise

- Tabagismo
- Sedentarismo
- Idade avançada (H ≥ 45 anos; M ≥ 55 anos)
- História familiar positiva para doença cardíaca prematura (H < 55 anos; M < 65 anos).

CARACTERÍSTICAS DA DOR TORÁCICA

Alguns autores dividem a dor torácica em: definitivamente anginosa, provavelmente anginosa, provavelmente não anginosa e definitivamente não anginosa.

Sintomas que sugerem isquemia (angina típica)

Dor precordial ou retroesternal "em aperto", opressão ou queimação com irradiação para o membro superior esquerdo e/ou região cervical, associada a sintomas disautonômicos (náuseas, vômitos, palidez cutânea e/ou sudorese), desencadeada pelo estresse e aliviada ao repouso.

Sintomas atípicos (equivalentes isquêmicos)

Náuseas, vômitos, diaforese, queimação ou desconforto epigástrico, piora rápida da dispneia, confusão mental aguda e/ou hipotensão. Essas manifestações são vistas com maior frequência em pacientes do sexo feminino, diabéticos, idosos, cardiopatias e usuários de marca-passo.

Sintomas que não sugerem isquemia

Dor pleurítica (ventilatório-dependente), dor mecânica (desencadeada pela movimentação e/ou palpação do tórax), dor em andar inferior do abdome e/ou com duração de poucos segundos.

Avaliação da probabilidade de isquemia miocárdica

Todo paciente com dor torácica no serviço de emergência deve ser avaliado por meio de anamnese objetiva, exame físico dirigido e exames complementares, buscando estimar a probabilidade de isquemia coronariana (Quadro 20.3).

AVALIAÇÃO DO RISCO DE EVENTOS CARDÍACOS DESFAVORÁVEIS

Entre os riscos estão angina recorrente, arritmia grave, insuficiência cardíaca crônica (ICC), acidente vascular cerebral (AVC) e morte súbita (Quadro 20.4).

- Escore de risco TIMI (*thrombolysis in myocardial infarction*; Tabela 20.1):
  - 0 a 2: baixo risco
  - 3 ou 4: risco intermediário
  - 5 a 7: alto risco

Quadro 20.3 Avaliação da probabilidade de isquemia coronariana.

Probabilidade	Critérios
Alta (pelo menos um dos seguintes critérios)	História pessoal de doença coronariana Dor típica ou semelhante à angina prévia Sintomas disautonômicos (náuseas, vômitos, sudorese, palidez cutânea) Edema pulmonar ou crepitações Hipotensão Insuficiência mitral transitória Alterações transitórias do segmento ST (≥ 0,5 mm) Inversão dinâmica de onda T (≥ 2 mm) Elevação de MNM
Intermediária (pelo menos um dos seguintes critérios)	Dor ou desconforto torácico ou em membro superior esquerdo como principal sintoma DM Sexo masculino Idade > 70 anos Doença vascular extracardíaca (p. ex., AVC) Presença de áreas eletricamente inativas ou anormalidades fixas ao ECG MNM normais
Baixa	Reprodução da dor à palpação ou movimentação ECG normal ou onda T retificada MNM normais

MNM: marcadores de necrose miocárdica; DM: diabetes melito; AVC: acidente vascular cerebral; ECG: eletrocardiograma.

Tabela 20.1 Escore TIMI e probabilidade de eventos desfavoráveis.

Escore TIMI	Pontos	Eventos desfavoráveis (%)	Doentes com esse escore (%)
Idade ≥ 65 anos	0/1	4,7	4,3
≥ 3 fatores de risco			
CATE com estenose ≥ 50%	2	8,3	17,3
Desvio do segmento ST ≥ 0,5 mm	3	13,2	32
≥ 2 episódios de angina em 24 h	4	19,9	29,3
Uso de AAS na última semana	5	26,2	13
Elevação de MNM	6/7	40,9	3,4

CATE: cineangiocoronariografia; AAS: ácido acetilsalicílico; MNM: marcadores de necrose miocárdica.

Quadro 20.4 Risco de evolução desfavorável no paciente com dor torácica.

Alto risco (um critério, pelo menos)	Risco intermediário (ausência de critérios de alto risco e, pelo menos, um dos seguintes critérios)	Baixo risco (ausência dos critérios anteriores)
Angina em crescendo nas últimas 48 h	História de IAM, doença vascular periférica, doença cerebrovascular, revascularização ou uso de AAS	Sintomas não sugestivos de isquemia miocárdica
Dor em repouso, atual, há mais de 20 min	Dor em repouso > 20 min que cessou no momento ou dor em repouso < 20 min aliviada com o uso de nitrato	–
Edema pulmonar ou crepitações, B3, hipotensão, sopro mitral novo ou piora de sopro mitral preexistente	–	Desconforto torácico reproduzido pela palpação
Bradicardia ou taquicardia	–	–
Idade > 75 anos	Idade 70 e 75 anos	–
Alterações dinâmicas de segmento ST (≥ 0,5 mm)	Ondas Q patológicas, inversão de onda T > 2 mm	ECG normal (sem alterações dinâmicas)
Taquicardia ventricular sustentada	–	–
Elevação de MNM	MNM normais	MNM normais

IAM: infarto agudo do miocárdio; AAS: ácido acetilsalicílico; ECG: eletrocardiograma; MNM: marcadores de necrose miocárdica.

- Escore de risco GRACE (*Global Registry of Acute Coronary Events*): permite uma estratificação de risco mais acurada, porém apresenta maior complexidade na sua implementação, necessitando de computador ou aparelho digital para o cálculo:
  - < 109: baixo risco para óbito hospitalar (1%)
  - 109 a 140: risco intermediário para óbito hospitalar (1 a 3 %)
  - > 140: alto risco para óbito hospitalar (> 3%).

ABORDAGEM INICIAL DA DOR TORÁCICA NO PRONTO-SOCORRO

O Quadro 20.5 apresenta o ABCDE da avaliação primária.

História e exame físico direcionado (< 10 min)

- Caracterizar a dor torácica, checar comorbidades associadas, medicações de uso contínuo, cirurgias recentes, fatores de risco para DAC e história de sangramentos e alergias
- Avaliar simetria de pulsos periféricos, pressão arterial (PA) em ambos os membros, B3, sopro mitral ou aórtico, crepitações pulmonares e sinais de choque
- Obter ECG de 12 derivações (< 10 min) e radiografia de tórax no leito (< 30 min).

ABORDAGEM DA SÍNDROME CORONARIANA AGUDA SEM SUPRADESNIVELAMENTO DE ST

A terapia medicamentosa para SCASST é apresentada na Tabela 20.2.

LOCAL DE TRATAMENTO

Baixo risco

Unidade de dor torácica com cardioscopia contínua, ECG seriado 3/3 h, dosagem de MNM com 6 e 12 h do início da dor e desfibrilador disponível. Se confirmado baixo risco (enzimas negativas após 12 h de dor, ausência de alterações isquêmicas em ECG seriados e ausência de outros critérios de alto risco):

- Realizar teste de esforço pré-alta (p. ex., ECG com estresse farmacológico ou cintilografia miocárdica); se negativo com baixa carga, dar alta hospitalar; ou
- Dar alta com retorno até 72 h para realização de teste de esforço ambulatorialmente.

Alto risco

Se caracterizado alto risco desde a chegada ao pronto-socorro ou durante a evolução, internar em unidade coronariana por, no mínimo, 24 h. Permanecer em unidade coronariana se ocorrer arritmia complexa, bloqueio atriventricualr (BAV) de alto grau, taquissinusal persistente, instabilidade hemodinâmica ou isquemia miocárdica recorrente clinicamente e/ou ao ECG.

ESTRATÉGIA INVASIVA

Como regra geral, quanto mais grave é o paciente, maior é o benefício da intervenção coronariana percutânea (ICP) precoce (Tabela 20.3).

Quadro 20.5 Avaliação primária (ABCDE).

Verificação	Ação
A (*airway*) Via respiratória	Manter a via respiratória patente em pacientes inconscientes (utilizando manobra de elevação do mento ou tração da mandíbula; cânula orofaríngea ou nasofaríngea) Considerar a inserção de uma via respiratória avançada, se necessário Confirmar o correto posicionamento do dispositivo por meio do exame físico e capnografia com forma de onda
B (*breathing*) Respiração	Verificar: $SatO_2$, frequência respiratória, padrão respiratório e ausculta pulmonar Administrar oxigênio suplementar se $SatO_2 < 90\%$
C (*circulation*) Circulação	Monitorar frequência cardíaca e ritmo cardíaco Verificar glicemia capilar, pressão arterial (em ambos os membros superiores), pulsos/perfusão periférica e temperatura Obter acesso venoso e colher exames laboratoriais (hemograma, provas de função renal, eletrólitos, coagulograma, glicemia e MNM) Estar pronto para oferecer reanimação cardiopulmonar e desfibrilação
D (*disability*) Inconsciente	Verificar a função neurológica Avaliar rapidamente a resposta, o nível de consciência e os reflexos pupilares (reflexos consensual e fotomotor)
E (*exposure*) Exposição	Remover a roupa do paciente para um exame físico direcionado Procurar sinais de trauma, hemorragia, queimaduras, marcas incomuns ou braceletes de alerta médico

$SatO_2$: saturação de oxigênio; MNM: marcadores de necrose miocárdica.

Tabela 20.2 Medicações utilizadas no tratamento da SCASST.

Medicamento	Posologia	Indicações	Contraindicações
AAS	(A): 160 a 325 mg VO, mastigados, sem revestimento entérico (M): 100 mg/dia	Todos os pacientes	Alergia verdadeira Hemorragia TGI recente ou ativa
Nitrato	Dinitrato de isossorbida, 5 mg, SL Caso a dor persista, repetir em intervalos de 3 a 5 min Dose máx.: 15 mg (3 vezes)	Desconforto torácico isquêmico na ausência de emergência hipertensiva	PAS < 90 mmHg FC < 50 ou > 100 bpm IAM inferior/VD Uso recente de inibidores da fosfodiesterase (sildenafila ou vardenafila nas últimas 24 h ou tadalafila nas últimas 48 h)
Nitroglicerina	Diluição: 1 ampola (25 mg) + SG5% 245 mℓ IV, BIC (concentração da solução: 100 μg/mℓ). Iniciar 10 μg/min (6 mℓ/h). Aumentar 5 a 10 μg/min a cada 5 min, até atingir alvo Dose máx.: 150 a 300 μg/min (90 a 180 mℓ/hora)	Desconforto torácico isquêmico recorrente, que não cede à terapia com nitrato SL Congestão pulmonar Emergência hipertensiva	
Morfina	Solução decimal (ampola de 10 mg/mℓ com 1 mℓ): 1 mℓ + 9 mℓ de água destilada Concentração: 1 mg/mℓ Dose: 2 a 5 mg IV, em *bolus* (reavaliar necessidade de doses adicionais de 10/10 min)	Dor torácica Edema agudo de pulmão (Utilizar com cautela, pois está associada a maior mortalidade)	Bradipneia Confusão mental Hipotensão IAM inferior/VD

(*continua*)

Tabela 20.2 (*Continuação*) Medicações utilizadas no tratamento da SCASST.

Medicamento	Posologia	Indicações	Contraindicações
Antagonistas do ADP	Ticagrelor (A): 180 mg VO (M): 90 mg VO, 12/12 h *Caso se opte pelo ticagrelor, a dose de manutenção do AAS deve ser < 100 mg/dia	Droga de escolha tanto na estratégia invasiva quanto na conservadora. Se indisponível, clopidogrel é uma opção	Sangramento ativo (como hemorragia intracraniana ou digestiva) Risco de sangramento grave
	Clopidogrel (A): 300 mg VO, se < 75 anos e estratégia conservadora; 600 mg VO, se < 75 anos e estratégia intervencionista (M): 75 mg/dia Suspender 5 a 7 dias antes de cirurgia de revascularização miocárdica Manter, no mínimo, por 1 mês. Se angioplastia com *stent* farmacológico, manter, no mínimo, por 1 ano	SCASST de médio e alto riscos Droga de escolha caso o paciente tenha história de verdadeira reação alérgica grave a AAS Se houver possibilidade de RM cirúrgica em até 1 semana, não administrar clopidogrel	

(*continua*)

Tabela 20.2 (*Continuação*) Medicações utilizadas no tratamento da SCASST.

Medicamento	Posologia	Indicações	Contraindicações
Anticoagulante	Enoxaparina (HBPM) < 75 anos: *bolus* IV de 30 mg e, após 15 min, iniciar 1 mg/kg/dose SC, 12/12 h > 75 anos: sem ataque IV e 0,75 mg/kg/dose SC, 12/12 h Não utilizar se ClCr < 15 mℓ/min	Anticoagulante de escolha se não houver a disponibilidade do fondaparinux	Iminência de aborto Alteração grave da hemostasia Plaquetopenia induzida por heparina Endocardite bacteriana subaguda Hipertensão grave não controlada Pacientes com conhecida sensibilidade a enoxaparina, heparina ou a produtos derivados de suínos Sangramentos ativos significativos Úlcera gastrintestinal ativa Durante ou após cirurgia no cérebro, olhos ou coluna vertebral
	Heparina não fracionada (HNF) Escolha para pacientes com ClCr < 30 mℓ/min – *bolus* de 60 U/kg (máx. 4.000 U) seguidos de infusão contínua de 12 U/kg/h (máximo de 1.000 U/h). Ajustar conforme TTPA: 1,5 a 2,5 vezes o controle	Anticoagulante de escolha se o paciente chega ao pronto-socorro e vai direto para angiografia	–
	Bivalirudina (A): *bolus* 0,1 mg/kg; (M): 0,25 mg/kg/h Durante angioplastia, realizar *bolus* adicional de 0,5 mg/kg e infusão de 0,75 mg/kg/h	Anticoagulante de escolha se historia de trombocitopenia induzida por heparina (trata-se de um inibidor direto da trombina)	–

Tabela 20.2 (*Continuação*) Medicações utilizadas no tratamento da SCASST.

Medicamento	Posologia	Indicações	Contraindicações
Anticoagulante	Fondaparinux 2,5 mg SC, 1 vez/dia, não usar se ClCr < 20 Não administrar se paciente chegar e for imediatamente para a angiografia	Considerado fármaco de primeira escolha por ser o anticoagulante com melhor perfil de eficácia/segurança	–
Betabloqueador	Preferência por VO Propranolol, 10 a 80 mg, de 12/12 h ou 8/8 h Atenolol, 50 a 200 mg, 1 vez/dia Metoprolol, 50 a 100 mg, 12/12 h Se houver dor, IV Metoprolol, 5 mg, a cada 5 min, até 15 mg Observação: carvedilol se FE < 40% ou sintomas de ICC, associado a IECA Monitorar PA e pulso continuamente	Em todos os pacientes que não apresentarem contraindicações	BAV 2º e 3º graus PR > 0,24 s Broncospasmo (tabagismo não é contraindicação) ICC descompensada FC > 110 ou < 60 bpm PAS < 120 mmHg Idade > 70 anos Início da dor há > 12 h Choque cardiogênico Vasospasmo coronariano Uso de cocaína *Se alergia ou broncospasmo, usar diltiazem ou verapamil

(*continua*)

Tabela 20.2 (*Continuação*) Medicações utilizadas no tratamento da SCASST.

Medicamento	Posologia	Indicações	Contraindicações
Inibidor da GP IIb/IIIa	Tirofibana (A): 0,4 μg/kg/min durante 30 min (M): 0,1 μg/kg/min por até 96 h, se necessário	Toda SCASST de alto risco, sobretudo no contexto da estratégia invasiva precoce Manter por 12 a 24 h após angioplastia Cuidado em maiores de 75 anos	Aneurisma ou dissecção aórtica Malformação arteriovenosa Sangramento interno ativo Diátese hemorrágica no último ano AVCI, cirurgia maior ou trauma nos últimos 30 dias PAS > 180 mmHg PAD > 110 mmHg Hepatopatia Neoplasia intracraniana Pericardite aguda Distúrbio de plaquetas
	Abciximabe (só usar se paciente for submetido à angioplastia com colocação de *stent*) (A): 0,25 mg/kg em 10 min (M): 0,125 μg/kg/min (máximo de 10 μg/min) por 12 a 24 h	–	–

(*continua*)

Tabela 20.2 (*Continuação*) Medicações utilizadas no tratamento da SCASST.

Medicamento	Posologia	Indicações	Contraindicações
IECA/BRA	Preferir captopril (T½ mais curta), iniciar com 6,25 a 12,5 mg VO, 8/8 h e aumentar progressivamente A prescrição não deve ser tão precoce Aguardar 4 a 6 h ou estabilidade hemodinâmica	Controle de HAS, apesar do uso de betabloqueador e nitroglicerina Sinais ou sintomas de disfunção de VE História de HAS ou diabetes melito A todos os pacientes, caso não haja contraindicação	PAS < 100 mmHg Hipovolemia Má perfusão periférica K > 5,5 mEq/ℓ Doença renal avançada Alergia/angioedema Não há benefício na associação IECA + BRA Usar BRA se intolerância ao IECA
Estatina	Sinvastatina (A): 40 mg/dia (M): 10 a 80 mg/dia Atorvastatina (A): 80 mg/dia (M): 10 a 80 mg/dia	Há maior benefício com a utilização de estatinas de alta potência (atorvastatina, rosuvastatina)	Todos os doentes devem recebê-la com meta de LDL < 100 ou < 70 mg/dℓ, se houver múltiplos fatores de risco

(A): dose de ataque; (M): dose de manutenção; VO: via oral; TGI: trato gastrintestinal; SL: via sublingual; PAS: pressão arterial sistólica; FC: frequência cardíaca; IAM: infarto agudo do miocárdio; VD: ventrículo direito; SG: soro glicosado; BIC: bomba de infusão contínua; IV: intravenosa; ADP: difosfato de adenosina; AAS: ácido acetilsalicílico; RM: revascularização miocárdica; HBPM: heparina de baixo peso molecular; SC: subcutânea; ClCr: *clearance* de creatinina; TTPA: tempo de tromboplastina parcial ativada; FE: fração de ejeção no ecocardiograma; ICC: insuficiência cardíaca congestiva; IECA: inibidores da enzima de conversão da angiotensina; BAV: bloqueio atrioventricular; PR: intervalo PR no eletrocardiograma; AVCI: acidente vascular cerebral isquêmico; PAD: pressão arterial diastólica; HAS: hipertensão arterial sistêmica; BRA: bloqueadores dos receptores de angiotensina; VE: ventrículo esquerdo.

Tabela 20.3 Correlação entre estratificação de risco e precocidade da ICP.

Risco	Fatores	Conduta
Muito alto	Angina refratária, recorrente ou em repouso Instabilidade hemodinâmica/choque Insuficiência cardíaca aguda Arritmias ameaçadoras à vida ou PCR Complicações mecânicas do IAM	Estratégia invasiva IMEDIATA (até 2 h)
Alto	GRACE > 140 Alteração da troponina Alterações dinâmicas do segmento ST ou onda T	Estratégia invasiva PRECOCE (até 24 h)
Moderado	TIMI > 2 DM/DRC (ClCr < 60) ICFER (< 40%) Angina precoce pós-infarto ICP recente (< 6 meses) Revascularização cirúrgica prévia	Estratégia invasiva RETARDADA ou TARDIA (até 72 h)

PCR: parada cardiorrespiratória; IAM: infarto agudo do miocárdio; DM: diabetes melito; DRC: doença renal crônica; ClCr: *clearance* de creatinina; ICFER: insuficiência cardíaca com fração de ejeção reduzida; ICP: intervenção coronária percutânea.

BIBLIOGRAFIA

Amsterdam EA, Wenger NK, Brindis RG, Casey DE Jr, Ganiats TG, Holmes DR Jr, et al. 2014 AHA/ACC guideline for the management of patients with non-ST-elevation acute coronary syndromes: a report of the American College of Cardiology/American Heart Association Task Force on Practice Guidelines. Circulation. 2014;130(25):e344-426.

Anderson JL, Morrow DA. Acute myocardial infarction. N Engl J Med. 2017;376(21);2053-64.

Nicolau JC, Timerman A, Piegas LS, Marin-Neto JA, Rassi A. Jr. Guidelines for unstable angina and Non-ST-segment elevation myocardial infarction of the Brazilian Society of Cardiology (II Edition, 2007). Arq Bras Cardiol. 2007;89(4):e89-e131.

O'Connor RE, Al Ali AS, Brady WJ, Ghaemmaghami CA, Menon V, Welsford M, Shuster M. Part 9: Acute Coronary Syndromes: 2015 American Heart Association guidelines update for cardiopulmonary resuscitation and emergency cardiovascular care. Circulation. 2015;132(18 Suppl 2):S483-500.

Roffi M, Patrono C, Collet JP, Mueller C, Valgimigli M, Andreotti F, et al. 2015 ESC Guidelines for the management of acute coronary syndromes in patients presenting without persistent ST-segment elevation: Task Force for the Management of Acute Coronary Syndromes in Patients Presenting without Persistent ST-Segment Elevation of the European Society of Cardiology (ESC). Eur Heart J. 2016;37(3):267-315.

21 Síndrome Coronariana Aguda com Supradesnivelamento do Segmento ST

Guilherme di Camillo Orfali • Aécio Flávio Teixeira de Góis

DEFINIÇÃO UNIVERSAL DE INFARTO AGUDO DO MIOCÁRDIO

Elevação de marcadores de necrose miocárdica (MNM), preferencialmente troponinas, associada a:

- Sintomatologia compatível com isquemia miocárdica
- Alterações eletrocardiográficas isquêmicas [alterações do segmento ST, inversões dinâmicas das ondas T, bloqueio de ramo esquerdo (BRE) novo/supostamente novo]
- Aparecimento de ondas Q patológicas
- Exame de imagem evidenciando nova perda de miocárdio viável ou novo distúrbio de movimentação segmentar.

FISIOPATOLOGIA

O infarto agudo do miocárdio com supradesnivelamento do segmento ST (IAMCSST) corresponde a dois terços dos casos de IAM, sendo que 90% deles ocorrem pela instabillização de uma placa aterosclerótica com subsequente formação de um trombo oclusivo intramural.

Contudo, existem diversas causas de síndrome coronariana aguda (SCA) não relacionadas à ateromatose coronariana, popularmente conhecidas na literatura médica por MINOCA (*myocardial infarction with non obstructive coronary arteries*).

Causas de SCA não relacionadas à ateromatose coronariana (MINOCA)

- Estados hiperdinâmicos: desequilíbrio entre oferta e consumo de O_2 (anemia, tireotoxicose, intoxicação por cocaína, cardiomiopatia de takotsubo)
- Doença coronariana não aterosclerótica: angina de Prinzmetal, dissecção de artéria coronária, vasculites – lúpus eritematoso sistêmico (LES), arterite sifilítica, doença de Kawasaki ou Takayasu

- Trombose *in situ*: estados de hipercoagulabilidade (policitemia vera, coagulação intravascular dissemida, púrpura trombocitopênica trombótica)
- Embolia: endocardites, êmbolo de prótese valvar, embolia paradoxal, trombo intracavitário ou de cateter central, mixoma atrial.

DIAGNÓSTICO

O diagnóstico de IAMCSST envolve a presença de nova elevação do segmento ST no ponto J, em duas ou mais derivações contíguas, obedecendo alguns critérios eletrocardiográficos (Quadro 21.1 e Tabela 21.1).

Quadro 21.1 Critérios eletrocardiográficos para diagnóstico de IAMCSST.

V2 e V3
Elevação ≥ 2,5 mm em homens (< 40 anos)
Elevação ≥ 2 mm em homens (≥ 40 anos)
Elevação ≥ 1,5 mm em mulheres
Demais derivações
Elevação ≥ 1 mm (independente do sexo do paciente)

Tabela 21.1 Localização do território responsável pelo IAM por meio do eletrocardiograma (ECG), ecocardiograma (ECO) e cineangiocoronariografia (CATE).

Local do IAM	ECG – supra ST	ECO – parede	CATE – artéria
Anterosseptal	V1-V3	Apical e anterosseptal média	Descendente anterior
Anterior	V1-V4	Basal anterior, médio anterior, apical anterior	
Anterior localizada	V3, V4 ou V3-V5	Segmento apical-septal, apical e apical lateral	
Anterolateral	V4-V6, DI e aVL	Anterolateral, apical lateral e basal anterolateral	Descendente anterior e/ou circunflexa
Anterior extenso	V1-V6, D1 e aVL	Apical e anterosseptal	Tronco de coronária esquerda

(*continua*)

Tabela 21.1 (*Continuação*) Localização do território responsável pelo IAM por meio do eletrocardiograma (ECG), ecocardiograma (ECO) e cineangiocoronariografia (CATE).

Local do IAM	ECG – supra ST	ECO – parede	CATE – artéria
Inferior	DII, DIII e aVF	Inferior e dorsal	Circunflexa ou coronária direita
Lateral alto	DI e aVL	Lateral e/ou dorsal	Circunflexa
Ventrículo direito (VD)	V3-V5R	Posterior e lateral de VD	Coronária direita

DIAGNÓSTICOS DIFERENCIAIS

Assim como nem todo IAM cursa com supradesnivelamento do segmento ST, existem diversas causas de elevação do segmento ST que não estão relacionadas à doença coronariana e isquemia miocárdica.

Diagnósticos diferenciais para elevações do segmento ST

- Normal (padrão masculino): elevação de 1 a 3 mm nas derivações precordiais (principalmente V2), com ST côncavo; presente em até 90% dos homens saudáveis
- Repolarização precoce: elevação de 1 a 4 mm nas derivações precordiais (mais acentuada em V4, com entalhe no ponto J e ST côncavo); comum em jovens negros
- BRE: a presença de BRE novo/supostamente novo caracteriza IAMCSST; no entanto, diante de um BRE antigo a avaliação de alterações isquêmicas torna-se bastante dificultosa. Nesse caso, sugere-se a utilização dos critérios de Sgarbossa modificados – basta a presença de um deles para confirmar IACMSST
- Pericardite aguda: elevação difusa do segmento ST associada à infradesnivelamento do segmento PR (exceto em aVR, no qual ocorre supradesnivelamento do PR)
- Hiperpotassemia: elevação do segmento ST côncavo; podendo ou não estar associada a QRS alargado, ondas T pontiagudas e ondas P de amplitude reduzida
- Síndrome de Brugada: padrão de bloqueio de ramo direito (BRD) completo ou incompleto (rSR' em V1 e V2); elevação côncava do ST em V1-V2 e ondas T invertidas. É responsável por 40 a 60% do casos de fibrilação ventricular idiopática
- Hipertrofia de ventrículo esquerdo (VE): ST côncavo e critério de sobrecarga de VE
- Angina de Prinzmetal: pode causar elevações de ST transitórias
- Tromboembolismo pulmonar: pode simular IAM de parede inferior e anterosseptal
- Cardioversão: em geral, elevação > 10 mm, porém com duração de apenas 1 a 2 min

Critérios de Sgarbossa modificados

- Critério 1: elevação concordante do segmento ST ≥ 1 mm
- Critério 2: depressão do segmento ST ≥ 1 mm em V1, V2 e V3
- Critério 3: razão entre o infra ST/onda R ou supra ST/onda R ≤ -0,25.

ABORDAGEM INICIAL DA DOR TORÁCICA NO PRONTO-SOCORRO

O ABCDE da avaliação primária é apresentado na Tabela 21.2.

História e exame físico breves e direcionados (< 10 min)

- Caracterizar a dor torácica, checar comorbidades associadas, medicações de uso contínuo, cirurgias recentes, fatores de risco para doença arterial coronariana (DAC) e história de sangramentos e alergias
- Avaliar simetria de pulsos periféricos, pressão arterial (PA) em ambos os membros, B3, sopro mitral ou aórtico, crepitações pulmonares e sinais de choque

Tabela 21.2 Avaliação primária (ABCDE).

Verificação	Ação
A (*Airway*) Via respiratória	Manter a via respiratória patente em pacientes inconscientes (utilizando manobra de elevação do mento ou tração da mandíbula, cânula orofaríngea ou nasofaríngea) Considar a inserção de uma via respiratória avançada, se necessário Confirmar o correto posicionamento do dispositivo por meio do exame físico e capnografia com forma de onda
B (*Breathing*) Respiração	Verificar: $SatO_2$, FR, padrão respiratório e ausculta pulmonar Administrar oxigênio suplementar se $SatO_2$ < 90%
C (*Circulation*) Circulação	Monitorar FC e ritmo cardíaco Verificar glicemia capilar, PA (em ambos os membros superiores), pulsos/perfusão periférica e temperatura Obter acesso venoso e colha exames laboratoriais (hemograma, provas de função renal, eletrólitos, coagulograma, glicemia e MNM) Estar pronto para oferecer RCP e desfibrilação
D (*Disability*) Inconsciente	Verificar a função neurológica Avaliar rapidamente a resposta, o nível de consciência e os reflexos pupilares (reflexos consensual e fotomotor)
E (*Exposure*) Exposição	Remover a roupa do paciente para um exame físico direcionado Procurar sinais de trauma, hemorragia, queimaduras, marcas incomuns ou braceletes de alerta médico

$SatO_2$: saturação de oxigênio; FR: frequência respiratória; FC: frequência cardíaca; PA: pressão arterial; MNM: marcadores de necrose miocárdica; RCP: reanimação cardiopulmonar.

- Obter eletrocardiograma (ECG) de 12 derivações (< 10 min) e radiografia de tórax no leito (< 30 min).

CLASSIFICAÇÃO DO IAMCSST

Classificação de Killip

- (I) Sem sinais de insuficiência cardíaca (ausência de estertores pulmonares ou B3)
- (II) insuficiência cardíaca discreta (estertores < ½ de ambos hemitóraces ± B3)
- (III) Edema agudo de pulmão (estertores > ½ de ambos hemitóraces)
- (IV) Choque cardiogênico (má perfusão periférica, pele fria e úmida).

Classificação de Forrester

- (I) Hemodinâmica normal: pressão de oclusão da artéria pulmonar (POAP) < 18 e índice cardíaco > 2,2
- (II) Congestão pulmonar: POAP > 18 e índice cardíaco > 2,2
- (III) Hipoperfusão periférica: POAP < 18 e índice cardíaco < 2,2
- (IV) Congestão pulmonar e hipoperfusão: PAOP > 18 e índice cardíaco < 2,2.

ABORDAGEM DA SCA SEM SUPRA DE ST (SCASST)

A terapia medicamentosa para SCASST é apresentada na Tabela 21.3.

ESTRATÉGIAS DE REPERFUSÃO MIOCÁRDICA

Angioplastia

Atualmente, considera-se a intervenção coronariana primária (ICP) como a melhora terapêutica disponível para o IAMCSST. É indicada em casos de (recomendação/evidência):

- Δt < 12 h (I/A)
- Δt < 12 h com contraindicação ao fibrinolítico (I/B)
- Δt 12 a 24 h se isquemia persistente (IIa/B)
- Choque cardiogênico ou insuficiência cardíaca aguda grave, independentemente do tempo entre o primeiro contato médico e o início da intervenção (I/B)

Fibrinólise farmacológica

É indicada em casos de:

- Δt < 12 h (I/A)
- Serviço de hemodinâmica indisponível ou tempo de transferência para um centro de ICP > 120 min (I/A)
- Δt 12 a 24 h se isquemia persistente, instabilidade hemodinâmica ou grande área miocárdica em risco (IIa/C).

Tabela 21.3 Medicações utilizadas no tratamento da SCACSST.

Medicamento	Posologia	Indicações	Contraindicações
AAS	(A): 160 a 325 mg VO, mastiga-dos, sem revestimento entérico (M): 100 mg/dia	Todos os pacientes	Alergia verdadeira Hemorragia TGI recente ou ativa
Nitrato	Dinitrato de isossorbida, 5 mg, SL Caso a dor persista, repetir em intervalos de 3 a 5 min Dose máx.: 15 mg (3 vezes)	Desconforto torácico isquêmico na ausência de emergência hipertensiva	PAS < 90 mmHg FC < 50 bpm ou > 100 bpm IAM inferior/VD Uso recente de inibidores da fosfodiesterase (sildenafila ou vardenafila nas últimas 24 h ou tadalafila nas últimas 48 h)
Nitroglicerina	Diluição: 1 ampola (25 mg) + SG5% 245 mℓ IV, BIC (concentração da solução: 100 μg/mℓ). Iniciar 10 μg/min (6 mℓ/h). Aumentar 5 a 10 μg/min a cada 5 min, até atingir alvo Dose máx.: 150 a 300 μg/min (90 a 180 mℓ/hora)	Desconforto torácico isquêmico recorrente, que não cede à terapia com nitrato SL Congestão pulmonar Emergência hipertensiva	
Morfina	Solução decimal (ampola de 10 mg/mℓ com 1 mℓ): 1 mℓ + 9 mℓ de água destilada Concentração: 1 mg/mℓ Dose: 2 a 5 mg IV, em *bolus* (reavaliar necessidade de doses adicionais de 10/10 min)	Dor torácica Edema agudo de pulmão *Utilizar com cautela, pois está associada a maior mortalidade	Bradipneia Confusão mental Hipotensão IAM inferior/VD

(*continua*)

Tabela 21.3 (*Continuação*) Medicações utilizadas no tratamento da SCACSST.

Medicamento	Posologia	Indicações	Contraindicações
Antagonistas do ADP	Ticagrelor (A): 180 mg VO (M): 90 mg VO, 12/12 h *Caso se opte pelo ticagrelor, a dose de manutenção do AAS deve ser < 100 mg/dia	Droga de escolha tanto na estratégia invasiva quanto na conservadora. Se indisponível, clopidogrel é uma opção	Sangramento ativo (como hemorragia intracraniana ou digestiva) Risco de sangramento grave
	Clopidogrel (A): 300 mg VO, se < 75 anos e candidato à fibrinólise; 600 mg VO, se < 75 anos e estratégia intervencionista (M): 75 mg/dia Suspender 5 a 7 dias antes de cirurgia de revascularização miocárdica Manter, no mínimo, por 1 mês. Se angioplastia com *stent* farmacológico manter, no mínimo, por 1 ano	A todos os pacientes que não apresentem contraindicações Droga de escolha caso o paciente tenha história de verdadeira reação alérgica grave a AAS Se houver possibilidade de RM cirúrgica em até 1 semana, não administrar clopidogrel	–

(*continua*)

Tabela 21.3 (*Continuação*) Medicações utilizadas no tratamento da SCACSST.

Medicamento	Posologia	Indicações	Contraindicações
Anticoagulante	Enoxaparina (HBPM) < 75 anos: *bolus* IV de 30 mg e, após 15 min, iniciar 1 mg/kg/dose SC, 12/12 h > 75 anos: sem ataque IV e 0,75 mg/kg/dose SC, 12/12 h Não utilizar se ClCr < 15 mℓ/min	Anticoagulante de escolha em caso de fibrinólise Não utilizar em caso de angioplastia primária ou contraindicação	Iminência de aborto Alteração grave da hemostasia Plaquetopenia induzida por heparina Endocardite bacteriana subaguda Hipertensão grave não controlada Pacientes com conhecida sensibilidade à enoxaparina, heparina ou a produtos derivados de suínos Sangramentos ativos significativos Úlcera gastrintestinal ativa Durante ou após cirurgia no cérebro, olhos ou coluna vertebral
	Heparina não fracionada (HNF) Se trombólise química: *bolus* de 60 U/kg (máx.: 4.000 U/dose) e infusão contínua de 12 U/kg/h (máx.: 1.000 U/h); TTPA-relação: 1,5 a 2,0 (50 a 70 s) Se angioplastia primária sem uso de inibidor GP IIb/IIIa: *bolus* de 100 U/kg e infusão contínua de 12 U/kg/h; TTPA-alvo: 250 a 300 s; desligar após o procedimento Se angioplastia primária com uso de inibidor GP IIb-IIIa: *bolus* de 60 U/kg e infusão contínua de 12 U/kg/h; TTPA-alvo: 200 a 250 s; desligar após o procedimento	Pode ser utilizada em associação com trombólise química ou angioplastia	–

Tabela 21.3 (Continuação) Medicações utilizadas no ...

Medicamento	Posologia	Indicações	Contraindicações
Anticoagulante	Bivalirudina (A): *bolus* 0,75 mg/kg; (M): 1,75 mg/kg/h Desligar após o procedimento	Anticoagulante de escolha se história de trombocitopenia induzida por heparina Iniciada a pacientes submetidos à angioplastia primária	–
	Fondaparinux 2,5 mg SC, 1 vez/dia, não usar se ClCr < 20 Não deve ser utilizada em paciente submetido à angioplastia primária ou ClCr < 30 mℓ/min	Escolha para pacientes não reperfundidos e provável superioridade para pacientes submetidos à trombólise química	–
Betabloqueador	Preferência por VO Propranolol, 10 a 80 mg, de 12/12 h ou 8/8 h Atenolol, 50 a 200 mg, 1 vez/dia Metoprolol, 50 a 100 mg, 12/12 h Se houver dor, IV Metoprolol, 5 mg, a cada 5 min, até 15 mg Observação: carvedilol se FE < 40% ou sintomas de ICC, associado a IECA Monitorar PA e pulso continuamente	Em todos os pacientes que não apresentarem contraindicações	BAV 2º e 3º graus PR > 0,24 s Broncospasmo (tabagismo não é contraindicação) ICC descompensada FC > 110 bpm ou < 60 bpm PAS < 120 mmHg Idade > 70 anos Início da dor há > 12 h Choque cardiogênico Vasospasmo coronariano Uso de cocaína *Se alergia ou broncospasmo, usar diltiazem ou verapamil

(*continua*)

Tabela 21.3 (*Continuação*) Medicações utilizadas no tratamento da SCACSST.

Medicamento	Posologia	Indicações	Contraindicações
Inibidor da GP IIb/IIIa	Tirofibana (A): 0,4 μg/kg/min durante 30 min (M): 0,1 μg/kg/min por até 96 h, se necessário	Usar em pacientes submetidos à angioplastia primária Não usar como terapia isolada de reperfusão Não associar a fibrinolíticos Cuidado em maiores de 75 anos	Aneurisma ou dissecção aórtica Malformação arteriovenosa Sangramento interno ativo Diátese hemorrágica no último ano AVCI, cirurgia maior ou trauma nos últimos 30 dias PAS > 180 mmHg PAD > 110 mmHg Hepatopatia Neoplasia intracraniana Pericardite aguda Distúrbio de plaquetas
	Abciximabe (A): 0,25 mg/kg em 10 min (M): 0,125 μg/kg/min (máximo de 10 μg/min) por 12 a 24 h	–	–

(*continua*)

Tabela 21.3 (*Continuação*) Medicações utilizadas no tratamento da SCACSST.

Medicamento	Posologia	Indicações	Contraindicações
IECA/BRA	Preferir captopril (meia-vida mais curta), iniciar com 6,25 a 12,5 mg VO, 8/8 h e aumentar progressivamente, se possível A prescrição não deve ser tão precoce Aguardar 4 a 6 h ou estabilidade hemodinâmica	Controle de HAS, apesar do uso de betabloqueador e nitroglicerina Sinais ou sintomas de disfunção de VE História de HAS ou diabetes melito A todos os pacientes, caso não haja contraindicação	PAS < 100 mmHg Hipovolemia Má perfusão periférica K > 5,5 mEq/ℓ Doença renal avançada Alergia/angioedema Não há benefício na associação IECA + BRA Usar BRA se intolerância ao IECA
Estatina	Sinvastatina (A): 40 mg/dia (M): 10 a 80 mg/dia Atorvastatina (A): 80 mg/dia (M): 10 a 80 mg/dia	Há maior benefício com a utilização de estatinas de alta potência (atorvastatina, rosuvastatina)	Todos os doentes devem recebê-la com meta de LDL < 100 ou < 70 mg/dℓ, se houver múltiplos fatores de risco

(A): dose de ataque; (M): dose de manutenção; VO: via oral; TGI: trato gastrintestinal; SL: via sublingual; PAS: pressão arterial sistólica; FC: frequência cardíaca; IAM: infarto agudo do miocárdio; VD: ventrículo direito; SG: soro glicosado; BIC: bomba de infusão contínua; IV: intravenosa; ADP: difosfato de adenosina; AAS: ácido acetilsalicílico; RM: revascularização miocárdica; HBPM: heparina de baixo peso molecular; SC: subcutânea; ClCr: *clearance* de creatinina; TTPA: tempo de tromboplastina parcial ativada; FE: fração de ejeção no ecocardiograma; ICC: insuficiência cardíaca congestiva; IECA: inibidores da enzima de conversão da angiotensina; BAV: bloqueio atrioventricular; PR: intervalo PR no eletrocardiograma; AVCI: acidente vascular cerebral isquêmico; PAD: pressão arterial diastólica; HAS: hipertensão arterial sistêmica; BRA: bloqueadores dos receptores de angiotensina; VE: ventrículo esquerdo.

As contraindicações estão no Quadro 21.2, e os critérios de reperfusão são apresentados a seguir:

- Redução de 50% do supra ST da derivação com maior supradesnível após 90 min
- Alívio dos sintomas
- Pico precoce de marcadores de necrose miocárdica
- Arritmias de reperfusão (ritmo idioventricular acelerado, extrassístoles).

Quadro 21.2 Contraindicações à terapia fibrinolítica.

Absolutas
AVCH prévio
AVCI > 4,5 h e < 3 meses
Alteração vascular cerebral estrutural conhecida (p. ex., malformação arteriovenosa)
Neoplasia intracraniana (primária ou metastática)
Suspeita de dissecção aórtica aguda
Sangramento ativo ou diátese hemorrágica (exceto menstruação)
Cirurgia do SNC ou medular nos últimos 2 meses
TCE ou trauma facial graves nos últimos 3 meses
Relativas
HAS crônica, grave e/ou mal controlada
PAS > 180 mmHg e/ou PAD > 110 mmHg
AVCI > 3 meses
Demência ou patologia intracraniana não citada nas contraindicações absolutas
RCP prolongada (> 10 min)
Cirurgia maior há < 3 semanas
Sangramento interno recente (< 2 a 4 semanas)
Punção vascular em sítio não compressível
Gravidez
Úlcera péptica ativa
Uso de anticoagulantes (quanto maior o RNI, maior o risco de hemorragia)
Para estreptoquinase: exposição prévia (há mais de 5 dias) ou reação alérgica anterior

AVCH: acidente vascular cerebral hemorrágico; AVCI: acidente vascular cerebral isquêmico; SNC: sistema nervoso central; TCE: traumatismo cranioencefálico; HAS: hipertensão arterial sistêmica; PAS: pressão arterial sistêmica; PAD: pressão arterial diastólica; RCP: reanimação cardiopulmonar; RNI: razão normalizada internacional.

Fármacos

Estreptoquinase (SK)

- Dose: 1.500.000 U; infusão em 30 a 60 min
- Efeitos colaterais: conduta
- Vômitos: metoclopramida ou ondansetrona
- Hipotensão: evitar nitratos e morfina, reduzir temporariamente a infusão de SK, realizar expansão volêmica com solução cristaloide
- Reação alérgica leve a moderada (disfonia, prurido, exantema): diminuir velocidade de infusão, prescrever corticosteroide de e anti-histamínico
- Reação alérgica grave (choque anafilático, edema de glote): suspender a droga e indicar ICP; realizar tratamento específico para anafilaxia.

Alteplase (t-PA)

- Dose: *bolus* de 15 mg intravenoso (IV) + 0,75 mg/kg durante 30 min (máx: 50 mg), seguido de 0,5 mg/kg durante 30 min (máx: 35 mg)
- Dose máxima: 2 frascos = 100 mg.

Reteplase (rt-PA)

- Dose: 10 U IV, em 2 min (repetir após 30 min).

Tenecteplase (TNK-tPA)

- Medicação muito utilizada para trombólise pré-hospitalar
- Dose:
  - < 60 kg = 30 mg
  - 60 a 69 kg = 35 mg
  - 70 a 79 kg = 40 mg
  - 80 a 89 kg = 45 mg
  - ≥ 90 kg = 50 mg.

COMPLICAÇÕES DO INFARTO AGUDO DO MIOCÁRDIO

- Isquêmicas (reinfarto)
- Insuficiência cardíaca congestiva (ICC) e choque cardiogênico
- Taquiarritmias e bradiarritmias
- Complicações mecânicas:
  - Aneurisma de VE
  - Insuficiência mitral aguda
  - Ruptura de septo interventricular
  - Ruptura de parede livre de VE
- Complicações tromboembólicas:
  - Abdome agudo vascular
  - Necrose de extremidades
  - Acidente vascular cerebral (AVC)
- Pericardite epistenocárdica e síndrome de Dressler.

BIBLIOGRAFIA

Anderson JL, Morrow DA. Acute myocardial infarction. N Engl J Med. 2017;376;2053-64.

Hazinski MF, Nolan JP, editores. 2015 International Consensus on Cardiopulmonary Resuscitation and Emergency Cardiovascular Care Science with Treatment Recommendations Circulation. 2015;132:S1.

Pasupathy S, Tavella R, Beltrame JF. Myocardial Infarction with Nonobstructive Coronary Arteries (MINOCA): the past, present, and future management. Circulation. 2017;135(16):1490-3.

Piegas LS, Timerman A, Feitosa GS, Nicolau JC, Mattos LAP, Andrade MD, et al. V Diretriz da Sociedade Brasileira de Cardiologia sobre Tratamento do Infarto Agudo do Miocárdio com Supradesnivelamento do Segmento ST. Arquivos Brasileiros de Cardiologia. 2015;105(2 Supl. 1).

Rihal CS, Naidu SS, Givertz MM, Szeto WY, Burke JA, Kapur NK, et al. 2015 SCAI/ACC/HFSA/STS Clinical Expert Consensus Statement on the Use of Percutaneous Mechanical Circulatory Support Devices in Cardiovascular Care: Endorsed by the American Heart Assocation, the Cardiological Society of India, and Sociedad Latino Americana de Cardiologia Intervención; Affirmation of Value by the Canadian Association of Interventional Cardiology-Association Canadienne de Cardiologie d'Intervention. J Am Coll Ardiol. 2015;65(19):e7-e26.

22 Pericardite e Tamponamento Cardíaco

Otávio Parisi de Carvalho • Daniel Garoni Peternelli

PERICARDITE

Pericardite é um processo inflamatório do pericárdio que tem múltiplas causas e se apresenta tanto como doença primária quanto secundária. Geralmente benigna e autolimitada, a pericardite pode cursar com derrame ou constrição pericárdica, o que aumenta sua gravidade. Possui uma incidência de aproximadamente 28:100.000 e representa 5% das causas de dor torácica, uma vez descartada síndrome coronariana aguda (SCA).

Etiologia

A pericardite pode ter diversas etiologias, apresentadas a seguir:

- Infecciosa:
  - Vírus: enterovírus (coxsackie, vírus ECHO), herpesvírus, adenovírus, parvovírus
  - Bactérias: *Mycobacterium tuberculosis*, *Coxiella burnetii*, *Borrelia burgdorferi*
  - Fungos: *Histoplasma* sp, *Aspergillus* sp, *Blastomyces* sp, *Candida* sp
  - Parasitas: *Echinococcus* sp e *Toxoplasma* sp
- Autoimune: lúpus eritematoso sistêmico, síndrome de Sjögren, artrite reumatoide, esclerodermia, vasculites sistêmicas
- Neoplasia: tumores primários (mesotelioma do pericárdio) ou metástases (pulmão, mama, linfoma)
- Metabólica: uremia, mixedema
- Traumática e iatrogênica: trauma torácico penetrante ou contuso, perfuração esofágica, radiação, complicações de procedimentos (intervenção coronária percutânea, marca-passo transvenoso, ablação)
- Drogas: síndromes lúpus-*like* (procainamida, hidralazina, metildopa, isoniazida, fenitoína), antineoplásicos (doxirrubicina, fluouracil, ciclofosfamida)
- Outras: amiloidose, dissecção de aorta, hipertensão pulmonar, insuficiência cardíaca, associada ao infarto agudo do miocárdio (precoce – pericardite epistenocárdica; tardia – síndrome de Dressler)
- Idiopática.

Clínica

A dor torácica ocorre em 85 a 90% dos casos, de início súbito, em pontada, tipo pleurítica, que melhora ao sentar-se com flexão anterior do tronco e piora com a inspiração profunda ou ao tossir. O atrito pericárdico, que ocorre em 30% dos casos, é um ruído transitório, do tipo "arranhando" ou "raspando" uma superfície dura (alguns consideram o som nítido de passos de neve ou o atrito "couro com couro"), mais bem auscultado na borda esternal esquerda com o diafragma do estetoscópio. O quadro pode ser precedido por uma síndrome febril com sintomas de via área superior, indicando uma infecção viral como etiologia. Na minoria das vezes podem aparecer manifestações de falência ventricular esquerda, caso haja extenso comprometimento miocárdico (perimiocardite).

Exames complementares

Radiografia do tórax

Geralmente, resulta normal, dado que o aumento da área cardíaca só ocorre com acúmulo de volumes > 200 mℓ no saco pericárdico. Uma vez alterado apresenta sensibilidade 70% e especificidade 41% para derrame pericárdico.

Ecocardiograma (ECG)

Resulta alterado na maioria das vezes (até 60% dos casos). Suas alterações ocorrem em quatro fases:

- Estágio I: supradesnível do segmento ST côncavo, difuso, exceto em aVR e V1, no qual ocorre infradesnível; onda T apiculada, com leve aumento da amplitude; infradesnível do segmento PR (exceto em aVR, no qual ocorre supradesnível) – primeiras horas ou dias
- Estágio II: normalização do segmento ST e PR, além do achatamento da onda T – primeira semana
- Estágio III: inversão da onda T difusa, simulando isquemia miocárdica
- Estágio IV: retorno à normalidade da onda T. Pode ocorrer semanas ou meses após o evento inicial.

Ecocardiograma transtorácico (ECO-TT)

Derrame pericárdico está presente em 60% dos casos. Além de auxiliar no diagnóstico, pode avaliar e classificar o comprometimento hemodinâmico.

Marcadores de necrose miocárdica

Podem estar elevados em até 27% dos casos, associados ao comprometimento miocárdico (perimiocardite).

Marcadores de atividade inflamatória

Proteína C reativa (PCR) e velocidade de hemossedimentação (VHS) encontram-se aumentadas em 75% dos casos. São úteis também na avaliação da resposta terapêutica.

Critérios diagnósticos

Pelo menos dois dos seguintes aspectos:

- Dor torácica típica
- Atrito pericárdico
- Alterações de ECG
- Derrame pericárdico.

Critérios adicionais que podem auxiliar no diagnóstico incluem: elevação de marcadores inflamatórios (VHS ou PCR) e evidência de inflamação pericárdica em exames de imagem [tomografia computadorizada (TC) ou ressonância nuclear magnética (RM)].

Abordagem clínica

Qualquer apresentação clínica que sugira uma etiologia específica ou algum fator de mau prognóstico requer internação hospitalar e pesquisa de causa subjacente. Pacientes sem essas características podem ser tratados com sintomáticos e reavaliados em 1 semana (Figura 22.1).

Tratamento

Deve ser orientada restrição de atividade física até remissão clínica. Caso haja suspeita de acometimento miocárdico, manter pelo menos 6 meses sem atividade física. Nos casos de menor risco, o tratamento é feito com sintomáticos. Nas demais situações devem ser tratadas a causa de base. A terapia é mantida até resolução dos sintomas e queda das provas inflamatórias (em média 2 a 4 semanas), com retirada progressiva dos fármacos para diminuir risco de recidiva. Como primeira opção tem-se a associação de um anti-inflamatório não esteroide (AINE) com a colchicina. Em casos de contraindicação ou falha terapêutica deve-se optar pelo uso de corticosteroide (Tabela 22.1).

TAMPONAMENTO CARDÍACO

Compressão cardíaca causada por um acúmulo de líquido entre os folhetos pericárdicos. Compartilha das mesmas etiologias da pericardite, tendo como principal fator causal o acúmulo rápido de líquido, ultrapassando a capacidade de adaptação do saco pericárdico (Tabela 22.1).

Clínica

Taquicardia, hipotensão, estase jugular, abafamento de bulhas.

Pulso paradoxal: diminuição da pressão sistólica > 10 mmHg durante a inspiração.

Exames complementares

- Radiografia do tórax: aumento da área cardíaca

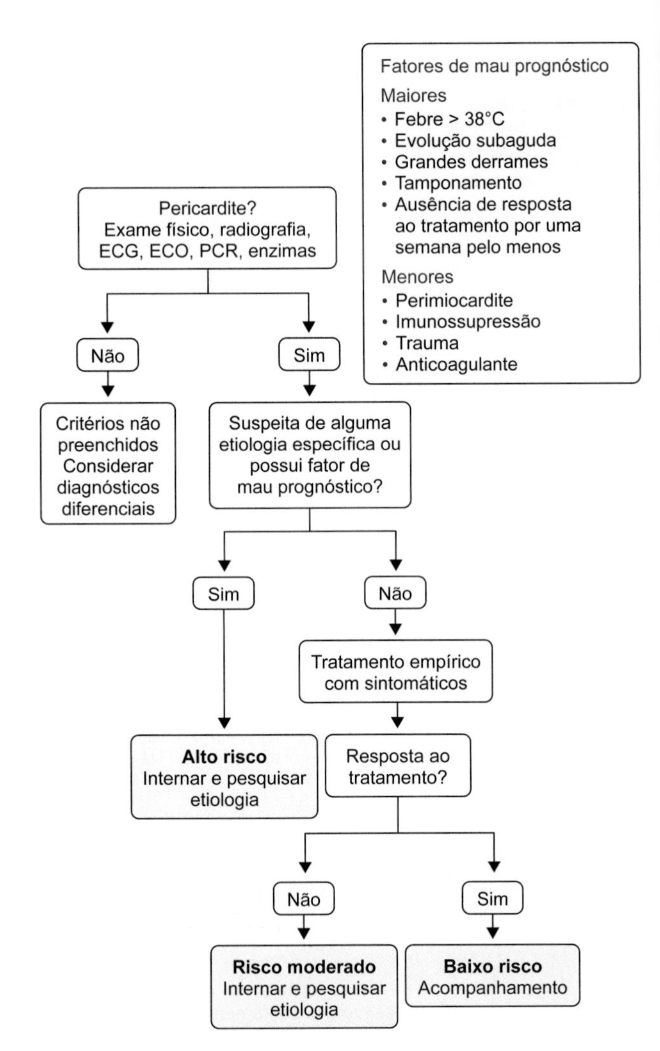

Figura 22.1 Abordagem clínica na pericardite. ECG: eletrocardiograma; ECO: ecocardiograma; PCR: proteína C reativa.

- ECG: diminuição da voltagem, alternância elétrica (mudança da morfologia e/ou amplitude dos complexos QRS a cada batimento cardíaco)
- ECO-TT:
  - Dilatação das cavas com pouca variação respiratória
  - Colapso diastólico de ventrículo e átrio direitos
  - Ao Doppler, tem-se à expressão ecocardiográfica do pulso paradoxal:
    - Aumento do fluxo tricúspide e redução do fluxo mitral na inspiração
    - Aumento do fluxo mitral em até 25% e redução do tricúspide na expiração.

Tratamento

- Pericardiocentese: preferencialmente guiada por ECO-TT
- Abordagem cirúrgica: drenagem pericárdica aberta terapêutica.

Tabela 22.1 Tratamento medicamentoso da pericardite.

Medicamento	Dose	Duração	Redução da dose
Ácido acetilsalicílico (AAS)	750 a 1.000 mg 8/8 h	1 a 2 semanas	250 a 500 mg a cada 1 a 2 semanas
Ibuprofeno	600 mg 8/8 h	1 a 2 semanas	200 a 400 mg a cada 1 a 2 semanas
Indometacina	25 a 50 mg 8/8 h	1 a 2 semanas	25 mg a cada 1 a 2 semanas
Colchicina	0,5 mg 12/12 h (se < 70 kg utilizar 1 vez/dia)	3 meses	Não é necessário Opção: < 70 kg: 0,5 mg 1 vez/2 dias > 70 kg: 0,5 mg 1 vez/dia
Prednisona	0,2 a 0,5 mg/kg/dia	2 a 4 semanas	A depender da dose inicial: > 50 mg: 10 mg a cada 1 a 2 semanas 50 a 25 mg: 5 a 10 mg a cada 1 a 2 semanas 25 a 15 mg: 2,5 mg a cada 1 a 2 semanas < 15 mg: 1,2 a 2,5 mg a cada 1 a 2 semanas

BIBLIOGRAFIA

Adler Y, Charron P, Imazio M, Badano L, Barón-Esquivias G, Bogaert J, et al. 2015 ESC Guidelines for the diagnosis and management of pericardial diseases: The Task Force for the Diagnosis and Management of Pericardial Diseases of the European Society of Cardiology (ESC). Endorsed by: The European Association for CardioThoracic Surgery (EACTS). Eur Heart J. 2015;36(42):2921-64.

Imazio M, Gaita F, LeWinter M. Evaluation and treatment of pericarditis: a systematic review. JAMA. 2015;314(14):1498-506.

LeWinter MM. Acute pericarditis. N Engl J Med. 2014;371(25):2410-6.

Montera MW, Mesquita ET, Colafranceschi AS, Oliveira Junior AM, Rabischoffsky A, Ianni BM, et al. Sociedade Brasileira de Cardiologia. I Diretriz Brasileira de Miocardites e Pericardites. Arq Bras Cardiol. 2013;100(4 supl. 1):1-36.

Parte 3

Pneumologia

23 Doença Pulmonar Obstrutiva Crônica Exacerbada

Thiago Roberto Costa Melo • Davi Jing Jue Liu

INTRODUÇÃO

A doença pulmonar obstrutiva crônica (DPOC) é uma doença comum, prevenível e tratável, caracterizada por sintomas respiratórios persistentes e limitação ao fluxo respiratório, devido a anormalidades alveolares ou das vias respiratórias, geralmente causadas por exposição significativa a partículas ou gases nocivos (GOLD, 2018).

A prevalência da doença é de difícil mensuração, estimada em torno de 6% da população adulta em alguns estudos norte-americanos.

Exacerbações, definidas como eventos agudos caracterizados por uma piora dos sintomas respiratórios do paciente, além das variações rotineiras, são comuns e fazem parte do curso natural da doença.

ETIOLOGIA DAS EXACERBAÇÕES

As exacerbações estão associadas principalmente ao aumento da inflamação das vias respiratórias. Estima-se que aproximadamente 70% das exacerbações de DPOC sejam desencadeadas por infecções do trato respiratório, virais ou bacterianas.

Estudos mostram que cerca de 50% das exacerbações são causadas por bactérias. As mais prevalentes são: *Haemophilus influenzae*, *Streptococcus pneumoniae* e *Moraxella catarrhalis*. Nos pacientes com DPOC grave, há um risco aumentado para infecção por agentes como *Pseudomonas aeruginosa* e *Enterobacteriaceae*.

QUADRO CLÍNICO E DIAGNÓSTICO

A exacerbação da DPOC geralmente se manifesta por 1 ou mais dos 3 sinais cardinais, também conhecidos como critérios de Anthonisen:

- Aumento da frequência e/ou intensidade da tosse
- Piora da dispneia basal
- Aumento ou mudança no aspecto da secreção da tosse.

Esses critérios auxiliam também na avaliação da probabilidade de a exacerbação ter sido desencadeada por uma infecção bacteriana, sendo definidores na decisão de usar antibióticos no tratamento.

Em geral, pacientes com exacerbação de DPOC procuram um pronto-socorro sem diagnóstico prévio. Nesses casos, o diagnóstico presuntivo deve ser realizado com o auxílio de dados da história clínica, como: dispneia crônica com piora progressiva, chieira, piora com tempo frio ou exposição a alergênios, ausência de asma na infância ou sinais sugestivos de insuficiência cardíaca, exposição significativa a tabaco ou fogão à lenha.

No exame físico, alterações da ausculta pulmonar têm baixa acurácia diagnóstica, podendo ser completamente normal. Broncospasmo é comum, com presença de tempo expiratório prolongado, sibilos ou diminuição global do murmúrio vesicular. Podem surgir roncos decorrentes de aumento da secreção pulmonar; estertores localizados por pneumonia associada ou mesmo bibasais por descompensação de uma insuficiência cardíaca de base. É frequente uma diminuição da saturação de base à oximetria de pulso. Cianose e sinais de uso da musculatura respiratória acessória são sinais de gravidade.

O diagnóstico deve ser exclusivamente clínico. No entanto, é prudente a realização de uma radiografia de tórax e uma gasometria arterial. Ambos exames são simples e amplamente disponíveis, e permitem um auxílio na avaliação de fatores desencadeantes ou concomitantes que constituem os principais diagnósticos diferenciais – pneumonia, insuficiência cardíaca, derrame pleural, tromboembolismo pulmonar, entre outros.

Para os pacientes que necessitarem de internação hospitalar, exames laboratoriais gerais (hemograma, função renal e eletrólitos) são geralmente indicados, assim como culturas ou outros testes microbiológicos de forma individualizada.

Provas de função pulmonar são de extrema importância na avaliação ambulatorial da doença, porém têm pequena aplicabilidade no pronto-socorro.

ESTRATIFICAÇÃO DE RISCO

Um dos primeiros passos na avaliação inicial é estratificar os pacientes de acordo com o risco de evoluir de forma grave, determinando assim quais devem ser imediatamente direcionados a cuidados intensivos, quais necessitam de internação hospitalar (em ambiente de enfermaria) ou quais podem ser seguramente manejados ambulatorialmente.

Neste ponto, uma anamnese e exame físico criteriosos, em associação aos exames complementares (em especial a gasometria arterial), são de fundamental importância.

Os principais fatores associados à evolução desfavorável são:

- Necessidade de ventilação mecânica (VM; invasiva ou não invasiva)
- Desenvolvimento de acidose respiratória

- Presença de comorbidades significativas (insuficiência cardíaca, doença arterial coronariana, doença renal crônica, entre outras).

Deve-se considerar internação hospitalar nas seguintes situações:

- Complicações como pneumotórax, tromboembolismo pulmonar (TEP) ou pneumonia
- Descompensação de condições associadas, como insuficiência cardíaca ou diabetes melito
- Falta de condições socioeconômicas para realização de tratamento domiciliar.

É indicado o suporte intensivo nos casos de:

- Dispneia grave refratária à terapia emergencial
- Mudança no estado mental (confusão, letargia, coma)
- Hipoxemia persistente ou progressiva ($PaO_2 < 40$ mmHg) e/ou hipercapnia grave ($PaCO_2 > 60$ mmHg) e/ou acidose respiratória grave ($pH < 7,25$), apesar de oxigenoterapia suplementar e da ventilação não invasiva
- Necessidade de VM invasiva por falência respiratória ou acidose respiratória refratária às medidas não invasivas
- Instabilidade hemodinâmica com necessidade de drogas vasoativas.

TRATAMENTO CONSERVADOR

O manejo inicial da exacerbação de DPOC no pronto-socorro segue o mnemônico ABCD, apresentado nos tópicos a seguir.

Antibioticoterapia

A indicação pode ser guiada clinicamente pelos critérios de Anthonisen (sinais cardinais). Antibióticos devem ser prescritos nas seguintes situações:

- Se os 3 critérios estão presentes
- Se 2 critérios estão presentes, sendo um deles o aumento da purulência do escarro
- Se há necessidade de VM invasiva ou não invasiva.

Independentemente dos critérios, o julgamento clínico deve sempre prevalecer e, se houver outros sinais clínicos ou laboratoriais sugestivos de infecção bacteriana, não se deve titubear na prescrição da antibioticoterapia.

No entanto, vale ressaltar que o uso de antibióticos sem indicação precisa tem impacto na mortalidade dos pacientes, devido aos efeitos colaterais e à indução de resistência de cepas previamente sensíveis. O simples fato de estar hospitalizado não indica o uso de antibióticos.

A escolha do antimicrobiano adequado deve ser individualizada. Devem ser cobertos os agentes etiológicos mais frequentemente associados às exacerbações. Uma estratégia é optar por regimes de espectro mais amplo em pacientes com maior risco/gravidade e poupar aqueles com doença menos grave do risco de indução de resistência. Seguindo esse princípio, propõe-se:

- Não usar antibióticos nas exacerbações leves (apenas um sinal cardinal)
- Nos casos de exacerbação moderada/grave, considerar os seguintes fatores de risco: idade > 65 anos, volume expiratório forçado no primeiro segundo (VEF_1) < 50% do predito, ≥ 2 exacerbações/ano, cardiopatia associada
  - Se nenhum dos fatores está presente, pode-se utilizar um macrolídeo (azitromicina ou claritromicina), uma cefalosporina de segunda geração (cefuroxima), doxiciclina ou sulfametoxazol-trimetoprima
  - Na presença de um ou mais dos fatores, optar por uma quinolona respiratória (levofloxacino ou moxifloxacino) ou amoxicilina-clavulonato
- Na presença de fatores de risco para infecção por *Pseudomonas* – DPOC grave, isolamento prévio de *Pseudomonas* no escarro, bronquiectasia, uso recente ou frequente de antibióticos, internações frequentes, uso crônico de corticosteroide sistêmico –, sempre obter cultura do escarro, usar ciprofloxacino nos pacientes sem indicação de internação e levofloxacino, cefepime, ceftazidima ou piperacilina-tazobactam nos pacientes internados.

Em caso de piora ou resposta inadequada após 72 h de antibioticoterapia, considerar mudança no regime antibiótico e no local de tratamento (internar se necessário), obter cultura e Gram do escarro.

Broncodilatadores

Devem ser administrados precocemente na exacerbação, sendo a medida que geralmente proporciona uma melhora mais rápida dos sintomas. A ausência de uma melhora após seu uso indica um pior prognóstico.

A administração pode se dar por meio de aerossol ou nebulização (com O_2 em fluxo de 6 a 8 ℓ/min), precocemente. O uso subcutâneo é reservado para situações extremas, na tentativa de evitar a evolução para insuficiência respiratória com necessidade de VM. O uso de formulações intravenosas (IV) não é indicado de forma rotineira.

Na via inalatória, os beta-agonistas de curta duração mais frequentemente utilizados são o fenoterol (gotas) e o salbutamol (aerossol). A terbutalina é a droga de formulação subcutânea. O brometo de ipratrópio é um anticolinérgico que pode ser administrado por via inalatória em associação ao beta-agonista, com benefício de redução de internação em pacientes com DPOC exacerbado. As doses dos broncodilatadores são apresentadas no Quadro 23.1.

Quadro 23.1 Doses dos broncodilatadores.	
Fenoterol	10 a 20 gotas + SF 0,9% 5 mℓ em nebulização, a cada 10 a 30 min
Salbutamol	*Spray* – 100 µg/*puff*, 2 a 4 *puffs* a cada 10 a 30 min
Terbutalina	Solução injetável 0,5 mg/mℓ – 0,5 mℓ (0,25 mg), repetir a cada 20 min (máximo: 3 doses)
Ipratrópio	20 a 40 gotas (associado ao fenoterol, em nebulização), a cada 20 min

SF: soro fisiológico.

Corticosteroides

Na exacerbação, a corticoterapia sistêmica reduz o tempo de recuperação e melhora função pulmonar. Também melhora oxigenação, risco de recidiva precoce, falha de tratamento e tempo de hospitalização. É recomendada em todos os casos.

A primeira escolha é a prednisona via oral (VO), 40 mg/dia durante 5 dias. Não há benefício da administração por via parenteral, reservada para os pacientes com limitação da ingesta oral. A budesonida por nebulização é uma alternativa, porém pouco disponível no Brasil. Estudos recentes sugerem que a corticoterapia pode ser menos eficaz em pacientes com baixos níveis séricos de eosinófilos.

Oxigenoterapia | "Dar O_2 suplementar"

Deve ser ofertado oxigênio suplementar nos pacientes hipoxêmicos, com o objetivo de manter a saturação entre 88 e 92%. Deve-se avaliar o paciente em oxigenoterapia periodicamente com gasometria arterial, para evitar uma piora da acidose respiratória e retenção de CO_2, complicação frequentemente associada à oxigenoterapia em alto fluxo.

Máscaras de Venturi proporcionam uma oferta mais controlada e acurada do que cânulas nasais. Apesar do conhecido risco de retenção de CO_2 associado à oferta de oxigênio em alto fluxo, os estudos mostram que o risco é baixo com a nebulização com O_2 a 6 a 8 ℓ/min, devido ao curto período de tempo em que ele é administrado.

A oxigenação adequada deve ser assegurada mesmo que isso leve a uma hipercapnia aguda (frequentemente tolerada por pacientes com hipercapnia crônica). No entanto, ao menor sinal de piora clínica (acidemia acentuada, depressão do nível de consciência ou arritmias cardíacas), deve-se considerar a correção da acidose respiratória por meio da VM.

Ventilação mecânica

Em algumas exacerbações mais graves, o tratamento conservador "ABCD" não é suficiente, e a VM ganha papel fundamental na redução da morbimortalidade.

A ventilação não invasiva (VNI) é a modalidade de primeira escolha nas exacerbações de DPOC. Ensaios clínicos randomizados mostraram uma taxa de sucesso de 80 a 85% no tratamento. A VNI melhora oxigenação e acidose respiratória aguda (eleva pH e reduz $PaCO_2$), também diminui trabalho respiratório e melhora dispneia, com o benefício de menores complicações e morbidade em comparação à VM invasiva – relacionada a internações mais prolongadas, maior risco de pneumonia associada à ventilação mecânica (PAV) e complicações inerentes aos procedimentos (intubação orotraqueal ou traqueostomia).

São indicações da VNI na exacerbação da DPOC:

- Acidose respiratória ($PaCO_2 \geq 45$ mmHg e pH arterial $\leq 7{,}35$)
- Dispneia grave com sinais de falência da musculatura respiratória e/ou trabalho respiratório aumentado
- Hipoxemia persistente apesar da oxigenoterapia suplementar.

A VNI é contraindicada quando se posterga uma medida mais invasiva necessária, como nas seguintes situações:

- Parada cardiorrespiratória
- Rebaixamento do nível de consciência com incapacidade de cooperar, proteger a via respiratória ou clarear secreções (encefalopatia hipercápnica pode ser uma exceção, em casos individualizados)
- Duração prolongada de ventilação mecânica prevista
- Disfunção orgânica não respiratória agudamente ameaçadora à vida (p. ex., infarto agudo do miocárdio, arritmias, choque)
- Cirurgia, trauma ou deformidade facial
- Alto risco de broncoaspiração
- Anastomose esofágica recente.

Quando uma dessas contraindicações é presente, ou quando não há uma resposta satisfatória após a VNI (1 h costuma ser a duração habitual de uma sessão), está indicada a VNI. A indicação constitui-se em fator de mau prognóstico, associado a um aumento significativo na mortalidade em comparação aos pacientes que não necessitam da medida. Portanto, ela não deve ser postergada quando indicada, mas deve ser evitada ao máximo.

BIBLIOGRAFIA

Bartlett JG, Sethi S. Management of infection in exacerbations of chronic obstructive pulmonary disease. [Acesso em 21 dez 2017]. Disponível em: https://www.uptodate.com/contents/management-of-infection-in-exacerbations-of-chronic-obstructive-pulmonary-disease

Global Initiative for Chronic Obstructive Lung Disease (GOLD). Global Strategy for the Diagnosis, Management, and Prevention of Chronic Obstructive Pulmonary Disease (2018 Report). [Acesso em 9 maio 2018]. Disponível em: http://goldcopd.org/wp-content/uploads/2017/11/GOLD-2018-v6.0-FINAL-revised-20-Nov_WMS.pdf

Hyzy RC. Noninvasive ventilation in acute respiratory failure in adults. [Acesso em 21 dez 2017]. Disponível em: https://www.uptodate.com/contents/non-invasive-ventilation-in-acute-respiratory-failure-in-adults

Sanomia AH, Rodero LS, Santos RA. Exacerbações da doença pulmonar obstrutiva crônica. In: Martins HS, Santos RA, Brandão Neto RA, Arnaud F, editores. Medicina de emergência: revisão rápida. Barueri: Manole; 2017. p. 776-86.

Stoller JK. Management of exacerbations of chronic obstructive pulmonary disease. [Acesso em 21 dez 2017]. Disponível em: https://www.uptodate.com/contents/management-of-exacerbations-of-chronic-obstructive-pulmonary-disease

24 Asma

Natasha Scaranello Cartolano •
Lilian Serrasqueiro Ballini Caetano

INTRODUÇÃO

Asma é uma das doenças crônicas mais comuns na população e sua exacerbação é motivo frequente de procura do pronto-socorro, sendo responsável por 1 em cada 250 mortes por ano no mundo. As exacerbações são caracterizadas por piora clínica progressiva dos sintomas da doença, como tosse, dispneia, opressão torácica, sibilo e piora da função pulmonar. A função pulmonar pode ser quantificada através do volume expiratório forçado no primeiro segundo (VEF_1) e do pico de fluxo expiratório (PFE), sendo sua quantificação um melhor método para classificação de gravidade da doença.

ANAMNESE E EXAME FÍSICO

Anamnese sucinta na busca de fatores desencadeantes, início e gravidade dos sintomas, medicações de uso domiciliar e fatores de risco para morte por asma (Quadro 24.1), além de exame físico focado atentando para sinais de gravidade (como taquipneia > 30 ipm, taquicardia > 120 bpm, uso de musculatura acessória, diaforese, frases incompletas e pulso paradoxal) devem ser realizados de modo a não atrasar o tratamento.

Quadro 24.1 Fatores de risco para morte por asma.
Exacerbação anterior com necessidade de intubação orotraqueal (IOT) ou UTI
Hospitalização por asma no último ano
Três ou mais visitas ao departamento de emergência no último ano por asma
Sem uso de corticosteroide inalatório
Uso recente ou atual de corticosteroide oral
Uso de mais de um frasco de beta-2-agonista de curta ação por mês
Má aderência ao tratamento
Comorbidades como doença vascular psiquiátrica grave
Alergia alimentar

AVALIAÇÃO COMPLEMENTAR

Pico de fluxo

Deve ser realizado em todos os pacientes na entrada e após 1 h de tratamento. Seu valor deve ser comparado com tabela de referência para idade, sexo e altura. Picos de fluxo < 200 ℓ/min, em geral, indicam obstrução grave, assim como valores ≤ 50% da referência ou da melhor medida do paciente.

Oximetria de pulso

Indicada para pacientes com obstrução grave (VEF_1 ou pico de fluxo ≤ 50% do previsto) ou pacientes incapazes de realizar provas pulmonares.

Gasometria

Não está indicada em todos os pacientes. As principais indicações são pacientes que não respondem ou pioram apesar de terapia inicial, PFE ≤ 50% do previsto ou melhor pessoal, pacientes muito graves para realização de pico de fluxo, pacientes com sinais e sintomas de hipercapnia (rebaixamento do nível de consciência, frequência respiratória inapropriadamente baixa, mioclonia). Em geral, os pacientes em exacerbação apresentam *drive* respiratório elevado levando à diminuição de $PaCO_2$; seu aumento indica gravidade. Hipoxemia também pode estar presente em exacerbações graves.

Radiografia de tórax

Indicada apenas quando suspeita de complicação (febre, dor torácica, leucocitose, hipoxemia), em casos de hospitalização ou para diagnóstico diferencial. O achado mais comum é a hiperinsuflação.

TRATAMENTO

A Figura 24.1 resume a condução inicial no pronto-socorro de acordo com a classificação de gravidade da exacerbação.

Oxigenoterapia

Indicada se a saturação de oxigênio ($SatO_2$) for ≤ 90% ou se oximetria indisponível. O alvo de $SatO_2$ deve ser de 93 a 95% e em grávidas > 95%. Oxigenoterapia titulada mostrou-se melhor do que oxigenoterapia em alto fluxo.

Beta-2-agonista de curta ação

Salbutamol 100 µg, 4 a 8 jatos, com espaçador ou inalação de fenoterol, 10 a 20 gotas, 3 vezes na primeira hora são a terapia inicial recomendada. Há evidências mostrando superioridade do inalador dosimetrado com espaçador em pacientes não graves. Aplicação subcutânea ou intravenosa (IV) apresenta mais efeitos colaterais sem benefícios claros e não está indicada.

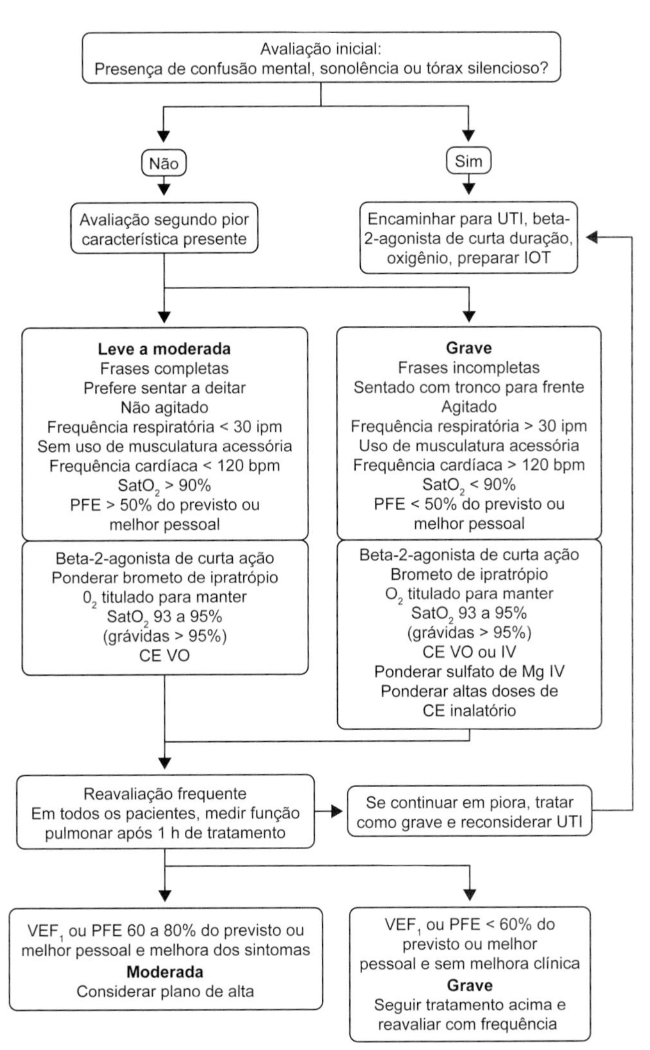

Figura 24.1 Tratamento da exacerbação da asma e sua classificação. Adaptada de Global Initiative for Asthma (2018). IOT: intubação orotraqueal; $SatO_2$: saturação de oxigênio; PFE: pico de fluxo expiratório; CE: corticosteroide; VO: via oral; IV: intravenoso.

Anticolinérgico

Brometo de ipratrópio pode ser adicionado à inalação com beta-2-agonista em casos de exacerbação moderada/grave. Estudos mostraram diminuição de hospitalização. A dose recomendada é de 40 gotas por inalação.

Corticosteroide sistêmico

Deve ser prescrito em todos casos de exacerbação exceto em casos leves, preferencialmente na primeira hora de atendimento. A via oral (VO) é preferida exceto em casos de insuficiência respiratória ou intolerância a corticosteroide oral. Doses equivalentes de 50 mg de prednisolona pela manhã ou 200 mg de hidrocortisona em doses divididas são adequadas para maioria dos pacientes. Doses maiores podem ser necessárias em casos de maior gravidade.

Corticosteroide inalatório

Doses elevadas mostraram benefício na primeira hora em pacientes que não estavam em uso de corticosteroide sistêmico. No entanto, o benefício dessa administração não está bem estabelecido.

Sulfato de magnésio

Pode ser realizado 2 g IV com infusão em 20 min em pacientes com exacerbações que ameaçam a vida ou com crise grave apesar terapia broncodilatadora na primeira hora.

Epinefrina

Indicada caso a exacerbação esteja associada a anafilaxia ou angioedema.

Inibidor de leucotrienos, antibiótico empírico e heliox

Não mostraram evidência.

Ventilação

- Ventilação não invasiva: benefício não muito bem estabelecido, pode-se tentar um curso em pacientes que não respondem à terapia inicial e não requerem intubação imediata
- Ventilação mecânica: deve ser uma decisão clínica individualizada para cada paciente. No entanto, diminuição da frequência respiratória, alteração do nível de consciência, fadiga respiratória, piora da hipercapnia, acidose e incapacidade de manter saturação adequada apesar de alta suplementação de oxigênio indicam necessidade de intubação orotraqueal (IOT). Cetamina, etomidato e propofol são as drogas de escolha para IOT por sequência rápida.

INTERNAÇÃO HOSPITALAR

A avaliação quantitativa da função pulmonar na chegada e após 1 h de terapia inicial em conjunto com a avaliação dos fatores de risco para morte por asma (ver Quadro 24.1) são importantes na decisão para internação hospitalar. Pacientes com PFE > 60% do previsto ou melhora pessoal após 1 h de terapia podem ser considerados para alta com avaliação ambulatorial breve. Já pacientes com PFE < 25% do previsto ou melhora pessoal na chegada ou PFE < 40% do previsto ou melhora pessoal após 1 h de terapia devem ser considerados para internação. Outros fatores que devem ser levados em consideração para alta são as condições psicossociais e entendimento do tratamento.

PLANO DE ALTA

Um curso de 5 a 7 dias de corticosteroide oral deve ser considerado para todos os pacientes – exceto em crises leves, pois a inflamação nas vias respiratórias pode permanecer apesar da melhora dos sintomas. A dose habitual é de 40 mg de prednisona ou equivalente. É importante a avaliação do uso correto e a aderência das medicações de uso domiciliar. Em geral, todos pacientes necessitam pelo menos de beta-2-agonista de curta ação sob demanda e corticosteroides inalatórios. Higiene ambiental, assim como reconhecimento e afastamento de fatores desencadeantes devem ser reforçados. Retorno ambulatorial breve é indicado.

BIBLIOGRAFIA

Global Initiative for Asthma. Global Strategy for Asthma Management and Prevention. 2018. [Acesso em 9 maio 2018]. Disponível em: http://ginasthma.org/2018-gina-report-global-strategy-for-asthma-management-and-prevention/.

Fergeson JE, Patel SS, Lockey RF. Acute asthma, prognosis, and treatment. J Allergy Clin Immunol. 2017;139(2):438-47.

Kirkland SW, Vandenberghe C, Voaklander B, Nikel T, Campbell S, Rowe BH. Combined inhaled beta-agonist and anticholinergic agents for emergency management in adults with asthma. Cochrane Database Syst Rev. 2017;1:CD001284.

Lazarus SC. Clinical practice. Emergency treatment of asthma. N Engl J Med. 2010;363(8):755-64.

25 Derrame Pleural

Ana Paula Toledo Mota • Ana Carolina Lima Resende

INTRODUÇÃO

Derrame pleural (DP) corresponde a um acúmulo anormal de líquido entre as pleuras visceral e parietal, levando a desconforto e até restrição à expansão pulmonar. Pode ser causado por diversas patologias, e a análise do líquido pleural, associado às características clínicas do paciente, pode auxiliar no diagnóstico.

ETIOLOGIA

De modo simplificado, é possível associar o DP exsudativo a causas geralmente pleuropulmonares, como tuberculose, pneumonia, tromboembolismo pulmonar e neoplasias pulmonares primárias ou metastáticas. Já o DP transudativo associa-se a doenças sistêmicas, como: insuficiência cardíaca (IC), cirrose, sindrome nefrótica, uremia, lúpus eritematoso sistêmico, artrite reumatoide, entre outras. O diagnóstico definitivo para determinar o tipo de DP só acontece a partir da análise laboratorial do líquido e da aplicação de critérios que serão abordados posteriormente. Deve-se lembrar, porém, que, diante de um contexto clínico etiológico bem estabelecido e presença de sintomatologia mínima ou ausente, a abordagem terapêutica/diagnóstica do DP não está indicada.

ACHADOS CLÍNICOS NO DERRAME PLEURAL

Os achados dependerão basicamente da doença de base, variando desde quadros assintomáticos, principalmente nos casos em que a doença não é primária da pleura, até manifestações como dispneia, dor pleurítica, tosse e febre. Tais sintomas geralmente sugerem acometimento pleural. O desconforto respiratório e a queda de saturação de oxigênio podem ocorrer na vigência de derrames volumosos. Os sinais sugestivos de DP ao exame físico estão ilustrados na Figura 25.1.

O DP volumoso pode restringir a inspiração reduzindo parâmetros espirométricos, como volume expiratório forçado no primeiro segundo (VEF_1) e capacidade vital forçada (CVF). Esses pacientes, se submetidos a prova de função pulmonar, poderão apresentar padrão sugestivo de doença restritiva.

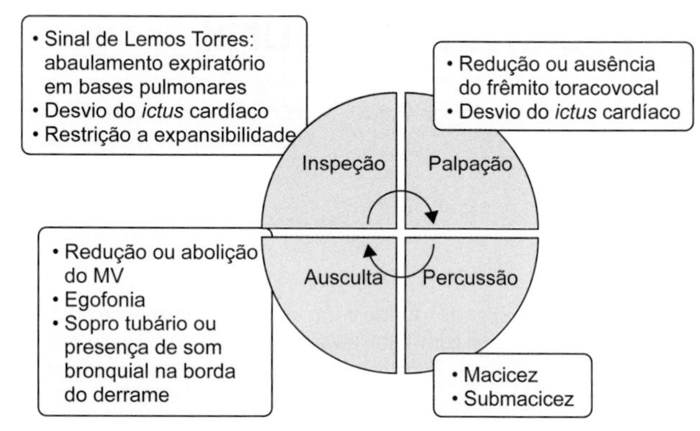

Figura 25.1 Esquema ilustrativo dos achados em exame físico. MV: murmúrio vesicular.

Exames complementares

Radiografia de tórax

A apresentação radiológica do DP varia de acordo com o seu volume. A radiografia de tórax em decúbito lateral com raios horizontais (Laurell) é mais sensível e está indicada quando há dúvida sobre a imagem que pode corresponder ao derrame ou espessamento pleural. Nessa incidência, o surgimento de opacidade acima de 10 mm indica derrame passível de abordagem (Figura 25.2).

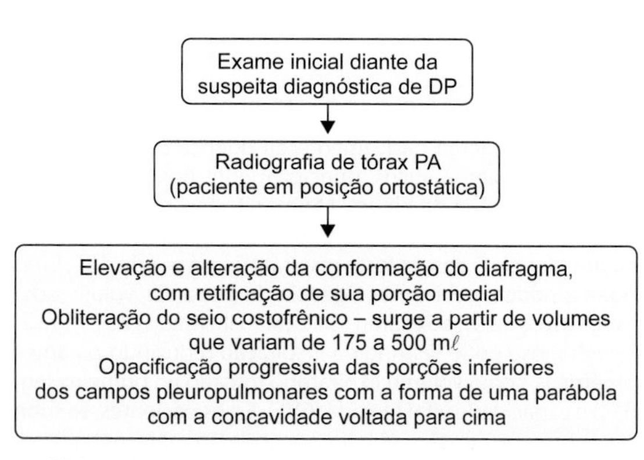

Figura 25.2 Radiografia de tórax em suspeita de derrame pleural (DP).

Ultrassonografia de tórax

A ultrassonografia (USG) tem sido cada vez mais utilizada para avaliação do tórax principalmente devido a sua acessibilidade. Pode ser utilizada à beira do leito, tem baixo custo, além de ser um método não invasivo e isento de radiação. Seu uso não se restringe a especialistas em diagnóstico por imagem, necessitando apenas de treinamento adequado.

Estudos recentes apontam que toracocentese guiada por USG reduziu o número de casos de pnemotórax e aumentou a eficiência do procedimento em termos de sucesso na remoção do líquido pleural e da quantidade de líquido removido quando comparada com pacientes não submetidos ao método.

O USG detecta com maior precisão DP quando comparada com radiografias de tórax à beira leito (93% *vs*. 47%) e é capaz de identificar volumes pequenos (apenas 20 mℓ), enquanto a radiografia de tórax evidencia o acúmulo de líquido se paciente em posição ortostática e volume maior ou igual a 200 mℓ. Além disso, auxilia na diferenciação entre DP, consolidações pulmonares e estruturas adjacentes (parede torácica, superfície pleural visceral e hemidiafragma) reduzindo o risco de lesão de orgãos em casos com indicação de punção (Quadro 25.1).

A Figura 25.3 ilustra o achado ultrassonográfico de DP.

Exsudato *versus* transudato por meio da ultrassonografia

As características do líquido avaliado na imagem ultrassonográfica podem sugerir sua natureza, embora a análise bioquímica e citológica seja o método objetivo para fornecer o diagnóstico definitivo.

O aspecto do DP associado à visualização de graus de colapso que estimam seu efeito no parênquima pulmonar auxiliam o médico na decisão em relação à toracocentese. Apesar de suas vantagens, a USG apresenta algumas limitações diante de casos em que há edema de partes moles, enfisema subcutâneo ou obesidade nos quais a avaliação da imagem pode ser prejudicada.

Tomografia computadorizada de tórax

A tomografia geralmente não faz parte da abordagem inicial do paciente com suspeita de DP, porém pode auxiliar na definição de sua etiologia, permitindo avaliação de lesões em parênquima, pleura e mediastino se realizada com contraste venoso. Segundo o último *guideline* britânico, a tomografia computadorizada (TC) está indicada como complementação diagnóstica em casos de exsudatos sem etiologia definida e DP complicado diante de falha terapêutica após drenagem em programação para abordagem cirúrgica.

Toracocentese

A toracocentese está indicada para investigação de DP quando este não está associado a uma causa de base que justifique sua presença,

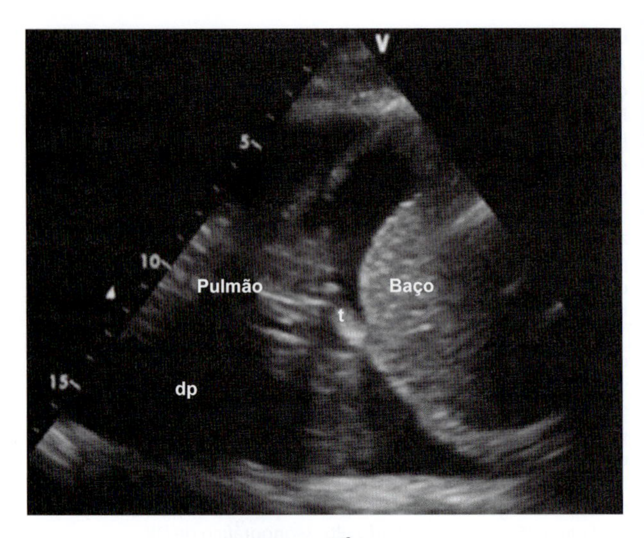

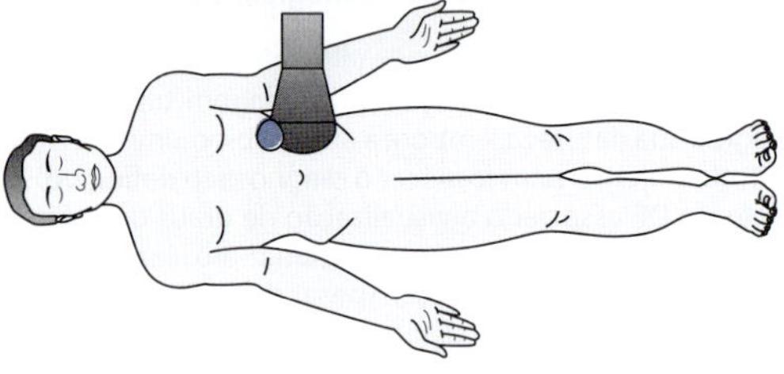

Figura 25.3 Identificação ultrassonográfica de derrame pleural em local específico. dp: derrame pleural; t: parede.

Quadro 25.1 Padrões ultrassonográficos e natureza do derrame pleural.

Padrão	Transudativo	Exsudativo	Hemorrágico
Anecogênico	×	×	
Complexo não septado	×	×	
Complexo septado		×	
Ecogênico		×	×

como, por exemplo, em uma insuficiência cardíaca congestiva (ICC). Uma vez que se opte pela investigação da etiologia do DP, deve-se avaliar a espessura na incidência lateral (derrames acima de 10 mm podem ser abordados). Se realizada toracocentese, a USG ganha destaque e auxilia principalmente na abordagem de derrames pequenos ou loculados, reduzindo as taxas de acidente de punção.

Técnica de punção

Posicionar o paciente curvado para frente, sentado com os braços apoiados, como ilustrado pela Figura 25.4.

Realizar assepsia, aplicar anestesia local e colocar os campos cirúrgicos.

O médico responsável pelo procedimento deve higienizar as mãos corretamente e utilizar o material adequado (capote, gorro, máscara e luva estéril).

Puncionar a borda superior da costela inferior de modo a evitar o feixe vasculonervoso (Figura 25.5). A punção deve ser guiada pelo exame clínico (percussão) ou com auxílio de USG.

Em caso de acidente de punção, a USG também pode ser útil na identificação de pneumotórax, permitindo abordagem mais rápida à complicação. Esse método apresenta sensibilidade de 78,6% quando comparado à radiografia de tórax anterior na posição supina (39,8%). Em termos de especificidade, não são encontrados valores díspares, sendo de 98,4% e 99,3%, respectivamente.

Aspectos mais importantes na análise do líquido pleural

- Aspecto do líquido aspirado (hemático, límpido, purulento) e odor
- Hemotórax: aspecto hemático, pode ser avaliado por meio de hematócrito (Ht) do líquido pleural.

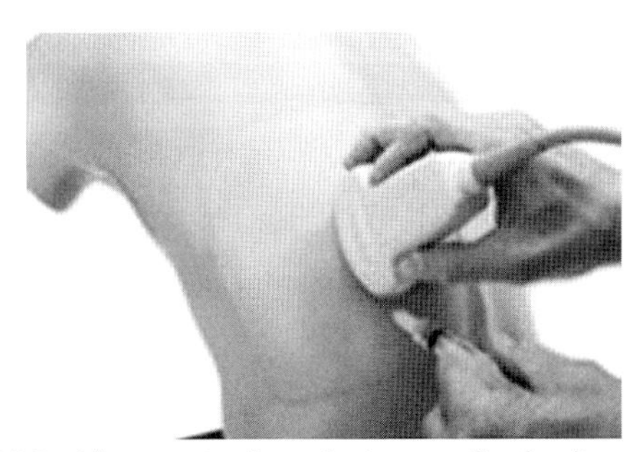

Figura 25.4 Posicionamento do paciente e auxílio da ultrassonografia para identificar o derrame.

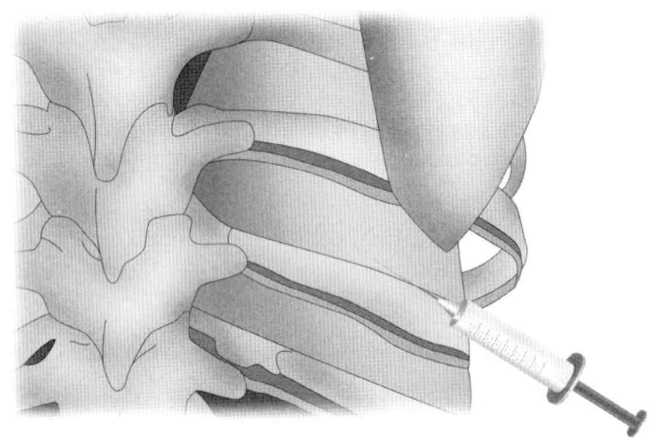

Figura 25.5 Representação esquemática do local de punção após identificação dos arcos costais.

Diferenciação entre exsudato e transudato

A Tabela 25.1 apresenta os critérios de Light para diferenciação de transudatos e exsudatos. Enquanto a presença de pelo menos 1 dos 3 parâmetros já caracteriza o exsudato, são necessários todos os 3 para definição de transudato.

Alguns autores propuseram aprimoramentos nos critérios descritos por Light, como: dosagem dos níveis de colesterol no líquido pleural, determinação da relação entre as concentrações no líquido pleural e no sangue do colesterol e da bilirrubina e o gradiente entre os níveis sérico e pleural da albumina. Contudo, os resultados descritos não justificam mudanças em relação aos critérios de Light.

Tabela 25.1 Critérios de Light para diferenciação de transudatos e exsudatos.

Parâmetros	Transudatos	Exsudatos
Relação entre proteína do líquido pleural e sérica	≤ 0,5	> 0,5
Relação entre DHL do líquido pleural e sérica	≤ 0,6	> 0,6
DHL no líquido pleural > 2/3 do limite superior no soro	Não	Sim

Nota: devem ser solicitadas dosagens séricas e no líquido pleural.
Adaptada de Pinheiro *et al.* (2000).

Existe a possibilidade de os critérios de Light caracterizarem alguns transudatos como exsudatos, principalmente em pacientes que fazem uso de diuréticos. Nesses pacientes, os critérios para exsudatos são alcançados por pequenas margens, e o gradiente entre albumina sérica e pleural é maior que 1,2.

Contagem de células

- A proporção de células encontradas no líquido pleural auxilia no diagnóstico, porém não é um método específico
- Doenças malignas da pleura, tuberculose e IC são causas específicas de DP com predomínio linfocitário.

pH

- Em derrames não purulentos, quando a suspeita disgnóstica é infecção, o pH deve ser avaliado a partir da coleta adequada
- Aspiração de ar ou de anestésico pode alterar o pH da amostra
- pH < 7,2 indica drenagem pleural.

Amilase

- Sua dosagem não é rotineiramente indicada. Pode ser aplicada em casos de suspeita de ruptura de esôfago ou derrames associados a causas pancreáticas.

Citologia

- Derrames associados à malignidade podem ser diagnosticados a partir da análise citológica em até 60% dos casos
- Imunocitoquímica deve ser utilizada para diferenciar células malignas e pode guiar a terapia oncológica.

Marcadores tumorais

- Ainda não existem dados consistentes na literatura que indiquem sua pesquisa na investigação de DP.

A Figura 25.6 apresenta, de maneira resumida, a abordagem na avaliação de DP.

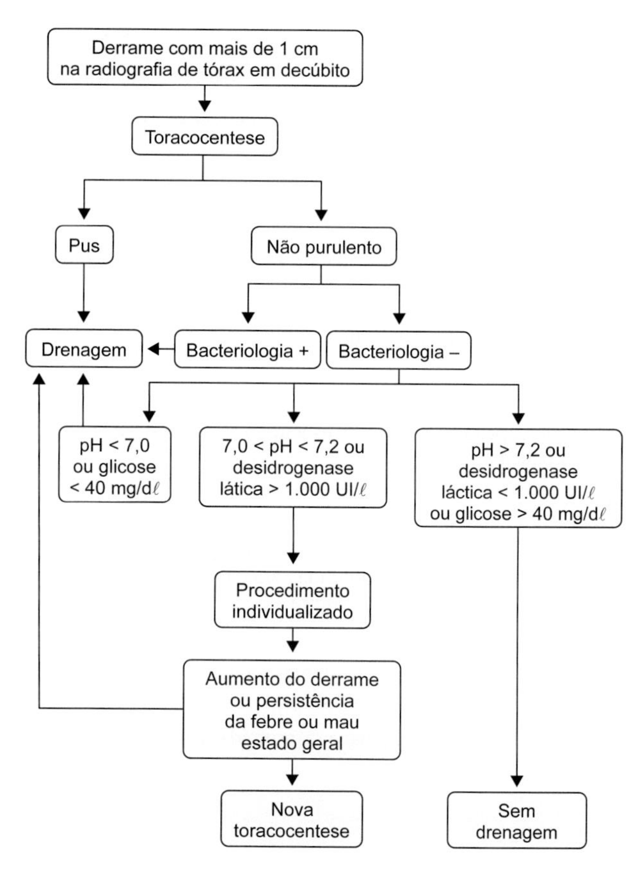

Figura 25.6 Fluxograma de abordagem e avaliação do derrame pleural. Adaptada de Freitas *et al.* (2009).

BIBLIOGRAFIA

Alrajab S, Youssef AM, Akkus NI, Caldito G. Pleural ultrasonography versus chest radiography for the diagnosis of pneumothorax: review of the literature and meta-analysis. Crit Care. 2013;17(5):R208.

Blackmore CC, Black WC, Dallas RV, Crow HC. Pleural fluid volume estimation: a chest radiograph prediction rule. Acad Radiol. 1996;3(2):103-9.

British Toracic Society. BTS Pleural Disease Guideline 2010. A Quick Reference Guide. 2010. [Acesso em 9 maio 2018]. Disponível em: https://www.brit-thoracic.org.uk/document-library/clinical-information/pleural-disease/pleural-disease-guidelines-2010/pleural-disease-guideline-quick-reference-guide/.

Freitas S, Fraga JC, Canani F. Toracoscopia em crianças com derrame pleural parapneumônico complicado na fase fibrinopurulenta: estudo multi-institucional. J Bras Pneumol. 2009;35(7):660-8.

Lichtenstein D, Goldstein I, Mourgeon E, Cluzel P, Grenier P, Rouby JJ. Comparative diagnostic performances of auscultation, chest radiography, and lung ultrasonography in acute respiratory distress syndrome. Anesthesiology. 2004;100(1):9-15.

Perazzo A, Gatto P, Barlascini C, Ferrari-Bravo M, Nicolini A. Can ultrasound guidance reduce the risk of pneumothorax following thoracentesis? J Bras Pneumol. 2014;40(1):6-12.

Pinheiro BV, Oliveira JCA, Jardim JR. Derrame pleural. 2000. [Acesso em 9 maio 2018]. Disponível em: https://www2.unifesp.br/dmed/pneumo/Dowload/Derrame%20 pleural.pdf.

Prina E, Torres A, Carvalho CRR. Ultrassom de pulmão na avaliação de derrame pleural. J Bras Pneumol. 2014;40(1):1-5

Rahman NM, Singanayagam A, Davies HE, Wrightson JM, Mishra EK, Lee YC, et al. Diagnostic accuracy, safety and utilisation of respiratory physician-delivered thoracic ultrasound. Thorax. 2010;65(5):449-53.

26 Pneumonias

Rywka Tenenbaum Medeiros Golebiovski • *Bruna Moreira Lima Rocha*

PNEUMONIA ADQUIRIDA NA COMUNIDADE

Definição e etiopatogenia

Doença inflamatória de causa infecciosa (vírus, bactéria ou fungo), que acomete o indivíduo fora do ambiente hospitalar ou de unidades de atenção à saúde ou, ainda, que se manifesta em até 48 h da admissão hospitalar.

A infecção se dá por meio de microaspiração de patógenos que colonizam a orofaringe (principal), disseminação hematogênica e macroaspiração.

O agente mais frequentemente isolado é o pneumococo (30 a 45%); em 25% dos pacientes, a infecção é mista.

Os principais agentes etiológicos são:

- Agentes típicos: *Streptococcus pneumoniae*, *Haemophilus influenzae*, *Moraxella catarrhalis*, *Staphylococcus aureus*, anaeróbios e Gram-negativos
- Agentes atípicos: *Legionella*, micoplasma e *Chlamydophila pneumoniae*
- Vírus: *influenza*, *parainfluenza* e vírus sincicial respiratório (VSR).

Condições associadas a patógenos específicos:

- Doença pulmonar obstrutiva crônica (DPOC): *H. influenzae*, *S. pneumoniae*, *M. catarrhalis* e *Pseudomonas aeruginosa* (principalmente usuários de corticosteroides)
- Alcoolismo: anaeróbios, *S. pneumoniae* resistente à penicilina, bacilos Gram-negativos e *Mycobacterium tuberculosis*
- Rebaixamento do nível de consciência e dentes em mau estado de conservação: anaeróbios
- Usuários de drogas injetáveis: *S. aureus*
- Bronquiectasias e fibrose cística: *P. aeruginosa*, *S. aureus* e *Burkholderia cepacia*.

Manifestações clínicas

A pneumonia adquirida na comunidade (PAC) manifesta-se por meio de tosse, dispneia, expectoração, dor pleurítica, febre, prostração, cefaleia, artralgia, mialgia, sudorese e calafrios. Em idosos, etilistas e imunocomprometidos, alteração do nível de consciência, mudança abrupta da capacidade funcional e descompensação de comorbidade prévia podem ser os únicos achados.

Outras manifestações em etiologias específicas:

- Diarreia, cefaleia e confusão (relacionada a hiponatremia) na pneumonia por *Legionella*
- Otite média, síndrome de Stevens-Johnson e anemia/icterícia (anemia hemolítica) na pneumonia por micoplasma.

Os principais achados ao exame físico são:

- Hipertermia
- Taquipneia
- Taquicardia
- Síndrome da consolidação pulmonar [diminuição da expansibilidade torácica, aumento frêmito toracovocal (FTV), submacicez, broncofonia aumentada e peritorilóquia]
- Síndrome do derrame pleural (murmúrio vesicular reduzido ou abolido, FTV reduzido ou abolido, submacicez e egofonia).

Diagnóstico (clínico-radiológico)

O diagnóstico é feito por quadro clínico, anamnese e exame físico e radiografia de tórax. A necessidade de exames complementares dependerá da gravidade e potencial de complicação.

Exames laboratoriais (Quadro 26.1)

- Análises hematológicas e bioquímicas: avaliam gravidade e resposta terapêutica em pacientes internados
- Saturação de oxigênio ($SatO_2$) periférica: avaliar em todos os pacientes
- Gasometria arterial: casos graves, principalmente se $SatO_2 < 90\%$
- HIV: solicitar em quadros graves, pneumonias de repetição ou achados atípicos
- Proteína C reativa (PCR): marcador inflamatório com valor prognóstico (acompanhar evolução após início do tratamento antibiótico)
- Procalcitonina: marcador inflamatório que auxilia no diagnóstico (valores inferiores a 0,1 μg/ℓ descartam pneumonia bacteriana típica), início da terapia antimicrobiana (> 0,25 μg/ℓ) e tempo de tratamento
- Hemocultura: solicitar em pacientes com indicação de internação, PAC grave ou não responsivos ao tratamento. Contudo, é exame de baixa sensibilidade
- Bacterioscopia e cultura de escarro: solicitar em pacientes com indicação de internação, antes do início do antimicrobiano. Tem grande chance de contaminação com germes colonizantes da orofaringe. Considerar critério de qualidade da amostra (> 25 polimorfonucleares e < 10 células epiteliais por campo)
- Antígenos urinários para *Legionella* e *S. pneumoniae*: são exames de boa sensibilidade e especificidade e não alteram com antibioticoterapia, porém, são de alto custo

Quadro 26.1 Indicação de exames microbiológicos específicos.

Indicação	Hemocultura	Gram/cultura de escarro	Antígeno urinário (*Legionella*)	Antígeno urinário (pneumococo)	Outros
UTI	×	×	×	×	
Falha com terapia ambulatorial		×	×	×	
Cavitações	×	×			Cultura para fungo e tuberculose
Eucopenia	×			×	
Etilismo	×	×	×	×	
Doença hepática crônica	×			×	
Doença pulmonar obstrutiva/alteração estrutural de via respiratória		×			
Asplenia	×			×	
Derrame pleural	×	×	×	×	Toracocentese e cultura do líquido

- Considerar de acordo com a suspeita clínica: broncoscopia com lavado broncoalveolar, toracocentese, imunofluorescência direta do escarro, pesquisa de bacilos álcool-ácido resistentes (BAAR) e cultura para micobactéria.

Exames de imagem

- Radiografia de tórax PA/perfil: permite diagnóstico, avaliação da gravidade, detecção de complicações e exclusão de diagnósticos diferenciais ou associados
- Tomografia computadorizada (TC) de tórax: solicitar em caso de dúvida após radiografia e em imunossuprimidos
- Ultrassonografia (USG) de tórax: realizar na suspeita de derrame pleural complicado, para guiar toracocentese e excluir diagnósticos diferenciais. Tem sensibilidade de 90% e especificidade de 98% na detecção de consolidações.

Estratificação de risco

Utilizar o CURB-65 ou *Pneumonia Severity Index* (PSI)/PORT (Quadros 26.2 e 26.3; Tabela 26.1).

Quadro 26.2 CURB-65 – estratificação de risco.

Confusão	1
Ureia ≥ 50 mg/dℓ	1
FR > 30 ipm	1
PAS ≤ 90 mmHg ou PAD ≤ 60 mmHg	1
Idade ≥ 65	1

Pontuação	Mortalidade	Local de escolha para o tratamento
0 a 1	Baixa (1,5%)	Provável candidato para tratamento ambulatorial
2	Intermediária (9,2%)	Considerar tratamento hospitalar
> 3	Alta (22%)	Tratamento hospitalar (4 a 5: avaliar internação em UTI)

FR: frequência respiratória; PAS: pressão arterial sistólica; PAD: pressão arterial diastólica.

Tabela 26.1 PSI/PORT.

Escala de risco	Pontos	Mortalidade (%)	Local de tratamento
I	0	0,1%	Ambulatório
II	< 71	0,6%	Ambulatório
III	71 a 90	2,8%	Internação (curto período)
IV	91 a 130	8,2%	Internação
V	> 130	29,2%	Internação (considerar UTI)

Quadro 26.3 PSI/PORT – pontuação.

Características	Pontos
Fatores demográficos	
Idade (homem)	N anos
Idade (mulher)	N anos – 10
Morador de casa de repouso	N anos + 10
Comorbidades	
Neoplasias (exceto carcinoma basocelular ou escamoso de pele)	+ 30
Cirrose ou hepatite crônica ativa	+ 20
Insuficiência cardíaca	+10
Doença cerebrovascular	+10
Insuficiência renal	+10
Exame físico	
Estado mental alterado (novo ou agravado)	+20
Frequência respiratória > 30 ipm	+20
Pressão arterial sistólica < 90 mmHg	+20
Temperatura < 35°C ou > 40°C	+15
Pulso > 125/min	+10
Laboratório e radiografia	
pH < 7,35	+30
Ureia > 60 mg/dℓ	+20
Sódio < 130 mEq/ℓ	+20
Glicemia > 250 mg/dℓ	+10
Hematócrito < 30%	+10
PaO_2 < 60 ou $SatO_2$ < 90%	+10
Derrame pleural	+10

Tratamento

Considerar estratificação de risco, doenças associadas, aceitação da medicação via oral (VO), fatores psicossociais e socioeconômicos.

Avaliar troca da terapia intravenosa (IV) para VO, se paciente afebril há 72 h, ausência de sinais de instabilidade clínica [frequência cardíaca (FC) > 100 bpm; frequência respiratória (FR) > 24 ipm; pressão arterial sistólica (PAS) < 90 mmHg; $SatO_2$ < 90% em ar ambiente], aceitação oral e *status* mental preservado.

A duração média da terapia é de 5 a 7 dias em paciente com boa resposta clínica, afebril (> 48 a 72 h) e sem sinais de instabilidade.

A terapia prolongada está indicada em pacientes com resposta clínica tardia, infecção por *Pseudomonas* (14 a 21 dias), *S. aureus* (7 a 21 dias) ou *Legionella* (14 dias) e em caso de complicações, como empiema, abscesso ou pneumonia necrosante.

A Tabela 26.2 apresenta a terapêutica antimicrobiana para PAC nos ambientes ambulatorial e UTI.

Considerar cobertura para *influenza* com oseltamivir 75 mg VO 12/12 h, por 4 dias, se suspeita de síndrome gripal com fatores de risco para complicação ou na síndrome respiratória aguda grave (SARS).

- Síndrome gripal: febre de início súbito, além de cefaleia, mialgia ou artralgia
- Fatores de risco para complicação: gestação, puerpério (até 2 semanas pós-parto), pneumopatias, cardiopatias, nefropatias, hepatopatias, doenças hematológicas, distúrbios metabólicos (p. ex., diabetes melito), transtornos neurológicos com risco de aspiração, imunossupressão, obesos, adultos > 60 anos, indígenas, crianças < 5 anos e indivíduos < 19 anos em uso prolongado de ácido acetilsalicílico (AAS)
- SARS: síndrome gripal, além de 1 ou mais critérios de gravidade: dispneia, $SatO_2 < 95\%$ em ar ambiente, sinais de desconforto respiratório, aumento da FR, piora nas condições clínicas de base ou hipotensão.

PNEUMONIA NOSOCOMIAL

Definição

Infecção do trato respiratório inferior, que se manifesta após 48 h de internação e não associada à ventilação mecânica (VM). A pneumonia associada à VM ocorre 48 h após intubação orotraqueal (IOT) e tem diferente espectro. Representa a infecção nosocomial mais comum.

A pneumonia associada aos cuidados de saúde não é mais considerada uma entidade clínica nas diretrizes mais recentes da Infectious Diseases Society of America (IDSA) e da American Thoracic Society (ATS).

Etiologia

A maioria dos casos diagnosticados nos primeiros 5 dias após a admissão hospitalar deve-se a bactérias sensíveis. Já os casos diagnosticados posteriormente são em geral secundários a agentes resistentes.

Os principais microrganismos são os bacilos Gram-negativos aeróbicos (*P. aeruginosa, Escherichia coli, Klebsiella pneumoniae* e *Acinetobacter*), seguidos pelos Gram-positivos [*S. aureus* resistentes à meticilina (MSSA) e suscetíveis à meticilina (MRSA)].

Tabela 26.2 Terapêutica antimicrobiana para PAC.

Local de tratamento	Recomendação terapêutica
Ambulatório	
Sem comorbidades ou uso de terapêutica prévia	Macrolídeo: azitromicina 500 mg, 1 vez/dia, durante 5 dias; claritromicina 500 mg, 12/12 h, por 7 dias
Antibiótico prévio ou doenças associadas	Fluoroquinolona respiratória ou macrolídeo **E** betalactâmico: levofloxacino, 750 mg/dia, por 5 dias; moxifloxacino, 400 mg/dia, durante 7 dias; gemifloxacino, 320 mg VO, por 5 dias; **OU** azitromicina, 500 mg, 24/24 h; claritromicina, 500 mg, 12/12 h; eritromicina, 500 mg, 6/6 h; **E** amoxicilina 1 g, 8/8 h; amoxicilina-clavulonato, 2 g, 2 vezes/dia; ceftriaxona, 1 g,12/12 h; cefpodoxima, 400 mg, 12/12 h; cefuroxima, 500 mg, 12/12 h
Evidência de aspiração	Amoxicilina + clavulanato, 1 g, 12/12 h; **OU** clindamicina, 600 mg, 6/6 h
Paciente internado em enfermaria (sem uso prévio de antibiótico)	Fluoroquinolona respiratória ou macrolídeo **E** betalactâmico: levofloxacino, 500 mg, 1 vez/dia; moxifloxacino 400 mg, 1 vez/dia; **OU** ceftriaxona, 1 g, 2 vezes/dia; cefotaxima 1 a 2 g, 8/8 h; ampicilina-sulbactam, 3 g, 6/6 h; **E** azitromicina, 500 mg, 24/24 h; claritromicina, 500 mg, 12/12 h; eritromicina, 500 mg, 6/6 h

(*continua*)

Tabela 26.2 (*Continuação*) Terapêutica antimicrobiana para PAC.

Local de tratamento	Recomendação terapêutica
UTI	
Sem risco de pseudomonas	Betalactâmico **E** macrolídeo ou quinolona: ceftriaxona, 2 g, 1 vez/dia; cefotaxima, 1 a 2 g, 8/8 h; ampicilina-sulbactam, 3 g, 6/6 h; **E** (azitromicina, 500 mg, 1 vez/dia; **OU** levofloxacino, 500 mg, 1 vez/dia; gatifloxacino 400 mg, 1 vez/dia; moxifloxacino 400 mg, 1 vez/dia)
Com risco de pseudomonas	Betalactâmico antipseudomonas e antipneumoco **E** ciprofloxacino/levofloxacino **OU** betalactâmico antipseudomonas e antipneumoco **E** aminoglicosídeo **E** azitromicina/quinolona antipneumocócica: ceftazidima, 1 a 2 g IV, 8/8 h; cefepima 2 g IV, 12/12 h; piperaciclina – tazobactam, 4,5 g IV, 8/8 h; imipeném, 500 mg IV, 6/6 h; meropeném, 1 g IV, 8/8 h; **E** ciprofloxacino, 400 mg IV, 12/12 h; levofloxacino, 750 mg/dia; **OU** ceftazidima, 1 a 2 g IV, 8/8 h; cefepima, 2 g IV, 12/12 h; piperaciclina – tazobactam, 4,5 g IV, 8/8 h; imipeném, 500 mg IV, 6/6 h; meropeném, 1 g IV, 8/8 h; **E** amicacina, 500 mg IV, 12/12 h; **E** azitromicina, 500 mg, 24/24 h/fluoroquinolona
Com risco de *Staphylococcus*	Associar vancomicina, 1 g IV, 12/12 h; **OU** linezolida, 600 mg IV, 12/12 h

A fisiopatologia mais comum da infecção é a microaspiração de patógenos orofaríngeos. Outras vias incluem: macroaspiração, inalação, disseminação hematogênica de cateteres intravenosos infectados, inoculação e translocação do trato gastrintestinal.

Manifestações clínicas

Dispneia, tosse, febre e secreção purulenta.

Diagnóstico

- Surgimento ou agravamento de infiltrado pulmonar na radiografia, associado a 2 ou mais dos seguintes achados: febre (≥ 38°C), leucocitose (> 10.000/mm^3) ou leucopenia (< 4.000/mm^3) ou escarro purulento
- Diagnóstico microbiológico:
  - Cultura quantitativa do aspirado endotraqueal ≥ 10^6 UFC/mℓ
  - Lavado broncoalveolar ≥ 10^4 UFC/mℓ
  - Escovado brônquico protegido ≥ 10^3 UFC/mℓ (mais acurado)
  - Biopsia pulmonar: analise histológica e cultura de fragmentos (padrão-ouro).

Exames complementares

- Exames iniciais: exames laboratoriais gerais, radiografia de tórax, cultura semiquantitativa de amostra do trato respiratório inferior* e hemoculturas (2 amostras de sítios de coleta diferentes)
- Considerar: PCR, procalcitonina, TC de tórax (se dúvida para quantificar extensão da lesão, detectar complicações, monitorar progressão ou regressão), USG de tórax (avaliar coleções pleurais e guiar paracentese) e toracocentese (se derrame pleural para afastar empiema: pH < 7,2, glicose < 40 mg/dℓ e DHL > 1.000 UI/ℓ).

Terapia empírica

A terapia empírica deve ser adaptada ao padrão de resistência do hospital (Quadro 24.4).

- Terapia antimicrobiana nos últimos 90 dias
- Choque séptico no momento da infecção
- Síndrome da angústia respiratória aguda
- 5 dias ou mais de internamento hospitalar
- Terapia de substituição renal aguda antes da infecção
- Monitorar os níveis séricos de aminoglicosídeos e vancomicina para prevenir efeitos adversos graves
- Desescalonar terapia após resultado de culturas e antibiograma.

---

* Amostra colhida por meio de exame não invasivo é superior (expectoração espontânea ou induzida, sucção nasotraqueal em paciente incapaz de cooperar e aspiração endotraqueal em paciente com pneumonia nosocomial que evolui para IOT).

Quadro 26.4 Terapêutica empírica antimicrobiana para pneumonia nosocomial.

Patógeno	Antimicrobiano
Baixo risco para patógenos MDR *S. pneumoniae* *H. influenzae* Enterobactérias MS *(Escherichia coli, Klebsiella pneumoniae, Enterobacter, Proteus* ou *Serratia marcescens)* *S. aureus* MSSA	Cefepima: 2 g IV, 8/8 h; ceftazidima: 2 g IV, 8/8 h; meropeném: 1 g IV, 8/8 h; Levofloxacino: 750 mg IV, 24/24 h; piperacilina/tazobactam: 4,5 g IV, 6/6 h
Alto risco para patógenos MDR *Pseudomonas aeruginosa* *Klebsiella pneumoniae* (betalactamase de espectro estendido) *Acinetobacter* sp Enterobactérias MDR *S. aureus* MRSA *Legionella pneumophila*	Cefepima, 1 g, 6/6 h; ceftazidima, 2 g, 8/8 h; piperaciclina-tazobactam 4,5 g, 6/6 h; meropeném, 1 g, 8/8 h **E** levofloxacino, 750 mg/dia; ciprofloxacino, 400 mg, 8/8 h; amicacina, 20 mg/kg/dia ± vancomicina, 15 mg/kg, 12/12 h; **OU** linezolida, 600 mg, 12/12 h

MDR: multidroga resistente; MS: multissensível IV: intravenoso; MSSA: *Staphylococcus aureus* suscetível a meticilina.

Duração do tratamento

- Considerar 7 dias em pacientes estáveis (clínica e radiologicamente) e não infectados por *Acinetobacter* ou *P. aeruginosa*
- Na infecção por *S. aureus* MRSA, tratar por 14 dias, se bacteriemia, e prolongar, se complicações, como empiema ou endocardite
- Na infecção por *Pseudomonas* ou *Acinetobacter*, tratar por 14 dias
- A dosagem de procalcitonina pode ser associada aos critérios clínicos na decisão de descontinuar terapêutica antimicrobiana.

BIBLIOGRAFIA

Brasil. Ministério da Saúde. Informações sobre gripe. 2017. [Acesso em 9 maio 2018]. Disponível em: http://portalms.saude.gov.br/component/content/article/918-saude-de-a-a-z/influenza/22873-informacoes-sobre-gripe.

Corrêa RA, Lundgren FLC, Pereira-Silva JL, Silva RLF, Cardoso AP, Lemos ACM, et al. Diretrizes brasileiras para pneumonia adquirida na comunidade em adultos imunocompetentes – 2009. J Bras Pneumol. 2009;35(6):574-601.

Kalil AC, Metersky ML, Klompas M, Muscedere J, Sweeney DA, Palmer LB, et al. Management of adults with hospital-acquired and ventilator associated pneumonia: 2016 clinical practice guidelines by the infectious Diseases Society of America and The American Thoracic Society. Clin Infect Dis. 2016;63(5):e61-e111.

Mandell LA, Wunderink RG, Anzueto A, Bartlett JG, Dean NC, et al. Infectious Diseases Society of America/American Thoracic Society consensus guidelines on the management of community acquired pneumonia in adult. Clin Infect Dis. 2007;44(Suppl 2):S27-72.

Musher DM, Thorner AR. Community acquired pneumonia. N Engl J Med. 2014;371:1619-28.

27 Tromboembolismo Venoso

Ana Luísa Pimentel Maia • Camila Melo Coelho Loureiro • Roberta Pulcheri Ramos

INTRODUÇÃO

A trombose venosa profunda (TVP) e o tromboembolismo pulmonar (TEP) são apresentações clínicas do tromboembolismo venoso (TEV). A grande maioria dos casos se apresenta como TVP.

TROMBOSE VENOSA PROFUNDA

A TVP de membros inferiores (MMII) é a trombose venosa mais comum. Pode ser classificada de acordo com o vaso acometido em:

- TVP proximal: veias ilíacas, femorais ou poplíteas
- TVP distal: veias distais às veias poplíteas.

Os principais fatores de risco são: imobilidade, neoplasia, quimioterapia, gestação e puerpério, uso de anticoncepcional oral ou terapia hormonal, grande trauma, cirurgia recente, trombofilias, idade avançada e obesidade.

Diagnóstico

O diagnóstico de TVP deve ser considerado em todo paciente com dor e edema em MMII, principalmente se unilateral e de início súbito. Entretanto, se a diferença do diâmetro entre as panturrilhas (10 cm abaixo da tuberosidade da tíbia) for < 2 cm, é necessário avaliar outros diagnósticos. Também pode se manifestar com empastamento da panturrilha, dor à dorsiflexão do pé (sinal de Homans), dilatação das veias superficiais (sinal de Pratt), calor e eritema da pele no local da trombose. A especificidade do diagnóstico clínico pode ser aumentada por meio da aplicação dos critérios de Wells (Quadro 27.1), os quais direcionam as condutas subsequentes (Figura 27.1).

O D-dímero apresenta alta sensibilidade e baixa especificidade, de modo que exclui o diagnóstico de TVP quando normal, mas não pode ser usado como único método diagnóstico se positivo. Falso-positivos podem ocorrer em situações como trombose ou sangramento recente, pós-operatório, pacientes hospitalizados, portadores de neopla-

Quadro 27.1 Escore de Wells.

Achado clínico	Pontuação
Neoplasia ativa	1
Paresia ou imobilização de extremidades	1
Imobilização > 3 dias ou cirurgia grande há menos de 4 semanas	1
Sensibilidade aumentada em trajeto venoso	1
Edema de todo membro	1
Assimetria de panturrilhas – diferença entre diâmetros > 3 cm	1
Edema depressível na perna afetada	1
Veias colaterais superficiais	1
Diagnóstico diferencial mais provável	-2
Probabilidade clínica	**Pontuação**
Baixa	0
Moderada	1 a 2
Alta	≥ 3

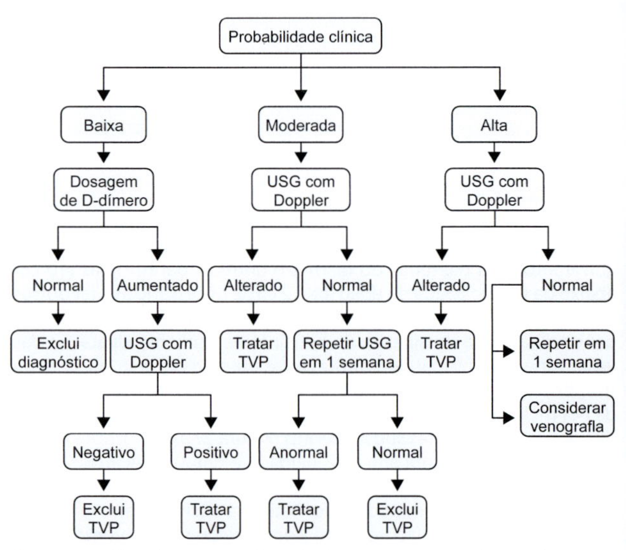

Figura 27.1 Algoritmo para diagnóstico e tratamento de trombose venosa profunda (TVP). USG: ultrassonografia.

sias, grávidas entre outras. Nesses casos, é preferível realizar a ultrassonografia (USG) com Doppler inicialmente.

A USG com Doppler é o método de escolha para o diagnóstico de TVP. Na avaliação das veias proximais, é considerado positivo se compressibilidade incompleta do vaso pelo transdutor devido à presença do trombo. A venografia, por sua vez, é considerada o padrão-ouro, porém, por ser um exame invasivo e com maior dificuldade técnica para ser realizado, é indicada somente em casos específicos.

Tratamento

Os objetivos do tratamento da TVP são reduzir a extensão e a chance de recorrência do trombo, prevenir TEP e minimizar o risco de síndrome pós-trombótica (complicação crônica que se manifesta desde eritema e induração local até edema intenso e ulceração). A anticoagulação deve durar, no mínimo, 3 meses, podendo ser estendida de acordo com os fatores de risco e possível causa da trombose.

Os medicamentos mais utilizados no pronto-socorro são a heparina não fracionada (HNF) e a heparina de baixo peso molecular (HBPM). A HNF é a escolha para pacientes com *clearance* de creatinina (ClCr) < 15 mℓ/min. Quando utilizada a HBPM, sua dose é reduzida pela metade se ClCr < 30 mℓ/min.

A anticoagulação oral geralmente é iniciada junto com a parenteral, sendo esta última mantida nos primeiros 5 dias. Se uso de varfarina, o fármaco parenteral pode ser suspenso quando o INR permanecer entre 2 e 3 por 2 dias consecutivos. Os anticoagulantes não antagonistas da vitamina K também podem ser utilizados no tratamento da TVP (Tabela 27.1). Trombólise farmacológica, intervenções endovasculares e trombectomia cirúrgica têm indicações específicas, tais como a presença de flegmasia (edema e dor importantes associados a grave comprometimento circulatório). Não há recomendação para o uso rotineiro de meias compressivas após episódio de TVP.

TROMBOEMBOLISMO PULMONAR

Doença causada pela obstrução dos vasos pulmonares devido a êmbolos oriundos de outras partes do corpo. A origem mais comum desses êmbolos é a circulação venosa profunda dos membros inferiores.

A obstrução da circulação pulmonar gera alteração na relação ventilação-perfusão com consequente hipoxemia, além de áreas de infarto. A resposta inflamatória subsequente leva à disfunção do surfactante e atelectasias, com *shunt* intrapulmonar funcional que agrava a hipoxemia, contribuindo para hiperventilação, hipocapnia e alcalose respiratória. Como comprometimento cardiovascular, a obstrução mecânica associada à vasoconstrição hipóxica pode levar ao aumento da resistência vascular pulmonar, com consequente aumento da pós-carga do ventrículo direito (VD) e sua posterior disfunção sistólica e achatamento do septo interventricular. Ocorre então uma

Tabela 27.1 Anticoagulantes.

Parenteral	Dose
Heparina não fracionada	80 U/kg, *bolus* + 18 U/kg/h, IV contínuo → TTPA: 1,5 a 2,5
Heparina de baixo peso molecular	1 mg/kg, 12/12 h ou 1,5 mg/kg/dia, SC
Fondaparinux	5 mg (< 50 kg), 7,5 mg (50 a 100 kg), 10 mg/dia (> 100 kg) SC
Oral	**Dose**
Varfarina	Iniciar com 10 mg/dia (5 mg se idosos) → RNI 2 a 3
Dabigatrana	150 mg, 12/12 h
Rivaroxabana	15 mg, 12/12 h (21 dias) → 20 mg/dia
Apixabana	10 mg, 12/12 h (7 dias) → 5 mg, 12/12 h

IV: via intravenosa, TTPA: tempo de tromboplastina parcial ativada; SC: via subcutânea; RNI: razão normalizada internacional.

redução de débito do ventrículo esquerdo (VE), que pode levar à hipotensão arterial até choque cardiogênico.

O paciente com TEP, portanto, pode apresentar-se desde assintomático até com instabilidade hemodinâmica. O sinal mais comum é a taquipneia e o sintoma mais frequente é a dispneia. Também pode manifestar-se com dor torácica, tosse, hemoptise, febre, dor na perna/sinais de TVP, taquicardia. Se presença de hipotensão [pressão arterial sistólica (PAS) < 90 mmHg ou declínio na PAS > 40 mmHg por 15 min ou mais, não causada por arritmia, hipovolemia ou sepse], o paciente é classificado com TEP de alto rico.

Exames e diagnóstico

Os achados da radiografia de tórax habitualmente são inespecíficos, como derrame pleural, atelectasias e infiltrados, mas, eventualmente, podem ser encontrados: áreas de hipoperfusão pulmonar (sinal de Westermark), dilatação da artéria pulmonar (sinal de Palla) e hipotransparência em cunha que caracteriza o infarto pulmonar (corcova de Hampton). Já o eletrocardiograma (ECG) pode ser normal, apresentar taquicardia ou sinais de sobrecarga do VD, tais como inversão de T em V1 a V4, padrão S1Q3T3 (onda S em D1, onda Q em D3 e T negativa em D3) e bloqueio de ramo direito.

Considerando a variabilidade da apresentação clínica, com sinais e sintomas inespecíficos, o diagnóstico de TEP depende de alto grau de suspeita clínica. Existem alguns escores validados, como o critério de Wells modificado para TEP, para avaliação da *probabilidade clínica* de TEP (Tabela 27.2).

Tabela 27.2 Escore de Wells modificado para TEP.

Critérios	Versão original	Versão simplificada
Sinais e sintomas clínicos de TVP	3	1
Um diagnóstico é menos provável que TEP	3	1
FC > 100 bpm	1,5	1
Imobilização ou cirurgia recente	1,5	1
TVP ou TEP prévio	1,5	1
Hemoptise	1	1
Câncer	1	1
Probabilidade clínica	**Pontuação**	
Baixa	0 a 1	-
Intermediária	2 a 6	-
Alta	≥ 7	-
TEP improvável	0 a 4	0 a 1
TEP provável	≥ 5	≥ 2

TVP: trombose venosa profunda, TEP: tromboembolismo pulmonar; FC: frequência cardíaca.

Nos pacientes com suspeita de TEP de alto risco, o diagnóstico e o tratamento devem ser prontamente estabelecidos (Figura 27.2). Na presença de instabilidade hemodinâmica, ecocardiograma (ECO) com sinais de sobrecarga de VD já é suficiente para indicar o tratamento com terapia de reperfusão, independentemente da realização da tomografia computadorizada de tórax com protocolo para TEP [angiotomografia computadorizada (angioTC)] ou outros exames adicionais.

A angioTC de tórax é o exame de escolha na maioria dos casos, sendo positiva quando são visualizadas falhas de enchimento em vasos centrais ou periféricos, além de permitir o diagnóstico diferencial com outras doenças. Quando negativa, exclui o diagnóstico de TEP em paciente com TEP improvável, mas pode ser necessária investigação adicional se alta probabilidade clínica de TEP. A cintilografia pulmonar de ventilação-perfusão (V/Q) pode ser uma alternativa para jovens, gestantes, portadores de insuficiência renal ou alergia ao contraste iodado. Se resultado normal, exclui TEP (independentemente da probabilidade, clínica); se resultado de alta probabilidade, confirma o diagnóstico; se resultado inconclusivo/não diagnóstico são necessários exames adicionais. Outra alternativa é a realização de USG com Doppler de membros inferiores, indicando a anticoagulação se presença de TVP proximal. A arteriografia pulmonar, considerada padrão-ouro, é pouco utilizada por ser método invasivo.

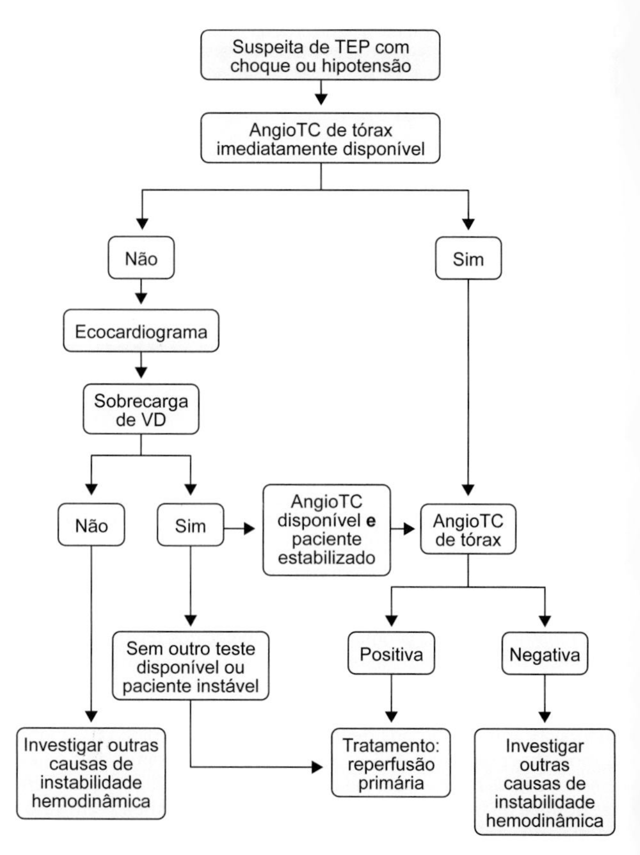

Figura 27.2 Algoritmo para diagnóstico e tratamento de tromboembolismo pulmonar (TEP) de alto risco. AngioTC: angiotomografia; VD: ventrículo direito.

Para a avaliação prognóstica são considerados parâmetros clínicos que podem ser avaliados por meio de escores preditores (Tabela 27.3), além da investigação da presença de disfunção ventricular direita: tomografia computadorizada de tórax com aumento da relação VD/VE > 0,9 ou 1,0; ECO com dilatação do VD, aumento da relação VD/VE, hipocinesia da parede livre do VD, aumento da velocidade de regurgitação tricúspide etc.; marcadores laboratoriais como troponinas ou peptídio natriurético cerebral (BNP) elevados.

Tabela 27.3 *Pulmonary Severity Index* (PESI) original e simplificado.

Variável	Versão original	Versão simplificada
Idade	Idade em anos	1 ponto ($>$ 80 anos)
Sexo masculino	+ 10	-
Insuficiência cardíaca crônica	+ 10	1 ponto
Doença pulmonar crônica	+ 10	
FC $\geq$ 110 bpm	+ 20	1 ponto
FR $>$ 30 irpm	+ 20	-
Temperatura $<$ 36°C	+ 20	-
$SatO_2 < 90\%$	+ 20	1 ponto
PAS $<$ 100 mmHg	+ 30	1 ponto
Neoplasia	+ 30	1 ponto
Estado mental agudamente alterado	+ 60	-
Classificação (pontuação)/mortalidade em 30 dias		
Classe I: $\leq$ 65/Muito baixa (0 a 1,6%)		0 ponto (1%)
Classe II: 66 a 85/Baixa (1,7 a 3,5%)		$\geq$ 1 ponto (10,9%)
Classe III: 86 a 105/Intermediária (3,2 a 7,1%)		
Classe IV: 106 a 125/Alta (4 a 11,4%)		
Classe V: $>$ 125/Muito alta (10 a 24,5%)		

FC: frequência cardíaca; FR: frequência respiratória; $SatO_2$: saturação de oxigênio, PAS: pressão arterial sistólica.

Tratamento

A terapia inicial de reanimação inclui suporte ventilatório e hemodinâmico e anticoagulação empírica. Oxigênio suplementar melhora a hipoxemia; se necessidade de ventilação mecânica, utilizar baixos volumes (6 mℓ/kg) e manter pressão de platô $<$ 30 cmH_2O (não piorar o retorno venoso). Não realizar expansão volêmica agressiva (500 a 1.000 mℓ de salina) e podem ser necessários vasopressores como norepinefrina. A anticoagulação previne morte precoce e TEV sintomático recorrente ou fatal, devendo ser mantida por pelo menos 3 meses. Preferir a HNF em pacientes com instabilidade hemodinâmica assim como em portadores de insuficiência renal crônica ou obesos (meia-vida curta, monitoramento fácil e reversibilidade com protamina).

Já a terapia de reperfusão primária inclui a trombólise e a embolectomia. O uso de trombolítico tem maior benefício nas primeiras 48 h, porém pode ser feito até 14 dias, sendo outras possíveis indicações no TEP com sinais de disfunção ventricular direita sem instabilidade hemodinâmica e durante a reanimação cardiopulmonar. É realizado com:

- Ativador do plasminogênio tecidual (rtPA): 100 mg em bomba de infusão contínua (BIC) por 2 h em veia periférica
- Estreptoquinase: 250.000 U intravenoso (IV) em *bolus* e manutenção de 100.000 U/h por 24 h ou 1.500.000 U em BIC IV por 2 h.

Antes de indicar a trombólise sistêmica, avaliar o risco de sangramento. São contraindicações absolutas:

- Acidente vascular cerebral isquêmico (AVCI) nos últimos 6 meses
- AVC hemorrágico prévio
- Presença de diátese hemorrágica
- Sangramento ativo (exceto menstruação)
- Neoplasia ou lesão em sistema nervoso central (SNC)
- Traumatismo cranioencefálico (TCE) nos últimos 3 meses.

Contraindicações relativas:

- Punção vascular em local não compressível
- Úlcera péptica ativa
- Uso de anticoagulante oral
- Reanimação cardiopulmonar traumática
- Gestação ou pós-parto menor que 1 semana.

A embolectomia cirúrgica está indicada em pacientes com TEP de alto risco ou intermediário alto (casos selecionados) se contraindicação ou falha da trombólise. Outra possibilidade em pacientes com contraindicação à trombólise sistêmica é o tratamento percutâneo guiado por cateter (fragmentação com cateter de *pigtail* ou balão, trombectomia reolítica com cateter hemodinâmico, trombectomia por sucção com cateter de aspiração, trobectomia rotacional, trombólise guiada por cateter).

Pacientes com TEP sem choque ou hipotensão (não alto risco) devem ser submetidos a exames complementares para confirmar ou excluir o diagnóstico de TEP, seguidos de *estratificação de risco* adicional, que vão determinar a conduta subsequente (Figura 27.3). O D-dímero, produto de degradação da trombina, apresenta alto valor preditivo negativo, excluindo o diagnóstico de TEP se negativo. Como mencionado anteriormente, quando positivo (≥ 500 ng/mℓ ou > ponto de corte "idade x10" em maiores de 50 anos) é pouco específico, estando aumentado em diversas outras condições que não TEV.

O tratamento na fase aguda consiste na anticoagulação parenteral, iniciada antes mesmo da realização de exames se probabilidade clínica de TEP alta ou intermediária, durante 5 a 10 dias com HNF, HBPM ou fondaparinux. Iniciar o uso de antagonista da vitamina K oral (varfarina) concomitantemente e titular a dose para manter razão normalizada internacional (RNI) entre 2 e 3, quando a anticoagulação parenteral poderá ser suspensa. Se uso de anticoagulantes não antagonistas da vitamina K, iniciar o dabigatrana após 5 dias ou, no caso do rivaroxabana ou apixabana, iniciar o uso após 1 a 2 dias (ver Tabela 27.1).

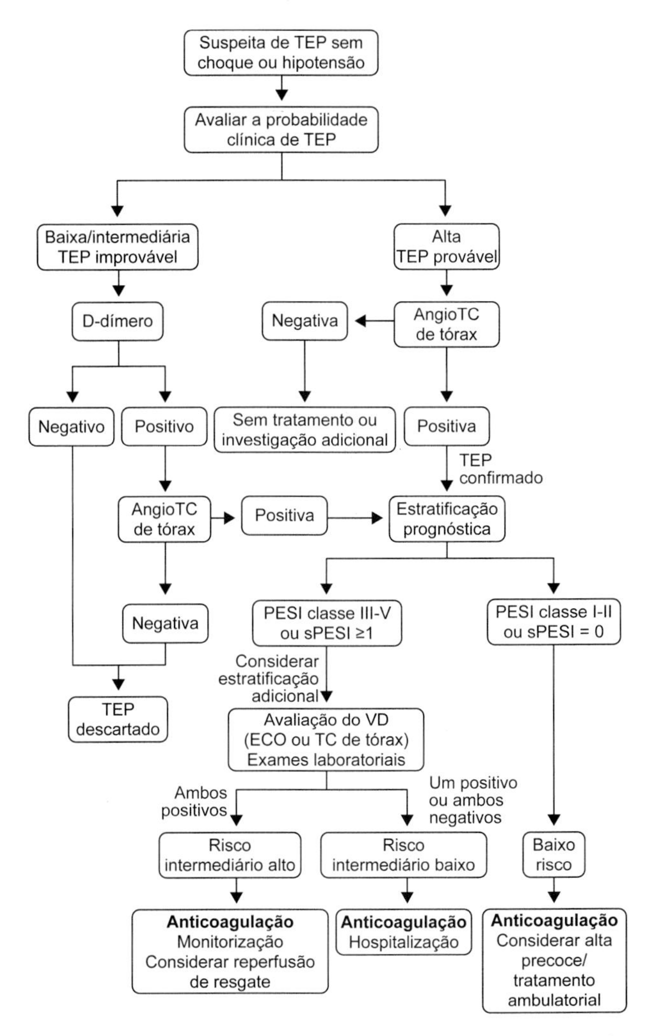

Figura 27.3 Algoritmo para diagnóstico e tratamento de tromboembolismo pulmonar (TEP) de não alto risco. AngioTC: angiotomografia; PESI: *Pulmonary Embolism Severity Index*; VD: ventrículo direito; ECO: ecocardiograma; TC: tomografia computadorizada.

Caso o paciente apresente contraindicações à anticoagulação plena e embolias recorrentes, apesar da correta anticoagulação, está indicado a implantação de filtro da veia cava inferior. É posicionado habitualmente na porção infrarrenal da veia cava inferior, objetivando-se impedir a ascensão dos trombos, no entanto, podem aumentar a chance de TVP.

BIBLIOGRAFIA

Castelluci LA, Cameron C, Le Gal G, Rodger MA, Coyle D, Wells PS, et al. Clinical and safety outcomes associated with acute venous thromboembolism: a systematic review and meta-analysis. JAMA. 2014;312(11):1122-35.

Condliffe R, Elliot CA, Hughes RJ, Hurdman J, Maclean RM, Sabroe I, et al. Management dilemmas in acute pulmonary embolism. Thorax. 2014:69(2):174-80.

Konstantinides S, Torbicki A. Management of venous thromboembolism: an update. Eur Heart J. 2014;35(41):2855-63.

Spandorfer J, Galanis T. In the Clinic. Deep venous thrombosis. Ann Intern Med. 2015;162(9):ITC1.

Wells PS, Forgie MA, Rodger MA. Treatment of venous thromboembolism. JAMA. 2014;311(7):717-28.

28 Hemoptise

Guilherme Benfatti Olivato • Hélio Penna Guimarães

DEFINIÇÃO

Caracteriza-se pela presença de expectoração com sangue, proveniente do trato respiratório inferior (abaixo das cordas vocais), como parênquima pulmonar e árvore traqueobrônquica. Apresenta-se como escarro com laivos de sangue (também denominado *hemoptoico*) ou por eliminação exclusiva de sangue, na forma líquida ou coagulada.

A definição de hemoptise "maciça" ou "grave" é descrita por valores desde 100 mℓ a 1.000 mℓ em 24 h, com divergências entre esses pontos de corte na literatura médica. Habitualmente, volume ≥ 500 mℓ de sangue expectorado em 24 h ou ≥ 100 mℓ/hora, independentemente da estabilidade hemodinâmica e da troca gasosa do paciente, caracteriza esse critério de gravidade.

Toda hemoptise demanda cuidado, mesmo sendo de pequena a moderada monta, visto que um escasso sangramento isolado pode se tornar volumoso, proporcionando broncoaspiração, asfixia, insuficiência respiratória e óbito.

Determinar se o paciente apresenta hemoptise maciça e, portanto, aspecto relevante para o atendimento inicial, considerando ser esta uma emergência médica; essa condição está associada a 30 a 50% de mortalidade.

A maioria dos casos é leve e cessa espontaneamente, podendo ser investigada em âmbito ambulatorial após essa atenção inicial.

As consequências do sangue nas vias respiratórias dependem da:

- Proporção de sangramento
- Capacidade do paciente para clarear o sangue (por meio de mecanismo de defesa como o movimento ciliar)
- Presença de doença pulmonar subjacente, influenciando assim na morbimortalidade.

FISIOPATOLOGIA

O sangue que irriga os pulmões possui duas fontes: artérias pulmonares e brônquicas. Portanto, no cenário de hemoptise, o sangue que inunda a árvore respiratória é consequência da ruptura de vasos sanguíneos que compõem o sistema arterial brônquico ou pulmonar, desde a traqueia até o parênquima pulmonar.

A circulação brônquica representa em torno de 90% dos casos de hemoptise, pois é um sistema de alta pressão (ramos da aorta torácica) e está envolvida em quase todos episódios de hemoptises maciças. O sangramento pode resultar da neoformação vascular induzida por doença inflamatória pulmonar.

As artérias pulmonares representam a maior parte do fluxo sanguíneo para os pulmões, mas são um sistema de baixa pressão e dificilmente a origem da hemoptise. Quando acometidas, apresentam menores chances de evoluir com hemorragia acentuada e ativa. O sangramento ocorre em razão da necrose do vaso (p. ex., pneumonia necrotisante, câncer de pulmão, aspergilose intracavitária).

ETIOLOGIA

As causas mais comuns são bronquite, carcinoma broncogênico e bronquiectasias; infecções por *Mycobacterium tuberculosis* e fungos são causas comuns em países endêmicos, como o Brasil e a Índia. Em até 30% dos casos não é possível identificar uma causa específica, mesmo com investigação adequada.

Sempre se faz importante identificar a causa e a localização do sangramento para orientar o tratamento. O Quadro 28.1 lista as principais causas.

Quadro 28.1 Causas de hemoptise.
Doenças das vias respiratórias (mais comum)
Trauma da via respiratória
Bronquite: aguda ou crônica
Bronquiectasias (incluindo fibrose cística)
Doença pulmonar obstrutiva crônica (DPOC)
Carcinoma broncogênico
Doença de Dieulafoy (artéria brônquica subepitelial)
Corpo estranho na via respiratória
Câncer metastático para brônquio ou traqueia
Infecção
Pneumonia necrosante
Viral
Fúngica (incluindo pneumocistose)
Parasitária
Tuberculose
Abscesso pulmonar
Antraz
Tularemia

Quadro 28.1 (*Continuação*) Causas de hemoptise.
Doenças vasculares pulmonares
Doença cardíaca congênita
Insuficiência cardíaca
Estenose mitral
Endocardite tricúspide
Malformação arteriovenosa pulmonar
Embolia pulmonar
Pseudoaneurisma da artéria pulmonar
Reumatológicas, autoimunes
Amiloidose
Granulomatose com poliangiite (Wegener) e outras vasculites
Doença de Behçet
Lúpus eritomatoso sistêmico (LES) e síndrome antifosfolípide (SAF)
Doença da membrana basal antiglomerular (doença de Goodpasture)
Distúrbios da coagulação
Anticoagulantes e antiplaquetários
Coagulação intravascular disseminada (CIVD)
Disfunção plaquetária
Leptospirose
Doença de von Willebrand
Trombocitopenia
Obs.: lembrar da dengue hemorrágica no diagnóstico diferencial
Lesões iatrogênicas
Stent em via respiratória
Broncoscopia com biopsia endobrônquica ou transbrônquica ou aspiração por agulha
Lesão vascular por cateter da artéria pulmonar
Outras
Doenças parenquimatosas pulmonares
Drogas e toxinas
Hemoptise catamenial por endometriose torácica
Uso de cocaína
Trauma
Idiopático

ABORDAGEM INICIAL E INVESTIGAÇÃO ETIOLÓGICA DE ACORDO COM ASPECTOS CLÍNICOS

Os Quadros 28.2 e 28.3 apresentam aspectos da história clínica e dos antecedentes pessoais que estão relacionados com a hemoptise.

O Quadro 28.4 relaciona o exame físico direcionado à hemoptise; e o Quadro 28.5, os exames complementares.

Quadro 28.2 História clínica relacionada à hemoptise.

Queixas e história da doença atual	Possível etiologia da hemoptise
Sintomas infecciosos (p. ex., febre, calafrios, tosse)	Pneumonia, abscesso pulmonar
Internação recente (> 48 h nos últimos 90 dias)	Infecção pulmonar relacionada a assistência a saúde
Perda ponderal involuntária + febre	Neoplasia, tuberculose pulmonar
Fatores de risco para tromboembolismo venoso	Tromboembolismo pulmonar
Queixa de sangramento em outros sítios	Coagulopatias, coagulação intravascular disseminada (CIVD)
Em uso de altas doses de corticosteroide ou quimioterápicos	Infecção fúngica (incluindo pneumocistose), neoplasia ativa
Epidemiologia para leptospirose	Leptospirose
Realização de broncoscopia recente	Iatrogenia

Quadro 28.3 Antecedentes pessoais relacionados à hemoptise.

Antecedentes pessoais conhecidos e relacionados	Possível etiologia da hemoptise
Pneumopatias	DPOC, bronquiectasia, fibrose cística
Cardiopatias	Doença reumática, congênita, válvulas
Hepatopatias	Cirrose hepática, HCV, HBV (relação com vasculite)
Doença reumatológica	LES, vasculites (principal granulomatose com poliangiite), sarcoidose
Doença hematológica	Distúrbios da hemostasia primária e secundária (coagulopatia), tromboembolismo venoso
Imunossupressão	Infecção fúngica (incluindo pneumocistose), neoplasia ativa

(continua)

Quadro 28.3 (*Continuação*) Antecedentes pessoais relacionados à hemoptise.

Antecedentes pessoais conhecidos e relacionados	Possível etiologia da hemoptise
Uso de drogas	Principalmente anticoagulantes, antiagregantes plaquetários, tabagismo, cocaína, drogas injetáveis
Infecciosas	Tuberculose pulmonar, pneumonias, abscesso pulmonar
Uso de cateter invasivo	Endocardite infecciosa com embolização séptica para pulmão

DPOC: doença pulmonar obstrutiva crônica; HCV: vírus da hepatite C; HBV: vírus da hepatite B; LES: lúpus eritematoso sistêmico.

Quadro 28.4 Exame físico direcionado.

Avaliação	Diagnóstico diferencial
Geral	• Febre (infecção, LES, neoplasia, embolia pulmonar) • Sinais de emagrecimento (neoplasia, tuberculose) • Linfonodos palpáveis de características malignas (neoplasia) • Baqueteamento digital (neoplasia, pneumopatia crônica)
Cavidade oral	• Presença de candidíase oral (imunossupressão) • Dentes e gengivas em mau estado (abscesso pulmonar)
Neurológico	• Alteração do nível de consciência e déficit neurológico focal (sangramento por coagulopatia, embolização séptica, vasculite, infecção)
Cardiovascular	• Sopros cardíacos (estenose mitral, cardiopatia congênitas, endocardite) • B2 hiperfonética em foco pulmonar + sopro em foco tricúspide ou pulmonar (hipertensão arterial pulmonar)
Respiratório	• Avaliação de murmúrio vesicular e egofonia, estertores crepitantes e sibilos localizados ou difusos (infecções, vasculite, embolia pulmonar, pneumopatia crônica)
Abdome	• Presença de visceromegalias (doença hematológica, infecciosa), massas palpáveis (neoplasia)
Extremidades	• Edema assimétrico de membros, sinais de TVP (embolia pulmonar) • Presença de derrame articular (doença reumatológica, artrite séptica)
Pele	• Presença de telangiectasias (telangiectasia hemorrágica hereditária) • Presença de hematomas (coagulopatia) • Erupção cutânea (vasculites, LES, infecções)

LES: lúpus eritematoso sistêmico; TVP: trombose venosa profunda.

Quadro 28.5 Exames complementares.

Exames complementares	Fundamentos
Laboratório	Solicitar de acordo com as hipóteses aventadas mediante história clínica + exame físico. Em geral, são úteis hemograma, coagulograma, eletrólitos, gasometria, exame de urina, função renal e hepática
Radiografia de tórax PA e perfil	Identifica o pulmão acometido, é normal em até 30% dos casos. Aponta alguma etiologia em até metade dos casos
Exame de escarro	Útil para infecções (bactérias, fungos, micobactérias ou outros germes)
Ultrassonografia à beira do leito	Pode evidenciar estenose mitral, hipertensão pulmonar, avaliação de ventrículo direito, vegetação. Patologias pulmonares como infecções e pneumopatias

CONFIRMAÇÃO DIAGNÓSTICA

Os métodos diagnósticos mais empregados são tomografia de tórax, broncoscopia e arteriografia. A broncoscopia e a arteriografia (pulmonar e brônquica) são ferramentas altamente sensíveis para detectar pontos de sangramento, e também são efetivas no controle da hemorragia ativa.

Broncoscopia

Quando realizada precocemente amplia a chance de localizar o sítio correto do sangramento. O reconhecimento precoce promove imediata decisão terapêutica e é a primeira escolha. Em condições de hemoptise maciça, a broncoscopia identifica o local e controla o sangramento (por meio de hemostáticos tópicos, injeção de vasoconstritores).

Tomografia de tórax

O principal benefício da tomografia de tórax é a identificação de anormalidades dificilmente observadas na broncoscopia e na arteriografia (p. ex., bronquiectasias, abscesso pulmonar, câncer, aspergiloma, malformações arteriovenosas). A tomografia e a broncoscopia são procedimentos diagnósticos que se completam, sendo ainda mais importantes em situações de hemoptise sem causa evidente.

Arteriografia

Realizada em caso de refratariedade ao tratamento broncoscópico, a arteriografia brônquica é o método inicial, pois 90% dos casos de hemoptise maciça originam-se nessa circulação. O índice de sucesso no manejo hemostático é maior que 90% por meio da embolização da artéria brônquica.

Cirurgia de urgência

Lobectomia ou pneumectomia raramente necessária.

TRATAMENTO

A hemoptise leve não necessita de intervenções rápidas e sua investigação pode ser realizada em nível ambulatorial. Por outro lado, a hemoptise maciça ganha maior atenção na sala de emergência, dada sua elevada morbimortalidade, demandando intervenção imediata.

A Figura 28.1 apresenta, de maneira sintética, o fluxograma para manejo da hemoptise maciça.

Hemoptise não maciça

Em geral, esses pacientes não requerem hospitalização, e a avaliação pode prosseguir de forma gradual, conforme descrito anteriormente. A investigação etiológica pode ser feita em regime ambulatorial de maneira eletiva, após observação hospitalar precoce e descartadas patologias que oferecem risco a vida do paciente. Deve-se checar:

- Hemograma completo
- Função renal e hepática
- Coagulograma
- Urina 1
- Exame de escarro
- Tomografia de tórax (avaliação mais precisa de estruturas broncovasculares)
- Broncoscopia flexível (em casos sem alterações radiológicas).

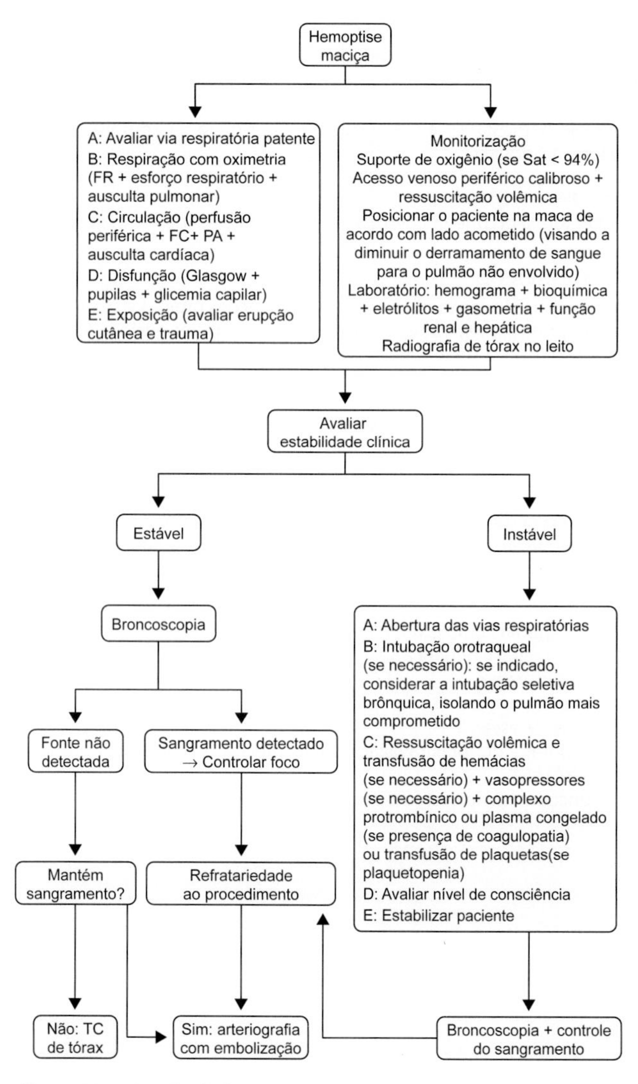

Figura 28.1 Manejo de hemoptise maciça. FR: frequência respiratória; FC: frequência cardíaca; PA: pressão arterial; TC: tomografia computadorizada.

BIBLIOGRAFIA

Corder R. Hemoptysis. Emerg Med Clin North Am. 2003;21(2):421-35.

Fartoukh M, Khoshnood B, Parrot A, Khalil A, Carette MF, Stoclin A, et al. Early prediction of in-hospital mortality of patients with hemoptysis: an approach to defining severe hemoptysis. Respiration. 2012;83(2):106-14.

Ibrahim WH. Massive haemoptysis: the definition should be revised. Eur Respir J. 2008;32(4):1131-2.

Jeudy J, Khan AR, Mohammed TL, Amorosa JK, Brown K, Dyer DS, et al. ACR Appropriateness Criteria hemoptysis. J Thorac Imaging. 2010;25(3):W67-9.

Kritek PA, Fanta CH. Cough and hemoptysis. In: Harrison's principles of internal medicine. 19. ed. New York: McGraw-Hill; 2015. p. 243-7.

Razazi K, Parrot A, Khalil A, Djibre M, Gounant V, Assouad J, et al. Severe haemoptysis in patients with nonsmall cell lung carcinoma. Eur Respir J. 2015;45(3):756-64.

Parte 4

Gastrenterologia

29 Diarreias Agudas

Raul Rodrigues Barros • Fábio Silva de Azevedo

DEFINIÇÃO E CLASSIFICAÇÃO

Diarreia deriva da palavra grega *diarrhoia* ("fluir através"), termo cunhado por Hipócrates. Essa condição é definida pelo aumento da frequência (em geral, 3 ou mais evacuações por dia) e do volume (> 200 g/dia) da massa fecal, acompanhado de diminuição da consistência das fezes. O padrão evacuatório deve ser avaliado sempre em relação ao hábito intestinal usual referido pelo paciente.

A diarreia pode ser classificada quanto à sua duração:

- Aguda: até 2 semanas
- Persistente: de 2 a 4 semanas
- Crônica: mais de 4 semanas.

Quanto a parâmetros clínicos, pode ser dividida em:

- Invasiva: com presença de sangue
- Não invasiva: diarreia aquosa.

Pode ainda ser classificada de acordo com a sua etiologia. A avaliação clínica, ainda que útil na prática, não permite a identificação etiológica precisa.

ETIOLOGIA

A principal etiologia é infecciosa (90% das ocorrências), sendo os vírus enterotrópicos os principais causadores de diarreia aguda (50 a 70%), seguidos pelas bactérias (15 a 20%, que ganham importância entre os casos mais graves) e pelos parasitas (10 a 15%, mais frequentes em indivíduos imunossuprimidos). Condições não infecciosas também podem levar a quadros de diarreia aguda, como hipertireoidismo, doenças inflamatórias intestinais (diarreia crônica que pode se agudizar em períodos de atividade), síndrome do intestino irritável, intolerância a lactose, apendicite, diverticulite, síndromes disabsortivas, neoplásicas e o uso de fármacos (como antidepressivos, antibióticos, antiácidos contendo cálcio e magnésio e quimioterápicos).

O Quadro 29.1 sumariza os principais agentes infecciosos e as características clínicas da diarreia por eles causada.

Quadro 29.1 Prinicpais agentes causadores de diarreia aguda infecciosa.

Agentes	Características
E. coli enterotoxigênica	Diarreia mediada pela produção de toxinas que estimulam a secreção eletrolítica, causando diarreia aquosa e autolimitada
E. coli êntero-hemorrágica (sorotipo O157:H7)	Transmitida por carne ou suco de frutas. Provoca diarreia mucossanguinolenta sem febre; pode causar síndrome hemolítico-urêmica e púrpura trombocitopênica (1 a 3 semanas após infecção)
Salmonella (não typhi e não paratyphi)	Agente causador de diarreia invasiva e autolimitada, que pode cursar com gravidade em pessoas imunossuprimidas, portadoras de neoplasias, falcêmicos, idosos e recém-nascidos
Shigella sp.	Diarreia invasiva mucossanguinolenta, com febre em geral alta e dor abdominal. Também é associada à síndrome hemolítico-urêmica
Campylobacter jejuni	Diarreia com sangue nas fezes em até 90% dos casos. Infecção por esse agente é associada ao desenvolvimento da síndrome de Guillain-Barré
Clostridium difficile	Associada a uso prévio de antibióticos (amoxicilina, clindamicina, azitromicina, vancomicina, entre outros), é causadora da colite pseudomembranosa. Pode ocasionar desde diarreia leve a formas graves, com perfuração do cólon, podendo levar ao óbito. É a principal causa de diarreia hospitalar. O diagnóstico pode ser confirmado por meio da colonoscopia (visualização das pseudomembranas), porém a dosagem de toxinas ou PCR nas fezes pode auxiliar na investigação
Rotavírus	Vírus de transmissão fecal-oral, causador de diarreia autolimitada, mais proeminente nos meses de inverno. Pode estar associado a sintomas de vias respiratórias superiores
Strongyloides stercoralis	Parasita intestinal que pode causar diarreia grave e até doença disseminada em indivíduos imunossuprimidos
Protozoários	*Entamoeba histolytica* e *Giardia lamblia* são os agentes mais comuns. *Isospora*, *Cyclospora*, *Microsporidium* e *Cryptosporidium* são importante causa de diarreia em pacientes imunossuprimidos

PCR: proteína C reativa.

ABORDAGEM CLÍNICA

A abordagem inicial do paciente com diarreia deve ter dois focos principais:

- Avaliar a gravidade da doença e estimar o grau de desidratação dela decorrente
- Determinar as prováveis etiologias, com base em anamnese, exame físico e características das fezes.

A avaliação do grau de hidratação, de maneira semelhante à usada em pacientes pediátricos, permite estratificar os pacientes com desidratação inicial, moderada e grave (Quadro 29.2). A presença de sinais-chave (irritabilidade, alteração do nível da consciência, redução dos pulsos periféricos, incapacidade de ingerir fluidos orais) e as alterações dos sinais vitais indicam desidratação grave, com necessidade de rápida reposição parenteral de fluidos. Em pacientes com desidratação grave, a avaliação eletrolítica, da osmolaridade sérica e urinária é desejável; em pacientes com múltiplas comorbidades (em especial na insuficência cardíaca), a avaliação não invasiva da pressão venosa central, por meio da medida ultrassonográfica do diâmetro da veia cava inferior e do cálculo de seu índice de colapsabilidade, também pode ser útil para estimar a volemia e guiar a terapia de reposição de fluidos.

Após avaliação volêmica, a menos que intervenções emergenciais sejam necessárias (como correção volêmica e eletrolítica), deve-se seguir a abordagem das possíveis etiologias. A presença de sangue nas fezes em pacientes febris em geral indica a existência de patógenos invasivos, como *Shigella* sp. e *Salmonella* sp. Grandes volumes e aspecto de "água de arroz" podem sugerir diarreia por cólera – em especial, durante surtos epidêmicos da doença. A avaliação clínica do

Quadro 29.2 Avaliação da desidratação no paciente com diarreia aguda.

Desidratação	Sintomas
Inicial	Ausência de sinais e sintomas específicos de hipovolemia
Moderada	Sede, irritabilidade, redução do turgor da pele, olhos encovados
Grave	Evidências clínicas de choque hipovolêmico – redução do nível de consciência, redução do débito urinário, extremidades frias, pulsos periféricos filiformes ou ausentes, redução da pressão arterial, cianose periférica

Adaptado de Swerdlow e Ries (1992) e WHO (2005).

período de incubação, história recente de viagens, exposição alimentar etc. também fornecem informações adicionais na determinação da etiologia. Exames complementares não são necessários na maioria dos casos, porém podem ser úteis em algumas situações, como idade avançada (> 60 anos), presença de comorbidades, imunossupressão (quimioterapia, portadores do HIV, transplantados) e diarreia com duração superior a 72 h.

Exames gerais podem ser solicitados como parte da avaliação global do paciente, incluindo hemograma (avaliação de sinais indiretos de infecção disseminada), bioquímica e função renal, além outros exames que auxiliem na avaliação do comprometimento orgânico em pacientes com doença sistêmica (coagulograma, gasometria arterial etc.). A avaliação fecal pode incluir os seguintes estudos:

- Pesquisa de leucócitos fecais: quando positivo, indica diarreia infecciosa invasiva ou doença inflamatória intestinal
- Calprotectina fecal elevada (> 200 µg/g) também pode sugerir atividade de doença inflamatória intestinal
- Pesquisa de sangue oculto nas fezes
- Coprocultura
- Parasitológico e microbiológico direto
- Pesquisa de toxinas do *Clostridium difficile*.

TRATAMENTO

Reposição hidreletrolítica

Sempre que possível, deve-se preferir a via oral (VO) para a reposição hidreletrolítica. A solução oral recomendada pela OMS atualmente é composta por 3,5 g de cloreto de sódio, 2,5 g de bicarbonato de sódio, 1,5 g de cloreto de potássio, 20 g de glicose em 1 ℓ de água.

Hidratação intravenosa está indicada apenas nos casos de desidratação grave ou quando há contraindicação à VO – alterações no nível de consciência, quadro demencial grave ou vômitos incoercíveis, por exemplo. A expansão inicial pode ser realizada com 20 mℓ/kg de peso de soro fisiológico a 0,9%. Em pacientes com comorbidades, a reavaliação seriada da volemia está indicada. A terapia de manutenção dependerá da resposta apresentada pelo paciente, podendo ser realizada VO ou intravenosa. Concomitantemente, a correção de distúrbios hidreletrolíticos deve ser iniciada.

Drogas sintomáticas

Úteis no controle sintomático inicial. A dor abdominal pode ser manejada em geral com analgésicos simples ou associados a antiespasmódicos (p. ex., dipirona e escopolamina); náuseas e vômitos em geral são mediados por meio de receptores de 5-HT3, D2 e H1, e em geral podem ser melhorados com drogas como metoclopramida ou ondansetrona.

Antidiarreicos

Esses agentes não devem ser usados em diarreias agudas infecciosas, pelo risco de bacteriemia, síndrome hemolítico-urêmica, megacólon tóxico e ruptura de alça intestinal.

Probióticos

Probióticos são microrganismos que demonstraram trazer efeitos benéficos para a saúde humana. Estudos randomizados foram consistentes em demonstrar o benefício da utilização de probióticos em casos de diarreia aguda, especialmente nas gastrenterites virais. O mecanismo de ação é cepa-específico, havendo evidência de eficácia em algumas cepas de lactobacilos (*L. casei* GG e *L. reuteri* ATCC 55730) e de *Saccharomyces boulardii* (Floratil®). O uso rotineiro de probióticos ainda não é estabelecido. Não devem ser utilizados em pacientes imunossuprimidos.

Antibioticoterapia empírica

Não devem ser indicados antibióticos empíricos na diarreia aquosa, pois os eventuais benefícios são superados pelo risco de eventos adversos e indução de resistência, em especial em países subdesenvolvidos – a exceção é feita nos surtos de cólera, quando a antibioticoterapia reduz o tempo de doença e a perda volêmica. Os antibióticos devem ser indicados a pacientes com quadros graves de diarreia invasiva, com grande número de evacuações diárias (> 6 a 8 vezes/dia), quadros prolongados (> 7 dias) ou imunossuprimidos. A opção terapêutica deve ser eficaz contra *Shigella* sp. As drogas de opção inicial, em geral, são as quinolonas, como norfloxacino e ciprofloxacino (escolha). As cefalosporinas de 2ª ou 3ª geração podem ser utilizadas em pacientes internados ou com contraindicações a quinolonas.

Nos pacientes que não respondem dentro de 2 dias de terapêutica, deve-se considerar o diagnóstico de amebíase, e a cobertura pode ser ampliada com associação de metronidazol.

O tempo de tratamento pode variar conforme a etiologia, a resposta do paciente e a gravidade inicial do quadro, estendendo-se de 7 até 10 ou 14 dias de antibioticoterapia.

BIBLIOGRAFIA

Farthing M, Salam MA, Lindberg G, Dite P, Khalif I, Salazar-Lindo E, et al. Acute diarrhea in adults and children: a global perspective. J Clin Gastroenterol. 2013;47(1):12-20.

Swerdlow DL, Ries AA. Cholera in the Americas. Guidelines for the clinician. JAMA. 1992;267(11):1495-9.

World Health Organization. The treatment of diarrhea: a manual for physicians and other senior health workers. 4. ed. 2005. [Acesso em 10 maio 2018]. Disponível em: http://apps.who.int/medicinedocs/documents/s22386en/s22386en.pdf.

World Health Organization. Guidelines for the control of shigellosis, including epidemics due to Shigella dysenteriae type 1. 2005. [Acesso em 10 maio 2018]. Disponível em: http://apps.who.int/iris/bitstream/handle/10665/43252/924159330X.pdf;jsessionid=F18F806397CC706536D22D-2888B2A678?sequence=1.

LaRocque R, Pietroni M. Approach to the adult with acute diarrhea in resource-limited countries. 2017. [Acesso em 10 maio 2018] Disponível em: https://www.uptodate.com/contents/approach-to-the-adult-with-acute-diarrhea-in-resource-limited-countries.

30 Hepatites Agudas

Márcio Abdalla de Abreu Pimenta •
Luciana Miguel Gomes de Barros

DEFINIÇÃO

Lesão no fígado com variados graus de comprometimento das funções excretora e de síntese.

Principais etiologias: viral, medicamentosa e alcoólica.

Possui diagnóstico diferencial importante com as síndromes febris e ictéricas e as doenças obstrutivas das vias biliares.

HEPATITES VIRAIS

Importantes pela morbimortalidade, grande prevalência, potencial de evoluir para formas crônicas e relação com carcinoma hepatocelular (CHC).

Apresentam comportamento clínico e laboratorial em fases:

- Período de incubação
  - Vírus no sangue
  - Alanina aminotransferase (ALT)/aspartato aminotransferase (AST) e bilirrubinas normais
  - Anticorpos não detectáveis
  - Fadiga, náuseas, hiporexia, dor em hipocôndrio direito
  - Aumento de carga viral
- Pré-icterícia
  - Inicia a elevação de AST/ALT
  - Formas anictéricas – podendo ser todo o curso da doença, com duração de 3 a 10 dias, muitas vezes não diagnosticadas
- Ictérica (diferenciar de colestase obstrutiva)
  - Colestase, dor à palpação de hipocôndrio direito, hepatomegalia, esplenomegalia
  - Elevação de AST/ALT > 10 vezes o valor normal
  - Elevações menores de bilirrubinas, com predomínio de direta
  - Redução da carga viral – surgimento de anticorpos
- Recuperação em até 8 semanas
  - Melhora clínica, redução da bilirrubina e de AST/ALT.

Complicações

- Cronicidade – hepatites B (HBV) e C (HCV)
- Insuficiência hepática aguda (IHA): encefalopatia, icterícia progressiva, ascite, diminuição do tamanho do fígado, queda brusca nos

níveis de ASL/ALT, alargamento do tempo de protrombina (TP) e queda no nível de albumina. Avaliar indicação de transplante hepático
- Síndromes extra-hepáticas: cefaleia, encefalite, meningite asséptica, paralisia flácida ascendente aguda, síndrome nefrótica, artrite soronegativa, convulsões.

Evolução e tratamento

Em geral, o curso é benigno e autolimitado, durando entre 1 e 3 semanas.
- Orientar repouso relativo até retorno do estado geral, com a normalização da bilirrubina sérica e de ASL/ALT
- Observar possíveis distúrbios hidreletrolíticos decorrentes de vômitos e desidratação
- Evitar ingestão de álcool por no mínimo 6 meses.

Vírus hepatotrópicos

Hepatite A

- Vírus RNA
- Menos de 30% dos pacientes são sintomáticos, sendo que 80% dos adultos apresentam quadro exuberante
- Hepatite fulminante é rara
- Transmissão fecal-oral: 10 dias antes do quadro clínico até 1 semana após surgimento da icterícia
- Evolução desfavorável mais comum em idosos e hepatopatas
- Confirmado pelo anti-HAV IgM, positivo no início do quadro até 6 a 12 meses depois
- Tratamento de suporte.

Hepatite B

- Vírus DNA
- 65% – infecção assintomática/subclínica; 25% – hepatite aguda; 1% – hepatite fulminante
- Hepatite crônica em 10%, podendo evoluir para cirrose e CHC (este pode se desenvolver sem cirrose concomitante)
- Transmissão parenteral e sexual
- Incubação: 30 a 180 dias – HBsAg (primeiro marcador presente), HBeAg (reflete a replicação viral) e DNA do HBV podem ser detectados no soro
- Início dos sintomas: surgimento do anti-HBc-IgM e elevação de AST/ALT
- Evolução para cura: AST/ALT normalizam, HBsAg e HBeAg negativam, surge o anti-HBe e, finalmente, cerca de 6 meses depois do quadro, detecta-se o anti-HBs
- Pacientes com IHA podem ser avaliados para uso de antiviral oral.

Hepatite C

- Vírus RNA
- Forma mais comum de transmissão atualmente é via parenteral – uso de fármaco intravenoso (IV) é o principal
- Menos de 20% dos pacientes têm hepatite aguda
- Hepatite crônica em 70% dos casos, podendo evoluir para cirrose e CHC
- Incubação de 7 semanas em média
- Anti-HCV é reagente 8 a 12 semanas depois do contágio
- RNA-HCV pode aparecer 1 a 2 semanas após contágio
- Tratamento da HCV aguda: com interferona-peguilado com ou sem ribavirina.

Hepatite D

- Vírus RNA
- Exige a presença do HBV para sua replicação e promove a replicação do HBV
- No Brasil, é endêmica na região amazônica
- Coinfecção: infecções agudas simultâneas por HBV e HDV
- Superinfecção: infecção por HDV em paciente com HBV crônico
- Aumenta risco de hepatite fulminante, cirrose e CHC
- Diagnóstico pelo anti-HDV ou pesquisa do AgHD no tecido hepático.

Hepatite E

- Vírus RNA
- Presente na Ásia, norte da África e América Central
- Transmissão oral-fecal
- Principalmente em adultos jovens, grave em gestantes
- Diagnóstico anti-HEV IgM e IgG
- Tratamento de suporte.

Outros vírus que podem cursar com hepatites agudas são: citomegalovírus (CMV), Epstein-Barr (EBV), vírus do sarampo e família herpes.

HEPATITE MEDICAMENTOSA

Existe uma grande quantidade de substâncias que pode causar hepatotoxicidade. O mecanismo da lesão hepática pode ser previsível (dose-dependente) ou idiossincrásico.*

A apresentação clínica pode ser lesão hepatocelular, colestática ou mista.

* O *site* LiverTox, mantido pelo governo dos EUA, mantém uma extensa lista de medicações e substâncias que podem causar hepatite.

Principais fármacos relacionados à hepatite aguda

- Dose-dependente: paracetamol, anti-inflamatórios não esteroidais (AINE), tetraciclina, sulfonamidas
- Idiossincrásico: amoxicilina-clavulanato, rifampicina, pirazinamida, carbamazepina, itraconazol, isoniazida, nitrofurantoína, azatioprina, fenitoína, ácido valproico, propiltiouracila, amiodarona, metformina, diclofenaco, lisinopril, alopurinol, cetoconazol, metildopa, entre outros.

Diagnóstico

Muitos pacientes com hepatite medicamentosa são assintomáticos e detectados apenas por exames laboratoriais.

A hepatite medicamentosa em pacientes sintomáticos cursa com anorexia, febre baixa, náuseas, vômitos, dor em quadrante superior direito, icterícia, acolia fecal, colúria (pacientes com colestase podem ter prurido também). Encefalopatia hepática denota gravidade com falência hepática aguda.

Pacientes com lesão hepatocelular tem aumento pronunciado de ALT/AST, enquanto a lesão colestática tem aumento da fosfatase alcalina. Bilirrubinas podem aumentar em ambos os tipos de lesão.

Hepatite medicamentosa é considerada clinicamente relevante se:

- ALT > 3 vezes o limite superior da normalidade
- Fosfatase alcalina > 2 vezes o limite superior da normalidade
- Bilirrubina total > 2 vezes o limite superior da normalidade e associada com qualquer elevação da ALT ou fosfatase alcalina.

Os medicamentos implicados geralmente começaram a ser usados entre 5 e 90 dias do começo dos sintomas.

O diagnóstico se baseia na exclusão de outras causas (inclusive obstrução biliar) e na melhora após retirada da medicação.

Tratamento

- Interromper medicação suspeita e suporte clínico
- Antídoto para intoxicação por paracetamol: N-acetilcisteína; e por ácido valproico: L-carnitina
- Avaliar gravidade e monitorar função hepática.

HEPATITE ALCOÓLICA AGUDA

- Tipicamente, o paciente tem uma história intensa de uso abusivo de bebida alcoólica (acima de 100 g/dia, por mais de 2 décadas), mas podem não existir episódios de intoxicação óbvia (*binge drinking*). É comum esses pacientes cessarem a ingestão de álcool ao ficarem doentes, às vezes, semanas antes de se apresentarem ao serviço médico
- É importante definir bem o hábito etílico do paciente, utilizando questionários como o CAGE e perguntando ativamente aos familiares
- A oxidação do álcool pela enzima álcool desidrogenase resulta em metabólitos hepatotóxicos.

Diagnóstico

Geralmente é feito com base na apresentação clínica e nos exames laboratoriais, em um paciente com histórico de uso abusivo de álcool, se ele não tiver fatores de risco para outras causas de hepatite aguda e se testes para outras causas comuns de hepatite forem negativos, como sorologias para hepatites virais e ultrassonografia (USG) abdominal com Doppler para avaliação de obstrução biliar ou síndrome de Budd-Chiari.

Quadro clínico

- Icterícia, anorexia, hepatomegalia dolorosa
- Febre e leucocitose podem ocorrer mesmo na ausência de quadro infeccioso associado. No entanto, possíveis fontes de infecção devem ser pesquisadas, tais como pulmão, trato urinário e abdome (PBE)
- Sinais de desnutrição, perda ponderal, fraqueza muscular proximal
- Distenção abdominal devido à ascite
- Estigmas de hepatopatia crônica (ginecomastia, eritema palmar, telangiectasias, atrofia testicular etc.) sugerem doença avançada com cirrose. Pode ser especialmente difícil, no paciente com cirrose estabelecida, distinguir uma hepatopatia alcoólica de uma descompensação da cirrose.

Exames complementares

- Elevações moderadas da ASL/ALT (tipicamente < 300 UI/ℓ, raramente maior que 500 UI/ℓ), com proporção ASL/ALT > 2. Enzimas canaliculares podem também estar elevadas
- Hipoalbuminemia, hiperbilirrubinemia e coagulopatia denotam falência hepática
- A biopsia hepática é padrão-ouro para o diagnóstico.

Tratamento

A função discriminante de Maddrey é o principal índice utilizado para prognóstico e gravidade:

$$\text{Índice de Maddrey} = [4{,}6 \times (TP_{paciente} - TP_{controle})] + BT$$

Em que:

- TP: em segundos
- BT: em mg/dℓ.

O resultado da equação indica que:

- Maddrey < 32: sobrevida de 80 a 100%
- Maddrey ≥ 32: hepatite alcoólica grave, sobrevida de 50%.

Seguir as indicações: dieta sem restrição proteica, reposição de vitaminas, cessar etilismo, prevenção e tratamento da abstinência alcoólica, vigilância infecciosa, profilaxia para sangramento de mucosa gástrica, suspender betabloqueadores em caso de hepatite alcoólica grave até recuperação.

Pacientes com Maddrey ≥ 32 têm indicação de terapia farmacológica além da terapia de suporte:

- Prednisolona 40 mg/dia durante 28 dias com desmame. No 7º dia do tratamento, deve-se utilizar o escore de Lille para avaliação de resposta: < 0,45 indica resposta e sobrevida de 85% em 6 meses; ≥ 0,45 indica ausência de resposta e sobrevida < 25% em 6 meses
- Em pacientes com contraindicação ao uso de corticosteroide, pode ser usada a pentoxifilina na dose de 400 mg, 8/8 h por 28 dias.

BIBLIOGRAFIA

Dugum M, McCullough A. Acute alcoholic hepatitis, the clinical aspects. Clinics in Liver Disease. 2016;20(3):499-508.

Easterbrook P, Roberts T, Sands A, Peeling R. Diagnosis of viral hepatitis. Current Opinion in HIV and AIDS. 2017;12(3):302-14.

Jayakumar S, Chowdhury R, Ye C, Karvellas C. Fulminant viral hepatitis. Critical Care Clinics. 2013;29(3):677-97.

Katarey D, Verma S. Drug-induced liver injury. Clinical Medicine. 2016;16(Suppl 6):s104-s109.

Sowa J, Gerken G, Canbay A. Acute liver failure – It's just a matter of cell death. Digestive Diseases. 2016;34(4):423-28.

31 Pancreatite Aguda

Raissa Gabrielle Reis dos Santos • Diego Adão

DEFINIÇÃO

Pancreatite aguda é um processo inflamatório agudo do pâncreas e adjacências, sendo uma das principais causas de hospitalização relacionada às desordens gastrintestinais. Cerca de 80% dos pacientes admitidos com pancreatite aguda apresentam doença classificada como leve (edematosa) e de evolução autolimitada. A mortalidade tem diminuído ao longo dos anos, sendo maior, porém, em determinados subgrupos, como nos idosos, naqueles com múltiplas comorbidades e naqueles com pancreatite aguda grave (necro-hemorrágica).

ETIOLOGIAS

A pancreatite pode ter diversas etiologias, conforme apresentado a seguir:

- Colelitíase: o achado de cálculo na vesícula biliar (colecistolitíase) pela ultrassanografia (USG) é suficiente para o diagnóstico etiológico. Apesar de fazer parte da fisiopatologia, mais de 80% dos pacientes não apresentarão achados de cálculo em colédoco (coledocolitíase)
- Álcool: associada ao uso abusivo prolongado de álcool (4 a 5 doses diárias por mais de 5 anos)
- Idiopática: 80% das pancreatites ditas idiopáticas, na verdade, estão associadas à microlitíase evidenciada pela ecoendoscopia
- Pós-colangiopancreatografia retrógrada endoscópica (CPRE): a hiperamilasemia e/ou hiperlipasemia pós-CPRE é evento comum. Sua presença, sem dor abdominal ou alteração em exames de imagem, não é suficiente para o diagnóstico de pancreatite aguda pós-procedimento. A prevenção da pancreatite aguda pós-CPRE consiste na administração de anti-inflamatório não esteroide (AINE) via retal (indometacina ou diclofenaco) antes do procedimento
- Metabólica: hipertrigliceridemia (triglicérides > 1.000 mg/dℓ) e hipercalcemia são as causas metabólicas mais comuns
- Medicamentosa: diagnóstico de exclusão. Exemplos de fármacos: azatioprina, ácido valproico, furosemida, metronidazol, isoniazida, diuréticos tiazídicos.

As causa de hiperamilasemia e hiperlipasemia são:

- Pancreatite aguda
- Doença do trato biliar (colecistite, colangite, coledocolitíase)
- Pós-CPRE
- Parotidite (aumento isolado de amilase)
- Lesão renal aguda (LRA)/doença renal crônica (DRC) agudizada
- Cetoacidose diabética
- Abdome agudo perfurativo
- Abdome agudo vascular.

DIAGNÓSTICO

O diagnóstico de pancreatite aguda é baseado na presença de pelo menos 2 dos 3 critérios a seguir:

- Clínico: dor abdominal localizada no andar superior do abdome, a qual está associada a náuseas e vômitos em cerca de 90% dos casos e que apresenta irradiação para dorso na metade dos casos
- Laboratorial: elevação sérica de amilase e/ou lipase acima de 3 vezes o limite superior da normalidade (Tabela 31.1)
- Imagem: achados sugestivos de pancreatite aguda em USG, tomografia computadorizada (TC) ou na ressonância magnética (RM) de abdome.

Na maioria dos casos, o diagnóstico de pancreatite aguda se dá pela presença dos critérios clínicos e laboratoriais, não havendo necessidade de realização de exames de imagem TC ou RM de abdome para confirmação diagnóstica, os quais devem ser reservados a casos específicos conforme será abordado posteriormente neste capítulo.

Exames de imagem complementares

Pré-diagnóstico

- Para confirmação da pancreatite: nos casos de dúvida diagnóstica, (critérios clínico e laboratorial insuficientes), está indicada a realização de TC ou RM de abdome para elucidação diagnóstica
- Para exclusão de diagnósticos diferenciais: indicação de acordo com a história clínica do paciente. Por exemplo, USG de abdome superior na suspeita de colecistite, radiografia de abdome ou TC de abdome na suspeita de abdome agudo perfurativo e angioTC na suspeita de abdome agudo vascular.

Tabela 31.1 Comportamento das enzimas pancreáticas (amilase e lipase).

Enzimas pancreáticas	Pico	Normalização
Amilase	6 a 12 h	3 a 5 dias
Lipase	24 h	8 a 14 dias

Pós-diagnóstico

- Para investigação etiológica: inicia-se com USG de abdome superior para avaliação de etiologia biliar (mais comum). A complementação com colangioressonância ou USG endoscópica pode ser necessária após exclusão das principais etiologias
- Para investigação de complicações locais: a TC ou RM de abdome são indicadas por volta do 5º dia do início dos sintomas (após, pelo menos, 72 a 96 h) para todos os pacientes com quadro de pancreatite aguda grave ou na presença de evolução clínica desfavorável (dor refratária, náuseas e vômitos persistentes, não progressão da dieta enteral ou massa abdominal palpável).

Classificação

A gravidade da pancreatite aguda é estabelecida segundo a revisão da Classificação de Atlanta (2012), apresentada Quadro 31.1.

PREDITORES DE GRAVIDADE

Os escores utilizados têm como objetivo *predizer* gravidade/risco de evolução desfavorável do paciente na admissão hospitalar, podendo guiar a escolha do suporte a ser oferecido ao paciente (clínico ou intensivo). Os escores não são suficientes para *definir* que a pancreatite aguda é grave (para tanto, usar a Classificação de Atlanta). Entre os principais preditores de gravidade utilizados estão: Marshall modificado ≥ 3 (Tabela 31.2), APACHE II ≥ 8, SIRS e marcadores isolados [p. ex., proteína C reativa (PCR) > 150 mg/dℓ, ureia sérica elevada, hematócrito elevado].

O escore de Ranson tem sido cada vez menos utilizado, uma vez que seus critérios incluem o acompanhamento das variáveis na admissão e após 48 h, fornecendo preditores de gravidade tardiamente. É importante ressaltar também que valores séricos de amilase e lipase não têm valor prognóstico e não predizem gravidade nos casos de pancreatite aguda.

Quadro 31.1 Gravidade segundo a revisão da Classificação de Atlanta.

Gravidade da pancreatite aguda	Critérios
Pancreatite aguda leve	Ausência de falência orgânica e de complicações locais*
Pancreatite aguda moderadamente grave	Falência orgânica transitória que se resolve em até 48 h e/ou complicações locais*
Pancreatite aguda grave	Falência orgânica persistente (por mais de 48 h), com ou sem complicações locais*

* Complicações locais na fase aguda: coleção líquida ou necrose pancreática/peripancreática.

Tabela 31.2 Escore de Marshall modificado.

Sistema orgânico	0	1	2	3	4
Respiratório (PO_2/FiO_2)	> 400	301 a 400	201 a 300	101 a 200	< 200
Renal (CrS, mg/dℓ)	< 1,4	1,4 a 1,8	1,9 a 3,6	3,6 a 4,9	> 4,9
Cardiovascular (pressão sistólica, mmHg)	> 90	< 90, fluido responsiva	< 90, não responsiva a volume	< 90, com pH < 7,3	< 90, com pH < 7,2

PO_2: pressão parcial de oxigênio; FiO_2: fração inspirada de oxigênio; CrS: creatinina sérica.

TRATAMENTO

Manejo da síndrome de resposta inflamatória

- Reanimação volêmica: reanimação volêmica com cristaloides (preferência por Ringer Lactato), 200 mℓ/h ou 5 a 10 mℓ/kg/h nas primeiras 24 h, associada a métodos de reavaliação volêmica dinâmica (débito urinário, frequência cardíaca, pressão arterial média, variabilidade de veia cava etc.)
- Analgesia: rigorosa, com uso de analgésicos comuns associados a opioides (p. ex., tramadol, fentanila ou morfina). Não existe evidência de piora clínica com uso de opioides, sendo esse o fármaco de escolha
- Dieta: o jejum oral deve ser instituído apenas pelo tempo necessário para investigação diagnóstica e para conforto do paciente. Uma dieta hipogordurosa, preferencialmente oral, deve ser instituída o mais precoce possível nos pacientes com pancreatite aguda leve, na ausência de forte dor abdominal, náuseas e vômitos. Portanto, não há necessidade da melhora completa da dor ou da normalização das enzimas pancreáticas para início da dieta. Na ausência de possibilidade de aceitação via oral (VO), a dieta enteral deve ser instituída em 48 a 72 h. A dieta parenteral deve ser utilizada apenas na impossibilidade de progressão da dieta enteral
- Antibioticoterapia profilática: não recomendada.

Manejo das complicações locais

Coleções líquidas peripancreáticas e necrose pancreática estéril normalmente não requerem tratamento específico, a menos que existam evidências diretas ou indiretas de infecção. Na presença de indicações de antibioticoterapia, a principal classe utilizada é a dos carbapenêmicos (imipeném ou meropeném). Diante da falência da antibioticoterapia, deve-se proceder a drenagem guiada percutânea, sempre dando preferência a procedimentos minimamente invasivos. A cirurgia aberta reserva-se como última opção.

Indicações de antibioticoterapia

- Evidência de gás na cavidade necrótica na TC de abdome
- Presença de hemocultura ou cultura positiva da coleção pancreática
- Evolução desfavorável apesar de medidas adequadas com suspeita de infecção de necrose pancreática, após 10 dias de evolução (raramente existe infecção antes de 2 semanas).

Abordagem da necrose pancreática infectada

- Abordagem inicial: antibioticoterapia e drenagem percutânea
- Abordagem sequencial: necrosectomia, preferencialmente após 4 semanas (quando a necrose encontra-se encapsulada) e por meio de métodos minimamente invasivos, se ausência de melhora clínica.

Manejo da etiologia

- Biliar: colecistectomia postergada (após, pelo menos, 48 h do início dos sintomas, na mesma internação) na pancreatite aguda leve e colecistectomia tardia (após, pelo menos, 6 semanas) na pancreatite aguda grave
- Alcóolica: abstinência
- Hipertrigliceridemia: controle da hipertrigliceridemia (meta de valores abaixo de 500 mg/dℓ), plasmaférese e insulinoterapia regular intravenosa com reposição de glicose, conforme necessário.

Outras complicações da pancreatite aguda

- Necrose de cólon transverso: secundária à trombose de vasos cólicos médios. Tratamento: laparotomia e colectomia
- Hipertensão portal segmentar: secundária à trombose de veia esplênica, levando a formação de varizes de fundo gástrico e hemorragia digestiva alta. Tratamento: terlipressina e endoscopia digestiva alta para injeção de cianoacrilato
- Síndrome compartimental abdominal (30% dos pacientes com pancreatite aguda grave desenvolvem síndrome compartimental abdominal, apresentando, nesses casos, mortalidade de até 75%): hipertensão intra-abdominal [pressão intra-abdominal (PIA) > 15 mmHg] associada a disfunção orgânica. Tratamento: sonda gástrica e retal abertas, drenagem de coleções e ascite, peritôniostomia descompressiva (abdome aberto).

CONSIDERAÇÕES FINAIS

A pancreatite aguda é a principal causa de abdome agudo inflamatório não infeccioso. Na maior parte dos casos, apresenta-se na forma leve, de etiologia biliar. O tratamento das formas graves apoia-se no suporte clínico e nutricional, sendo a antibioticoterapia e a cirurgia reservadas para casos específicos.

BIBLIOGRAFIA

Campion EW. Acute pancreatites. N Engl J Med. 2016;375(20):1972-81.
De Campos T, Parreira JG, Assef JC, Rizoli S, Nascimento B, Fraga GP. Classificação de gravidade na pancreatite aguda. Rev Col Bras Cir. 2013;40(2):164-8.
Fisher JM, Gardner TB. The "golden hours" of management in acute pancreatitis. Am J Gastroenterol. 2012;107(8):1146-50.
Working Group IAP/APA Acute pancreatitis guidelines. IAP/APA evidence-based guidelines for the management of acute pancreatitis. Pancreatology. 2013:12(4):e1-e15.

32 Complicações Agudas em Pacientes Cirróticos

Matheus Candido Hemerly •
Nathália Ambrozim Santos Saleme

INTRODUÇÃO

A cirrose hepática é uma condição clínica caracterizada por alterações fibróticas no parênquima associadas à distorção da arquitetura do órgão com formação de nódulos de regeneração. É relacionada a uma grande morbimortalidade, com redução importante da qualidade de vida dos pacientes, além de ser considerada a principal indicação de transplante hepático.

Existem várias condições que podem acarretar no desenvolvimento da cirrose, entre elas, o alcoolismo, hepatites virais (B e C), a doença hepática gordurosa não alcoólica (DHGNA) e a hepatite autoimune. As hepatites virais e a DHGNA são consideradas as principais causas.

Acreditava-se que a cirrose hepática era uma afecção irreversível. Contudo, atualmente, já é visto que o tratamento de alguns fatores causais, como a hepatite C crônica e hemocromatose, ou a cessação completa do álcool, podem reverter a fibrose.

Neste capítulo, serão discutidas as principais complicações agudas que acometem pacientes cirróticos, e que os trazem muitas vezes ao pronto-socorro. São elas:

- Ascite
- Encefalopatia hepática (EH)
- Peritonite bacteriana espontânea (PBE)
- Hemorragia digestiva alta (HDA)
- Hemorragia digestiva baixa (HDB)
- Síndrome hepatorrenal.

A ascite e as hemorragias digestivas serão discutidas em capítulos separados.

ENCEFALOPATIA HEPÁTICA

A patogênese da EH é complexa e envolve várias teorias. Uma das principais é de que a amônia possui o papel mais importante na fisiopatologia: ao ser produzida pelos enterócitos e absorvida pela mucosa intestinal, essa substância não consegue ser totalmente depurada pelo fígado, que tem sua função prejudicada, e acaba entrando na circulação sistêmica.

A amônia em excesso tem capacidade de causar distúrbios, principalmente no sistema nervoso central (SNC), desencadeando as seguintes clínicas:

- Alterações no padrão do sono, como insônia, sonolência ou inversão do ciclo sono vigília
- Desorientação, rebaixamento do nível de consciência, letargia e coma
- Alterações de personalidade, apatia, euforia, agressividade, excitação
- Asterixe (*flapping*), hiper-reflexia, postura de descerebração
- Em alguns casos, podem apresentar déficits neurológicos focais.

Classificação

A EH também pode ser classificada em três tipos:

- Tipo A, quando associado à insuficiência hepática aguda (IHA)
- Tipo B, quando relacionada a *shunts* portossistêmicos, na ausência de doença hepática
- Tipo C, quando relacionada a cirrose hepática com hipertensão portal e *shunts* portossistêmicos.

Existem vários fatores que podem ser incriminados como precipitantes da EH, como: fármacos benzodiazepínicos e narcóticos; excesso de produção, absorção ou entrada de amônia no SNC (hemorragia digestiva, infecções, distúrbios hidreletrolíticos, acidose metabólica, constipação intestinal); hipovolemia; *shunts* portossistêmicos; diuréticos; e piora da função hepatocelular.

Quadro clínico

Em relação ao quadro clínico, pode ser usada a classificação de West-Haven, importante método de avaliação de gravidade:

- Estágio 0: consciência e comportamento normais. Alterações apenas em testes psicométricos
- Estágio 1: desorientação, euforia e ansiedade, desatenção, letargia ou apatia, dificuldades para realizar cálculos. Alternância do ritmo do sono
- Estágio 2: desorientação temporal e espacial, alteração de personalidade, comportamento inapropriado. Presença de *flapping*
- Estágio 3: sonolência a estupor, confusão, desorientação acentuada, comportamento bizarro. Desaparecimento do *flapping*
- Estágio 4: coma não responsivo.

Exames complementares

Em caso de suspeita de EH, devem ser solicitados alguns exames:

- Hemograma
- Coagulograma
- Função renal
- Glicemia
- Eletrólitos (sódio e potássio)
- Gasometria arterial.

Rastreio infeccioso (paracentese diagnóstica, radiografia de tórax, urina 1 e urocultura, hemoculturas) também deve fazer parte da investigação.

Tratamento

O tratamento se baseia em:

- Não deve ser realizada restrição proteica, que pode ser deletéria ao paciente
- Lactulose 15 a 45 mℓ a cada 6 ou a cada 8 h (objetivo: 2 a 3 evacuações pastosas/dia): a lactulose acidifica o lúmen intestinal, reduzindo o pH e levando à transformação de NH_3 (amônia) em NH_4^+ (amônio), que não é absorvido pela mucosa intestinal, além de ser importante para alterar a microbiota intestinal produtora de amônia
- Antibióticos: agem alterando a flora intestinal produtora de amônia; podem ser usados a neomicina (1 a 1,5 g de 6/6 h), o metronidazol (250 a 500 mg a cada 8 h) ou a rifaximina (550 mg de 12/12 h; não disponível no Brasil)
- Ornitina: pode ser utilizada em pacientes não respondedores a lactulose; age na transformação de amônia em ureia
- Correção de fatores precipitantes
- É possível tentar administrar flumazenil em pacientes em uso recente de benzodiazepínicos, porém, necessita de infusão contínua, devido a sua meia-vida curta.

PERITONITE BACTERIANA ESPONTÂNEA

A PBE é uma complicação potencialmente grave que pode acometer os pacientes cirróticos com ascite. Essa afecção pode se manifestar em cerca de 30% dos pacientes internados por ascite, além de ser responsável por uma mortalidade hospitalar de cerca de 25%.

Pacientes cirróticos com ascite têm maior suscetibilidade a infecções por causa de alterações da microbiota e da permeabilidade intestinais, disfunção de neutrófilos, comprometimento funcional do sistema retículo endotelial e redução da capacidade de opsonização do líquido ascítico. Nesses pacientes, é comum o supercrescimento bacteriano, bem como alterações da motilidade intestinal, que facilita a translocação bacteriana que predispõe a PBE.

As principais bactérias envolvidas são a *Escherichia coli* e outras bactérias Gram-negativas, porém, em alguns casos podem ser encontrados Gram-positivos, como *Streptoccocus* sp., *Staphylococcus aureus*, *Enterococcus* sp., entre outros.

Quadro clínico

A maioria dos pacientes com PBE é sintomático. Contudo, alguns pacientes podem se encontrar assintomáticos no momento do diagnóstico. Entre os sintomas mais observados nesses pacientes são febre e dor abdominal. Também podem surgir sintomas gastrintestinais como diarreia, íleo paralítico, choque e hipotermia. Algumas vezes, podem ser identificadas apenas uma piora da função renal ou encefalopatia hepática. Sinais de irritação peritoneal não costumam estar presentes.

Diagnóstico

O diagnóstico precoce é fundamental para o sucesso terapêutico e a redução de mortalidade. Assim, é recomendada a realização de paracentese diagnóstica em pacientes cirróticos com ascite no momento de admissão hospitalar.

Alguns outros exames devem ser pedidos para esses pacientes, como hemograma, hemoculturas, coagulograma, função renal e eletrólitos (sódio e potássio). Outros exames podem ser solicitados, dependendo da suspeição clínica.

Alguns dos principais fatores predisponentes de PBE são: doença hepática avançada, proteína líquido ascítico < 1 g/dℓ, sangramento gastrintestinal, infecções urinárias, cateter vesical de demora e história prévia de PBE.

Existem quatro variantes que podem ser encontradas, sendo elas:

- PBE: contagem de polimorfonucleares (PNM) > 250/mm^3 e cultura positiva para um único agente
- Ascite neutrofílica: contagem de PNM > 250/mm^3 e cultura negativa
- Bacterascite: contagem de PNM < 250/mm^3 e cultura positiva para um único agente
- Peritonite bacteriana secundária (PBS): contagem de PNM > 250/mm^3 e cultura positiva para mais de um agente. Além disso, outros indícios podem ser: glicose no líquido < 50 mg/dℓ; proteína > 1 g/dℓ; desidrogenase láctica (DHL) > limite superior sérico.

Na presença de ascite hemorrágica (hemácias > 10.000), o valor de PNM pode estar superestimado. Logo, deve-se reduzir 1 PNM para cada 250 hemácias visualizadas.

Os pacientes diagnosticados com PBE ou ascite neutrofílica devem ser tratados com antibioticoterapia. As opções são:

- Ceftriaxona 1 g, 12/12 h, por 5 a 7 dias
- Cefotaxima 2 g, 8/8 h, por 5 dias
- Ciprofloxacino 200 mg, intravenoso (IV), 12/12 h, por 2 dias, seguido por 500 mg, 12/12 h, via oral (VO), por 5 dias.

Além disso, esses pacientes devem receber infusão de albumina com o intuito de reduzir a ocorrência de síndrome hepatorrenal. A dose é de 1,5 g/kg no primeiro dia e de 1 g/kg no terceiro dia.

Alguns autores recomendam nova paracentese após 48 h de instituída terapia antimicrobiana, principalmente se ocorrer piora clínica ou não houver melhora do quadro.

Os pacientes diagnosticados com bacterascite devem ser submetidos novamente a uma paracentese, e ser tratados de acordo com o novo resultado dos exames.

Os pacientes diagnosticados com peritonite bacteriana secundária devem ser tratados como uma peritonite secundária, realizando exames de imagem (radiografia, tomografia computadorizada) para procurar causas intra-abdominais, como perfuração de vísceras ocas ou inflamação de algum órgão intra-abdominal.

Devem receber profilaxia para PBE pacientes com:

- Hemorragia digestiva: norfloxacino 400 mg, 12/12 h, por 7 dias ou ceftriaxona 1 g, 1 vez/dia, por 7 dias
- Doença hepática grave (Child-Pugh ≥ 9 e bilirrubina total > 3 mg/dℓ); ou proteína no líquido ascítico < 1,5 g/dℓ, associado a creatinina sérica (CrS) ≥ 1,2 mg/dℓ ou ureia ≥ 25 mg/dℓ; ou sódio sérico ≤ a 130 mEq/ℓ: norfloxacino 400 mg, 1 vez/dia, em longo prazo
- Episódio de PBE prévio (profilaxia secundária): norfloxacino 400 mg, 1 vez/dia, em longo prazo ou até o transplante hepático ou resolução da ascite.

SÍNDROME HEPATORRENAL

A síndrome hepatorrenal (SHR) é uma complicação que pode acometer pacientes cirróticos com hipertensão portal e ascite, em uma incidência de aproximadamente 40% durante o curso da doença. É uma condição potencialmente reversível, caracterizada por insuficiência renal funcional que se instala em pacientes com IHA ou crônica, na ausência de qualquer outra causa identificável de doença renal estrutural ou não estrutural.

A SHR é capaz de gerar uma enorme morbimortalidade para esses pacientes, especialmente a tipo 1, caracterizada por rápida deterioração da função renal, em um período de menos de 2 semanas, e que pode atingir altos níveis séricos de creatinina. A SHR tipo 2 é caracterizada por uma progressão mais lenta (meses), com níveis mais baixos de creatinina (< 2,5 mg/dℓ), e com melhor prognóstico.

Quadro clínico

Na SHR, há uma disfunção hemodinâmica sistêmica, caracterizada por: vasodilatação arterial sistêmica, principalmente no leito esplâncnico; vasoconstrição arterial renal, cerebral e hepática; e débito cardíaco ineficiente.

Entre os fatores precipitantes, podem ser citados disfunção circulatória (paracentese de grande volume sem expansão plasmática), infecções (PBE é a mais comum), hemorragias gastrintestinais e depleção de volume intravascular (diuréticos, diarreia e vômitos).

Diagnóstico

É sempre importante diferenciar a síndrome de uma lesão renal aguda pré-renal, já que ambas podem cursar com oligúria e piora da função renal.

Os pacientes devem ser avaliados com os seguintes exames:

- Função renal
- Eletrólitos
- Glicemia
- Hemograma
- Sódio
- Creatinina e proteinúria de 24 h
- Urina tipo 1
- Testes hepáticos
- Urocultura
- Paracentese diagnóstica
- Radiografia de tórax
- Hemoculturas
- Gasometria arterial com lactato
- Ultrassonografia de rins e vias urinárias.

Outros exames podem ser solicitados, dependendo da suspeita clínica.

Os critérios diagnósticos para SHR são:

- Doença hepática aguda ou crônica cursando com IHA e hipertensão portal
- CrS > 1,5 mg/dℓ (ou, pelos novos critérios, aumento de 0,3 mg/dℓ em um período de 48 h ou aumento de 50% da CrS em 7 dias)
- Ausência de choque
- Ausência de melhora da função renal após 2 dias da retirada de diuréticos e expansão volêmica com albumina (1 g/kg)
- Ausência de uso recente de drogas nefrotóxicas
- Ausência de nefropatia parenquimatosa indicada por: visualização de alterações na ultrassonografia renal, ou proteinúria > 500 mg/dia ou > 50 hemácias por campo de grande aumento.

Tratamento

Como primeiro passo, deve-se tentar corrigir a hipovolemia desses pacientes, presente em muitos dos casos, com hidratação venosa, além do uso de albumina. Concentrados de hemácias, caso a SHR tenha sido precipitada por uma hemorragia digestiva. Suspender diuréticos, lactulose, vasodilatadores, inibidores de enzima de conversão da angiotensina (IECA), bloqueadores de receptores de angiotensina (BRA), anti-inflamatórios não esteroides (AINE) e nefrotóxicos.

Uma estratégia bastante utilizada, que permite ao paciente uma sobrevida até que ele possa realizar o transplante hepático (que é a terapia de escolha), é a associação de albumina (20 a 40 g/dia) com terlipressina, um vasoconstritor esplâncnico (0,5 a 1 mg, IV, de 4 em 4 h), por um período que pode variar de 5 a 15 dias. Essa combinação se mostrou ser muito superior do que o uso exclusivo da terlipressina.

Não se deve usar terlipressina em: doença cardiovascular grave, insuficiência hepática terminal com contraindicação irreversível para transplante e CrS > 7.

Na ausência da terlipressina, pode ser feito o uso da norepinefrina (0,1 a 0,7 µg/kg/min, IV, contínuo) associado à albumina (20 a 40 g/dia); ou a combinação de midodrine (7,5 mg, VO, de 8/8 h, podendo se elevar a dose até 12,5 mg de 8/8 h) com octreotida (100 µg, SC, de 8/8 h, podendo chegar a 200 µg de 8/8 h) e albumina.

Considerar realização do TIPS (do inglês, *transjugular intrahepatic portosystemic shunt*) em pacientes sem resposta a terapia com vasoconstritores, enquanto se espera a realização do transplante.

Deve se realizar profilaxia para SHR em pacientes com diagnóstico de PBE, com a administração de 1,5 g/kg no 1º dia e de 1 g/kg no 3º dia.

Sempre é importante lembrar de realizar a reposição de albumina quando realizadas paracenteses de alívio com mais de 5 ℓ, administrando-se de 6 a 8 g por litro retirado.

BIBLIOGRAFIA

Angeli P, Ginès P, Wong F, Bernardi M, Boyer TD, Gerbes A, et al. Diagnosis and management of acute kidney injury in patients with cirrhosis: Revised consensus recommendations of the International Club of Ascites. Journal of Hepatology. 2015;62:968-74.

European Association for the Study of the Liver. EASL clinical practice guidelines on the management of ascites, spontaneous bacterial peritonitis, and hepatorenal syndrome in cirrhosis. Journal of Hepatology. 2010;53:397-417.

Ginès P, Shrier RW. Renal failure in cirrhosis. N Engl J Med. 2009;361:1279-90.

Kasper DL, Hauser SL, Jameson JL, Fauci AS, Longo DL, Loscalzo J. Medicina Interna de Harrison. 2. v. 19. ed. Porto Alegre: AMGH; 2017.

Martins HS, Brandão Neto RA, Scalabrini Neto A, Velasco IT. Emergências clínicas: abordagem prática. 10. ed. Barueri: Manole; 2015.

Wijdicks EFM. Hepatic encephalopaphy. N Engl J Med. 2016;375:1660-70.

33 Hemorragia Digestiva Alta e Baixa

Rywka Tenenbaum Medeiros Golebiovski • Davi Jing Jue Liu

HEMORRAGIA DIGESTIVA ALTA

Sangramento digestivo proximal ao ligamento de Treitz. Manifesta-se como hematêmese, com sangue vivo ou em borra de café, melena e, em menor frequência, como hematoquezia/enterorragia (em caso de sangramentos vultuosos e trânsito intestinal rápido).

Divide-se em hemorragia digestiva alta (HDA) não varicosa (proveniente de úlceras ou erosões), responsável por 80% dos casos, e HDA varicosa (secundária a ruptura das varizes esofágicas e relacionada à hipertensão portal).

Entre as causas de HDA não varicosa encontram-se: doença ulcerosa péptica (20 a 50%), erosões gastroduodenais (8 a 15%), esofagite (5 a 15%), Mallory-Weiss (8 a 15%) e malformações vasculares (5%).

Manejo inicial do paciente com hemorragia digestiva alta

Ressuscitação volêmica

- O *status* hemodinâmico do paciente é prioridade
- Monitoramento contínuo
- Garantir dois acessos venosos calibrosos para infusão de soluções cristaloides ou coloides.

Hemotransfusão

- Indicada quando hemoglobina (Hb) < 7 g/dℓ (causa não varicosa) e < 8 g/dℓ (varicosa)
- Em pacientes com comorbidades significativas, tais como coronariopatas, objetivar níveis mais elevados de Hb (9 a 10 g/dℓ).

Correção de coagulopatias

- Transfundir plaquetas e plasma fresco congelado (PFC) em pacientes com coagulopatias significativas
- Corrigir coagulopatia ou trombocitopenia, se razão normalizada internacional (RNI) > 1,5 ou plaquetas < 50.000 cel/mm, respectivamente, associados a sangramento ativo
- Complexo protrombínico: pacientes com sangramento ativo em uso de varfarina.

Estratificação de risco

Utilizar escores clínicos, como o de Glasgow-Blatchford (Quadro 33.1) e o de Rockall (Quadro 33.2), para identificar pacientes de alto risco (com necessidade de transfusão e intervenção para controle de do sangramento) e de baixo risco, que podem ter alta hospitalar precoce.

Quadro 33.1 Escore de Blatchford. Preditor de risco inicial (admissão): usado para selecionar pacientes de baixo risco, os quais podem ser manejados com endoscopia ambulatorial (escore de 0).

Parâmetro	Pontuação
Ureia (mg/dℓ)	
< 39	0
39 a 48	2
48 a 60	3
60 a 150	4
≥ 150	6
Hemoglobina (g/dℓ)	
≥ 13 (homens); ≥ 12 (mulheres)	0
12 a 13 (homens); 10 a 12 (mulheres)	1
10 a 12 (homens)	3
< 10 (homens e mulheres)	6
Pressão arterial sistólica (mmHg)	
≥ 110	0
100 a 109	1
90 a 99	2
< 90	3
Frequência cardíaca (bpm)	
< 100	0
≥ 100	1
Melena	1
Síncope	2
Doença hepática	2
Insuficiência cardíaca	2

Quadro 33.2 Escore de Rockall pré-endoscopia.

Parâmetro	Pontuação
Idade	
< 60 anos	0
60 a 79 anos	1
≥ 80 anos	2
Choque	
Não	0
FC > 100 bpm e PAS ≥ 100 mmHg	1
PAS < 100 mmHg	2
Comorbidade	
Nenhuma	0
IC ou outra comorbidade grave	2
Neoplasia metastática, insuficiência renal ou hepática	3

FC: frequência cardíaca; PAS: pressão arterial sistólica; IC: insuficiência cardíaca.

Terapia farmacológica pré-endoscopia

- Inibidores da bomba de prótons (IBP):
  - Altas doses de IBP [p. ex.: omeprazol 80 mg, intravenoso (IV), em *bolus*, seguido por infusão contínua de 8 mg/h] reduz necessidade de tratamento hemostático endoscópico
  - A recomendação varia entre os *guidelines*. Alguns recomendam a favor, outros colocam como opção e existem ainda os contrários à conduta pré-endoscópica
- Eritromicina 250 mg, IV, 30 min antes da endoscopia: pode ser utilizada, objetivando aumento da motilidade gástrica e melhora da visualização da mucosa.

Endoscopia digestiva alta

- Realizar dentro de 24 h da admissão, após ressuscitação volêmica adequada
- Estudos não mostraram benefício com estratégias mais precoces.

Hemorragia digestiva alta não varicosa

Terapia endoscópica

- Objetiva reduzir ressangramento, necessidade de cirurgia e mortalidade
- Tratar as lesões de alto risco (Forrest IA, IB e IIA). A terapia é controversa em lesões IIB (Quadro 33.3)
- Em caso de ressangramento, recomenda-se nova endoscopia digestiva alta (EDA)

- Avaliação cirúrgica é obrigatória em paciente com sangramento persistente ou recorrente.

Inibidores da bomba de prótons pós-endoscopia

- IBP em altas doses em pacientes com estigmas de alto risco (Forrest IA, IB, IIA e IIB): omeprazol ou pantoprazol, 80 mg, em *bolus* IV, seguido de infusão contínua de 8 mg/h por 72 h. IBP em *bolus* IV em altas doses de (40 mg, a cada 12 h) também pode ser usado.

Todos os pacientes devem ser testados para infecção por *Helicobacter pylori*, devendo ser erradicada se confirmada.

A Figura 33.1 apresenta o esquema para manejo de HDA não varicosa.

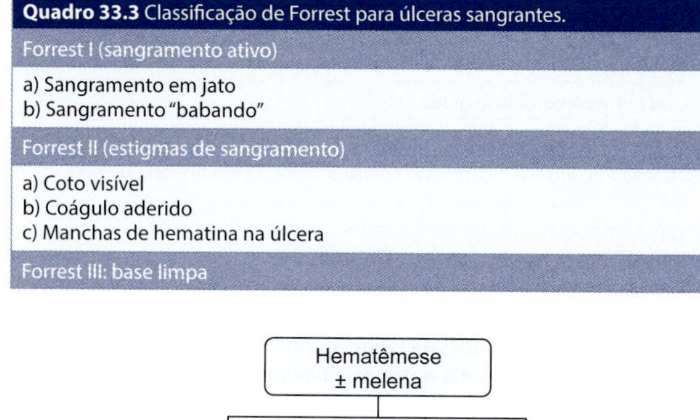

Quadro 33.3 Classificação de Forrest para úlceras sangrantes.

Forrest I (sangramento ativo)
a) Sangramento em jato b) Sangramento "babando"
Forrest II (estigmas de sangramento)
a) Coto visível b) Coágulo aderido c) Manchas de hematina na úlcera
Forrest III: base limpa

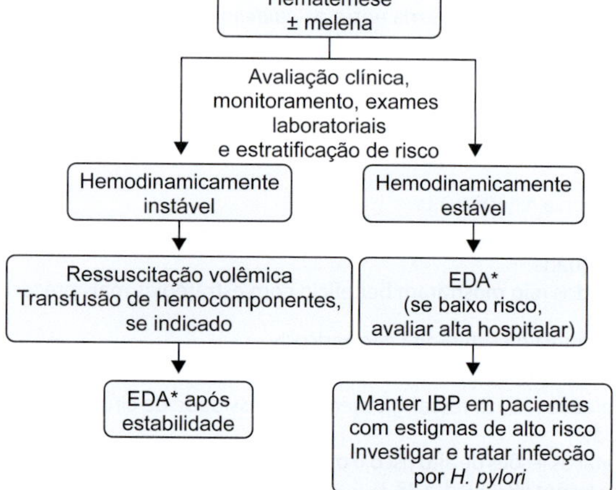

Figura 33.1 Manejo de hemorragia digestiva alta não varicosa. *Considerar uso de IBP e eritromicina pré-EDA. EDA: endoscopia digestiva alta; BP: inibidores da bomba de prótons.

Hemorragia digestiva alta varicosa

Terapia farmacológica

- Terlipressina, 2 mg, IV, em *bolus*, seguida de 1 a 2 mg, a cada 4 a 6 h, durante 2 a 5 dias
- Terapêuticas alternativas:
  - Somatostatina: 250 μg em *bolus*, seguida por infusão contínua de 250 a 500 μg/h
  - Octreotida 50 μg em *bolus*, seguido por infusão contínua de 50 μg/h.

Antibioticoterapia

- Profilaxia para peritonite bacteriana espontânea por 7 dias nos pacientes cirróticos:
  - Norfloxacino 400 mg, VO, 12/12 h; ciprofloxacino 400 mg, IV, 12/12 h; ceftriaxona 1 g, IV, 24/24 h.

Terapia endoscópica

- Realizar EDA após estabilização hemodinâmica e respiratória, de preferência nas primeiras 12 h do evento
- A ligadura elástica é preferível à escleroterapia
- Varizes em fundo gástrico devem ser tratadas com cianoacrilato.

Balão esofágico

- Ponte para realização de endoscopia ou TIPS (*shunt* portossistêmico intra-hepático via transjugular) em casos de sangramento volumoso
- Usar por período de até 24 h.

Cirurgia e TIPS

- Considerar em caso de falha do tratamento endoscópico
- Preferir TIPS se indicação de transplante hepático.

Profilaxia secundária da hemorragia digestiva alta varicosa

- Terapia combinada (propranolol e ligadura elástica)
- Considerar *shunt* cirúrgico (não candidatos a transplante) ou TIPS (elegíveis para transplante) em caso de sangramento em vigência de terapia combinada.

HEMORRAGIA DIGESTIVA BAIXA

Hemorragia digestiva baixa (HDB) é o sangramento intraluminal proveniente do cólon ou reto. Manifesta-se como hematoquezia (sangue junto a fezes), enterorragia (sangue vermelho vivo pelo reto), melena (sangramento do cólon direito em pacientes com trânsito intestinal lento) e, ainda, como sangramento oculto (anemia ferropriva e pesquisa de sangue oculto positiva nas fezes).

As causas mais frequentes de HDB são: divertículos (17 a 44%), ectasias vasculares (3 a 30%), colite infecciosa/isquêmica/inflamatória/actínica (2 a 30%), neoplasia (4 a 14%), causas anorretais (4 a 11%), pós-polipectomia (6%) e desconhecida (8 a 12%).

Manejo inicial

Avaliação e estratificação de risco

- História clínica e exame físico objetivo com avaliação de sinais vitais
- Solicitar exames laboratoriais (hemograma completo, coagulograma, eletrólitos, função renal e hepática e tipagem sanguínea)
- Estratificar pacientes em alto risco e baixo risco para ocorrência de desfechos desfavoráveis, considerando os seguintes preditores de gravidade: frequência cardíaca (FC) $\geq$ 110 bpm, pressão arterial sistólica (PAS) $\leq$ 115 mmHg, síncope, idade > 60 anos, sangramento ativo pelo reto, duas ou mais comorbidades significativas e uso de ácido acetilsalicílico (AAS):
  - Pacientes de alto risco: múltiplos achados de gravidade, instabilidade hemodinâmica, comorbidades graves e sinais e sintomas de sangramento ativo
  - Pacientes de baixo risco: poucos ou nenhum achado de gravidade, hemodinamicamente estáveis, sem sangramento ativo ou comorbidades graves.

Pacientes de alto risco

- Considerar admissão em UTI e monitoramento contínuo
- Dois acessos venosos calibrosos
- Expansão com cristaloides/coloides em pacientes instáveis e/ou com provável sangramento ativo (visar a normalização da pressão arterial e FC) e hemotransfusão, se necessário
- Instabilidade hemodinâmica pode indicar sangramento alto (HDA). Se a suspeita for moderada, sonda nasogástrica (SNG) para lavagem/aspirado pode ser aventada. Se a suspeita for alta, solicitar EDA
- Após ressuscitação hemodinâmica, iniciar preparo para colonoscopia, que deve ser realizada dentro de 24 h da admissão.

Pacientes de baixo risco

- Ressuscitação volêmica e hemotransfusão, se necessário
- Se paciente instabilizar, realizar colonoscopia dentro de 24 h da admissão após preparo
- Em pacientes estáveis, realizar colonoscopia assim que disponível após preparo adequado.

Transfusão de hemocomponentes

- Considerar hemotransfusão se Hb < 7 g/dℓ na maioria dos pacientes e < 9 g/dℓ em pacientes com comorbidades graves (p. ex., coronariopatas)
- Corrigir coagulopatia ou trombocitopenia, se RNI > 1,5 ou plaquetas < 50.000 céls./mm^3, respectivamente, associados a sangramento ativo
- Transfusão de plasma e plaquetas deve ser considerada em transfusão de concentrado de hemácias em grande monta (> 3 concentrados em 1 h ou 10 em 24 h).

Colonoscopia

- Exame inicial de escolha na investigação e tratamento de HDB a ser realizado após estabilização hemodinâmica e preparo do cólon:
  - Preparo: 4 a 6 ℓ de solução de polietilenoglicol em 3 a 4 h
  - SNG pode ser considerada para facilitar preparo em pacientes de alto risco e intolerantes ao preparo via oral (VO)
- Sangramento ativo, vaso visível ou coágulos aderidos devem ser tratados
- Repetir colonoscopia se evidência de ressangramento.

Intervenções radiológicas

Pacientes com alto risco de sangramento, porém com sítios de sangramento ocultos após investigação convencional, EDA normal, sem resposta a ressuscitação hemodinâmica ou terapêutica endoscópica ou, ainda, que não toleram preparo para colonoscopia.

- Cintilografia com hemácias marcadas com tecnécio-99m: detecta sangramentos com boa sensibilidade (0,1 a 0,5 mℓ/min), porém não permite localização precisa ou possibilidade terapêutica. É usada como guia para cirurgia e identifica pacientes que se beneficiariam da arteriografia
- Angiotomografia: boa acurácia na localização do sangramento. É o exame de primeira linha para rastreio pré-arteriografia
- Arteriografia: permite localização mais precisa do sangramento, porém tem baixa sensibilidade (necessário fluxo sanguíneo > 0,5 mℓ/min) e maior taxa de eventos adversos comparada a endoscopia.

Cirurgia

Indicada após localização precisa do sítio de sangramento, quando tratamento endoscópico e radiológico falham, instabilidade hemodinâmica persistente ou sangramento grave persistente ou recorrente.

Hemorragia digestiva, agentes antiplaquetários e anti-inflamatórios não hormonais

- Após HDA ou HDB, suspender uso de anti-inflamatórios não hormonais (AINH) e AAS, o último se usado para profilaxia primária de eventos cardiovasculares
- Para minimizar os riscos de eventos cardiovasculares, AAS em dose baixa para profilaxia secundária não deve ser suspenso
- Se uso de dupla agregação plaquetária, manter AAS e suspender 2º antiplaquetário por 1 a 7 dias após o sangramento [não suspender se síndrome coronariana aguda (SCA) nos últimos 90 dias ou colocação de *stent* nos últimos 30 dias]
- Se necessário manter AINH, preferir inibidores seletivos da COX-2 em associação com IBP.

A Figura 33.2 apresenta o esquema para manejo de HDB.

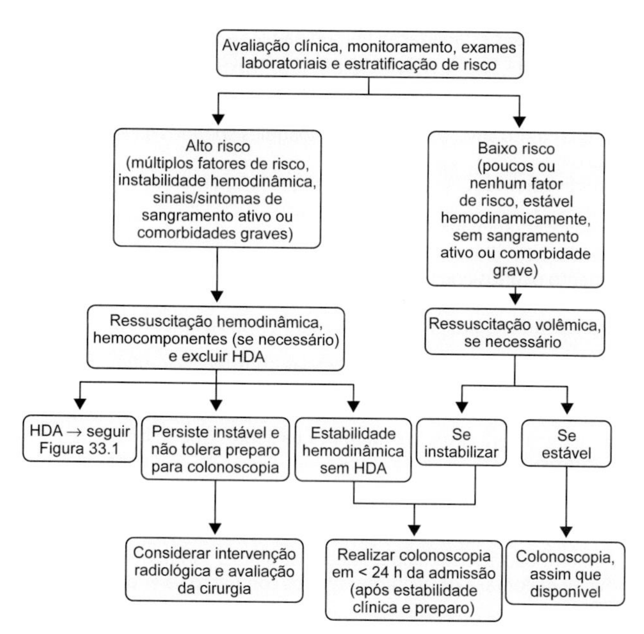

Figura 33.2 Manejo de hemorragia digestiva baixa. HDA: hemorragia digestiva alta.

BIBLIOGRAFIA

Gralnek IM, Barkun AN, Bardou M. Management of acute bleeding from peptic ulcer. N Engl J Med. 2008;359:928-37.

Gralnek IM, Neeman Z, Strate LL. Acute lower gastrointestinal bleeding. N Engl J Med. 2017;376(11):1054-63.

Laine L. Upper gastrointestinal bleeding due to a peptic ulcer. N Engl J Med. 2016;374:2367-76.

Souza CDC, Parente JML, Lima MM, Santos OF. Hemorragia digestiva alta não varicosa. Projeto Diretrizes da Sociedade Brasileira de Endoscopia Digestiva, gestão. 2006-2008.

Strate L, Gralnek I. Management of patients with acute lower gastrointestinal bleeding. Am J Gastroenterology. 2016;111(4):459-74.

Taylor AA, Redfern O. The management of acute upper gastrointestinal bleeding: a comparison of current clinical guidelines and best practice. EMJ Gastroenterology. 2014;3:73-82.

34 Ascite

Paulo Siqueira do Amaral • Roberto José de Carvalho Filho

INTRODUÇÃO

Ascite é caracterizada pelo acúmulo patológico de líquido na cavidade peritoneal, cuja origem tem como principais mecanismos fisiopatológicos a hipertensão portal, hipoalbuminemia e doenças peritoneais. Em até 5% dos pacientes, a origem pode ser multifatorial. Além disso, a presença de ascite em pacientes cirróticos e com hipertensão portal é um marcador prognóstico com mortalidade de até 50% em 3 anos. O Quadro 34.1 apresenta as causas de ascite e a incidência de cada uma delas.

ANAMNESE E EXAME FÍSICO

Sinais semiológicos de ascite secundária:

- Cirrose hepática: eritema palmar, *spiders* (telangectasias), circulação colateral, ginecomastia, hipogonadismo (rarefação de pelos, diminuição dos testículos), esplenomegalia
- Neoplasia: perda ponderal, nódulo umbilical palpável
- Insuficiência cardíaca: ingurgitamento jugular, edema periférico, congestão pulmonar.

EXAMES LABORATORIAIS

- Testes hepáticos
- Função renal e eletrólitos
- Hemograma.

Quadro 34.1 Ascite.

Causas de ascite	Incidência
Cirrose hepática	75 a 80%
Câncer	10%
Insuficiência cardíaca	3%
Tuberculose	2%

ABORDAGEM

A ultrassonografia (USG) abdominal é o exame incial de escolha para confirmar a presença de ascite (ainda pode contribuir com investigação etiológica), e a parecentese é mandatória para investigação etiológica e para confirmar ou excluir a peritonite bacteriana espontânea (PBE).

A ascite pode ser classificada em 3 graus, conforme parâmetros estabelecidos pelo International Club of Ascites:

- Grau 1 – Leve: detectável apenas à USG
- Grau 2 – Moderada: distensão moderada e simétrica do abdome
- Grau 3 – Grande: caracterizada por distensão importante do abdome.

A paracentese é indicada em casos de:

- Ascite de instalação recente
- Pacientes com piora da ascite
- Pacientes com complicações da cirrose [encefalopatia hepática, hemorragia digestiva alta (HDA), piora da função renal]
- Suspeita de PBE (febre, dor abdominal, sepse).

A contraindicação se dá nas seguintes situações:

- Paciente com suspeita ou diagnóstico de coagulação intravascular disseminada (CIVD) ou hiperfibrinólise
- A distensão ileal importante é uma contraindicação relativa e a paracentese só deverá ser realizada caso seja guiada por imagem
- Em pacientes com cicatriz cirúrgica no sítio anatômico de punção, deve-se mudar o local em alguns centímetros, uma vez que o risco de perfuração instetinal é maior (há risco de aderência entre subcutâneo e parede intestinal).

O alargamento de razão normalizada internacional (RNI) ou plaquetopenia não são contraindicações à paracentese, e não há necessidade de transfusão de hemocomponentes, uma vez que o risco de sangramento é baixo (< 1%).

Paracentese

- Explicar e obter o consentimento do paciente
- Procedimento estéril: luvas estéreis, máscara, gorro, solução antisséptica (degermante e alcoólica) e campos estéreis
- Local: com o paciente em posição supina, após anestesia local, puncionar o quadrante inferior esquerdo, entre o terço médio e distal de uma linha imaginária que segue da cicatriz umbilical à espinha ilíaca anterossuperior (lateralmente ao músculo reto abdominal)
- Aplicar a técnica em Z: com a mão não dominante, traciona-se a pele para baixo enquanto a mão dominante insere a agulha (um conselho: utilizar gaze para realizar essa tração, pois aumenta o atrito com a pele). Mantém-se a técnica até a agulha atingir a cavidade peritoneal

- Paracentese de grande volume: indicada em paciente com asciste volumosa sintomática ou com ascite refratária. A retirada de maiores quantidades postergará a necessidade de nova paracentese
- Reposição de coloide: indicada quando são retirados mais de 5 ℓ. Realizar 6 a 8 g de albumina por litro de líquido ascítico drenado, intravenoso, em 4 a 6 h.

Complicações

Vazamento de líquido ascítico

Em até 5% dos casos, aplicar a técnica em Z reduz as chances dessa complicação. Contudo, nos casos em que ocorrem, colocar uma bolsa coletora é uma medida útil e permite quantificar o volume; com o uso de diuréticos (em pacientes respondedores), a tendência é o volume reduzir ao longo dos dias. No entanto, em pacientes que não respondem ao diurético, uma nova paracentese deve ser realizada a fim de cessar o vazamento. Não utilizar gazes do local; uma vez que encharcam, precisam ser trocadas com frequência e ainda podem levar a lesões cutâneas.

A Tabela 34.1 apresenta os exames para avaliação do líquido ascítico, e a Tabela 34.2 indica a interpretação baseada na celularidade e cultura para o diagnóstico.

O líquido ascítico pode se apresentar de diferentes aspectos, cada um indicando uma condição distinta:

Tabela 34.1 Avaliação do líquido ascítico.

Exame	Quando solicitar	Interpretação
GASA	Todos os pacientes	Ver Tabela 34.2
Celularidade e diferencial	Todos os pacientes	Ver Tabela 34.2
Proteínas totais	Todos os pacientes	> 1 g/dℓ sugestivo de PBS < 1 g/dℓ considerar profilaxia primária para PBE
Cultura do líquido ascítico	Todos os pacientes – inocular em frasco de hemocultura à beira do leito	Um agente: PBE/ bacterascite > 1 agente: PBS
Glicose	Suspeita de PBS/ malignidade	Consumo sugere PBS ou malignidade
DHL	Suspeita PBS	> Limite superior sérico
Triglicérides	Líquido quiloso	> 200 mg/dℓ – ascite quilosa

(continua)

Tabela 34.1 (*Continuação*) Avaliação do líquido ascítico.

Exame	Quando solicitar	Interpretação
Amilase	Suspeita de ascite pancreática	> 40 UI/ℓ ou relação ascite/soro > 0,4
Gram	Suspeita infecção	Baixa sensibilidade
Citologia oncótica	Suspeita de neoplasia	–
ADA	Suspeita de tuberculose peritoneal	ADA > 33 UI/ℓ
BAAR	Suspeita de tuberculose peritoneal	Baixa sensibilidade
Fosfatase alcalina	Suspeita PBS	> 240 U/ℓ

GASA: gradiente soroascite de albumina; PBS: peritonite bacteriana secundária; PBE: peritonite bacteriana espontânea; DHL: desidrogenase láctica: ADA: adenosina deaminase; BAAR: basciloscopia.

Tabela 34.2 Celularidade, diferencial e cultura.

Diagnóstico	Celularidade	Cultura
PBE	PNM: > 250/mm^3	Positiva
Ascite neutrofílica	PNM: > 250/mm^3	Negativa
Bacterascite	PNM: < 250/mm^3	Positiva
Peritonite secundária	PMN > 250/mm^3 e pelo menos 2 dos critérios: glicose < 50 mg/dℓ, DHL elevado, proteína do liquído > 1 g/dℓ	Positiva para diversos organismos

PBE: peritonite bacteriana espontânea; PMN: polimorfonucleares; DHL: desidrogenase láctica.

- Claro/amarelo-citrino: asciste sem complicações
- Turvo: PBE
- Leitoso: quiloascite
- Rosado/sanguinolento: neoplasia, trauma, acidente de punção.

Gradiente soroascite de albumina (GASA). O GASA é obtido pela diferença entre as quantidades de albumina sérica e de albumina no liquído ascítico

- GASA ≥ 1,1: cirrose; insuficiência cardíaca/pericardite constritiva; hepatite alcoólica; síndrome Budd-Chiari; trombose de veia-porta
- GASA < 1,1: carcinomatose peritoneal; tuberculose peritoneal; pancreatite; síndrome nefrótica.

Sangramento

A lesão de alguma veia ou artéria durante a punção pode levar a sangramentos volumosos, com consequente risco de vida ao paciente. Esse risco é maior em pacientes com doença renal crônica (DRC). Uma sutura ao redor do sítio de punção pode ser feita a fim de controlar o sangramento.

Perfuração intestinal

Incidência aproximada de 6/1.000 punções. Na maioria dos casos, não evolui para peritonite. O tratamento só é iniciado caso os pacientes evoluam com infecção.

BIBLIOGRAFIA

Pericleous M, Sarnowski A, Moore A, Fijten R, Zaman M. The clinical management of abdominal ascites, spontaneous bacterial peritonitis and hepatorenal syndrome: a review of current guidelines and recommendations. Eur J Gastroenterol Hepatol. 2016;28(3):e10-e18.

Runyon BA. Diagnostic and therapeutic abdominal paracentesis. 2017. [Acesso em 12 ago 2017] Disponível em https://www.uptodate.com/contents/diagnostic-and-therapeutic-abdominal-paracentesis.

Runyon BA. Evaluation of adult patients with ascites. 2017. [Acesso em 11 maio 2018] Disponível em: https://www.uptodate.com/contents/evaluation-of-adults-with-ascites.

Parte 5

Neurologia

35 Crises Convulsivas

José Marcos Vieira de Albuquerque Filho • Fabiano Moulin de Moraes

INTRODUÇÃO

Crises convulsivas, pseudocrises convulsivas e estado de mal epiléptico (EME) são situações comuns no pronto-socorro (PS). Os pacientes devem ser didaticamente diferenciados em *primeira crise* e *previamente epilépticos com crise*. O tratamento da crise será o mesmo para ambos, mas medidas de investigação em especial devem ser feitas no primeiro grupo.

QUADRO CLÍNICO | PONTOS IMPORTANTES DA HISTÓRIA CLÍNICA

Os pacientes devem ser monitorados com aferição de sinais vitais e imediata aferição de glicemia capilar.

- Sinais e sintomas de alarme: febre; cefaleia (em especial, as súbitas e as progressivas); náuseas; vômito em jato; alterações visuais prévias (p. ex., amaurose progressiva); alterações comportamentais recentes e déficits neurológicos focais devem sempre levantar suspeita de causas secundárias, como meningoencefalites, hipertensão intracraniana e hemorragia subaracnoide
- História de traumatismo cranioencefálico (TCE)
- Antecedentes importantes: imunodeficiência; neoplasia; doença neurológica prévia [p. ex., acidente vascular cerebral (AVC), neurocirurgia prévia, ataque isquêmico transitório (AIT) prévio, tumores); etilismo; doença psiquiátrica; intoxicação exógena prévia; doença psiquiátrica prévia; medicações de uso contínuo (p. ex., benzodiazepínicos, tramadol).

Exames complementares

Rastrear causas secundárias de crise aguda sintomática ou descompensação do quadro epiléptico atual. Em especial:

- Distúrbios metabólicos/infecciosos: gasometria arterial, eletrólitos (sódio e cálcio), glicemia, função renal, função hepática, urina tipo I e hemograma. De todos esses exames, os que são mais importantes (causas secundárias de crises) são a glicemia e o sódio
- Exames toxicológicos, se suspeita clínica

- Causas secundárias do sistema nervoso central (SNC), quando suspeita: neuroimagem (tomografia computadorizada/ressonância magnética) e punção lombar
- Eletroencefalograma (EEG): considerar especialmente nos pacientes em EME, de preferência nas primeiras 24 h, tendo em vista que alguns pacientes não convulsionam.

MANEJO DE PRIMEIRA CRISE

Até 10% da população terá uma crise epiléptica durante toda a vida, e só metade dessa parcela terá múltiplas crises. A definição da Liga Internacional conta a Epilepsia (ILAE) para epilepsia é a ocorrência de mais de duas crises não provocadas com mais de 24 h de espaçamento.

A classificação da Associação Americana de Neurologia (AAN) para a primeira crise é:

- Crise provocada: tóxicos, distúrbios metabólicos, medicações
- Epilepsia sintomática aguda: lesão do SNC
- Epilepsia sintomática remota: lesão do SNC preexistente
- Crise associada a uma síndrome epiléptica.

A única indicação de iniciar um antiepiléptico profilático é no paciente com alto risco de TCE nos estágios iniciais pós-trauma. Nas demais situações, deve-se ponderar se:

- Crise provocada *vs.* não provocada
- Tipo de crise (parcial, complexa)
- Idade do paciente (em geral, pacientes idosos não têm epilepsia primária; buscar outras causas – a principal é o AVC).

De modo geral, os principais preditores de recorrência de uma crise epiléptica são:

- Lesões prévias do SNC (crise remota sintomática)
- Atividade epileptiforme no EEG
- Crise noturna
- Paralisia de Todd
- Alterações estruturais recentes no SNC.

Crise aguda sintomática

As principais causas de crise aguda sintomática são: AVC, TCE e infecções do SNC. Quando não se encontram causas secundárias, há maior risco de recorrência nos pacientes com lesões prévias do SNC, atividade epileptiforme no EEG e crise noturna.

Manejo

- Benzodiazepínico: diazepam 10 mg, intravenoso (IV), 1 a 2 mg/min para abortar a crise. Não administrar se paciente chegar ao PS em estado pós-ictal
- Anticonvulsivante: fenitoína 100 mg deve ser considerada em pacientes com lesões no SNC, ou seja, maior risco de recorrência.

Estado de mal epiléptico

Situação epiléptica de maior gravidade emergencial, é o estado de persistência de crises epilépticas por tempo suficientemente longo ou de caráter repetitivo, impedindo a recuperação entre os eventos. Se a atividade crítica se prolonga por mais de 5 min, considera-se EME. De 20 a 25% dos pacientes tratados para crises convulsivas evoluem para EME.

O EME se divide nos seguintes tipos:

- Convulsivo: tipo clássico, com crise tônica, clônica ou tônico-clônica
- Não convulsivo: descargas epileptiformes prolongadas no EEG. Entre os EME não convulsivos há diversos tipos, inclusive alguns com apenas alterações motoras ou de comportamento
- Eletroencefalográfico: evidenciado somente por exame.

É de extrema importância frisar que 50% dos casos de EME são decorrentes de crise sintomáticas agudas (AVC, TCE e infecções do SNC).

Conduta

- Cuidados gerais: manutenção de vias respiratórias; oxigenação; monitoramento de sinais vitais; 2 acessos venosos calibrosos
- Pacientes etilistas: infusão de tiamina 100 mg seguido de dlicose 50% 50 mℓ
- Benzodiazepínicos (até 5 min): diazepam 10 mg, IV (2 mg/min). Alternativa: midazolam 5 a 15 mg, intramuscular (IM). Pode ser repetido nos adultos em doses de 10 mg de 15/15 min até 40 mg
- Fenitoína (1ª dose): 20 mg/kg diluídos em soro fisiológico (SF) na diluição de 1/20. Não ultrapassar infusão 50 mg/min. A ampola de fenitoína é de 5 mℓ com concentração de 50 mg/mℓ (total de 250 mg/ampola)
- Fenitoína (2ª dose): após 30 min de crise, se paciente não ceder, completar a dose inicial para 30 mg/kg
- Anestesia geral/barbitúricos: após 1 h de crise, o paciente é classificado como EME refratário e deve ser submetido ao monitoramento eletroencefalográfico e a anestésicos (propofol: 1 a 2 mg/kg para ataque e 6 a 12 mg/kg para manutenção; midazolam; pentobarbital; tiopental), ou barbitúrico mais clássico, como o fenobarbital 10 mg/kg diluído em SF até 100 mg/min de velocidade, ou ainda lacosamida ou ácido valproico venoso (maior nível de evidência). (Os barbitúricos causam depressão respiratória e necessitam de paciente intubado)
- Atenção: *não diluir fenitoína em soro glicosado (precipita).*

BIBLIOGRAFIA

Beltjemannm JP, Lowenstein DH. Status epilepticus in adults. Lancet Neurol. 2015;14(6):615-24.

Bergey GK. Management of a first seizure. Continuum (Minneap Minn). 2016;22(1):38-50.

Hantus S. Epilepsy emergencies. Continuum (Minneap Minn). 2016;22(1):173-90.
Yacubian EMT. Status epilepticus e crises epilépticas em série na emergência. In: Bertolucci PH, Ferraz HB, Barsottini OGP, Pedroso JL, organizadores. Neurologia: diagnóstico e tratamento. 2. ed. Bareuri: Manole; 2016. p. 215-34.

36 Cefaleia

Frederico Amorim Marcelino •
João Brainer Clares de Andrade

INTRODUÇÃO

A abordagem da cefaleia no pronto-socorro (PS) pode ser dividida em quatro partes: avaliação e identificação de sinais de alarme e possibilidade de cefaleia secundária; classificação da cefaleia; diagnóstico diferencial; e tratamento específico.

No caso do paciente com enxaqueca, é importante questionar a duração da dor, se episódio ou *status* migranoso, e o perfil clínico e farmacológico do paciente, partindo do princípio de que as causas secundárias foram descartadas. Por mais que o paciente diga ter uma nova cefaleia, especialmente quando se tem mais de 40 anos, é importante questionar se já não havia outra dor, mesmo que de duração e intensidade diferentes. Isso ajuda a pensar ou excluir um dos fatores de risco.

O exame neurológico (incluindo fundoscopia direta) deve ser realizado em todos os pacientes que procuram atendimento no PS com queixa de cefaleia. Condições mais graves podem apresentar achados sutis, mas que estimulam a investigação clínica e consequente tratamento, como trombose venosa central (TVC), hemorragia suba-racnóidea (HSA), arterite de células gigantes, neuralgia trigeminal, hipertensão intracraniana idiopática (HII), hipotensão intracraniana sintomática e glaucoma de ângulo fechado.

AVALIAÇÃO E IDENTIFICAÇÃO DE SINAIS DE ALARME E POSSIBILIDADE DE CEFALEIA SECUNDÁRIA

- Cefaleia primária: cefaleias benignas, recorrentes, geralmente de caráter crônico, sem uma causa primária subjacente. Por exemplo: enxaqueca, cefaleia tipo tensional, cefaleia hípnica e as cefaleias trigemino-autonômicas
- Cefaleia secundária: cefaleia como sintoma de outro distúrbio sistêmico, alteração de consciência ou déficit focal, com história de condições subjacentes intracrananianas ou outros sinais de alarme. Por exemplo: cefaleia por HSA
- Cefaleia súbita: cefaleia que atinge seu ápice de intensidade em 1 min ou menos. Costuma ser descrita como a piora dor da vida, tem instalação explosiva e curso debilitante, podendo recorrer ao longo dia com ou sem dor residual.

Sinais de alarme

- Início súbito e recente (com pico em menos de 1 min)
- Pior cefaleia da vida do paciente
- Cefaleia nova a partir dos 50 anos de idade
- Mudança de padrão em relação às crises anteriores
- Desencadeada após esforço físico, Valsalva ou após o coito
- Piora com a postura ou mudança de posição
- Evolução progressiva em intensidade e frequência
- Dor constante e diária
- Sinais sistêmicos ou neurológicos associados: febre, alteração de consciência (sonolência, confusão mental ou agitação), alterações visuais ou quebras visuais, perda de peso, vômitos de difícil controle ou vômitos em jato e descarga nasal purulenta
- História de câncer, HIV, trauma e glaucoma
- Presença de meningismo, papiledema ou sinal focal neurológico
- Coagulopatia
- Gravidez.

Na presença de algum desses sinais de alarme, deve-se suspeitar de uma causa secundária, prosseguindo para investigação clínica. Geralmente, a investigação consiste em um exame de imagem, punção liquórica, avaliação de um neurologista, avaliação neurocirúrgica ou alguma combinação desses quatro. A Tabela 36.1 correlaciona os sinais de alarme com suas etiologias secundárias mais comuns e suas possíveis ferramentas de investigação.

DIAGNÓSTICO

Cefaleias primárias

- Mais frequentes em qualquer faixa etária
- Divididas em 4 grupos na classificação internacional de cefaleias:
  - Enxaqueca
  - Cefaleia tensional
  - Cefaleias (ou cefalalgias) trigêmino-autonômicas
  - Outras cefaleias primárias
- De forma geral, um paciente com cefaleia primária típica, sem sinais de alarme e com exame neurológico normal não se beneficia da realização de exames de imagem ou investigações complementares.

Enxaqueca

- Dividida em: com aura e sem aura (Quadros 36.1 e 36.2, respectivamente)
- Com aura: sintomas relacionados ao sistema nervoso central (SNC) – visuais, sensitivos, de linguagem, de tronco cerebral, retinianos e motores – que têm como característica resolução completa após episódio e geralmente precedem a cefaleia, mas podem antecedê-la. Tem duração de 5 a 60 min

Tabela 36.1 Sinais de alarme.

Sinal de alarme	Possível etiologia	Investigação
Cefaleia súbita	HSA	TCSC, LQ
	AVCI, AVCH	TCSC, angioTC, RM
Alteração do exame neurológico	AVCI, AVCH	TCSC, angioTC, RM
	TVC	TCSC, angioTC, RM
	Malignidade	TCSC, angioTC, RM
	Infecção	TCSC, angioTC, RM, LQ
Idade > 50 anos	AVCH, AVCI	TCSC, angioTC, RM
	Arterite de células gigantes	VHS, biopsia de artéria temporal
	Malignidade	TCSC, angioTC, RM
HIV ou outra imunossupressão	Neurocriptococose	TCSC, angioTC, RM, LQ
	Neurotoxoplasmose	TCSC, angioTC, RM, LQ
	Neurossífilis	TCSC, angioTC, RM, LQ, VDRL, teste treponêmico
	Meningite bacteriana	LQ
	Linfoma	TCSC, angioTC, RM
Malignidade	Metástase cerebral	TCSC, angioTC, RM
Febre	Meningite bacteriana	LQ, TCSC
	Meningite viral	LQ, TCSC
	Abscesso cerebral	TCSC
	Encefalite	RM
Coagulopatia ou trombofilia	AVCH	TCSC, angioTC
	AVCI	
	TVC	
	HSA espontânea	

HSA: hemorragia subaracnóidea; AVCI: acidente vascular isquêmico; AVCH: acidente vascular hemorrágico; TVC: tromobose venosa cerebral; TCSC: tomografia de crânio sem contraste; LQ: punção lombar; angioTC: angiotomografia arterial e/ou venosa; RM: ressonância magnética; VDRL: do inglês, *venereal disease research laboratory*.

- O diagnóstico de enxaqueca com aura no PS deve ser feito com cautela, já que alguns tipos de aura se assemelham a sinais de alarme, como auras motoras ou de fala. Nesses casos, o paciente sem diagnóstico prévio de enxaqueca com aura deve ser avaliado como um paciente em risco de cefaleia secundária.

Cefaleia tensional

- Cefaleia primária mais comum na população em geral (Quadro 36.3)
- Forma de apresentação varia amplamente: desde episódicas leves a dor diária, intensa e incapacitante.

Cefaleias trigêmino-autonômicas

Divididem-se em:

- Cefaleia em salvas
- Hemicrânia paroxística

Quadro 36.1 Critérios diagnósticos para enxaqueca com aura.
A. Pelo menos dois episódios preenchendo os critérios B e C
B. Um ou mais dos seguintes sintomas de aura, totalmente reversíveis: • Visual • Sensitivo • Fala e/ou linguagem • Motor • Tronco cerebral • Retiniana
C. Pelo menos duas das quatro características seguintes: • Pelo menos um sintoma de aura se alastra gradualmente em 5 ou mais minutos, e/ou dois ou mais sintomas aparecem sucessivamente • Cada sintoma individual de aura dura 5 a 60 min • Pelo menos um sintoma de aura é unilateral • A aura é acompanhada, ou seguida em 60 min, por cefaleia
D. Não é mais bem explicada por outro diagnóstico da ICHD-3 beta e foi excluído um acidente isquêmico transitório

Quadro 36.2 Critérios diagnósticos para enxaqueca sem aura.
A. Pelo menos 5 crises preenchendo os critérios de B a D
B. Cefaleia durando de 4 a 72 h (sem tratamento ou com tratamento ineficaz)
C. Cefaleia preenche ao menos duas das seguintes características: • Localização unilateral • Caráter pulsátil • Intensidade moderada ou grave • Exacerbação com (ou levando o indivíduo a evitar) atividades físicas rotineiras (p. ex., caminhar ou subir escadas)
D. Durante a cefaleia, existe pelo menos um dos seguintes: • Náuseas e/ou vômitos • Fotofobia e fonofobia
E. Não é mais bem explicada por outro diagnóstico do ICDH-3 beta

- SUNA (do inglês, *short-lasting unilateral neuralgiform headache attacks with cranial autonomic symptoms*)
- SUNCT (do inglês, *short-lasting unilateral neuralgiform headache with conjunctival injection and tearing*).

Apesar dessa divisão, esse grupo de cefaleias apresenta um padrão característico em comum, diferenciando-se pelo número e duração das crises (Quadro 36.4).

Cefaleias com características trigeminais podem ser secundárias a outras condições orgânicas.

Neuralgia do trigêmeo

Cefaleia rara, mais associada a dor facial (Quadro 36.5). Geralmente, é secundária à compressão do nervo trigêmeo. O tratamento é primariamente clínico.

Quadro 36.3 Critérios diagnósticos para cefaleia tensional modificados.
A. Pelo menos 10 episódios de dor atendendo os critérios de B a E*
B. Cefaleia durando 30 min a 7 dias
C. Cefaleia apresenta pelo menos 2 das seguintes características: • Localização bilateral, em geral fronto-occipital • Qualidade em pressão/aperto (não pulsátil) • Intensidade leve ou moderada • A dor não é agravada por atividade física rotineira (p. ex., caminhar ou subir escadas)
D. Ambas as seguintes: • Ausência de náuseas ou vômitos • Apenas um dos seguintes sintomas está presente: fotofonia e fonofobia
E. Não é mais bem explicada por outro diagnóstico da ICHD-3 beta

*A classificação internacional das cefaleias divide as cefaleias tensionais em *episódica pouco frequente* e *frequente*, subdividindo cada uma delas em associada a dor pericraniana ou não. Como essa divisão não afeta o tratamento emergencial, foram colocados os critérios comuns aos quatro subtipos e omitidos os critérios que os diferenciam (como duração de mais de 3 meses, entre outros).

Quadro 36.4 Características das cefaleias trigêmino-autonômicas.
A. Pelo menos 1 dos seguintes sintomas ipsilaterais a dor: • Hiperemia conjuntival e lacrimejamento • Congestão nasal ou rinorreia • Edema de pálpebra • Sudorese facial e da região frontal • Rubor facial e da região frontal • Sensação de ouvido cheio • Miose e/ou ptose palpebral
B. Sensação de inquietação ou agitação

Quadro 36.5 Características da neuralgia do trigêmeo.
A. Pelo menos três episódios de dor facial unilateral preenchendo os critérios B e C
B. Ocorrendo em uma ou mais divisões do nervo trigêmeo e sem irradiação para além da distribuição do trigêmeo
C. A dor tem, pelo menos, três das seguintes quatro características: ▪ Recorrente, em acessos paroxísticos e durando de uma fração de segundo a 2 min ▪ Intensidade grave ▪ Tipo choque elétrico, fisgada, facada ou guinada ▪ Desencadeada por estímulos inócuos do lado afetado da face
D. Não há déficit neurológico clinicamente evidente
E. Não é mais bem explicada por outro diagnóstico da ICHD-3 beta

A Figura 36.1 apresenta esquema resumido para diagnóstico da cefaleia.

TRATAMENTO

O tratamento das cefaleias primárias é composto do tratamento abortivo [podendo ou não ser feito com medicações intravenosas (IV)], da prescrição de tratamento abortivo domiciliar (em caso de recidiva) e, se necessário, do tratamento profilático (geralmente iniciado ambulatorialmente).

A Tabela 36.2 apresenta lista de medicamentos e as respectivas doses utilizadas no tratamento da cefaleia.

Tratamento abortivo

O tratamento abortivo pode ser feito usando medicação via oral (VO), intramuscular ou IV (ou intranasal e subcutânea) dependendo do grau de dor e da aceitação do paciente.

Enxaqueca

- As principais classes de medicações utilizadas no tratamento abortivo da enxaqueca são os triptanos, os anti-inflamatórios, os antieméticos/antipsicóticos, os analgésicos simples, e os derivados do ergot (Tabela 36.2)
- Os triptanos são o grupo com maior evidência para o tratamento de enxaqueca, mas não estão disponíveis em diversos serviços de PS
- Antieméticos/antipsicóticos, como a metoclopramida, possuem efeito abortivo sobre a dor, além de seu efeito antiemético
- A adição de dexametasona à terapia IV não tem efeito imediato sobre a dor, mas diminui a taxa de recidiva em 72 h

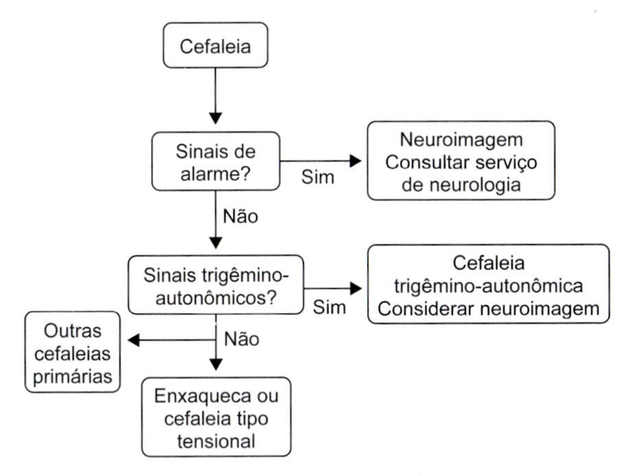

Figura 36.1 Diagnóstico da cefaleia.

Tabela 36.2 Medicamentos para tratamento da cefaleia.

Classe	Medicamento	Dose
Triptanos	Sumatriptana	6 mg SC 5 a 20 mg IN 25 a 100 mg VO
	Naratriptana	2,5 mg VO
	Rizatriptana	5 mg VO
	Zolmitriptana	2,5 mg VO
Antieméticos/ antipsicóticos	Metoclopramida	10 a 20 mg IV
	Clorpromazina	0,1 mg/kg ou 12,5 a 25 mg IV
	Haloperidol	5 mg IV
Anti-inflamatórios	Cetoprofeno	50 a 150 mg IV
	Tenoxicam	20 a 40 mg IV
	Cetorolaco	30 a 60 mg IV ou IM
Analgésicos simples	Dipirona	1 a 2 g IV
Derivados de ergotamina	Di-hidroergotamina	0,5 a 1 mg IV em 50 mℓ de SF 0,9% infundir em 20 min
Sulfato de magnésio	-	500 a 1.000 mg em 500 mℓ de SF, infundidos em 15 a 30 min
Corticoesteroides	Dexametasona	4 a 10 mg IV

SC: subcutâneo; IN: intranasal; VO: via oral; IV: intravenoso; IM: intramuscular; SF: soro fisiológico.

- Deve-se associar hidratação IV, se não houver contraindicações clínicas, 80 a 100 mℓ/h enquanto permanecer no PS
- Pode ser feita uma combinação de medicações visando a melhora de sintomas associados. Por exemplo: cetoprofeno associado a metoclopramida e dexametasona.

Cefaleia tensional

- As principais medicações usadas para cefaleia tensional são os anti-inflamatórios e os analgésicos simples. Os triptanos e antieméticos/antipsicóticos possuem pouca evidência de eficácia
- Em caso de tratamento domiciliar pode-se utilizar de combinações de analgésicos simples e cafeína.

Cefaleias trigeminais

- O tratamento de cefaleias trigeminais varia dependendo da classificação
- Cefaleia em salvas: o tratamento abortivo é feito com oxigenoterapia, a 6 a 12 ℓ/min durante 15 a 30 min. Pode ser realizado também tratamento com triptanos
- Neuralgia do trigêmeo: o fármaco de escolha para o tratamento de neuralgia do trigêmeo é a carbamazepina. Contudo, em um cenário de PS para tratamento abortivo pode ser feito tratamento com fenitoína 15 mg/kg, IV.

BIBLIOGRAFIA

Cheshire WP. Fosphenytoin: an intravenous option for the management of acute trigeminal neuralgia crisis. J Pain Symptom Manage. 2001;21(6):506-10.

Headache Classification Committee of the International Headache Society (IHS The international classification of headache disorders, (beta version). Cephalalgia. 2013;33(9):629-808.

Orr SL, Friedman BW, Christie S, Minen MT, Bamford C, Kelley NE, et al. Management of adults with acute migraine in the emergency department: the American Headache Society evidence assessment of parenteral pharmacotherapies. Headache. 2016;56(6):911-40.

Petersen AS, Barloese MC, Jensen RH. Oxygen treatment of cluster headache: a review. Cephalalgia. 2014;34(13):1079-87.

Tabatabai RR, Swadron SP. Headache in the emergency department: avoiding misdiagnosis of dangerous secondary causes. Emerg Med Clin North Am. 2016;34(4):695-716.

Weinman D, Nicastro O, Akala O, Friedman BW. Parenteral treatment of episodic tension-type headache: a systematic review. Headache. 2014;54(2):260-68.

37 Infecções do Sistema Nervoso Central em Pacientes Imunocompetentes

Igor Beltrão Duarte Fernandes • João Antonio Gonçalves Garreta Prats

DEFINIÇÃO

As meninges são três camadas membranosas – dura-máter, pia-máter e aracnoide – cuja função é, junto com o líquido cefalorraquidiano (LCR) proteger o sistema nervoso central (SNC). Meningites, portanto, são os processos inflamatórios que acometem esses envoltórios e o espaço subaracnóideo, sendo uma emergência médica, neurológica e, às vezes, neurocirúrgica. Desse modo, o diagnóstico deve ser sempre considerado em pacientes com rebaixamento do nível de consciência.

Meningoencefalites referem-se ao acometimento infeccioso das meninges e do parênquima cerebral subjacente, o qual determina um quadro de encefalopatia (alteração do nível de consciência que dura no mínimo 24 h e inclui letargia, irritabilidade e alterações de personalidade ou comportamento).

Encefalite costuma fazer parte da história natural da encefalopatia, na ocorrência desta e de mais duas das seguintes alterações:

- Temperatura ≥ 37,5°C
- Convulsão recente
- Sinais de localização ao exame neurológico
- Pleocitose (> 5 células)
- Alterações sugestivas de acometimento infeccioso do parênquima cerebral na ressonância magnética (RM).

MENINGITES BACTERIANAS

Etiologia e epidemiologia

As principais etiologias das meningites bacterianas agudas são pneumococo, meningococo, hemófilos e estreptococos do grupo B, sendo que a prevalência de cada agente depende da faixa etária do paciente (Quadro 37.1). De modo geral, o meningococo é a principal causa de meningite bacteriana no país, acometendo indivíduos de todas as faixas etárias; Contudo, aproximadamente 40 a 50% dos casos notificados ocorrem em crianças menores de 5 anos de idade. Em surtos e epidemias, observam-se mudanças nas faixas etárias afetadas, com aumento de casos entre adolescentes e adultos.

O pneumococo é a segunda maior causa de meningite bacteriana no Brasil, onde crianças de até 2 anos de idade são as mais acometidas.

As vacinas conjugadas são imunogênicas desde o início da infância e induzem a uma resposta imune mais duradoura, estando entre as intervenções de saúde pública mais importantes nas últimas décadas. Em 1999, foi introduzida no país a vacina contra *Haemophilus influenzae* do tipo B (Hib), a segunda causa mais comum de meningite bacteriana no Brasil. Observou-se, após a introdução da vacina, redução de mais de 90% no número de casos, incidência e número de óbitos por meningite por esse agente.

Quadro clínico

Quase todos os pacientes apresentam pelo menos 2 dos 4 sintomas a seguir:

- Cefaleia
- Rigidez de nuca
- Febre
- Estado mental alterado (Glasgow < 15).

Deve-se lembrar que idosos muitas vezes podem apresentar alteração do estado mental como única manifestação, sem os clássicos sinais meníngeos.

A tríade clássica consiste em febre, rigidez de nuca e alteração do estado mental. É mais frequente em pacientes com meningite pneumocócica do que com infecções meningocócicas. Apesar de ser usualmente considerada clássica, a sensibilidade da tríade é baixa (44%) em sua apresentação completa. Por isso, a classificação sindrômica vem ganhando maior espaço.

Em 95% dos cenários de meningite bacteriana, o paciente apresenta ao menos duas síndromes sobrepostas.

Quadro 37.1 Prevalência do agente em relação à idade.

Idade	Agentes mais prováveis
3 meses a 17 anos	Meningococo, pneumococo e Hib (não vacinados)
18 a 50 anos	Pneumococo, meningococo, Hib
Mais de 50 anos	Pneumococo, Listeria, bacilos Gram-negativos

Hib: *Haemophilus influenzae* tipo B.

- Síndrome toxêmica: queda do estado geral, febre alta, *delirium* e quadro confusional. Ocasionalmente, observa-se o sinal de Faget. Em 40 a 60% das meningites meningocócicas, pode ocorrer *rash* cutâneo hemorrágico
- Síndrome de hipertensão intracraniana: cefaleia, náuseas e vômitos. Deve-se à dificuldade de drenagem do LCR do espaço subaracnóideo para o compartimento venoso
- Síndrome de irritação meníngea: manifestada clinicamente por rigidez nucal, sinal de Kernig e sinal de Brudzinski:
  - Sinal de Kernig: paciente em decúbito dorsal eleva o tronco, fletindo-o sobre a bacia. Quando positivo, ocorre flexão da perna sobre a coxa, e desta sobre a bacia. Outra forma de determiná-lo é fletindo-se a coxa sobre o quadril e o joelho sobre a coxa. Quando o examinador tenta estender a perna, o paciente refere dor. É o sinal de irritação meníngea mais precoce
  - Sinal de Brudzinski: flexão involuntária da perna sobre a coxa e desta sobre a bacia ao se fletir a cabeça.

Diagnóstico

O exame imprescindível para o diagnóstico é o LCR. É importante lembrar que o quadro de meningite pode demorar 12 a 24 h para ficar evidente no LCR. Por isso, o primeiro exame pode não evidenciar as alterações clássicas da meningite bacteriana, aparecendo um perfil predominantemente linfomononuclear que sofre viragem após 1 ou 2 dias.

Há casos em que se deve evitar a punção lombar:

- Meningococcemia, pelo risco de quebra da barreira hematencefálica
- Quando houver síndrome de hipertensão intracraniana e a síndrome toxêmica for leve ou ausente (pode-se pedir exame de imagem e aguardar a definição mais clara)
- Uso de anticoagulantes ou discrasias sanguíneas
- Quando houver sinais focais, sugerindo efeito de massa*
- História de doença do SNC [lesão em massa, acidente vascular cerebral (AVC) ou infecção focal]*
- Convulsão*
- Papiledema.*

Caso indicado, o exame do LCR deve avaliar os seguintes aspectos:

- Pressão de abertura
- Contagem de células e citologia diferencial
- Dosagem de proteínas
- Concentração de lactato
- Adenosina deaminase (ADA)
- Prova do látex
- Reação em cadeia da polimerase (PCR).

---

* Situações em que os exames de neuroimagem devem preceder o exame do LCR.

Na meningite bacteriana, geralmente há uma pressão de abertura elevada (> 18 cmH_2O), pleocitose à custa de polimorfonucleares, hipoglicorraquia e concentrações elevadas de proteínas. Infecções virais têm anormalidades mais leves de proteínas e glicose e uma pleocitose à custa de mononucleares, embora possa existir predomínio de polimorfonuclares no início do quadro. Pleocitose mista ocorre frequentemente em infecções por *Listeria*. A Tabela 37.1 mostra o padrão de LCR para cada tipo de infecção. Achados no LCR que, de maneira independente, podem prever o diagnóstico de meningite bacteriana em 99% dos casos são:

- Glicose < 34 mg/dℓ
- Glicose do LCR/glicose sérica < 0,23
- Proteínas > 220 mg/dℓ
- Celularidade total > 2.000 células
- Neutrófilos > 1.180.

Pacientes em estado de imunossupressão e aqueles com câncer em atividade podem apresentar uma menor contagem de neutrófilos.

Cultura é o padrão-ouro e é positivo em 50 a 90% dos casos de meningite bacteriana, sendo seu rendimento menor se for coletada após administração de antibióticos. Quando extrapolado para outras etiologias de meningite (viral e asséptica), o valor cai para 20%.

Teste de aglutinação do látex é útil em casos de meningite bacteriana parcialmente tratada. Tem sensibilidade de apenas 49 a 78% e especifidade de > 95%.

A coloração do Gram é um método simples capaz de determinar a presença e a espécie bacteriana em poucas horas com sensibilidade de 60 a 90% e especificidade de 97%:

- Diplococos Gram-positivos: pneumococo
- Diplococos Gram negtivos: meningococo
- Cocobacilo e bastões Gram-positivos: *Listeria monocytogenes*
- Cocobacilos Gram-negativos: *Haemophilus influenzae* tipo B
- Cocos ou cocobacilos Gram-positivos: *Streptococcus* do grupo B.

A coleta de pelo menos um par de hemoculturas é mandatória e, como o agente etiológico é frequentemente disseminado por via hematogênica, a coleta de hemoculturas seriadas pode ser útil.

Tratamento

O tratamento com antibiótico deve ser instituído tão logo seja possível, preferencialmente após punção lombar e coleta de sangue para hemocultura (2 amostras). Recomenda-se que a coleta das amostras seja feita, preferencialmente, antes de iniciar o tratamento ou o mais próximo possível deste. De modo geral, a antibioticoterapia é administrada via intravenosa por um período de 7 a 14 dias. As recomendações de antibioticoterapia empíricas estão relatadas na Tabela 37.2, e suas respectivas doses na Tabela 37.3.

Tabela 37.1 Padrão de LCR para cada tipo de infecção.

Aspectos	Bacterianas	Virais	Tuberculose	Meningoencefalite herpética	Fungos
Número de células	Elevado em 95% dos casos (100 a 2.000 céls./mm^3)	Elevado em 100% dos casos (10 a 500 céls./mm^3)	Elevado em 95% das vezes (10 a 500 céls/mm^3)	Elevado em 90% dos casos (10 a 200 céls./mm^3)	Elevada (95%); mais frequente de 10 a 500 céls./mm^3
Linfócitos/monócitos	Raros na fase inicial	Predomínio absoluto (> 60%)	Acima de 50%	Células mais frequentes (> 40% do perfil)	Mais frequente > 50%
Neutrófilos	Geralmente acima de 90%; persistem assim por > 48 h	Eventuais na fase aguda (enterovírus)	Geralmente < 30%	Até 30% do perfil	Marcadores de aglutinação: mais frequente < 50%
Plasmócitos	Podem ocorrer nas formas cronificadas	Frequentes	Muito frequentes	Frequentes	Frequentes
Proteínas totais	Elevadas em 95% dos casos (80 a 1.000 mg/dℓ)	Normais na fase inicial: podem aumentar após (80 a 100 mg/dℓ)	Elevados em 95% das vezes (até 200 mg/dℓ)	Elevadas (95%); geralmente até 200 mg/dℓ	Elevadas (95%); mais frequente: até 200 mg/dℓ
Glicose	Muito baixa (99%)	Normal Raramente baixo	Discretamente diminuída (> 90%)	Normal (60 a 70%) Discretamente diminuída (30 a 40%)	Discretamente diminuídas (> 90%) com glicemia normal: 30 a 40 mg/dℓ
Lactato	Muito elevada (99%)	Normal Eventualmente elevado em HSV-2	Discretamente elevado (> 90%) e não varia com a glicemia	Normal (60 a 70%) Discretamente elevado (30 a 40%)	Discretamente elevado (> 90%) e não varia com a glicemia
ADA	Normal na fase aguda	Normal	Elevada (não é específica para tuberculose)	Elevada	Elevada

ADA: adenosina deaminase.

Tabela 37.2 Tratamento da meningite bacteriana de acordo com idade.

Idade	Agentes mais prováveis	Esquema de escolha	Esquema alternativo	Comentário
3 meses a 18 anos	Meningococos, pneumococos, *H. influenzae*	Ceftriaxona 2 g IV 12/12 h (ou cefotaxima 2 g IV 6/6 h)	Meropeném 2 g IV 8/8 h ou cloranfenicol 50 a 100 mg/kg em 4 doses	Acrescentar vancomicina (15 mg/kg a cada 8 a 12 h) em áreas de mais de 2% de pneumococo altamente resistente
18 a 60 anos	Pneumococos, meningococo, *H. influenzae*	Ceftriaxona (ou cefotaxima)	Meropeném ou cloranfenicol	Acrescentar vancomicina em áreas de mais de 2% de pneumococo altamente resistente
> 60 anos	Pneumococos, *Listeria*, bacilos Gram-negativos	Ampicilina 2 g IV 4/4 h com ceftriaxona	Ampicilina com fluorquinolona	Acrescentar vancomicina em áreas de mais de 2% de pneumococo altamente resistente; para tratar Listeria em pacientes alérgicos a penicilina, usar sulfametoxazol e trimetoprima

IV: intravenoso.

Tabela 37.3 Doses dos antibióticos para tratamento da meningite bacteriana.

Agentes	Antibióticos	Doses	Intervalos
N. meningitidis 7 dias	Penicilina cristalina	250 a 400.000 U/kg/dia até dose de 24.000.000 U/dia	4/4 h
	Ampicilina	200 a 400 mg/kg/dia até dose de 12 g/dia	6/6 h
Haemophilus sp. 7 a 10 dias	Ceftriaxone	80 a 100 mg/kg/dia até dose de 4 g/dia	12/12 h
Pneumococo 10 a 14 dias	Penicilina cristalina	250 a 400.000 U/kg/dia até dose de 24.000.000 U/dia	4/4 h
Staphylococcus 21 dias	Oxacilina	200 mg/kg/dia até dose de 12 g/dia	8/8 h
	Vancomicina	40 a 60 mg/kg/dia até 2 a 4 g/dia	6/6 h
Enterobactérias 14 a 21 dias	Ceftriaxone	80 a 100 mg/kg/dia até dose de 4 g/dia	12/12 h

Evidências indicam benefício do uso adjuvante da dexametasona para o tratamento da meningite bacteriana (0,15 mg/kg) a cada 6 h até dose máxima de 40 mg/dia durante 2 a 4 dias, sendo que a primeira dose deve ser administrada junto da antibioticoterapia ou 20 min antes. A dexametasona pode diminuir a penetração da vancomicina no LCR. Apesar de controvérsias, a IDSA (Infectious Disease Society of America) recomenda o uso para todos pacientes. O benefício em relação à mortalidade parece limitado à meningite pneumocócica; mas a diminuição de sequelas neurológicas e perda auditiva neurossensorial ocorre em todos pacientes.

MENINGITES E ENCEFALITES VIRAIS

Epidemiologia

Nas meningites virais, os vírus mais implicados são: enterovírus (vírus ECHO, coxsackie), vírus da caxumba, herpes simples (tipo 2), varicela-zóster e Epstein-Barr. Os enterovírus são responsáveis por 60% dos casos e infectam principalmente no verão. Com exceção da meningite viral causada por herpes-vírus simples (HSV), as outras meningites não têm tratamento específico.

As encefalites virais ocorrem principalmente por causa dos chamados vírus neurotrópicos, sendo o mais importante o HSV. A inflamação no parênquima cerebral nesses casos ocorre principalmente no lobo temporal, no caso da encefalite herpética.

A encefalite por HSV é responsável por apenas 10 a 15% dos casos, porém, é a mais importante pela alta letalidade e a única para qual a terapia foi eficaz em estudos. Noventa por cento das infeções por HSV são provocadas pelo HSV-1, sendo dois terços reinfecções.

As três causas de encefalite que mais preocupam são: encefalite herpética, encefalite por vírus varicela-zóster e vírus do Nilo.

Clínica

Nas meningites virais, o quadro é semelhante ao das demais meningites agudas, porém menos intenso. No exame físico, chama atenção o bom estado geral associado à presença de sinais meníngeos. A duração do quadro geralmente é inferior a 1 semana e não está associado a complicações em imunocompetentes.

Nos enterovírus, destacam-se os sinais/sintomas gastrintestinais (náuseas, vômitos e anorexia), respiratórios (tosse e faringite) e mialgia que acompanham ou antecedem o quadro.

A encefalite por HSV afeta homens e mulheres na mesma proporção e podem surgir em qualquer idade. Apresentam-se com a tríade: cefaleia, febre e alteração do estado mental. Tem acometimento unilateral, mas pode ser bilateral. O vírus tem predileção pelo córtex orbitofrontal e lobos temporais. As manifestações decorrentes do acometimento do lobo temporal podem ser: alucinações olfatórias ou gustativas, alterações no campo visual, afasia (se hemisfério esquerdo envolvido) e *déjà-vu*.

A progressão da infecção resulta em acometimento extenso, frequentemente hemorrágico.

Diagnóstico

A RM é o exame de escolha inicial para o diagnóstico. Demonstra alteração no sinal em T2 em lobo temporal e também pode mostrar envolvimento da ínsula, do córtex orbitofrontal e do giro cingulado. (Figura 37.1). As alterações no lobo temporal são encontradas em > 90% das vezes nos casos de meningoencefalite herpética

O exame do LCR mostra pleocitose linfocítica com > 50 células (médio de 130); hipeproteinorraquia discreta ou moderada, aumento de ADA e glicose geralmente normal. Também ocorre aumento de igG no LCR. O diagnóstico específico de encefalite por HSV pode ser feito por PCR-DNA no LCR, com acurácia de 98%. Após a primeira semana, a sensibilidade do método é cada vez menor.

Tratamento

Iniciar na suspeita: aciclovir 10 mg/kg, 8/8 h, por 21 dias. Principal efeito colateral: nefrotoxicidade. Deve-se associar dexametasona 12 a 16 mg/dia para tratamento do edema cerebral e anticonvulsivantes (fenitoína 15 a 20 mg/kg como dose de ataque e manutenção de 100 mg de 8/8 h).

Tratamento da maioria dos casos de meningite viral é de suporte com analgésicos, antipiréticos e antieméticos, além de monitoramento eletrolítico.

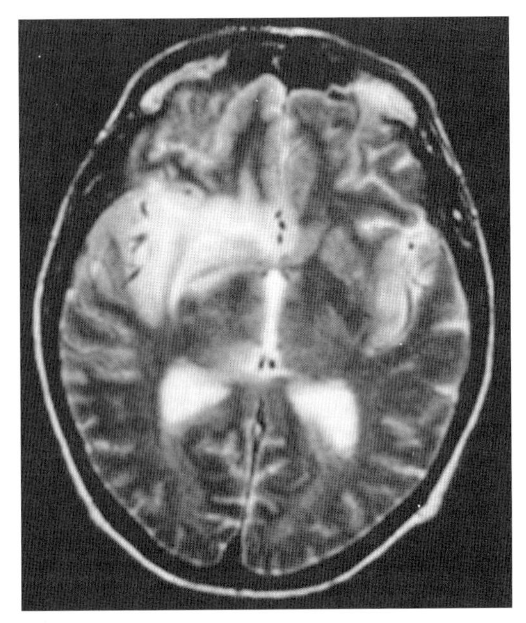

Figura 37.1 Ressonância magnética na meningoencefalite herpética mostrando hipersinal em T2 em hipocampo, córtex orbitofrontal, além do lobo temporal esquerdo e ínsula.

Internação geralmente não é necessária em pacientes imunocompetentes com provável meningite viral que não apresentem sinais focais ou alteração do nível de consciência e tenham LCR típico de infecção viral (pleocitose à custa de linfócitos, glicose normal, Gram-negativo). Imunocomprometidos, pacientes com alteração do estado mental, convulsões ou presença de sinais e sintomas sugestivos de encefalite devem ser internados.

Aciclovir via oral (VO) ou intravenoso (IV) pode ser administrado em meningites por HSV ou graves infecções por varicela-zóster ou Epstein-Barr.

MENINGOTUBERCULOSE

Clínica

Evolução mais lenta, de semanas a meses, com sintomas inespecíficos como mal-estar, febre, mialgia, cefaleia e perda de peso, tornando o diagnóstico difícil. Em cerca de 10% ocorre acometimento do SNC, com comprometimento de nervos cranianos na base do crânio (mais frequentemente o VI nervo), hidrocefalia e focos de encefalite. Nos estágios iniciais de infecção, o quadro é semelhante ao da meningite bacteriana, mas depois aparecem sinais e sintomas de encefalite, podendo induzir o paciente ao coma.

Diagnóstico

Na maioria dos casos, observam-se alterações radiológicas pulmonares, sendo a tomografia um exame sensível para detectar anormalidades pulmonares. As alterações mais frequentes são: linfonodomegalia mediastinal e hilar, padrão miliar e infiltrado broncopneumônico.

A característica patológica da meningotuberculose é a presença de um exsudato espesso nas meninges da base do cérebro, que pode bloquear o fluxo de LCR e resultar em hidrocefalia.

Características do LCR: pleocitose à custa de mononucleares, glicose baixa em 80% dos casos e proteína elevada. Em 20% dos casos tem-se pleocitose à custa de polimorfonucleraes, principalmente nas primeiras 48 h de doença. ADA > 10 U/mℓ tem acurácia de 90% para o diagnóstico. A pesquisa de bacilos álcool-ácido resistentes (BAAR) (positivo em 5 a 30%) no LCR e culturas (positivo em 45 a 90%) tem baixa sensibilidade e especificidade para o diagnóstico, além do fato de a cultura demorar semanas para crescer. PCR-DNA tem sensibilidade de 30 a 50% e especificidade de 98%.

Tratamento

O tratamento deve ter início logo na suspeita da condição clínica do paciente. A Tabela 37.4 apresenta os medicamentos utilizados no tratamento.

Recomenda-se também, para pacientes de qualquer idade, a associação de corticosteroide por 2 a 4 meses, na dose de 2 mg/kg/dia até dose máxima de 60 mg/dia durante 4 a 8 semanas. O uso de corticosteroide na meningotuberculose diminui a mortalidade e déficits neurológicos nos sobreviventes.

Tabela 37.4 Tratamento da meningotuberculose.

Tempo de duração	Drogas	Dose
2 meses	Rifampicina	20 mg/kg (máximo de 600 mg/dia)
	Isoniazida	20 mg/kg (máximo de 400 mg/dia)
	Pirazinamida	35 mg/kg (máximo de 2 g/dia)
	Etambutol	50 mg/kg (máximo de 1.300 mg/dia)
7 meses	Rifampicina	20 mg/kg (máximo de 600 mg/dia)
	Isoniazida	20 mg/kg (máximo de 400 mg/dia)

BIBLIOGRAFIA

Bartt R. Acute bacterial and viral meningitis. Continuum (Minneap Minn). 2012;18(6):1255-70.

Greenlee JE. Encephalitis and postinfectious encephalitis. Continuum (Minneap Minn). 2102;18(6):1271-89.

Kasper D, Fauci A, Longo D, Hauser S, Jameson JL, Loscalzo J, editors. Harrison's principles of internal medicine. 19. ed. New York: McGraw-Hill Education; 2016.

Machado LDR, Livramento, JA, Vianna, LS. Meningites. In: Martins MA. Manual do residente de clínica médica. 2. ed. Barueri: Manole; 2017. p. 168-75.

Martins HS, Brandão Neto RA, Velasco IT. Medicina de emergências: abordagem prática. 12. ed. Barueri: Manole; 2017.

Ministério da Saúde. Secretaria de Vigilância em Saúde, Coordenação Geral de Desenvolvimento da Epidemiologia em serviços. Brasília: Ministério da Saúde; 2016.

Tunkel AR. Clinical features and diagnosis of acute meningitis in adults. 2017. [Acesso em 16 maio 2018] Disponível em: https://www.uptodate.com/contents/clinical-features-and-diagnosis-of-acute-bacterial-meningitis-in-adults

van de Beek D, de Gans J, Tunkel AR, Wijdicks EF. Community-acquired bacterial meningitis in adults. N Eng J Med. 2006;354(1):44-53.

Zunt JR, Baldin KJ. Chronic and subacute meningitis. Continuum (Minneap Minn). 2012;18(6):1290-318.

38 Acidente Vascular Cerebral

José Marcos Vieira de Albuquerque Filho • Fabiano Moulin de Moraes

INTRODUÇÃO

Todo déficit focal súbito deve levantar a hipótese de acidente vascular cerebral (AVC). No entanto, é importante enfatizar que déficits focais nem sempre são motores. Por exemplo, apresentações "atípicas" de AVC: amnésia global transitória, crise convulsiva, rebaixamento do nível de consciência, confusão mental etc.

O AVC se divide em dois tipos: isquêmico (AVCI; mais frequente, aproximadamente 80% dos casos) e hemorrágico (AVCH; 20% dos casos).

O AVCI tem vários mecanismos fisiopatológicos: trombótico, embólico, hipoperfusão sistêmica e alguns de etiologia indeterminada. O AVCH se subdivide em dois tipos: a hemorragia intraparenquimatosa e a hemorragia subaracnóidea (HSA).

Os ataques isquêmicos transitórios (AIT) são uma entidade importante e, muitas vezes, negligenciadas no pronto-socorro. Todo AIT deve ser estratificado pelo escore ABCD2 (Quadro 38.1) que, apesar de não ser 100% confiável para pacientes classificados como médio risco, é uma excelente ferramenta na decisão de internação.

Quadro 38.1 Escore ABCD2.

A (*age*)	≥ 60 anos (1 ponto)
B (*blood pressure*)	≥ 140 × 90 mmHg (1 ponto)
C (*clinics*)	Hemiparesia (2 pontos) Distúrbio de linguagem sem hemiparesia (1 ponto)
D (*duration*)	≥ 60 min (2 pontos) Entre 10 e 59 min (1 ponto)
D (diabetes)	(1 ponto)

Nota: escores ≥ 4 são de alto risco e devem ser internados para investigação; a depender do hospital a internação é diretamente em uma unidade semi-intensiva.

Com as novas terapias trombolíticas e de trombectomias/trombólise mecânica, o AVCI passou a ser uma emergência em que o tempo é mais que determinante do prognóstico, visto que a janela de trombólise é mais curta que no infarto agudo do miocárdio (IAM), que é de 3 a 6 h. Outro aspecto importante na avaliação de um paciente com AVC ou com suspeita de AVC é saber quais são os mimetizadores e as formas atípicas dessa condição: vertigem, zumbidos, monoplegia, *delirium*, amnésia global persistente, epilepsia. Os principais mimetizadores de AVC estão no gráfico da Figura 38.1.

EPIDEMIOLOGIA | FATORES DE RISCO

De acordo com o Sistema de Informações sobre Mortalidade (SIM) do Ministério da Saúde, o AVC é a principal causa de morte geral no Brasil. Fatores de risco são, em sua imensa maioria, os mesmos para doenças cardiovasculares em geral: hipertensão arterial sistêmica (HAS), diabetes melito (DM), dislipidemia, obesidade, tabagismo, idade, entre outros. Fatores de risco mais específicos: fibrilação arterial (FA), endocardite, doenças hematológicas primárias, vasculites, entre outros.

QUADRO CLÍNICO | ANAMNESE

Atentar para os sintomas gerais: déficit focal, cefaleia, vertigem, alteração da linguagem, convulsão e rebaixamento do nível de consciência.

Alguns tipos de AVC (de pequeno tamanho ou casos de AVC de cerebelo) podem apresentar achados específicos em exame físico, por isso devem-se pesquisar os chamados déficits motores sutis (sinal da pronação, sinal do quinto dedo e sinal do rolamento dos dedos).

O tempo de início do déficit é de extrema importância. Deve-se pesquisar também se o paciente já acordou com o déficit, tendo em vista que dificulta a determinação exata do tempo do evento.

EXAMES COMPLEMENTARES

Tomografia computadorizada de crânio

Bom método para avaliação de hemorragias (imagem hiperdensa). A tomografia computadorizada (TC) não tem boa sensibilidade nas isquemias precoces (primeiras 24 h). Alguns achados radiológicos são sugestivas para o diagnóstico de isquemia:

- Artéria hiperdensa: ocorre se há trombo ou êmbolo intra-arterial, mais comum de ser visto na artéria cerebral média (ACM)
- Perda de diferenciação corticossubcortical
- Perda de diferenciação de núcleos da base e ínsula (AVC e ACM).

Ressonância magnética de crânio

As melhores sequências para caracterização da fase aguda de uma isquemia são: difusão (hipersinal), perfusão e angiorressonância magnética (angioRM).

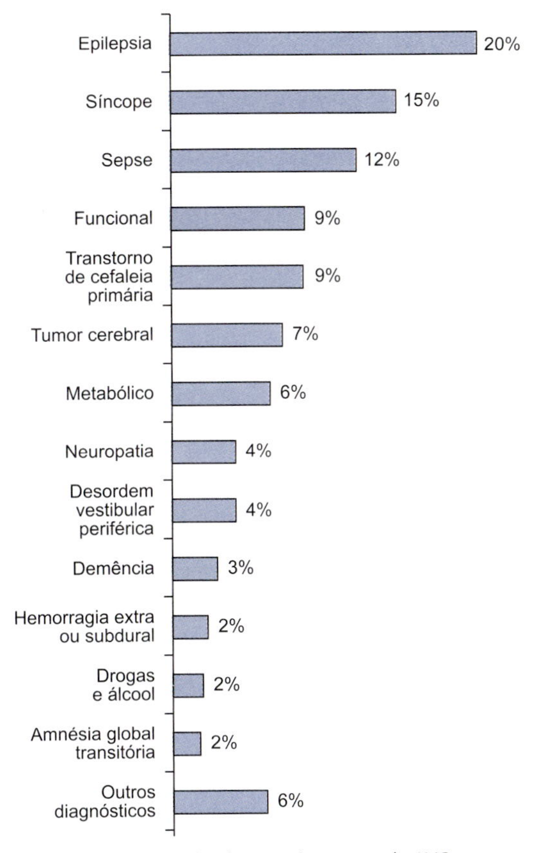

Figura 38.1 Mimetizadores mais comuns de AVC.

Laboratoriais

Hemograma completo, coagulograma completo, Na, K, ureia, creatinina, colesterol total e frações.

Eletrocardiograma

Avaliação inicial com 12 derivações.

ESCALAS DE CLASSIFICAÇÃO DE GRAVIDADE DE UM AVC

Escala National Institutes of Health Stroke Scale (NIHSS)

A escala do NIH para avaliação do AVC gradua a gravidade de um evento em uma escala de pontos que vai de 0 a 34, por meio da avaliação de 11 domínios do exame neurológico (Quadro 38.2). Os domínios avaliados são:

- Consciência
- Melhor olhar conjugado
- Visual
- Paralisia facial
- Motor para braços
- Motor para pernas
- Ataxia de membros
- Sensibilidade
- Melhor linguagem
- Disartria
- Extinção ou desatenção.

Está disponível em diversos aplicativos médicos de celulares e é de fácil aplicação. Pacientes submetidos a trombólise devem ter o NIHSS realizado a cada hora nas primeiras 6 h, e a cada 6 h nas primeiras 18 h.

Quadro 38.2 Escala NIHSS.
1a. Nível de consciência 0 = alerta 1 = desperta com estímulo verbal 2 = desperta com estímulo doloroso 3 = sem resposta ou com respostas reflexas 1b. Orientação. Pergunte a idade do paciente e o mês corrente 0 = ambas as respostas corretas 1 = uma resposta correta 2 = ambas incorretas 1c. Comandos. Peça para abrir e fechar os olhos. Peça para apertar e soltar a mão não parética 0 = ambas as tarefas corretas 1 = uma tarefa correta 2 = ambas incorretas

(*continua*)

Quadro 38.2 (*Continuação*) Escala NIHSS.
2. Motricidade ocular. Testar olhar horizontal. Se paresia do III, IV ou VI, marque 1. Testar com manobras oculocefálicas 0 = normal 1 = paresia do olhar conjugado 2 = desvio conjugado do olhar
3. Campos visuais. Testar por confrontação todos os quadrantes mostrando 1, 2 ou 5 dedos. Pode-se usar ameaça visual. Se houver cegueira monocular prévia, avaliar pelo outro olho. Se previamente cego = 3 0 = normal 1 = hemianopsia parcial, quadrantopsia, extinção 2 = hemianopsia completa 3 = cegueira cortical
4. Paresia facial. Peça para sorrir e fechar os olhos. Se não responsivo, aplicar estímulo doloroso 0 = normal 1 = paresia mínima (normal em repouso, sorriso assimétrico) 2 = paresia de segmento inferior da face 3 = paresia de segmentos superior e inferior
5a e 5b. Motricidade de membros superiores (MMSS). Avaliar cada lado separadamente. Braços estendidos a 90° sentado, ou a 45° deitado, por 10 s 0 = sem queda 1 = queda sem atingir o leito 2 = vence a gravidade; porém, há queda 3 = movimento mínimo sem vencer gravidade 4 = sem movimento
6a e 6b. Motricidade de membros inferiores (MMII). Deitado, com perna estendida, elevar a 30° durante 5 s 0 = sem queda 1 = queda sem atingir o leito 2 = vence a gravidade; porém, há queda 3 = movimento mínimo sem vencer gravidade 4 = sem movimento
7. Ataxia apendicular. Prova índex-nariz e calcanhar-joelho, com olhos abertos. Considerar se for desproporcional à paresia. Se plégico ou afásico, não considerar 0 = ausente 1 = ataxia em um membro superior ou inferior 2 = ataxia em membros superior e inferior
8. Sensibilidade dolorosa. Use agulha ou alfinete 0 = normal 1 = déficit unilateral, mas reconhece estímulo 2 = não reconhece estímulo, ou coma, ou déficit bilateral
9. Linguagem. Descrever uma figura, nomear objetos, ler frases 0 = normal 1 = afasia leve a moderada (compreensível) 2 = afasia grave (quase sem troca de informações) 3 = mudo, afasia global, coma

(*continua*)

Quadro 38.2 (*Continuação*) Escala NIHSS.
10. Disartria. Ler palavras 0 = normal 1 = leve a moderada 2 = grave, inteligível, mudo X = intubado
11. Extinção/neglicência 0 = normal 1 = neglicência ou extinção de uma modalidade sensorial 2 = negligência em mais de uma modalidade sensorial

Escore de AVCH

Contém os principais preditores prognósticos dos pacientes com AVCH (Quadro 38.3):

- Nível de consciência
- Volume do sangramento
- Presença de inundação ventricular
- Localização
- Idade.

A pontuação vai de 0 a 6 pontos. O risco de varia: 0% (zero); 13% (1); 26% (2); 72% (3); 97% (4); 100% (5 e 6).

TRATAMENTO

AVCI

Trombólise. Se o déficit for há menos de 4,5 h, e o exame de imagem for sugestivo de isquemia, está indicada trombólise intravenosa com ativador do plasminogênio tecidual recombinante (rtPA), desde que observadas as contraindicações (Quadro 38.4).

Quadro 38.3 Escore de AVCH.

Preditor	Pontos
Escala de coma de Glasgow	3 a 4 (2 pontos) 5 a 12 (1 ponto) 13 a 15 (zero)
Volume	≥ 30 mℓ (1 ponto) < 30 (zero)
Presença de inundação ventricular	Sim (1 ponto) Não (zero)
Localização infratentorial	Sim (1 ponto) Não (zero)
Idade	≥ 80 anos (1 ponto) < 80 (zero)

Quadro 38.4 Critérios de exclusão para terapia trombolítica intravenosa.
Distúrbios hemorrágicos conhecidos: • Plaquetopenia < 100.000 • Uso de heparina nas últimas 48 h, com TTPA alargado • Uso de anticoagulante oral com RNI > 1,7
Sintomas leves: NIH < 4 (exceto afasia)
Melhora significativa do déficit neurológico, exceto flutuação
Suspeita clínica de HSA apesar de TC sem hemorragia
Neurocirurgia, TCE grave ou AVC nos últimos 3 meses
Cirurgia de grande porte ou trauma nos últimos 14 dias*
Sangramento urinário ou gastrintestinal nos últimos 21 dias*
Punção arterial em local não compressível nos últimos 7 dias
Punção lombar nos últimos 7 dias
História de hemorragia intracraniana, MAV ou aneurisma cerebral
Infarto agudo do miocárdio nos últimos 3 meses*
Glicose < 50 mg/dℓ ou > 400 mg/dℓ
PAS sustentada > 185 mmHg ou PAD sustentada > 110 mmHg
Evidência de pericardite ativa, endocardite ou êmbolo séptico
Aborto recente (3 semanas), gravidez e puerpério
Presença de crise epiléptica no início do quadro
TC com sinais indiretos precoces (evidência de infarto maior que 1/3 do hemisfério cerebral)
TC com evidência de hemorragia intracraniana

* Contraindicação relativa, de acordo com avaliação risco-benefício individualizada. TTPA: tempo de tromboplastina parcial ativada; RNI: razão normalizada internacional; HSA: hemorragia subaracnóidea; TC: tomografia computadorizada; TCE: traumatismo cranioencefálico; AVC: acidente vascular cerebral; MAV: malformação arteriovenosa; PAS: pressão arterial sistólica; PAD: pressão arterial diastólica.

- Venosa: o rtPA deve ser feito na dose de 0,9 mg/kg, máximo de 90 mg, com 10% da dose infundida em *bolus* e o restante corrido em 1 h. Atenção: a infusão deve ser feita com o paciente monitorado e com realização consecutiva de reavaliações neurológicas (escala do NIH)
- Arterial: tratamento endovascular com *stent retriever* é indicado para pacientes: maiores de 18 anos, escore NIH maior ou igual a 6,

tempo do início dos sintomas menor que 6 h, oclusão arterial proximal, escore de Rankin menor ou igual a 2 e critério ASPECTS* ≤ 7.

Controle pressórico. Pacientes não candidatos à trombólise devem ter pressão arterial (PA) < 220 × 140 mmHg, a não ser que haja outra emergência hipertensiva associada. Pacientes com PA superior devem ter como objetivo redução de 15% em 24 h. Pacientes candidatos a trombólise devem ter PA controlada (< 185 × 110 mmHg).
Controle glicêmico. Alvo glicêmico entre 180 e 140 mg/dℓ. Manejo da hiperglicemia conforme protocolo institucional do Hospital São Paulo.

AVCH | Hemorragia intraparenquimatosa

- Manejo da HAS
  - Pacientes com pressão arterial sistólica (PAS) 150 a 220 mmHg tem como objetivo mantê-la < 140 mmHg
  - Pacientes com PAS > 220 mmHg: iniciar hipotensor venoso [geralmente nitroprussiato ampola (50 mg/2 mℓ) para 250 mℓ em SG 5% – dose inicial 0,5 µg/kg/min]. Objetiva redução de 15 a 20% da PA
- Monitorar nível de consciência: se houver piora, solicitar nova TC para avaliar expansão do hematoma. Repetir TC de crânio em 24 h
- Manejo de vias respiratórias: pacientes com rebaixamento do nível de consciência e fraqueza de musculatura bulbar com alto risco de broncoaspiração devem ser submetidos à intubação orotraqueal (IOT). Nesses casos, preferir como sedativo o etomidato, geralmente precedido por fentanila. O propofol e o fentanila são opções, mas causam hipotensão. Podem ser também usados os bloqueadores neuromusculares
- Controle térmico: evitar febre e/ou hipertermia
- Controle glicêmico: alvo em torno de 140 mg/dℓ
- Profilaxias de trombose venosa profunda: dispositivos de compressão pneumática podem ser utilizados desde a admissão. Uso de heparina não fracionada profilática pode ser introduzido após 48 h de evento vascular em casos selecionados em que o benefício supere o risco de sangramento secundário
- Úlcera gástrica: todos devem receber inibidores da bomba de prótons, visto que até 30% dos pacientes com AVCH desenvolvem úlceras
- Tromboembolismo venoso: se disponível, deve ser usada a compressão pneumática intermitente desde a admissão. A heparina profilática deve ser utilizada em 1 a 4 dias após o evento, quando se tem evidência de que a hemorragia cessou

---

* O critério ASPECTS é um critério tomográfico que pontua os infartos de artéria cerebral média de 0 a 10 a depender das áreas acometidas. É um preditor de pior desfecho quanto maior a pontuação.

- Disfagia: avaliação precoce da fonoaudiologia (idealmente em até 48 h) para determinar grau de disfagia orofaríngea do paciente
- Manejo da hipertensão intracraniana (HIC): cabeceira elevada a 30°. Pacientes com escala de coma de Glasgow < 8 associada a alteração em TC de crânio (efeito de massa, desvio de linha média, edema ou hematomas, compressão de cisternas) necessitam de monitor de pressão intracraniana (PIC). A meta é uma pressão de perfusão cerebral (PPC) > 70 mmHg calculada pela pressão arterial média (PAM), subtraída da PIC
- Hemorragia intraparenquimatosa secundária a varfarina: quando não disponível o complexo protrombínico ou fator VII ativado, deve ser feito o plasma fresco congelado (4 a 6 unidades/dia)
- Avaliação da neurocirurgia: hematomas com volume > 30 mℓ (hematomas lobares); sangramentos intraventriculares; HSA concomitante; Hemorragia intraparenquimatosa de fossa posterior.

BIBLIOGRAFIA

Anderson CS, Heeley E, Huang Y, Wang J, Stapf C, Delcourt C, et al. Rapid blood-pressure lowering in patients with acute intracerabral hemorrhage. N Engl J Med. 2013;368(25):2355-65.

Fernandes PM, Whiteley WN, Hart SR, Al-Shahi Salman R. Stroke: mimics and chameleons. Pract Neurol. 2013;13(1):21-8.

Nunes Miranda RCA. Diretriz de Acidente Vascular Cerebral – Hospital Israelita Albert Einstein. 2017. [Acesso em 16 maio 2018] Disponível em: https://pubdiretrizes.einstein.br/download.aspx?ID=%7BD866950D-5445-4BC2-833D-6994487DB40D%7D.

Valiente RA, Miranda-Alves MA. Hematoma intraparenquimatoso cerebral. In: Brasil Neto JP, Takayanagui OM, organizadores. Tratado de Neurologia da Academia Brasileira de Neurologia. Rio de Janeiro: Elsevier; 2013. p. 283-95.

Zimmerman RD. Doenças vasculares do encéfalo. In: Yousem DM, Grossman RI, organizadores. Requisitos em neurorradiologia. 3. ed. Rio de Janeiro: Elsevier; 2011. p. 104-69.

39 Paralisia Flácida Aguda

Hugo Rodrigues Rosa • Renata Amaral Andrade

DEFINIÇÃO

Síndrome caracterizada por fraqueza muscular com hipotonia, hipo ou arreflexia e progressão até 4 semanas. O acometimento de qualquer ponto da unidade motora (músculo, junção neuromuscular, nervo periférico e corno ventral da medula) pode evoluir para paralisia flácida aguda (PFA).

Em lesões medulares transversas agudas, a fase de choque medular é caracterizada por paralisia flácida arreflexa e deve ser considerada como diagnóstico diferencial.

No Brasil, deve ser feita notificação compulsória das PFA referentes a pacientes menores de 15 anos. A principal etiologia é a síndrome de Guillain-Barré (SGB), sendo os principais diagnósticos diferenciais: doença desmilinizante crônica com exacerbação, vasculite, miastenia gravis, botulismo, poliomielite e paralisias periódicas.

ABORDAGEM INICIAL

- Diferenciar fraqueza muscular verdadeira de astenia ou outro tipo de acometimento motor
- Localizar, na unidade motora, o sítio da lesão
- Determinar a etiologia do quadro
- Avaliar acometimento de musculatura respiratória com medidas de função pulmonar (capacidade vital e pressão inspiratória forçada).

DIAGNÓSTICO

Diagnósticos diferenciais anatômicos

- Choque medular:
  - Perda de funções motoras e sensitivas abaixo do nível da lesão
  - Arreflexia profunda
  - Perda do tônus vesical e íleo paralítico
  - Perda de reflexos genitais: ereção peniana, reflexos cremastérico e bulbocavernoso
- Miopatia:
  - Sinais exclusivamente motores (fraqueza), de predomínio proximal
  - Reflexos normais ou hipoativos (tardiamente na evolução)

- Junção neuromuscular:
  - Sinais exclusivamente motores
  - Acometimento preferencial de musculatura craniana e de cinturas
  - Sintomas flutuantes
  - Reflexos profundos normais
- Nervo periférico:
  - Sinais motores e sensitivos
  - Podem ocorrer sinais autonômicos e acometimento de nervos cranianos
  - Fraqueza de predomínio distal
  - Déficit progressivo e simétrico
  - Reflexos profundos hipoativos ou abolidos
- Corno ventral medular
  - Sinais exclusivamente motores
  - Déficit assimétrico
  - Reflexos normais, hiperativos, hipoativos ou abolidos.

Diagnósticos etiológicos

- Mielopatia:
  - Trauma
  - Herniação discal intervertebral
  - Infecção (mielite viral, sífilis, doença de Lyme, compressão por abscessos, tuberculose)
  - Mielopatia inflamatória (lúpus eritematoso sistêmico, artrite reumatoide, sarcoidose, síndrome de Sjögren)
  - Hemorragia medular
  - Infarto medular
  - Neoplasias
  - Deficiência de vitamina B_{12} e outras deficiências nutricionais
  - Mielopatias tóxicas (radiação)
- Miopatia:
  - Distrofias musculares
  - Polimiosite
  - Miopatias metabólicas (hipotireoidismo, hipoglicemia)
  - Miopatias induzidas por drogas [corticosteroide, álcool, cocaína, heroína, zidovudina (AZT), cloroquina]
  - Associação ao HIV
  - Miosite paraneoplásica
  - Distúrbios hidreletrolíticos (hipopotassemia, hiperpotassemia, hipocalcemia, hiponatremia, hipernatremia, hipofosfatemia)
  - Rabdomiólise
- Junção neuromuscular:
  - Miastenia gravis
  - Síndrome de Eaton-Lambert (considerar etiologia paraneoplásica)
  - Botulismo
  - Fármacos (p. ex., D-penicilamina)
- Nervo periférico:
  - Polineuropatia diabética

  - SGB
  - Porfiria
  - Síndrome paraneoplásica
  - HIV (soroconversão)
  - Intoxicação (organofosforados, carbamatos)
- Corno ventral medular:
  - Poliomielite
  - Amiotrofia espinal
  - Esclerose lateral amiotrófica
  - Síndrome paraneoplásica.

EXAMES COMPLEMENTARES

A solicitação de exames laboratoriais deve ser guiada pelos passos anteriores, de acordo com as hipóteses diagnósticas formuladas. Recomenda-se dosar eletrólitos e hormônios tireoidianos. Enzimas musculares [creatinofosfoquinase (CPK), aldolase, desidrogenase láctica (DHL), aminotransferases] podem estar elevadas em miopatias.

Pode-se considerar obtenção de amostras de fezes e *swab* de secreções respiratórias para pesquisa de poliovírus e outros enterovírus.

Em caso de suspeita de miopatias inflamatórias ou doenças do tecido conjuntivo, devem ser solicitados anticorpos contra antígenos nucleares e extranucleares (anti-Ro/SSA, anti-LA/SSB, anti-RNP, anti-Sm), anticorpos anticitoplasma de neutrófilos (ANCA), dosagem de crioglobulinas e sorologias para antígenos virais (HIV, hepatites B e C). Sorologias para vírus também devem ser consideradas se houver suspeita de polirradiculoneurite.

Eletroneuromiografia (ENMG) poderá fazer diagnóstico diferencial entre acometimento muscular, da junção neuromuscular e de nervos periféricos.

A coleta de líquido cefalorraquidiano (LCR) deve ser considerada, particularmente em suspeita de SGB, quadros infecciosos e inflamatórios.

A ressonância magnética (RM) de medula está indicada se houver suspeita de mielopatia transversa, no intuito de afastar etiologia compressiva ou se existirem sintomas bulbares proeminentes.

SÍNDROME DE GUILLAIN-BARRÉ

Polirradiculoneuropatia aguda, desmielinizante, axonal e mista, geralmente pós-infecção por *Campylobacter jejuni*. No entanto, outros agentes infecciosos bacterianos ou virais podem estar envolvidos, bem como neoplasias ou cirurgias.

Quadro clínico

- Tetraparesia flácida ascendente (membros inferiores para superiores)
- Hipo/arreflexia
- Trinta por cento dos pacientes podem evoluir com insuficiência respiratória (IR)

- Paralisia facial periférica bilateral
- Sintomas bulbares (disfagia; disfonia)
- Fraqueza no músculo oculomotor ocorre em cerca de 15% dos pacientes
- Parestesias em mãos e nos pés acompanham a fraqueza em mais de 80% dos pacientes
- Dor em razão da inflamação da raiz nervosa, tipicamente localizada nas costas e extremidades; durante a fase aguda, ocorre em dois terços dos pacientes
- Disautonomia ocorre em aproximadamente 70% dos pacientes (diarreia/constipação intestinal); hiponatremia; bradicardia; retenção urinária; taquicardia; cardiomiopatia reversível e síndrome de Horner – essa disfunção é importante reconhecer, pois ocasionalmente está associada a morte súbita
- LCR evidenciando dissociação proteinocitológica: celularidade < 10 mm^3 e proteinorraquia elevada. (Caso o LCR se apresente normal na 1ª semana de sintomas, deverá ser repetido em 7 dias). Se houver 10 a 20 células, deve-se pensar em casos secundários. Acima de 20 células, sempre considerar casos secundários, principalmente HIV e ou vasculite)
- ENMG típica com presença de aumento de latência de ondas F, observada principalmente após 14 dias do início do quadro.

Sinais de gravidade | Quando considerar internação em UTI

- Capacidade vital < 20 mℓ/kg
- Pressão inspiratória máxima ($PI_{máx}$) < 30 cmH_2O
- Pressão expiratória máxima ($PE_{máx}$) < 40 cmH_2O
- Rápida progressão dos sintomas (< 7 dias)
- Disfunção bulbar (disfonia, disfagia ou aspiração)
- Fraqueza facial bilateral
- Sinais de disfunção autonômica grave.

Indicações de intubação

- Sinais clínicos de fadiga respiratória
- Fraqueza da musculatura flexora do pescoço
- Capacidade vital < 20 mℓ/kg
- $PI_{máx} < 30$ cmH_2O
- $PE_{máx} < 40$ cmH_2O
- Paresia orofaríngea com aspiração brônquica
- Deterioração rápida da capacidade vital.

Tratamento

O tratamento deve ser direcionado para a doença específica. Na SGB:

- Plasmaférese: 4 a 6 trocas de 200 a 250 mℓ/kg em 8 a 10 dias
- Imunoglobulina: 0,4 g/kg/dia durante 5 dias
- Corticosteroides não são indicados.

MIASTENIA GRAVIS

Doença autoimune que afeta a junção neuromuscular, sendo que o diagnóstico depende de três fatores: presença de anticorpo anti-Musk (ou antirreceptor de acetilcolina); ENMG com padrão decremental e teste da prostigmina [1,5 mg subcutâneo (SC) com alívio dos sintomas em 10 a 15 min, sendo realizada atropina 0,5 mg se bradicardia]; teste de edrofônio [10 mg intravenoso (IV) ou 2 a 3 mg SC, com alívio dos sintomas].

Quadro clínico

- Fraqueza muscular de caráter flutuante ou oscilatório (piora vespertina típica)
- Ptose palpebral bilateral, diplopia e/ou disfagia
- Típica melhora da força após o repouso e piora com movimentação
- Crise miastênica: exacerbação da fraqueza que pode ser desencadeada por infecções de vias respiratórias, ou qualquer sítio, gestação, interrupção do tratamento ou uso de fármacos que podem levar a tal quadro (antibióticos, bloqueadores dos canais de cálcio, betabloqueadores, estatinas, entre outros). Tal quadro leva a uma insuficiência ventilatória (desproporcional à fraqueza de musculatura bulbar e de extremidades).

Tratamento

- Admissão em UTI, levando em consideração as mesmas indicações de ventilação invasiva para o paciente com SGB:
  - Sinais clínicos de fadiga respiratória
  - Fraqueza da musculatura flexora do pescoço
  - Capacidade vital < 20 mℓ/kg
  - $PI_{máx} < 30\ cmH_2O$
  - $PE_{máx} < 40\ cmH_2O$
  - Paresia orofaríngea com aspiração brônquica
  - Deterioração rápida da capacidade vital
- Se houver intubação orotraqueal (IOT), suspender medicação anticolinesterásica para redução de secreção de vias respiratórias
- Iniciar imunoterapia: plasmaférese (5 trocas com retirada de 3 a 5 ℓ de plasma cada, durante 7 a 14 dias) ou imunoglobulina (0,4 g/kg/dia durante 5 dias)
- Iniciar corticoterapia em altas doses (p. ex., prednisona, 60 a 80 mg). Considerar azatioprina, micofenolato de mofetila ou ciclosporina, se houver contraindicação a corticosteroides.

A Tabela 39.1 apresenta outros diagnósticos que podem estar relacionados à PFA.

Tabela 39.1 Outros diagnósticos de paralisia flácida aguda (PFA).

Diagnóstico	Etimologia	Características
Botulismo	Causada por *Clostridium botulinium*, que resulta em inibição pré-sináptica da acetilcolina	Paralisia de nervos cranianos e fraqueza nos membros superiores e inferiores Tratamento específico consiste na antitoxina
Poliomielite	Causada pelo enterovírus de RNA	PFA de início súbito, acometendo membros inferiores de forma assimétrica PFA é doença de notificação pelo Ministério da Saúde
Paralisias periódicas (PP)	Podem ser hipopotassêmicas ou hiperpotassêmicas. A paralisia periódica hipopotassêmica tem caráter genético ou doenças da tireoide ou renal	O quadro clínico é caracterizado por fraqueza muscular generalizada e indolor Jejum prolongado, ingesta rica em carboidratos e exercícios físicos são fatores desencadeantes O tratamento da PP hipopotassêmica consiste em reposição parcimoniosa de potássio via oral Já o tratamento da PP hiperpotassêmica pode ser realizado apenas por meio de observação clínica, repouso e hidratação. De acordo com o valor do potássio, podem ser realizadas medidas clínicas

BIBLIOGRAFIA

Brasil. Ministério da Saúde. Poliomielite. 2017. [Acesso em 29 jun 2018] Disponível em: http://portalms.saude.gov.br/saude-de-a-z/poliomielite

Ryan MM. Guillain-Barré syndrome in children: epidemiology, clinical features, and diagnosis. 2017. [Acesso em 29 jun 2018] Disponível em: https://www.uptodate.com/contents/guillain-barre-syndrome-in-children-epidemiology-clinical-features-and-diagnosis

Sovel J. Botulism. Clin Infect Dis. 2005;41(8):1167-73.

40 Síndrome da Compressão Medular Aguda Neoplásica

Lícia Alexandrino de Araújo • Davi Jing Jue Liu

ETIOLOGIA

A síndrome da compressão medular neoplásica (SCMn) é definida como qualquer evidência radiológica de recuo do saco dural relacionado ao câncer, sendo a terminologia muitas vezes utilizada também para se referir a compressões abaixo de L1 em topografias de compressão de cauda equina. Acredita-se que sua incidência é subestimada, uma vez que a sintomatologia inicial pode ser discreta, mas dados de necropsias indicam que 5% dos pacientes que morrem de câncer cursavam com SCMn.

O Quadro 40.1 mostra as principais prevalências e incidências da síndrome na população.

A topografia mais frequente é em coluna torácica, seguida de lombossacra e cervical. Em 20% dos pacientes, o desenvolvimento da SCMn é a primeira manifestação da doença oncológica, ressaltando a importância da atenção do clínico em suspeitas de etiologias neoplásicas em pacientes com queixas de lombalgia.

A Figura 40.1 representa a porcentagem das incidências e a altura das compressões.

Quadro 40.1 Principais tumores na síndrome da compressão medular neoplásica (SCMn).
Tumores com maior prevalência de SCMn na população
▪ Câncer de pulmão
▪ Câncer de mama
▪ Mieloma múltiplo
Tumores que mais cursam com SCMn
▪ Mieloma múltiplo (15%)
▪ Linfomas Hodgkin e não Hodgkin (13,9%)
▪ Câncer de próstata (5,5%)

DIAGNÓSTICO

O reconhecimento precoce é fundamental na preservação de função e interrupção do processo de compressão. A Tabela 40.1 mostra os principais sintomas e a frequência associada.

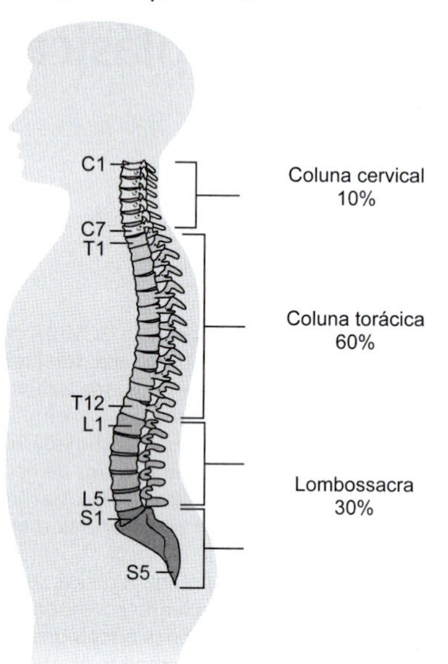

Figura 40.1 Altura mais frequente das compressões.

Tabela 40.1 Principais sintomas na SCMn.

Sintoma	Frequência	Característica
Dor	90%	Progressiva, piora noturna por variação de cortisol endógeno, geralmente precede em 7 semanas os sintomas neurológicos
Fraqueza motora	70%	Lesões acima do cone medular apresentam sintomas piramidais em extremidades. Pode haver hiper-reflexia abaixo do nível de compressão
Alterações na sensibilidade	Variada	Quando déficit sensitivo é topografado, a lesão compressiva geralmente está 1 a 5 níveis acima da topografia clínica
Perda de função esfincteriana	50%	Manifestação tardia; retenção é mais frequente. Raramente é sintoma isolado. O uso de opioides pode piorar os sintomas

O diagnóstico é radiológico e a ressonância magnética (RM) do neuroeixo com contraste de gadolíneo é o método preferencial na avaliação do paciente com SCMn. Recomenda-se, quando possível, obter a imagem de todo o neuroeixo, uma vez que a compressão pode estar mais acima que a altura da suspeita clínica e também em razão de compressões sincrônicas.

A mielografia combinada com tomografia computadorizada (TC) é uma alternativa para pacientes que não toleram a RM ou quando há contraindicações à realização do exame.

MANEJO NO PRONTO-SOCORRO

Os princípios se baseiam em manejo de suporte e tratamento definitivo. A Tabela 40.2 resume o manejo inicial.

Vale observar que nenhum dos manejos de suporte deve retardar a conduta de tratamento definitivo da doença. As modalidades de tratamento definitivo envolvem cirurgia descompressiva, radioterapia e quimioterapia.

Cirurgia

Ressecção agressiva do tumor e estabilização de coluna seguidas de radioterapia é a técnica que tem mostrado melhores resultados. A preservação de função é superior quando comparada a radioterapia ou cirurgia isolada, porém cada caso deve ser avaliado individualmente pelo especialista.

Radioterapia

Técnicas mais avançadas, como a radioterapia estereotáxica com fração única de 24 Gy, têm mostrado eficácia em controle tumoral em pacientes com SCMn de graus moderados. O racional da aplicabilidade da radioterapia está em prover opções terapêuticas menos invasivas que a cirurgia, com desfechos equivalentes no sentido de promover qualidade de vida.

Quimioterapia

A intervenção sistêmica dependerá da quimiossensibilidade do tumor, do tempo de resposta e da gravidade da compressão.

CONSIDERAÇÕES FINAIS

A SCMn é uma entidade presente no cenário de emergências oncológicas e muitas vezes determinante na qualidade de vida do paciente portador de câncer. A identificação precoce e o manejo dos sintomas proporcionam alívio e conforto, e a intervenção específica com o especialista é mandatória na preservação dos sintomas.

Tabela 40.2 Manejo de suporte inicial no pronto-socorro.

Conduta	Medicação	Objetivo
Analgesia	Glicocorticoides: • Dexametasona 10 mg em *bolus* seguido de 16 mg/dia em dose fracionada por até 2 semanas (considerar aumentar *bolus* de dexametasona até doses de 100 mg em pacientes com sintomas graves de compressão) Opioides: • Morfina em doses crescentes e reavaliações a cada 15 min até a dor ser tolerável	Permitir exame clínico neurológico preciso e prover conforto. O uso de dexametasona auxilia temporariamente na redução do edema e proporciona melhora transitória dos sintomas compressivos
Repouso relativo	Orientação sobre repouso relativo	Evitar manobras que desencadeiem dor ou piorem os sintomas
Prevenção de eventos tromboembólicos	Favorecer profilaxia mecânica ou heparina de meia-vida curta; se possível, conduta cirúrgica	Há um estado de hipercoagubilidade secundária à neoplasia e à eventual redução da mobilidade. Deve-se pesar os riscos e benefícios individualmente, assim como a possibilidade de cirurgia e risco de sangramento intraoperatório
Evacuação e diurese	Laxativos irritativos: • Bisacodil 5 mg, com incremento de dose, se necessário. Em suspeita de fecaloma, é necessária a quebra deste para desobstrução Enteroclisma: • Solução glicerinada 12% a 20% via retal gota a gota em constipação intestinal grave Sonda vesical: • De alívio intermitente ou de demora em pacientes com suspeita de retenção urinária	A combinação de fatores como perda de mobilidade, uso de opioides e compressão medular podem levar a constipações graves. É importante o manejo agressivo da constipação intestinal. Retenção urinária pode ocorrer, sendo a sondagem vesical a conduta de escolha

BIBLIOGRAFIA

Constans JP, de Divitiis E, Donzelli R, Spaziante R, Meder JF, Haye C. Spinal metastases with neurological manifestations. Review of 600 cases. J Neurosurg. 1983;59(1):111-8.

Cole JS, Patchell RA. Metastatic epidural spinal cord compression. Lancet Neurol. 2008;7(5):459-66.

Prasad D, Schiff D. Malignant spinal-cord compression. Lancet Oncol. 2005;6(1): 15-24.

Fehlings MG, Nater A, Tetreault L, Kopjar B, Arnold P, Dekutoski M, et al. Survival and Clinical Outcomes in Surgically Treated Patients With Metastatic Epidural Spinal Cord Compression: Results of the Prospective Multicenter AOSpine Study. J Clin Oncol. 2016;34(3):268-76.

Heimdal K, Hirschberg H, Slettebø H, Watne K, Nome O. High incidence of serious side effects of high-dose dexamethasone treatment in patients with epidural spinal cord compression. J Neurooncol. 1992;12(2):141-4.

Shiue K, Sahgal A, Chow E, Lutz ST, Chang EL, Mayr NA, et al. Management of metastatic spinal cord compression. Expert Rev Anticancer Ther. 2010;10(5):697-708.

Parte 6

Nefrologia

41 Lesão Renal Aguda

Guilherme dos Santos Moura •
Gabriel Texeira Montezuma Sales

DEFINIÇÃO E CLASSIFICAÇÃO

Lesão renal aguda (LRA) é a queda abrupta (horas a dias) da taxa de filtração glomerular (TFG), culminando no acúmulo de escórias nitrogenadas (p. ex., ureia e creatinina) e moléculas não nitrogenadas (fosfato, sulfato).

De acordo com as diretrizes do Kidney Disease Improving Global Outcomes (KDIGO) de 2013, a LRA é definida de acordo com os seguintes critérios:

- Elevação da creatinina sérica (CrS) em ≥ 0,3 mg/dℓ, em um período de até 48 h, ou
- Elevação de creatinina ≥ 1,5 vez o valor basal em até 7 dias (ou que se presume ter ocorrido nos últimos 7 dias),* ou
- Redução do débito urinário ≤ 0,5 mℓ/kg/h por um período de 6 h

Na classificação do KDIGO, a função renal é dividida em 3 estágios e leva em consideração o valor de creatinina e o débito urinário (Tabela 41.1).

Em muitas situações, não haverá o valor da creatinina basal do paciente. Anteriormente, usava-se a fórmula do MDRD para estimar a creatinina normal, mas hoje esse conceito está em desuso. Portanto, quando não há uma creatinina prévia, o diagnóstico de LRA é obtido por meio da história clínica do paciente e da evolução dos níveis de creatinina no decorrer dos dias.

O Quadro 41.1 apresenta as medidas preventivas da LRA.

EPIDEMIOLOGIA

Pacientes com LRA no momento da internação hospitalar representam 1 a 4% dos casos. Em paciente sem distúrbio ao internar, a incidência ao longo da internação é de 2 a 10%.

De 30 a 40% dos pacientes em UTI apresentam, em algum momento, o diagnóstico de LRA. Destes, 10 a 20% necessitam de terapia renal substitutiva (TRS).

---

* Creatinina basal: menor valor da CrS de um indivíduo nos últimos 3 meses. No contexto de LRA durante internação hospitalar, considerar a menor CrS do período.

Tabela 41.1 Definição e classificação KDIGO para lesão renal aguda.

Estágio	Critério da creatinina	Critério do débito urinário
1	Elevação da creatinina ≥ 0,3 mg/dℓ em até 48 h, ou Creatinina 1,5 a 1,9 vez a creatinina basal em até 7 dias	< 0,5 mℓ/kg/h por 6 a 12 h
2	Creatinina 2 a 2,9 vezes a creatinina basal em até 7 dias	< 0,5 mℓ/kg/h por ≥ 12 h
3	Aumento de 3 vezes no valor da creatinina basal em até 7 dias, ou Aumento da creatinina sérica para ≥ 4 mg/dℓ (com aumento de pelo menos 0,3 mg/dℓ), ou Início de terapia renal substitutiva, ou Menores de 18 anos, taxa de filtração glomerular < 35 mℓ/min/1,73 m^2	< 0,3 mℓ/kg/h por 24 h, ou Anúria (< 100 mℓ) por 12 h

As lesões renais são classificadas em:

- Pré-renal: situações que levam à diminuição da perfusão renal. Tipo de lesão mais frequente, correspondendo de 60 a 75% dos casos de LRA adquirida fora do ambiente hospitalar
- Renal: nesses casos ocorre uma lesão diretamente no parênquima renal. Corresponde de 15 a 30% dos casos de LRA adquirida fora do ambiente hospitalar
- Pós-renal: situações em que há um fator obstruindo o trato urinário. Essa obstrução deve ser entre o trígono da bexiga e a uretra, ou ureteral bilateral, ou ureteral unilateral em rim único. Corresponde de 5 a 10% dos casos.

Muitas vezes é difícil diferenciar as causas pré-renais das parenquimatosas, já que a primeira pode evoluir para necrose tubular aguda (NTA). Sabe-se que casos previamente diagnosticados como pré-renal apresentam algum grau de NTA, o que torna essa diferenciação conceitualmente errada. Atualmente, as duas condições são caracterizadas como LRA transitória e persistente, sendo a primeira aquela em que o paciente evolui com retorno da creatinina para valores de base em até 48 h, a qual também é chamada de volume responsiva. Essa classificação funcional tem melhor correlação com o prognóstico do paciente.

Quadro 41.1 Prevenção da lesão renal aguda.

Procedimentos contrastados

Suspender medicamentos nefrotóxicos se houver possibilidade
Utilizar contrate isosmolar ou de baixa osmolaridade
Usar menor dose de contraste e evitar exposição nas 48 h subsequentes
Se não houver contraindicação à hidratação:
• Eletivo: 1.000 mℓ de SF 0,9% antes e após o procedimento
• Se urgente:
  • 3 mℓ/kg IV, em 1 h antes do exame (se possível)
  • 1 mℓ/kg/h, durante 12 h após o exame
• Se puder aguardar algumas horas:
  • 1 mℓ/kg/h, 6 a 12 h antes
  • 1 mℓ/kg/h, 6 a 12 h após o exame
• Alcetilcisteína*

Peritonite bacteriana espontânea
• Evitar desidratação • Antibioticoterapia • Albumina 20%, 1,5 g/kg/dia nas primeiras 6 h e 1 mg/kg no 3º dia
Síndrome de lise tumoral
• Associada a níveis elevados de ácido úrico • Hidratar (3.000 mℓ/dia) 24 a 48 h antes, durante e 48 h depois da realização da quimioterapia • Alopurinol, 600 mg, 24 h antes da quimioterapia e manutenção com 300 mg/dia • Alcalinização da urina: bicarbonato, 1 g, 6 h/6 h para manter pH urinário > 7 • Corrigir distúrbios hidreletrolíticos
Rabdomiólise
• Hidratação vigorosa precoce (1 a 2 ℓ/h até início da diurese) com Ringer Lactato** • Após iniciada a diurese a hidratação deve ser ajustada para 100 a 200 mℓ/h (objetivo da diurese de 2 mℓ/kg/h) • Alcalinizar a urina (850 mℓ de SG 5% + 150 mℓ de bicarbonato de sódio a 8,4%)

*Não há evidência de que o uso de acetilcisteína seja benéfico, portanto não deve ser usada.

** Estudos mostraram que, na hidratação com Ringer Lactato, há diminuição da necessidade de utilização de bicarbonato.

SF: soro fisiológico; SG: soro glicosado.

ETIOLOGIA

Pré-renal

- Hipovolemia
  - Hemorragias: trauma, gastrintestinal, pós-parto
  - Diarreia e vômitos
  - Diuréticos em excesso
  - Perda cutânea: sudorese excessiva, queimaduras, hipertermia
- Diminuição do débito cardíaco
  - Choque cardiogênico: infarto agudo do miocárdio (IAM), arritmia, cardiomiopatias, disfunções valvares
  - Tromboembolismo pulmonar (TEP) com hipotensão
  - Tamponamento cardíaco
- Vasodilatação
  - Infecções/sepse
  - Insuficiência hepática
  - Anafilaxia
  - Pancreatite
- Perda da autorregulação de fluxo renal
  - Anti-inflamatórios não esteroides (AINE)
  - Ciclosporina
  - Inibidores da enzima de conversão da angiotensina (IECA) e bloqueadores de receptores de angiotensina (BRA)
  - Contraste iodado.

Renal

- Glomerular:
  - Glomerulonefrite rapidamente progressiva (GNRP)
  - Doenças autoimunes: lúpus, vasculites ANCA positivas, síndrome de Goodpasture
- Túbulo intersticial
  - Isquemia
  - Sepse/infecção
  - Substâncias nefrotóxicas: anfotericina B, aminoglicosídios, contrastes, rabdomiólise, mieloma, hemólise, cristais
- Vascular
  - Vasculites
  - Microangiopatia trombótica
  - Hipertensão acelerada maligna.

Pós-renal

- Colo da bexiga e uretra:
  - Próstata: hiperplasia prostática benigna, câncer de próstata
  - Bexiga: câncer de bexiga, coágulos, cálculos, infecções
  - Uretra: cálculos, traumas
  - Uso de anticolinérgicos, bexiga neurogênica.

Na maioria dos casos de LRA, o desencadeante será a diminuição da perfusão renal (LRA pré-renal). No entanto, se essa condição não for prontamente revertida, haverá lesão do parênquima renal pelo baixo fluxo, ocasionando NTA. Nessa situação, dependo da extensão da necrose, o paciente terá que fazer TRS até que o epitélio dos túbulos renais se regenere. Por conta disso, é muito importante tomar medidas para normalizar o fluxo renal o mais rápido possível. A Figura 41.1 apresenta, em diagrama esquemático, a etiologia dos três tipos de LRA.

QUADRO CLÍNICO

- Sintomas associados à etiologia ou inespecíficos
- Pré-renal
  - Por depleção de volume: taquicardia, hipotensão ortostática, mucosas secas, pressão venosa jugular baixa
  - Por insuficiência cardíaca descompensada (cardiorrenal): distensão venosa jugular, galope de B3, edema pulmonar e periférico
- Pós-renal: geralmente se apresenta com anúria, flutuação de diurese ou sintomas de prostatismo agudizados. Pode apresentar bexigoma (quando a obstrução se situa entre o meato uretral e trígono da bexiga) e também incontinência urinária por transbordamento. Aumento prostático ao toque retal (nos casos de hiperplasia prostática, condição que mais frequentemente leva à lesão pós-renal)
- Síndrome urêmica:
  - Neurológico (encefalopatia urêmica): rebaixamento do nível de consciência
  - Cardiovascular: muitas vezes a LRA cursa com oligúria/anúria. Isso causa uma retenção importante de líquidos e sódio, ocasionando hipervolemia. Manifestações comuns são hipertensão, edema agudo de pulmão e edema periférico
  - Hematológico: sangramentos por disfunção plaquetária. Nos pacientes urêmicos, a agregação plaquetária está muito prejudicada. Pode ocorrer epistaxe, gengivorragia, hemorragia digestiva e até mesmo acidente vascular cerebral hemorrágico (AVCH)
  - Gastrintestinal: a uremia irrita as mucosas do trato gastrintestinal, podendo causar, náuseas, vômitos, anorexia ou diarreia. Em casos de LRA que culmina com uremia, as manifestações gastrintestinais são as primeiras a ocorrer
  - Distúrbios hidreletrolíticos: hiperpotassemia, acidose metabólica, hiperfosfatemia e hipocalcemia.

DIAGNÓSTICO

- Anamnese: sempre buscar na história clínica do paciente os antecedentes que podem predispor a lesão renal

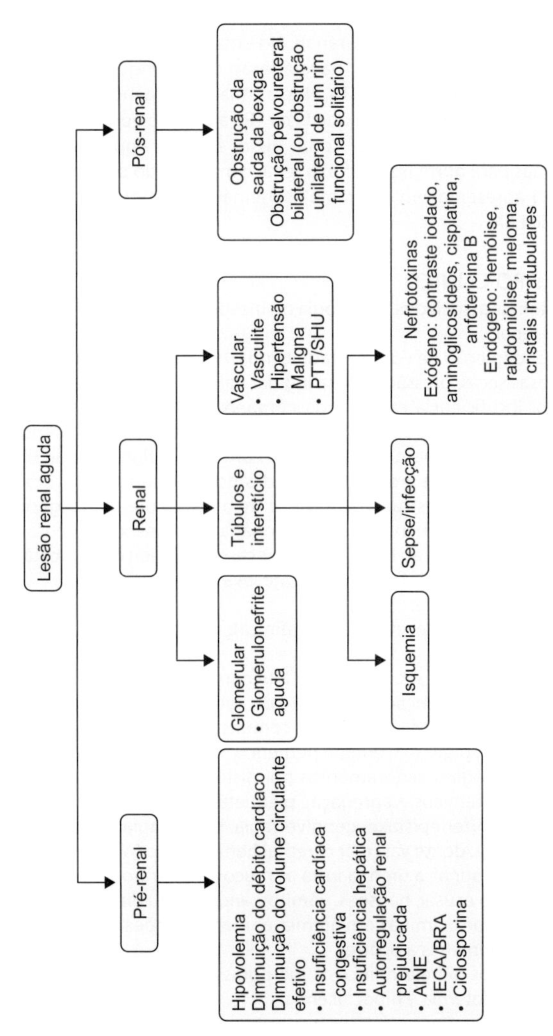

Figura 41.1 Tipos de lesão renal aguda e etiologia. AINE: anti-inflamatório não esteroide; IECA: inibidores da enzima conversora da angiotensina; BRA: bloqueadores de receptores da angiotensina; PTT: púrpura trombocitopênica trombótica; SHU: síndrome hemolítica urêmica.

  - Comorbidades: diabetes, hipertensão arterial sistêmica, insuficiência cardíaca, doença real crônica, hiperplasia prostática benigna, neoplasias, doenças autoimunes, história de transplante, câncer em tratamento, cirrose hepática
  - Infecção: HIV, hepatite B, hepatite C, pielonefrite, diarreia, vômitos
  - Medicações: quimioterápicos, IECA, inibidores do receptor de angiotensina 2, antibióticos, imunossupressores, vasodilatadores
  - Traumas e cirurgias: cirurgias recentes, traumas, partos
  - Condições que predispõem a obstrução: litíase renal, doença prostática, câncer pélvico
  - Exames complementares com utilização de contraste iodado
- Exame físico
- Laboratório: hemograma, urina 1, análise do sedimento urinário, análise microscópica da urina, ultrassonografia (USG) de rins e vias urinárias, eletrólitos (Na, K, Mg, Ca e P), gasometria arterial com perfil metabólico, exame de urina (pesquisa de osmolaridade urinária, eletrólitos, ureia e creatinina; Tabela 41.2 e Quadro 41.2)

Tabela 41.2 Análise da urina para topografar lesão renal.

Parâmetro	Pré-renal	Pós-renal	NTA
Fe Na = $\frac{\text{Na urinário} \times \text{Cr sérica}}{\text{Na sérico} \times \text{Cr urinária}}$	< 1%	Variável	> 1%
NaU (mEq/ℓ)	< 10	Variável	> 20
Relação ureia/creatinina sérica	> 40	Variável	< 15
Fe Ureia = $\frac{\text{Ur urinário} \times \text{Cr sérica}}{\text{Ur sérica} \times \text{Cr urinária}}$	< 35%	Variável	> 50
Densidade urinária	> 1,018	Variável	< 1,015

Fe Na: fração de excreção de sódio.

Quadro 41.2 Achados da análise de urina comuns na lesão renal aguda (LRA).

Causas da lesão renal aguda	Análise da urina
Pré-renal	Cilindros normais ou hialinos
Intrarrenal – lesão tubular	Cilindros granulares marrons e epiteliais
Intrarrenal – nefrite intersticial	Eosinófilos, piúria, hematúria, proteinúria leve
Intrarrenal – glomerulonefrite	Proteinúria acentuada, cilindros hemáticos, hematúria dismórfica, cilindros granulares
Pós-renal	Normal ou hematúria, cilindros granulares, piúria

- Imagem: USG de rins e vias urinárias (sinais de obstrução e alteração do parênquima renal). Outros exames de imagem podem ser necessários, de acordo com a história clínica
- Biopsia renal precoce (nos casos de etiologia incerta). Indicações de biopsia segundo o KDIGO:
  - Etiologia desconhecida: excluídas, principalmente, causas pré e pós-renais, além de sepse, lesão isquêmica, síndrome cardiorrenal e nefrotoxicidade
  - Quando associada à lesão renal com sinais e sintomas de doenças sistêmicas: febre, anemia, hipercalcemia, eentre outros
  - LRA em rins de tamanho normal que não recuperam a função renal mesmo com tratamento direcionado ao fator causal
  - Transplantado que está perdendo função do enxerto, para diferenciação entre isquemia, rejeição aguda ou nefrotoxicidade pelos inibidores de calcineurina.

TRATAMENTO

O tratamento vai depender da causa da LRA, sendo que em muitas situações a causa será multifatorial (p. ex., sepse). O mais importante é reconhecer e iniciar rapidamente o tratamento da causa subjacente da LRA (Quadro 41.3), afim de evitar o aumento da gravidade do dano ao rim (p. ex.: nas causas pré-renais, evitar que se tornem renais).

Como medidas gerais do tratamento, devem-se suspender e evitar fármacos nefrotóxicos; se possível, realizar o balanço hídrico do paciente a fim de manter a euvolemia; pesar o paciente diariamente. Considerar dietas com baixos teores de potássio e sódio. Em casos de hiperfosfatemia, considerar quelantes.

Muitas vezes, ao ser iniciado o tratamento específico para cada etiologia de LRA, o paciente já apresenta lesão grave, sendo necessário tempo (dias a semanas) para que haja recuperação da função renal. É comum essa recuperação não ocorrer. Várias das complicações associadas à LRA estão relacionadas ao aumento de condições de morbimortalidade, como hipervolemia, hipercalemia, acidose e uremia. Portanto, para reduzir os riscos associados a essas complicações, muitas vezes se faz necessário utilizar métodos de TRS enquanto as causas são tratadas e aguarda-se uma melhora clínica.

Indicações de terapia renal substitutiva

- Hiperpotassemia refratária a medidas iniciais e com repercussão eletrocardiográfica
- Edema pulmonar não responsivo a diuréticos
- Sintomas do sistema nervoso central (SNC) não atribuídos a outra condição: confusão, letargia, convulsões, coma, entre outros
- Pericardite com derrame pericárdico
- Distúrbios acidobásicos que não respondem a medidas conservadoras

Quadro 41.3 Tipos de lesão renal agura (LRA) e condutas de tratamento.

Tipo de LRA	Tratamento
Pré-renal por hipovolemia	Administração de cristaloides
Pré-renal – disfunção cardíaca	Inotrópicos, vasodilatadores (para redução da pós-carga), controle das arritmias, pericardiocentese de alívio, trombólise, angioplastia
Pré-renal por perda da regulação do fluxo	Suspensão/troca das medicações
LRA pós-renal	Desobstrução imediata (sonda vesical, cateter duplo J, nefrostomia, *stent* uretral)
LRA renal – NTA/sepse	Suspensão de agentes nefrotóxicos Tratamento imediato de quadros infecciosos Avaliar diálise precoce
LRA renal – glomerulonefrite	Imunossupressores (metilprednisolona, ciclofosfamida, micofenolato, rituximabe) Plasmaférese
LRA renal – NIA	Suspensão imediata do fármaco causador; considerar prednisona se não melhorar em 3 a 7 dias
LRA renal – rabdomiólise	Reposição volêmica precoce: SF 0,9% ou Lactato Ringer 1.500 mℓ/hora, visando a débito urinário de 200 a 300 mℓ/hora. Para pacientes com CPK > 5.000 ou em ascensão. Suspender quando CPK < 5.000. Vigilância com hipervolemia e uso de diurético de alça, se necessário Opcional (em associação com cristaloide): SG 5% 1.000 mℓ + 150 mℓ de NaCO3 8,4% → infundir 200 mℓ/hora. Manter pH urinário > 6,5. Para pacientes com CPK > 5.000 ou em ascensão. Suspender se pH sérico > 7,5; hipocalemia; NaHCO3 > 30 ou CPK < 5.000 Manitol (benefício questionável)

NTA: necrose tubular aguda; NIA: nefrite intersticial alérgica; SF: soro fisiológico; CPK: creatinofosfoquinase..

- Intoxicações exógenas (etilenogiclol, etanol, lítio, atenolol)
- Em casos de azotemia grave (ureia > 200 mg/dℓ ou creatinina > 10 mg/dℓ).

Modalidades de terapia renal substitutiva

Existem três modalidades de TRS: hemodiálise, diálise peritoneal e transplante renal. A primeira pode ser ainda dividida em métodos intermitentes, extendidos e contínuos, a depender do tempo de terapia utilizado por dia: respectivamente, 3 a 6 h, 8 a 18 h e 18 a 24h. Na prática, em pacientes com LRA que tenham indicação de TRS, costuma-se utilizar a hemodiálise, pela maior disponibilidade e rapidez na realização.

- Acessos para hemodiálise:
  - 1ª escolha: veia jugular interna direita
  - 2ª escolha: veias femorais
  - 3ª escolha: veia jugular interna esquerda (fluxo meno)
  - 4ª escolha: veias subciávias (rico de estenose).

BIBLIOGRAFIA

Bandari J, Fuller TW, Turner II RM, D'Agostino LA. Renal biopsy for medical renal disease: indications and contraindications. Can J Urol. 2016;23(1):8121-6.

Bosch X, Poch E, Grau JM. Rhabdomyolysis and acute kidney injury. N Engl J Med. 2009;361(1):62-72.

Chawla LS, Eggers PW, Star RA, Kimmel PL. Acute kidney injury and chronic kidney disease as interconnected syndromes. New England Journal of Medicine. 2014;371(1):58-66.

Goldman L, Schafer AI. Goldman's Cecil Medicine. 25. ed. Philadelphia: Elsevier Saunders; 2016.

Kidney Disease: Improving Global Outcomes (KDIGO) Acute Kidney Injury Work Group. KDIGO Clinical Practice Guideline for Acute Kidney Injury. Kidney Int Suppl. 2012;2:1-138.

Kliger AS, Foley RN, Goldfarb DS, Goldstein SL, Johansen K, Singh A, et al. KDOQI US commentary on the 2012 KDIGO Clinical Practice Guideline for Anemia in CKD. Am J Kidney Dis. 2013;62(5):849-59.

Rosner MH. Prevention of contrast-associated acute kidney injury. N Engl J Med. 2018;378:671-2.

42 Infecção do Trato Urinário

Vanessa Souza Santos Truda •
João Antonio Gonçalves Garreta Prats

INTRODUÇÃO

A infecção do trato urinário (ITU) é a presença de microrganismos patogênicos na urina, englobando as seguintes variedades clínicas: cistite, pielonefrite e bacteriúria assintomática. Os termos cistite e pielonefrite referem-se à topografia da infecção, sendo a bexiga acometida na cistite, e os rins na pielonefrite.

DEFINIÇÕES

Bacteriúria assintomática

A bacteriúria assintomática é o isolamento de uma determinada quantidade de bactéria em uma amostra de urina colhida adequadamente sem que haja sinais e sintomas de ITU. Segundo a Infectious Diseases Society of America (IDSA), para o diagnóstico é necessário isolamento de ≥100.000 UFC/mm^3 de única espécie bacteriana. Na mulher, é necessário o isolamento dessa quantidade em 2 amostras de urina; no homem e em pacientes cateterizados, apenas em 1 amostra.

A presença de piúria na urina 1 nem sempre está relacionada com a bacteriúria assintomática.

ITU complicada *vs.* ITU não complicada

Classicamente, a ITU pode ser classificada como complicada e não complicada. A modalidade não complicada engloba a cistite aguda ou pielonefrite ambulatoriais em mulheres não gestantes, sem anormalidades anatômicas ou instrumentação do trato urinário. A ITU complicada, seja alta ou baixa, está relacionada a condições que aumentam a possibilidade de falha terapêutica, tais como: sexo masculino, gravidez, diabetes descompensado, lesão renal (aguda ou crônica), infecções de origem hospitalar, transplante renal, anormalidades anatômicas no trato urinário, presença de dispositivos (como cateteres e tubos de nefrostomia), entre outras.

ITU recorrente

Por ITU recorrente entende-se duas ou mais infecções ao longo de 6 meses ou três ou mais infecções ao longo de 1 ano. Ao se identificar essa condição, deve-se fazer uma investigação com o objetivo de excluir causas de ITU complicada.

EPIDEMIOLOGIA

A ITU é a infecção bacteriana mais comum em mulheres. Estima-se que cerca de 50 a 80% das mulheres terão pelo menos uma ITU durante a vida.

Do 1º ano de vida até os 50 anos, a incidência de ITU nas mulheres é 2 vezes maior que nos homens. No primeiro ano de vida, a incidência é maior no sexo masculino, dada a maior taxa de anormalidades estruturais do trato urinário. Após os 50 anos, a incidência cresce nos homens devido à hiperplasia prostática benigna, apesar de a incidência continuar sendo maior entre as mulheres.

A prevalência de bacteriúria assintomática é de aproximadamente 5% nas mulheres entre 20 e 40 anos, e de 40 a 50% entre homens e mulheres idosos.

ETIOLOGIA

Os patógenos responsáveis pela ITU mais frequentes são bactérias entéricas Gram-negativas que migraram para o trato urinário.

Os principais agentes etiológicos envolvidos com ITU adquirida na comunidade são a *Escherichia coli*, o *Staphylococcus saprophyticus*, o *Proteus* sp., a *Klebsiella* sp. e o *Enterococcus faecalis*. A *E. coli* está envolvida em cerca de 90 a 95% das infecções.

Nas ITU adquiridas em ambiente hospitalar, os agentes são parecidos com os da comunidade, porém há redução dos casos de *E. coli* e aumento da frequência relativa de outras enterobactérias.

FISIOPATOLOGIA

A principal via de ITU é a ascendente. Geralmente, as bactérias oriundas do reto colonizam a uretra distal, ascendem para a bexiga e se estabelecem, caso haja condições adequadas. Apesar de incomum, a contaminação também pode ocorrer por via hematogênica e linfática.

Algumas condições atuam como fatores de risco para ITU, como: início recente da vida sexual, parceiro sexual novo, uso de espermicidas, mulheres pós-menopausa, diabetes melito, incontinência urinária, episódio de ITU nos últimos 12 meses, cateterização vesical e gravidez.

QUADRO CLÍNICO

Cistite

Os principais sintomas da cistite são disúria, polaciúria, urgência miccional, desconforto suprapúbico e hematúria macroscópica. A febre não é comum nesse caso.

Pielonefrite

Sintomas como febre, lombalgia e punho-percussão dolorosa (sinal de Giordano) estão relacionados com o acometimento de trato urinário alto.

A pielonefrite pode se apresentar com quadro inicial de cistite ou com sintomas inespecíficos de processo infeccioso.

DIAGNÓSTICO

O diagnóstico de cistite não complicada baseia-se na anamnese e no exame físico, não havendo necessidade de exames complementares em mulheres jovens com história típica e sem comorbidades.

Nas outras variedades clínicas, exame de urina 1 e urocultura podem auxiliar no diagnóstico. Sempre deve ser solicitada urocultura nos casos de ITU recorrente, complicada, ou em caso de falha terapêutica.

As boas práticas para uso clínico das uroculturas estão resumidas no Quadro 42.1.

Na sedimentoscopia podem ser encontrados piúria, hematúria e bacteriúria. Outros testes positivos no exame de urina 1 são a presença de nitratos e/ou esterase leucocitária.

A urocultura é considerada positiva quando a contagem é $\geq$100.000 UFC/mm^3.

Exames de imagem são indicados nos casos em que não há melhora do quadro após 48 a 72 h do tratamento empírico, com objetivo de investigar possíveis complicações.

DIAGNÓSTICO DIFERENCIAL

Os principais diagnósticos diferenciais nas mulheres são vulvovaginite e doença inflamatória pélvica, podendo ser diferenciadas pelo exa-

Quadro 42.1 Boas práticas para solicitação de urocultura.

Coletar uroculturas em:
• Pacientes sintomáticos, com suspeita de infecção urinária, exceto cistite (não recorrente) em mulheres jovens sem comorbidades • Pacientes com sepse/sepse grave/choque séptico de foco infeccioso a esclarecer • Idosos com *delirium* de causa a esclarecer, especialmente do sexo feminino e acamados/uso de fraldas • Assintomáticos: gestantes, pacientes que serão submetidos a procedimentos do trato urinário, receptores de transplante renal
Não coletar uroculturas:
• Durante o tratamento de infecção urinária, se não houver suspeita de falha clínica • Para controle de tratamento após término do antimicrobiano • Assintomáticos que não preencham os critérios acima

me físico ginecológico e urinálise. Já nos homens, a uretrite e a prostatite podem ser diferenciadas pelo exame físico, com a visualização de secreção na uretra e a dor ao toque da próstata.

Existem também causas não infecciosas que podem manifestar-se de maneira similar à ITU, como a cistite por radioterapia pélvica e por quimioterapia, câncer de bexiga, dermatite de contato e cistite intersticial.

TRATAMENTO

Cistite em mulheres (Tabela 42.1)

A terapia empírica está recomendada nos casos de história típica em mulheres jovens e sem comorbidades ou ITU recorrente.

A primeira linha de tratamento neste caso é a nitrofurantoína 100 mg 12/12 h durante 5 dias ou sulfametoxazol-trimetoprima 160 a 800 mg durante 3 dias. A indicação do sulfametazol-trimetopima dependerá da resistência da região. Se a resistência for menor que 20%, a medicação poderá ser utilizada como opção terapêutica.

A fosfomicina 3 g dose única também é recomendada, com eficácia pouco inferior em comparação aos dois fármacos de primeira linha.

Os betalactâmicos (amoxicilina-clavulanato, cefadroxila) são considerados 2ª linha de tratamento, em razão da menor eficácia e da necessidade de maior tempo de uso. O tratamento deve ter 7 dias de duração. O uso da amoxicilina e da ampicilina empiricamente não é recomendado devido à baixa eficácia e ao alto índice de resistência.

As fluoroquinolonas (ciprofloxaxino, levofloxacino) também são uma alternativa para o tratamento da cistite e devem ser utilizadas durante 3 dias.

Cistite em homens (Tabela 42.2)

Recomenda-se sulfametoxazol-trimetoprima ou fluoroquinolonas para o tratamento da cistite aguda sem complicações em homens, com

Tabela 42.1 Tratamento de cistite na mulher.

Antibiótico	Dose	Duração	Observações
Nitrofurantoína	100 mg 12/12 h	5 dias	1ª linha junto com sulfametazol-trimetoprima
Sulfametoxazol-trimetoprima	160 a 800 mg 12/12 h	3 dias	Usar se a taxa de resistência ≤ 20%
Fosfomicina	3 g	Dose única	Menor eficácia
Amoxicilina – clavulanato	500 a 125 mg 12/12 h	3 a 7 dias	2ª linha
Ciprofloxacino	500 mg 12/12 h	3 dias	2ª linha
Levofloxacino	750 mg 1 vez/dia	3 dias	2ª linha

duração de 7 dias. O uso de nitrofurantoína e betalactâmicos não é recomendado, já que essas medicações não alcançam concentrações teciduais para tratar uma possível prostatite oculta.

Toda ITU em homens deve ser considerada complicada, devendo ser solicitada a urocultura, e gerar uma investigação anatômica e/ou funcional do trato urinário em busca de anormalidades.

Pielonefrite (Tabela 42.3)

O tratamento indicado para pielonefrite não complicada é:

- Ciprofloxacino 500 mg 12/12 h por 7 dias ou 1.000 mg 1 vez/dia durante 7 dias
- Levofloxacino 750 mg 1 vez/dia durante 5 dias
- Antimicrobiano parenteral de longa duração poderá ser administrado antes das opções de via oral (VO), como: ceftriaxona 2 g/24 h; ou aminoglicosídio (gentamicina 3 a 5 mg/kg até 240 mg).

Pacientes com cistite aguda ou pielonefrite que apresentam sintomas persistentes após 48 a 72 h de terapia antimicrobiana apropriada ou sintomas recorrentes dentro de algumas semanas após o tratamento devem ser avaliados quanto à possibilidade de complicações. A urocultura deve ser repetida e o tratamento empírico com outro antibiótico deve ser iniciado.

Bacteriúria assintomática

A bacteriúria assintomática deve ser tratada apenas nos seguintes casos: gestantes, pré-operatório de transplante renal (doador ou receptor), pacientes em quimioterapia com neutropenia, pré-operatório de cirurgias urológicas e pré-operatório de cirurgias para colocação de próteses (controverso).

Tabela 42.2 Tratamento de cistite no homem.

Antibiótico	Dose	Duração
Sulfametoxazol-trimetoprima	160 a 800 mg 12/12 h	7 dias
Ciprofloxacino	500 mg 12/12 h	
Levofloxacino	750 mg 1 vez/dia	

Tabela 42.3 Tratamento de pielonefrite na mulher.

Antibiótico	Dose	Duração
Ciprofloxacino	500 mg 12/12 h	7 dias
Levofloxacino	750 mg 1 vez/dia	5 dias
Sulfametoxazol-trimetoprima	160 a 800 mg 12/12 h	7 a 10 dias
Amoxicilina – clavulanato	500 a 125 mg 8/8 h	7 a 10 dias

ITU em gestantes (Tabela 42.4)

Os antibióticos de escolha para tratamento empírico de ITU em gestantes são nitrofurantoína e amoxicilina.

A pielonefrite na gestação deve ser tratada em ambiente hospitalar com antibioticoterapia parenteral até a resolução completa dos sintomas, devido ao risco de complicações. Os betalactâmicos são os fármacos de escolha nesse caso.

Tabela 42.4 Tratamento de ITU na gestante.

Antibiótico	Dose	Duração	Observações
Cistite e bacteriúria assintomática			
Nitrofurantoína	100 mg 12/12 h	5 dias	-
Amoxicilina	500 mg 12/12 h	3 a 7 dias	-
Cefalexina	500 mg 8/8 h	3 a 7 dias	Elevada taxa de resistência
Fosfomicina	3 g	Dose única	-
Pielonefrite			
Cefalotina	1 g 6/6 h	-	A duração do tratamento é de 10 a 14 dias. A medicação parenteral pode ser substituída pela oral após 48 h afebril
Ceftriaxona	1 g IV ou IM 12/12 h	-	
Ampicilina + gentamicina	2 g IV 6/6 h + 3 a 5 mg/kg/dia IV cada 24 h	-	
Cefepima	1 g 12/12 h	-	

IV: intravenoso; IM: intramuscular.

BIBLIOGRAFIA

Gupta K, Hooton TM, Naber KG, Wullt B, Colgan R, Miller LG, et al. International Clinical Practice Guidelines for the Treatment of Acute Uncomplicated Cystitis and Pyelonephritis in Women: A 2010 Update by the Infectious Diseases Society of America and the European Society for Microbiology and Infectious Diseases. Clinical Infectious Diseases. 2010:52(5):e103-e120.

Hooton TM, Bradley SF, Cardenas DD, Colgan R, Geerlings SE, Rice JE, et al. Diagnosis, Prevention, and Treatment of Catheter Associated Urinary Tract Infection in Adults: 2009 International Clinical Practice Guidelines from the Infectious Diseases Society of America. Clinical Infectious Diseases. 2010:50:625-63.

Hooton TM, Gupta K. Acute uncomplicated cytitis and pyelonephritis in women. 2017. [Acesso em 23 maio 2018] Disponível em: https://www.uptodate.com/contents/acute-simple-cystitis-in-women.

Hooton TM. Acute uncomplicated cytitis and pyelonephritis in men. 2017. [Acesso em 23 maio 2018] Disponível em: https://www.uptodate.com/contents/acute-simple-cystitis-in-men.

Kasper DL, Hauser SL, Jameson JL, Fauci AS, Longo DL, Loscalzo J, editors. Harrison's principles of internal medicine. 19. ed. New York: McGraw-Hill Education; 2015.

Stern SDC, Cifu AS, Altkorn D, editors. Symptom to diagnosis: an evidence-based guide. 3. ed. New York: McGraw-Hill Education; 2015.

Veronesi R, Focaccia R. Tratado de infectologia. 5. ed. São Paulo: Atheneu; 2015.

43 Nefrolitíase no Pronto-Socorro

Ricardo Guerra Almeida •
Paulo André Pamplona Marques dos Santos

INTRODUCÃO

A prevalência de nefrolitíase varia com sexo, raça e localização geográfica. A chance de acometimento em algum período da vida varia em torno de 12% em homens e 5% em mulheres, com uma taxa de recorrência considerável. Se não tratado, até 50% das nefrolitíases retornarão nos 5 anos subsequentes ao primeiro episódio.

O pico de incidência ocorre por volta de 40 a 60 anos, com estimativa de 3 casos a cada mil pessoas ao ano. A história natural da nefrolitíase e sua alta taxa de recorrência exigem abordagem diagnóstica adequada e tratamento precoce.

ETIOLOGIA E FATOR DE RISCO

Em média, 80% dos cálculos contêm cálcio, sendo que 60% deles são de oxalato de cálcio; 20% são de fosfato de cálcio; 7% de acido úrico; e 7% de fosfato de magnésio amoniano (estruvita), estes mais associados à infecção do trato urinário (ITU).

A formação da nefrolitíase depende da saturação de minerais solúveis, que passam a se agregar e se depositar (principalmente no túbulo coletor), formando cristais. Estes passam a se agrupar e originam o cálculo renal.

Obesidade e história familiar aumentam o risco de formação de cálculo renal, além de desidratação e dieta inadequada (especialmente, baixa ingesta hídrica, baixa ingesta de cálcio, alta ingesta de oxalato, proteína, sódio e vitamina C). Distorções anatômicas, como rim em ferradura, ou pH urinário baixo (encontrado nas acidoses tubulares renais) também estão relacionadas com a nefrolitíase.

Outras doenças associadas: hiperparatireoidismo primário, doenças reumatológicas, diabetes melito, gota e doença inflamatória intestinal.

QUADRO CLÍNICO

A cólica nefrética tipicamente se apresenta como dor em flancos que pode ser difusa ou localizada, associada a náuseas e/ou vômitos. A dor pode vir em surtos de 15 a 45 min, em geral começando pelos flancos ou região lombar e irradiando até a região da virilha, sendo que a localização ou a migração do cálculo pode modular a manifestação clínica.

O pico da dor ocorre na passagem entre o sistema pielocalicial e os ureteres, com provável alívio ao atingir a bexiga. A presença de hematúria, disúria e polaciúria está associada ao alojamento da pedra na junção ureterovesical. Quando o cálculo é crônico, aumenta-se o risco de obstrução e, portanto, de infecção concomitante.

O Quadro 43.1 mostra a frequência dos sintomas na nefrolitíase.

DIAGNÓSTICO

O padrão-ouro para diagnóstico de nefrolitíase é a tomografia computadorizada (TC) helicoidal sem contraste, com sensibilidade de 96% e especificidade de 100%. A radiografia de abdome é útil em cálculos formados por cálcio, o que ocorre em 75 a 90% dos casos.

A ultrassonografia (USG) auxilia na avaliação de complicações obstrutivas, elucidando dilatações pielocaliciais ou ureterais, além de ter custo menor em comparação à TC, sendo muitas vezes utilizada na abordagem inicial. No entanto, a USG tem sensibilidade inferior à TC. A ressonância magnética (RM) se faz útil na abordagem de grávidas com contraindicação à realização de TC.

DIAGNÓSTICO DIFERENCIAL

O diagnóstico diferencial de nefrolitíase leva em consideração outras causas de dor abdominal. As mais comuns que devem sempre ser lembradas no pronto-socorro são:

- ITU
- Constipação intestinal
- Gastrenterite

Quadro 43.1 Frequência de achados clínicos na nefrolitíase.

Sintomas	Frequência
Dor em cólica	90 a 100%
Náuseas	50 a 60%
Vômitos	45 a 60%
Hematúria	90% (em 50% dos casos, macroscópica)
Disúria	10%
Dor abdominal	40 a 50%
Febre	5 a 10%
Sinal de Giordano	30 a 50%

- Torção de ovário
- Intussuscepção intestinal
- Apendicite
- Endometriose
- Colecistite.

TRATAMENTO

A abordagem inicial no pronto-socorro basicamente envolve o controle sintomático, em especial dor e náuseas e/ou vômito, além de exame de imagem em busca de complicações. O estudo do tipo de cálculo e medidas de profilaxia para formação do tipo específico costumam ser feitos ambulatorialmente. Em geral, o controle da dor se dá com o uso de anti-inflamatório não estereoide (AINE), sendo em algumas situações necessário escalonar analgesia para opioide, como a morfina.

Os AINE têm sua importância na nefrolitíase por ocasionarem vasoconstrição na arteríola aferente, diminuindo diurese, edema e estimulação ureteral. Os opioides, apesar de maior poder analgésico, podem potencializar náuseas e vômitos, o que pode ser uma desvantagem.

O uso rotineiro de antiespasmódicos, como a escopolamina, não é mais indicado. Para os sintomas de náuseas e vômitos, o uso de antiemético está prontamente indicado.

Após o controle dos sintomas, o manejo do cálculo dependerá basicamente do seu tamanho. Evidências mostram que cálculos < 5 mm podem ser conduzidos de forma conservadora ambulatorialmente, sendo esperada a eliminação espontânea em até 4 semanas. Entre 5 e 10 mm indica-se a terapia médica expulsiva, habitualmente com uso de alfa-1-bloqueador (tansulosina 0,4 mg/dia), devido a sua propriedade de relaxamento da musculatura lisa do ureter. Acima de 10 mm, aumenta a necessidade de intervenção urológica por ureteroscopia ou litotripsia extracorpórea por ondas de choque, sendo a conduta expectante pouco resolutiva.

Os casos de nefrolitíase complicada podem necessitar de desobstrução de emergência (caso haja obstrução urinária ou infecção com piora da função renal), o que requer internação hospitalar. As indicações de internação de pacientes com nefrolitíase e com necessidade de convocar o urologista incluem:

- Portador de rim único ou transplante renal
- Evidência de infecção (sepse de foco renal)
- Dor, náuseas ou vômitos refratários ao tratamento inicial
- Impossibilidade de tratamento via oral (VO)
- Cálculo maior que 10 mm com necessidade de intervenção urológica.

BIBLIOGRAFIA

Curhan GC, Aronson MD, Preminger GM. Diagnosis and acute management of suspected nephrolithiasis in adults. 2017. [Acesso em 23 maio 2018] Disponível em: https://www.uptodate.com/contents/diagnosis-and-acute-management-of-suspected-nephrolithiasis-in-adults.

Kasper DL, Hauser SL, Jameson JL, Fauci AS, Longo DL, Loscalzo J, editors. Harrison's principles of internal medicine. 19. ed. New York: McGraw-Hill Education; 2015.

Leveridge M, D'Arcy FT, O'Kane D, Ischia JJ, Webb DR, Bolton DM, et al. Renal colic current protocols for emergency presentations. Eur J Emerg Med. 2016;23(1):2-7.

Martins HS. Brandão Neto RA, Velasco IT. Medicina de emergências: abordagem prática. 12. ed. Barueri: Manole; 2017.

Schissel B, Johnson BK. Renal stones: evolving epidemiology and management. Pediatr Emerg Care. 2011;27(7):676-81.

44 Infecção em Diálise

Helmer Araújo Melo • Patricia Ferreira Abreu

INFECÇÃO EM CATETER DE HEMODIÁLISE

Para tratar infecções relacionadas ao cateter de diálise deve-se levar em conta o tipo de cateter em uso pelo paciente (se de longa ou curta permanência), topografia da infecção, presença de sinais sistêmicos (febre, calafrios e instabilidade hemodinâmica), complicações (endocardite, tromboflebite séptica ou êmbolos infecciosos metastáticos) e o agente causador da infecção.

Diagnóstico

Achados clínicos são pouco confiáveis para o diagnóstico, mas a presença de febre, calafrios e/ou hipotensão em paciente com acesso central de longa ou curta permanência deve levantar suspeita de infecção relacionada ao cateter, caso não haja outro foco provável. Outros achados devem ser pesquisados: presença de sinais flogísticos no orifício de inserção do cateter, drenagem de secreção purulenta e, no caso de cateter tunelizado, hiperemia no trajeto.

O crescimento em cultura de germes como *Staphylococcus aureus, Staphylococcus* coagulase negativa e *Candida* sp. é altamente associado à infecção de cateter.

O diagnóstico de infecção de corrente sanguínea relacionada a cateter é feito a partir da presença de um dos seguintes critérios:

- Presença de duas hemoculturas positivas, sendo uma coletada de sangue periférico e outra do cateter, demonstrando crescimento do mesmo patógeno com tempo de positividade de hemocultura de cateter pelo menos 2 h mais rápido em relação à hemocultura de sangue periférico
- Hemocultura positiva de sangue de cateter pelo método semiquantitativo com crescimento de 15 UFC, ou 10^2 UFC pelo método quantitativo para o mesmo patógeno que positivou hemocultura periférica
- Cultura de ponta de cateter com crescimento do mesmo patógeno em hemocultura de sangue periférico
- Sinais de infecção sistêmica com duas hemoculturas periféricas positivas para o mesmo patógeno coletadas em períodos diferentes.

Observação. Paciente em terapia renal substitutiva (TRS) muitas vezes apresenta dificuldade na coleta de sangue periférico, podendo a amostra coletada no circuito de hemodiálise ser considerada equivalente à amostra de sangue periférico. Nesses casos, sugere-se coleta de duas amostras com intervalo de 10 a 15 min.

Etiologia

A maioria é causada por germes Gram-positivos, sendo o *Staphylococcus* coagulase negativa e *S. aureus* responsáveis por cerca de 40 a 80% dos casos. Demais patógenos envolvidos são enterococos, bactérias Gram-negativas e, em uma menor parcela dos pacientes, fungos (especialmente do gênero *Candida* sp.).

Entre as complicações da infecção de corrente sanguínea relacionada a cateter é possível destacar tromboflebite séptica, endocardite, osteomielite e abscesso epidural.

Tratamento

Infecção de cateter de diálise de curta permanência

Infecções apenas nos orifícios do cateter, sem febre ou instabilidade hemodinâmica, requerem apenas a remoção do cateter e inserção de outro em sítio diferente. Não há necessidade de coleta de hemocultura nesses casos. Pode ser feito tratamento com antibiótico oral com cefalexina ou ciprofloxacino por 7 a 14 dias.

Infecções relacionadas a cateter de curta permanência que apresentarem febre ou sinais de instabilidade hemodinâmica devem ter os dispositivos retirados, com ponta enviada para hemocultura e amostra pareada de sangue periférico colhida. Antibiótico empírico deve ser iniciado para cobertura de Gram-positivos e Gram-negativos conforme orientações semelhantes aos quadros relacionados a cateteres de longa permanência. Em casos de febre, sem instabilidade hemodinâmica, pode-se realizar diálise com retirada do cateter após o término da sessão com reinserção de um novo cateter em 48 h, momento em que, com os resultados das hemoculturas, a terapia empírica inicial deve ser ajustada.

Infecção restrita do orifício de inserção do cateter

Pode ser mantido o cateter e realizado tratamento com ciprofloxacino 250 a 500 mg 12/12 h por até 2 semanas apenas se ausência de sinais de infecção sistêmica, paciente estável hemodinamicamente e ausência de culturas positivas. Na falha terapêutica, tratar como infecção não restrita à pele. Pode ser considerada a erradicação de *S. aureus* com mupirocina tópica 12/12 h em região nasal por 5 dias, se evidência de colonização em região nasal.

Infecção de corrente sanguínea relacionada a cateter de longa permanência

Tratamento empírico deve ser feito inicialmente com cobertura para:

- Gram-positivos: o antibiótico de escolha é vancomicina, mas, caso a prevalência de *S. aureus* resistente à oxacilina no serviço de origem for baixa, esta pode ser usada, assim como a cefazolina. Tal esquema não está incorreto, mas vem sendo cada vez menos adotado, pelo risco da não cobertura inicial adequada. Assim que cultura e antibiograma estiverem disponíveis, ajustar antibióticos de acordo com o resultado, o que inclui utilização de oxacilina em pacientes com *S. aureus* oxacilina sensíveis

- Bacilos Gram-negativos: de preferência, guiada pelo perfil de sensibilidade local. Cobertura inicialmente com aminoglicosídio ou cefalosporina de 3ª geração como ceftazidima ou carbapenêmico ou penicilinas antipseudomonas, como a piperacilina com tazobactam
- Cobertura para fungos: não é indicada de rotina para todos os pacientes no esquema empírico, mas pode ser associada logo de início, caso alto risco de infecção de cateter por fungo, como na presença de pacientes imunodeprimidos graves, com colonização prévia por *Candida* sp., em uso de antibióticos de amplo espectro. Terapia inicial normalmente com uma equinoquandina, sendo a opção por fluconazol no esquema inicial possível apenas em locais onde há baixa prevalência de infecção por *Candida krusei* e *Candida glabrata* e paciente estável hemodinamicamente.

Indicações de retirada do cateter

- Cateteres de curta permanência: retirados se presença de bacteriemia, secreção ou hiperemia local
- Sinais de tunelite como hiperemia no trajeto do cateter com sinais flogísticos e drenagem purulenta pelo local de saída associada a febre
- Sinais de instabilidade hemodinâmica relacionados a sepse com foco suspeito sendo o cateter
- Evidência de trombose séptica, osteomielite, endocardite ou sinais de infecção metastática
- Febre ou bacteriemia com duração de mais de 72 h após início de terapia antibiótica
- Infecção relacionada a *S. aureus*, *Pseudomonas aeruginosa* e *Candida* sp.

Observação. Após retirada do cateter, inserir outro de curta permanência para prosseguimento das sessões de hemodiálise e um novo de longa permanência apenas após novas hemoculturas negativas.

Decisão quanto à manutenção do cateter

Apenas em situações extremas pode-se tentar manutenção do cateter, como em caso de infeção por *S. aureus*, *Candida* sp. e *P. aeruginosa*. A *lock therapy** é contraindicada, bem como a troca por meio de fio-guia. Idealmente, deve-se trocar o sítio do cateter.

---

* Modalidade de tratamento em que é instilado no lúmen do cateter, após cada sessão de hemodiálise, antibiótico em alta concentração visando a eliminar o biofilme bacteriano no cateter permitindo sua manutenção. Geralmente associada à terapia antibiótica intravenosa concomitante.

Em caso de infecção por outros patógenos, pode ser realizada a manutenção do cateter, seguida por sua substituição por fio-guia após 3 dias de antibiótico com boa resposta clínica ou a realização de *lock therapy* por 10 a 14 dias no caso de desejo de manutenção do mesmo cateter.

Acompanhamento e duração do tratamento (Quadro 44.1)

Hemoculturas de controle podem ser solicitadas após 72 h do início do tratamento, embora não sejam imprescindíveis para a realização da troca de cateter por fio-guia caso o paciente esteja estável. Devem ser solicitadas hemoculturas 1 semana após o fim do esquema antibiótico, para descartar recorrência da infecção.

INFECÇÕES RELACIONADAS A DIÁLISE PERITONEAL

Causas e agentes etiológicos

Infecções em pacientes sob esquema de diálise peritoneal podem ocorrer por diversos modos e agentes etiológicos, como:

- Via intraluminal através na transferência do dialisado
- Periluminal através do cateter
- Fonte intestinal pela translocação bacteriana especialmente após cirurgias abdominais
- Hérnia encarcerada, hematogênica e transvaginal (no caso de mulheres).

As bactérias mais comumente associadas são principalmente Gram-positivas e Gram-negativas.

Os principais agentes etiológicos de peritonite em diálise peritoneal são, principalmente, Gram-positivos (40 a 50%) – especialmente *S. aureus* e *S.* coagulase negativa –, Gram-negativos (20 a 30%) – com des-

Quadro 44.1 Duração de tratamento de acordo com etiologia e complicação.

Etiologia	Duração do tratamento
Infecção por *S. aureus* não complicada	3 a 4 semanas
Infecção por *Candida* sp.	2 semanas após última hemocultura negativa
Infecção por outros germes sem complicações	10 a 14 dias
Presença de infecção metastática, tromboflebite séptica e/ou endocardite	4 a 6 semanas
Infecção com osteomielite	6 a 8 semanas

taque para *Pseudomonas* sp. –, fungos (2 a 4%) e, menos frequentemente, micobactéria (1%). Em aproximadamente 10% dos casos há crescimento de flora polimicrobiana, e em cerca de 15% não há isolamento de germes.

O quadro clínico nem sempre é evidente, sendo dor abdominal o sintoma mais presente e muitas vezes de leve intensidade (95%), seguida, em ordem de frequência, por náuseas e vômitos (30%), sensação febril com calafrios (30%) e constipação intestinal ou diarreia (15%). Entre os sinais, os mais específicos e presentes são: líquido peritoneal turvo, rigidez abdominal, aumento de temperatura e leucocitose.

Para que o diagnóstico seja firmado é necessário presença de dois dos seguintes critérios:

- Sinais e sintomas conforme já descritos
  - Fatores confundidores: pacientes mais idosos podem abrir o quadro apenas com diminuição da função renal residual e/ou hipotensão postural. Descartar insuficiência adrenal como causa de dor
- Líquido peritoneal turvo ou alteração na celularidade apresentando pelo menos 100 células/mm^3; se predomínio de mais de 35% de neutrófilos, deve-se suspeitar de peritonite; se mais de 50%, altamente sugestivo de peritonite
  - Fatores confundidores: uso de bloqueadores de canal de cálcio, aumento de intervalo de trocas, apendicite, ovulação e até mesmo exame vaginal podem levar à turvação de líquido e à eventual elevação de neutrófilos sem que haja peritonite
- Isolamento de bactéria no dialisado peritoneal
  - Fatores confundidores: o processamento no laboratório deve ser rápido, caso contrário aumentam as chances de crescimento de bactérias não relacionadas ao quadro. Amostras devem ser colhidas com aproximadamente 50 mℓ de líquido para obtenção de resultados mais fidedignos
- Outros exames: não há necessidade de coleta de hemocultura, a não ser que o paciente esteja com sinais sistêmicos de sepse.

Tratamento

Princípios

- Caso haja quebra na técnica correta de higiene durante troca das bolsas, deve-se retirar todo o dialisado e colocar uma nova solução contendo antibiótico com ação contra *Staphylococcus*. Além disso, apesar da fraca evidência, pode ser considerado um curso de 1 a 2 dias de antibiótico oral como ciprofloxacino ou cefalexina
- A via preferida para tratamento de peritonite associada a diálise é a peritoneal, exceto se paciente com sinais de infecção sistêmica ou quando a associação de antibióticos ao tratamento não puder ser

feita na mesma solução. Nesses casos, deve ser administrada de forma intravenosa (IV). Por exemplo: aminoglicosídios não podem estar na mesma solução que penicilinas

- Os antibióticos devem ser administrados junto ao dialisado, utilizando pequenos volumes diariamente a cada troca durante o tratamento da peritonite, a fim de manter concentração constante do antibiótico
- Há a possibilidade de *Staphylococcus* coagulase negativa, que podem apresentar resistência *in vitro* no antibiograma para cefalosporinas de primeira geração, serem sensíveis a concentrações mais elevadas atingidas com os usos do mesmo intraperitoneal
- Após o resultado da cultura (90% positivas, se corretamente coletadas), o esquema antibiótico deve ser direcionado ao patógeno em crescimento
- Peritonite aumenta a permeabilidade do peritônio, tendendo a diminuir eficiência da diálise. Frequentemente o ajuste dos níveis de glicose deve ser realizado
- Devem-se adicionar 500 a 1.000 unidades de heparina/ℓ devido à tendência de formação de coágulos e risco de obstrução durante os episódios de peritonite
- Pacientes em diálise peritoneal automatizada devem usar doses maiores de antibiótico devido ao *clearance* aumentado pela máquina
- Fornecer sempre uma dose de ataque antes da dose de manutenção em cada troca de bolsa de dialisado ou bolsa noturna, a depender se a diálise é automatizada ou não
- Crescimento na cultura de germes Gram-negativos deve levantar suspeita de patologia intra-abdominal.

Cobertura antibiótica

O tratamento empírico inicial deve ser com cobertura para Gram-positivos e Gram-negativos, de preferência adaptado ao perfil microbiológico local, podendo-se usar a via intraperitoneal (IP) ou IV, conforme Quadro 44.2.

- Gram-positivo: cefalosporina de 1ª geração IP ou vancomicina IP. Como alternativa, tem-se a clindamicina
- Gram-negativo: cefalosporina de 3ª geração ou aminoglicosídio.

Remoção do cateter

Os cateteres devem ser removidos nas seguintes situações: peritonite refratária ou recorrente, quando o agente etiológico for *Candida* sp.; casos que não responderam nos primeiros 3 dias de antibioticoterapia; na maioria dos casos de peritonite por *Pseudomonas* sp.; peritonite com infecção visível do cateter. Novo cateter deve ser inserido, de preferência após pelo menos 28 dias da retirada do anterior. Caso opte-se por colocação de cateter imediatamente após retirada, inserir em sítio distante ao antigo.

Quadro 44.2 Ajustes na terapêutica após resultado de cultura. Deve sempre ser adequado ao perfil de sensibilidade no antibiograma.

Resultado cultura	Ajuste sugerido
S. aureus	Manter monoterapia usada e suspensão da cobertura para Gram-negativos ▪ Duração de tratamento por 21 dias
S epidermidis ou *Streptococcus* sp.	Manter monoterapia usada e suspensão da cobertura para Gram-negativos ▪ Duração de tratamento por 14 dias
Enterococcus sp.	Ampicilina ou vancomicina acrescido de um aminoglicosídio. Linezolida é opção no casos de resistência a vancomicina ▪ Duração de tratamento por 14 dias
Pseudomonas sp.	Dois antibióticos necessários. Associação de aminoglicosídios e cefalosporina de 3ª geração IP ou piperacilina tazobactam IV ou carbapenêmico ou sulfametoxazol com trimetropim ▪ Duração de tratamento por 14 dias após retirada do cateter ou 21 dias se cateter mantido
Flora polimicrobiana	Investigar outras causas de peritonite podendo se tratar de peritonite secundária. Pode ser associado a metronidazol IV ▪ Duração de tratamento por 14 dias
Peritonite com cultura negativa	Manter esquema inicial empírico e se melhora clínica pode ser feita a suspensão da cobertura Gram-negativa no 3º dia de tratamento. Caso piora deve-se procurar por germes atípicos como micobactérias ▪ Duração de tratamento por 14 dias
Fungos	Não se faz necessária cobertura empírica inicial para a maioria dos pacientes. Indivíduos em risco aumentado para peritonite por fungos, especialmente *Candida*, são os desnutridos, diabéticos, imunossuprimidos e que fizeram uso de antibióticos recentemente ▪ O tratamento deve ser feito com retirada do cateter e antifúngicos por 14 dias após sua retirada

IP: intraperitoneal; IV: intravenoso.

Peritonite secundária. Pode simular um quadro de peritonite associada a diálise peritoneal e deve ser suspeitada sempre que flora polimicrobiana em crescimento ou má resposta clínica ao tratamento. Apresenta alto índice de mortalidade se não reconhecida rapidamente, uma vez que frequentemente envolve abordagem cirúrgica no seu tratamento que, se postergada, confere pior prognóstico. Por exemplo: pancreatite, diverticulite, apendicite e úlcera péptica perfurada.

Peritonite refratária. Peritonite que não resolve após 5 dias de antibióticos. No caso de pacientes sem resposta clínica já com 48 h de evolução, deve-se coletar novo estudo de celularidade, cultura do dialisado, revisão do esquema antibiótico escolhido e retirada do cateter.

Peritonite recorrente. Peritonite pelo mesmo organismo após 4 semanas da suspensão da antibioticoterapia, sendo recomendada retirada do cateter.

Infecção do sítio de saída

- Hiperemia apenas: tratamento tópico com peróxido de hidrogênio, gentamicina oftalmológica ou mupirocina 2% por 1 a 2 semanas
- Hiperemia com drenagem purulenta: recomenda-se avaliação com imagem, visando a identificar acometimento do túnel do cateter e descartar presença de abscesso que, se presente, requer retirada do cateter. Deve ser colhida cultura da secreção drenada e realizada coloração por Gram. Se o cateter for retirado, um novo cateter pode ser prontamente inserido em sítio diferente na ausência de peritonite.

O tratamento inicial deve ser feito a partir da análise da coloração pelo Gram, sendo com cefalosporinas de 1ª geração se germes Gram-positivos, ciprofloxacino se germes Gram-negativos, e ambos os antibióticos se Gram inconclusivo ou não disponível. Nova avaliação recomendada com 1 semana.

Se houver melhora do quadro, seguir terapêutica por 2 semanas ou até resolução da lesão. Caso haja piora, adicionar rifampicina ao esquema nos casos de ausência de *Pseudomonas* na cultura. Caso infecção por *Pseudomonas*, adicionar aminoglicosídio, ou ceftazidima, ou carbapenêmico, ou piperacilina e tazobactam ao esquema. Reavaliar em 1 semana e, em caso de melhora do quadro, prosseguir até resolução. Na ocorrência de piora, considerar retirada do cateter.

Infecções prévias por outros germes devem ser pesquisadas, pois afetam a decisão sobre a terapia inicial. Pode haver necessidade, por exemplo, de vancomicina via peritoneal, caso história de infecção por *S. aureus* resistente à oxacilina.

INFECÇÃO DE FÍSTULA ARTERIOVENOSA

A infecção de fístula arteriovenosa é um evento raro, mas que necessita de rápida intervenção. Germes Gram-positivos de pele são os principais agentes etiológicos, embora germes Gram-negativos também possam ser encontrados. O diagnóstico se dá pela visualização de sinais flogísticos locais, sendo a coleta de hemocultura somente necessária para casos com febre. Pode-se coletar cultura da secreção, quando presente. Antibioticoterapia inicial pode ser feita com cefalexina ou vancomicina por 7 a 14 dias, a depender do perfil local. Casos graves devem ter cobertura para Gram-negativos com ciprofloxacino, não utilização do acesso para diálise e avaliação de necessidade de ligadura da fístula.

BIBLIOGRAFIA

Allon M, Sexton DJ. Tunneled, cuffed hemodialysis catheter-related bacteremia. 2016. [Acesso em 24 maio 2018] Disponível em: https://www.uptodate.com/contents/tunneled-cuffed-hemodialysis-catheter-related-bacteremia.

Nassar GM Ayus AM. Infectious complications of the hemodialysis access. Kidney Int. 2001;60(1):1-13.

Salman L, Asif A, Allon M. Venous catheter infections and other complications. In: Daugirdas JT, Blake PG, Ing TS, editors. Handbook of dialysis. 5. ed. Philadelphia: Lippincott Williams & Wilkins; 2015. p. 155-72.

Szeto CC, Li PHT, Leehey DJ. Peritonitis and exit-site infection. In: Daugirdas JT, Blake PG, Ing TS, editors. Handbook of dialysis. 5. ed. Philadelphia: Lippincott Williams & Wilkins; 2015. p. 490-513.

Tanriover B, Carlton D, Saddekni S, Hamrick K, Oser R, Westfall AO, et al. Bacteremia associated with tunneled dialysis catheters: comparison of two treatment strategies. Kidney Int. 2000;57(5): 2151-5.

45 Distúrbios do Potássio

Renan Rodrigues Neves Ribeiro do Nascimento • Paulo Ricardo Gessolo Lins

INTRODUÇÃO

Potássio (K) é o principal cátion intracelular do organismo e está envolvido na regulação de uma variada quantidade de funções biológicas, como síntese de proteínas e de ácido nucleico, manutenção do potencial de membrana em repouso das células, regulação do volume celular e do pH e ativação de enzimas. A concentração de potássio intracelular é de aproximadamente 140 mEq/ℓ, em comparação com 4 a 5 mEq/ℓ no meio extracelular. A diferença dessa distribuição nos fluidos é explicada pela bomba Na-K-ATPase na membrana celular, que promove o deslocamento de sódio para o fluido extracelular e o influxo de potássio para as células em uma proporção de 3:2. Tanto a hipopotassemia como a hiperpotassemia estão associadas com um aumento do risco de mortalidade e necessitam de reconhecimento e abordagem precoce para prevenção de eventos potencialmente fatais.

HIPOPOTASSEMIA

A hipopotassemia é um distúrbio frequente na prática médica e é definida quando a concentração sérica de K < 3,5 mEq/ℓ. O potássio entra no organismo por ingestão oral ou infusão intravenosa (IV) e será estocado amplamente dentro das células para que seja excretado pela urina, pelas fezes e pelo suor. Portanto, a diminuição da oferta, o aumento da translocação celular ou, mais comumente, o aumento da perda pelo néfron distal, trato gastrintestinal e pele podem causar hipopotassemia. Pequenas reduções nas concentrações séricas desse íon podem resultar em profundas alterações de excitabilidade neuromuscular e miocárdica.

Etiologia

- Baixa ingestão
- Entrada de potássio nas células
  - Administração de insulina
  - Catecolaminas (epinefrina, dopamina, aminofilina e isoproterenol)
  - Beta-2-agonistas
  - Paralisia periódica hipopotassêmica

- Início da terapêutica para anemia megaloblástica (alto *turnover* após administração de folato ou vitamina B_{12})
- Hipotermia leve (em fases precoces enquanto ainda não há necrose celular)
- Alcalemia
- Intoxicações (cloroquina, *bário e césio*)
- Perda renal aumentada
  - Diuréticos
  - Hiperaldosteronismo hiper-reninêmico (estenose da artéria renal)
  - Hiperaldosteronismo hiporreninêmico (síndrome de Conn)
  - Pseudo-hiperaldosteronismo (síndrome de Liddle)
  - Perda de secreção gástrica
  - Ânions não reabsorvíveis
  - Acidose tubular renal tipos 1 e 2
  - Hipomagnesemia
  - Medicamentos (anfotericina B, aminoglicosídios, lítio, cisplatina, tenofovir)
  - Nefropatia perdedora de sal
  - Síndrome de Bartter e síndrome de Gitelman
  - Poliúria
- Perda gastrintestinal aumentada
  - Vômitos
  - Diarreia
  - Ostomia
  - Síndrome de Verner-Morrison (vipoma)
  - Adenoma viloso
- Perda de potássio pelo suor
  - Fibrose cística
  - Exercício vigoroso
- Outros
  - Diálise
  - Plasmaférese
  - Pseudo-hipopotassemia (captação de potássio por células leucêmicas no tubo de ensaio).

Quadro clínico

Sintomas da hipopotassemia, em geral, começam quando a concentração de K < 2,5 mEq/ℓ, desde fraqueza generalizada, íleo paralítico, cãibras musculares, hiporreflexia e rabdomiólise até extrassístoles ou taquiarritmias (fibrilação atrial, *torsade de pointes*, taquicardia ventricular e fibrilação ventricular).

Alterações eletrocardiográficas

- Ondas U
- Achatamento da onda T
- Depressão do segmento ST
- Arritmias

- Atividade elétrica sem pulso (AESP)
- Assistolia.

Diagnóstico

As Figuras 45.1 e 45.2 apresentam as etapas para diagnosticar o distúrbio de potássio e avaliar as perdas renais do cátion.

Tratamento

Pacientes com hipopotassemia grave (K < 3 mEq/ℓ) deverão repor potássio IV em uma concentração máxima de reposição de 10 a 20 mEq/h. Uma velocidade de infusão acima de 20 mEq/h pode ocasionar flebite e dor na grande maioria dos casos. A concentração sugerida em uma veia periférica é de até 40 mEq/ℓ, enquanto em uma veia central é de até 60 mEq/ℓ. No entanto, a prioridade sempre será a via oral (VO), pois é mais segura, principalmente em hipopotassemia leve (K: 3 a

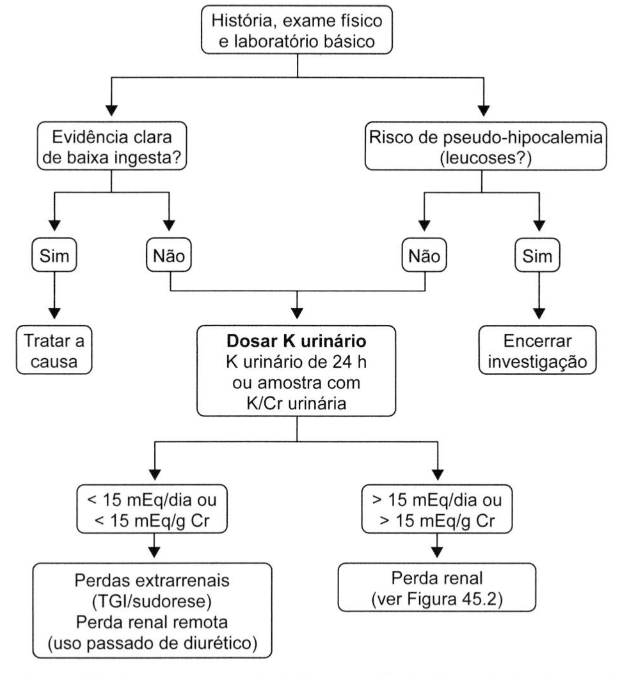

Figura 45.1 Diagnóstico de distúrbio de potássio. K: potássio; Cr: creatinina; TGI: trato gastrintestinal.

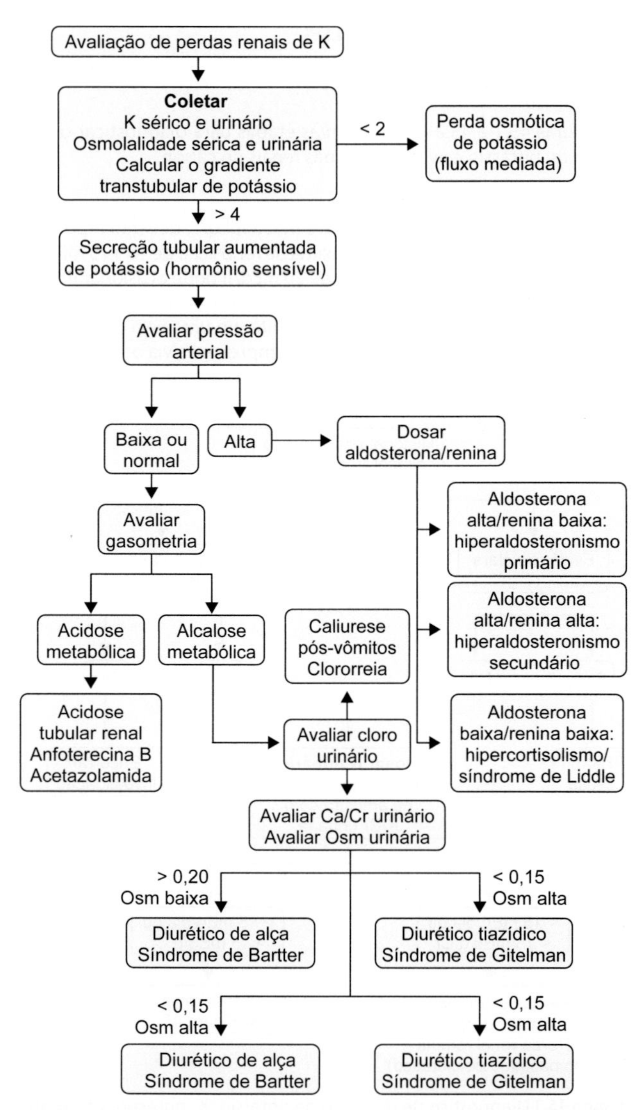

Figura 45.2 Avaliação de perdas renais de potássio. K: potássio; Ca: cál-

3,5 mEq/ℓ), ou após a normalização do valor sérico, quando se deve continuar a oferta VO por dias a semanas para repor o estoque intracelular. A solução salina é preferível em vez do soro glicosado (SG), pois este aumenta a liberação de insulina e, consequentemente, a translocação de potássio para o meio intracelular. Em geral, a infusão de 20 mEq de solução de cloreto de potássio (KCl) aumenta cerca de 0,25 mEq/ℓ na concentração sérica de K. Entretanto, esses valores podem ser alterados conforme condição clínica do paciente, *status* acidobásico e sua função renal residual.

Pacientes com hipopotassemia poderão também apresentar hipomagnesemia decorrente do uso de diuréticos ou diarreia. Esses pacientes serão refratários à infusão de potássio isolada caso não haja a reposição de ambos eletrólitos.

Apresentações

- KCl xarope a 6%: 15 mℓ têm 12 mEq. Dose usual de 10 a 20 mℓ após as refeições, 3 a 4 vezes/dia
- KCl comprimido (cp): 1 cp tem 6 mEq. Dose usual de 1 a 2 cp após as refeições, 3 a 4 vezes/dia
- KCl a 19,1%: cada 1 mℓ tem 2,5 mEq. Ampolas com 10 mℓ.

HIPERPOTASSEMIA

A hiperpotassemia é um distúrbio frequente em pacientes gravemente enfermos e é definido quando a concentração de K > 5 mEq/ℓ. Caso não sejam feitas medidas terapêuticas precocemente, consequências catastróficas podem ocorrer, mesmo antes da confirmação laboratorial. Potássio é um íon predominantemente intracelular, e uma das maiores causas de hiperpotassemia é sua liberação maciça pelas células e a diminuição de excreção pelo néfron distal. A Figura 45.3 apresenta as etapas para avaliar possíveis causas de elevação de potássio.

Etiologia

- Pseudo-hiperpotassemia: perda de potássio das células após coleta de sangue, principalmente quando há leucocitose e trombocitose
- Liberação celular de potássio:
  - Falta de insulina (jejum, cetoacidose diabética)
  - Bloqueio beta-2-adrenérgico (propranolol, labetalol)
  - Acidose metabólica
  - Paralisia periódica hiperpotassêmica
  - Succinilcolina
  - Hiperosmolaridadade (hiperglicemia e manitol)
  - Lise celular (hemólise, lise tumoral e rabdomiólise)
  - Medicamentos (fenilefrina, ácido aminocaproico, lisina, digoxina)
- Retenção renal de potássio
  - Lesão renal aguda (LRA) e doença renal crônica (DRC)
  - Hipoaldosteronismo [hipoadrenalismo, heparina, inibidores de enzima conversora da angiotensina (IECA), bloqueador do receptor da angiotensina (BRA), anti-inflamatório não esteroidais (AINE)]

- Acidose tubular renal tipo 4
- Baixa oferta de sódio e fluxo ao néfron distal
- Medicamentos (poupadores de potássio, inibidores de calcineurina, pentamidina e trimetoprima)
- Doenças renais genéticas (pseudo-hipoaldosteronismo tipo 1 ou tipo 2).

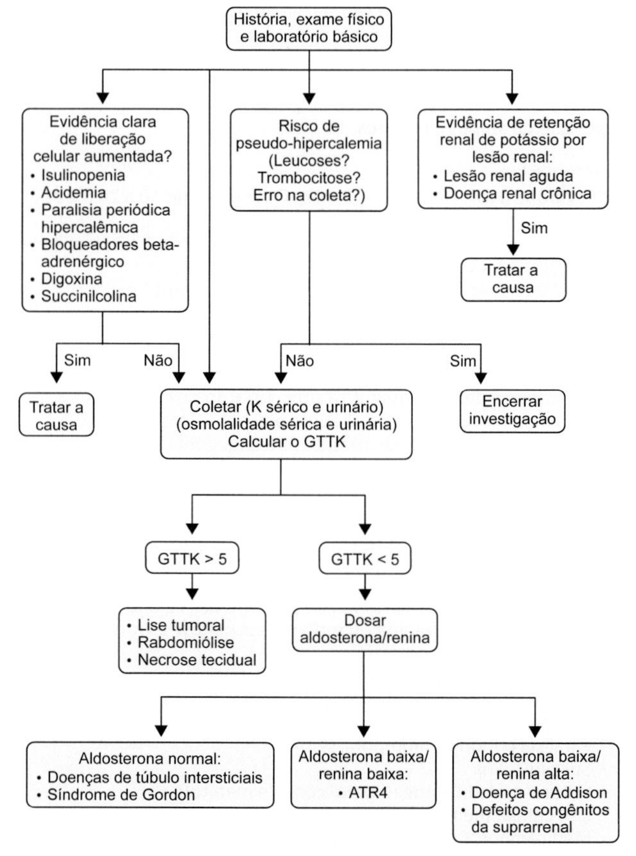

Figura 45.3 Diagnóstico de distúrbio de potássio alto. K: potássio; GTTK: gradiente transtubular de potássio; ATR4: acidose tubular renal tipo 4.

Quadro clínico

Como resultado de alterações neuromusculares, sintomas como fraqueza, paralisia ascendente, parestesia, arreflexia e distúrbios gastrintestinais (p. ex., náuseas, vômito e diarreia) podem ocorrer. Arritmias por reentrada, bloqueio atrioventricular e sinoatrial e fibrilação ventricular (FV) costumam acontecer com concentrações séricas > 6,5 mEq/ℓ.

Alterações eletrocardiográficas (Tabela 45.1)

- Onda T apiculada
- Achatamento da onda P
- Prolongamento do intervalo PR
- Alargamento do QRS
- Ritmo idioventricular
- FV ou assistolia.

Tabela 45.1 Alterações no eletrocardiograma (ECG) na hiperpotassemia.

Complexo QRS	Potássio sérico aproximado (mmol/ℓ)	Mudança de ECG
Onda P Onda T	Aprox. 4	Normal
	6 a 7	Ondas T repicadas
	7 a 8	Onda P achatada, intervalo PR prolongado, segmento ST deprimido, onda T de pico
	8 a 9	Parada atrial, duração prolongada do QRS, ondas T de pico durante mais tempo
	> 9	Padrão de onda senoidal

Tratamento

Pacientes com concentrações séricas de K > 6 mEq/ℓ ou com alterações eletrocardiográficas compatíveis com hiperpotassemia deverão ser tratados imediatamente. O principal objetivo nesse tratamento é a prevenção de arritmias cardíacas potencialmente fatais. As estratégias terapêuticas vão envolver a estabilidade da membrana miocárdica, a translocação de potássio para os fluidos intracelulares e a eliminação do potássio do organismo.

Estabilização elétrica do miocárdio

- Cálcio: indicado quando houver alteração eletrocardiográfica compatível. A resposta dura somente 20 a 30 min. Repetir eletrocardiograma (ECG) 5 min após infusão do cálcio e, se não houver resposta, pode ser dada uma 2ª dose. Contraindicado na intoxicação por digitálico
- Gliconato de cálcio a 10%: 10 a 20 mℓ em 100 mℓ de soro fisiológico (SF) 0,9% ou SG; infundir em 2 a 5 min
- Cloreto de cálcio: hiperpotassemia acompanhada por evidência de comprometimento circulatório. Dose: cloreto de cálcio a 10%, 10 mℓ em 100 mℓ de SF 0,9% ou SG em 3 min.

Entrada de potássio na célula

- Solução polarizante: reduz em média 1 mEq/ℓ. Dose: insulina regular 10 UI + 25 a 50 g de glicose IV a cada 4 h. Resposta em 10 a 20 min
- Beta-2-agonista: estimula entrada de potássio na célula. Dose: fenoterol ou salbutamol, 10 gotas, até 4/4 h. Efeito em 20 a 30 min
- Bicarbonato de sódio: alcaliniza o plasma. Não é eficaz quando a causa é insuficiência renal. Não deve ser dado após administração de cálcio. O efeito é pequeno e imprevisível. Dose: 1 mEq/kg/peso IV até 4/4 h.

Eliminação de potássio

- Resina de troca: VO ou via retal (dose dobrada). Diluir com laxante (manitol ou sorbitol). Dose: poliestirenossulfonato de cálcio (Sorcal®) 30 a 60 g diluídos em 100 mℓ de manitol, 10 ou 20%, 8/8 h a 4/4 h. Não deve ser dado a pacientes com obstrução ou isquemia intestinal. Efeito em 4 a 6 h
- Diuréticos de alça: se o paciente estiver urinando e bem hidratado. Dose: 1 mg/kg IV até 4/4 h. Efeito em 1 h
- Hemodiálise: método mais eficaz em pacientes com insuficiência renal. Indicada quando o paciente não estiver urinando ou quando a hiperpotassemia for grave e refratária às medidas. Efeito em 15 a 30 min.

Recentemente, dois novos medicamentos foram desenvolvidos – patiromer e o zircônio de sódio – na tentativa de diminuir as concentrações séricas de potássio em vigência de uma hiperpotassemia leve. No entanto, mais estudos controlados randomizados serão necessários para suportar o seu uso na prática médica. As medidas sugeridas anteriormente deverão ser sempre guiadas pela análise seriada do potássio, e medicamentos possivelmente incriminados na sua elevação deverão ser suspensos.

BIBLIOGRAFIA

Alfonzo AV, Isles C, Geddes C, Deighan C. Potassium disorders-clinical spectrum and emergency management. Ressucitation 2006;70(1):10-25.

Elliot MJ, Ronksley PE, Clase CM, Ahmed SB, Hemmelgarn BR. Management of patientes with acute hyperkalemia. CMAJ. 2010;182(15):1631-5.

Floege J, Johnson RJ, Feehally J. Comprehensive clinical nephrology. 4. ed. New York: Elsevier; 2010.

Kruse JA, Carlson RW. Rapid correction of hypokalemia using concentrated intravenous potassium chloride infusion. Arch Intern Med. 1990;150(3):613-7.

Kunin AS, Surawicz B, Sims EA. Decrease in serum potassium concentratiotns and appearance of cardiac arrthythmias durind infusion of potassium with glucose in potassium-depleted patients. N Engl J Med. 1962;266:288-33.

McMahon GM, Mendu ML, Gibbons FK, Christopher KB. Association between hyperkalemia at critical care initiation and mortality. Intensive Care Med. 2012;38(11):1834-42.

Mount DB. Causes and evaluation of hypercalemia in adults. 2017. [Acesso em 23 maio 2018] Disponível em: https://www.uptodate.com/contents/causes-and-evaluation-of-hyperkalemia-in-adults.

Mount DB. Causes of hypocalemia in adults. 2017. [Acesso em 23 maio 2018] Dísponível em: https://www.uptodate.com/contents/causes-of-hypokalemia-in-adults.

Mount DB. Evaluation of the adult patient with hypokalemia. 2017. [Acesso em 23 maio 2018] Dísponível em: https://www.uptodate.com/contents/evaluation-of-the-adult-patient-with-hypokalemia.

Packham DK, Rasmussen HS, Lavin PT, El-Shahawy MA, Roger SD, Block G, et al. Sodium zirconium cyclosilicate in hyperkalemia. N Engl J Med. 2015;372(3):222-31.

Petrino R, Marinoln R. Fluids and electrolytes. In: Tintinalli's emergency medicine. 8. ed. New York: McGraw-Hill; 2016. p. 92-112.

Romito B, Dhillon A. Hypekalemia and hypokalemia. Textbook of critical care. 7. ed. New York: Elsevier; 2017.

Unwin Rj, Luft FC, Shirley DG. Pathophysiology and management of hypokalemia: a clinical perpective. Nat Rev Nephrol 2011;7(2):75-84.

Weir MR, Bakris GL, Bushinsky DA, Mayo MR, Garza D, Stasiv Y, et al. Patiromer in patients with kidney disease and hyperkalemia receiving RASS inhibitors. N England J Med. 2015;372(3):211-21.

Whang R, Flink EB, Dyckner T, Wester PO, Aikawa JK, Ryan MP. Magnesium depletion as a cause of refractory potassium repletion. Arch Intern Med. 1985;145(9):1686-9.

46 Distúrbios do Sódio

Guilherme Martins Guzman • Paulo Ricardo Gessolo Lins

INTRODUÇÃO

Sódio (Na^+) é o principal íon extracelular, sendo fundamental na regulação da osmolalidade (Osm) e tonicidade sérica. Sua concentração sérica normal varia de 135 a 145 mEq/ℓ. Entretanto, referências mais atuais já sugerem intervalos mais estreitos de normalidade da natremia: 135 a 142 mEq/ℓ.

$$\text{Tonicidade} = \text{Osm efetiva} = 2 \times Na^+ + \text{glicose}/18$$

(Valores de normalidade: 275 a 290 mOsm/ℓ)

Em condições normais, existe um equilíbrio dinâmico entre as tonicidades nos diversos compartimentos corporais [sangue, extracelular, sistema nervoso central (SNC)]. Contudo, alterações na tonicidade (principalmente Na^+) provocam oscilações no volume celular, prejudicando particularmente os neurônios, que não toleram essas variações.

Portanto, falar de distúrbios do Na^+ implica falar de distúrbios da Osm, da tonicidade e do volume celular. O Quadro 46.1 apresenta as fórmulas de correção do Na^+ para situações clínicas diversas.

HIPONATREMIA

Distúrbio eletrolítico mais comum na prática clínica, ocorrendo em até 30% dos pacientes hospitalizados.

Diagnóstico. $Na^+ < 135$ mEq/ℓ.

Etiologia (Figura 46.1)

Pseudo-hiponatremia

Erro de leitura do Na^+ quando aferido por meio de aparelho de espectometria de chama em situações de hiperparaproteinemia (p. ex., mieloma múltipo e infusão de Ig) e hipertrigliciridemia. Pode ser evitada utilizando a técnica de potenciometria direta ou indireta. O diagnóstico pode ser obtido a partir de exame de gasometria e perfil metabólico.

Hiponatremia verdadeira

Medir a Osm ou calcular a Osm efetiva (tonicidade):

Quadro 46.1 Fórmulas de correção do sódio para situações clínicas diversas.
Hipertrigliciridemia: queda esperada do sódio no paciente (mEq/ℓ)
Triglicérides (g/ℓ) × 0,002
Paraproteinemia: queda esperada no sódio (mEq/ℓ)
[Proteínas totais (g/ℓ) – 8] × 0,025
Hipotireoidismo: queda esperada do sódio no paciente com hipotireoidismo
0,014 × TSH (mU/ℓ)

TSH: hormônio estimulante da tireoide.

- Causas de hiponatremia hiperosmolar ou isosmolar (Osm > 290): hiperglicemia, uso de manitol, irrigação vesical/prostática (glicina e sorbitol). Condição comum em cirurgias urológicas.

O excesso de glicose acarreta no influxo de água para o intracelular, diluindo o Na^+ sérico.

Para calcular Na^+ corrigido (1D):

$$Na^+ \text{ medido} + 1{,}6 \times (\text{glicose} - 100)/100$$

Ou seja, aumentar 1,6 mEq/ℓ a cada 100 mg/ℓ de glicemia acima de 100.

As hiponatremias hiperosmolares não são causas descritas de sintomas neurológicos, portanto requerem somente correção do distúrbio de base (hiperglicemia):

- Hiposmolar (Osm < 275): avaliar volemia, Osm urinária e Na^+ urinário. (Estudos mostraram que da Osm urinária e do Na^+ urinário são melhores do que avaliação da volemia em prever o diagnóstico etiológico.)

O padrão-ouro para avaliação de Osm urinária é via medição direta da Osm por osmômetro. Na indisponibilidade de dosagem direta da Osm, utilizar a fórmula:

$$\text{Osm} = 1{,}07 \times \{2 \times [(Na^+ \text{ urinário (mEq/}\ell))] + [\text{Ur urinária (mg/d}\ell)]/6 + [\text{creatinina urinária (mg/d}\ell)] \times 2/3\} + 16$$

Fluido extracelular reduzido (hipovolêmico)

- Perda extrarrenal: diarreia, vômitos, hemorragia, queimaduras intensas. Na^+ urinário < 30 mEq/ℓ (rim ávido para reabsorver Na^+)
- Perda renal: diuréticos (principalmente tiazídicos), nefropatia perdedora de sal, insuficiência adrenal (deficiência de mineralocorticoide), tubulopatias perdedoras de sódio, pós-necrose tubular aguda (NTA). Na^+ urinário > 30 mEq/ℓ (rim é quem perde Na^+).

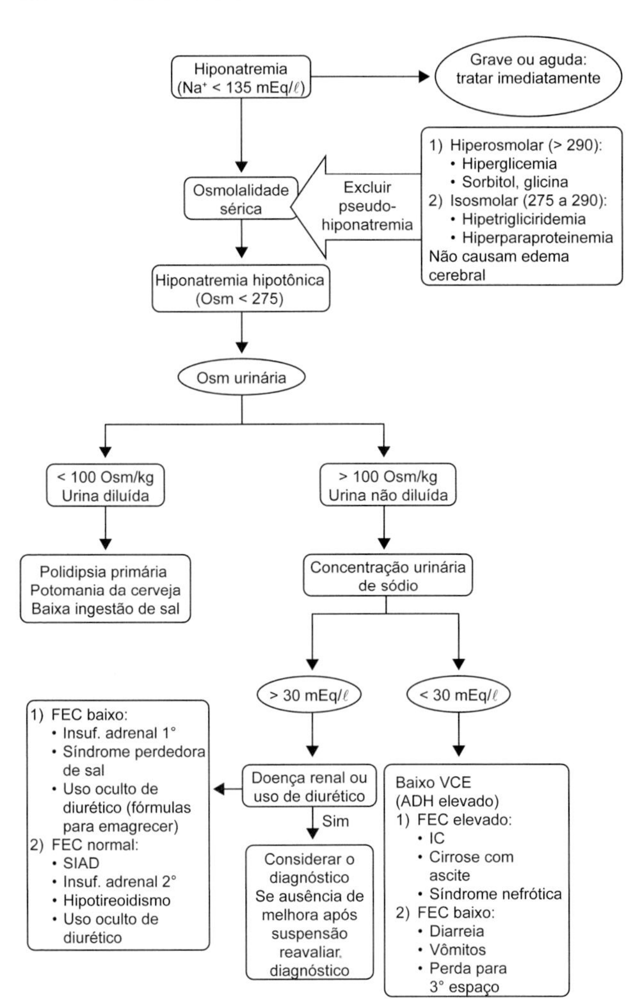

Figura 46.1 Etiologia da hiponatremia. FEC: fluido extracelular; SIAP: síndrome de antidiurese inapropriada; VCE: volume circulante efetivo; ADH: hormônio antidiurético; IC: insuficiência cardíaca.

Fluido extracelular elevado (hipervolêmico)

- Insuficiência cardíaca congestiva (ICC) e cirrose hepática* [depleção de volume arterial efetivo circulante → elevação do hormônio antidiurético (ADH)]: Na^+ urinário < 25 mEq/ℓ
- Insuficiência renal: Na^+ urinário > 40 mEq/ℓ.

Fluido extracelular normal (euvolêmico)

- Diurese normotônica (Osm urinária > 100 mOsm/ℓ): hipotireoidismo, insuficiência adrenal crônica e síndrome de antidiurese inapropriada (SIAD)(1)(2)
- Diurese hipotônica (Osm urinária < 100 mOsm/ℓ): polidipsia primária (uso de *ecstasy*), baixa ingestão de sódio e proteína e elevada ingestão de líquido ("*tea and toast diet*", dietas extremamente restritivas e potomania da cerveja).

Síndrome de antidiurese inapropriada

- Critérios essenciais:
  - Osm sérica baixa: < 275 mOsm/ℓ
  - Osm urinária normal ou alta (> 100 mOsm/ℓ): urina concentrada e volume reduzido
  - Euvolemia clínica
  - Na^+ urinário > 30 mEq/ℓ com ingesta normal de Na^+ e água
  - Função adrenal, renal, pituitária e tireoide normal
- Critérios acessórios:
  - Ácido úrico (< 4 mg/dℓ) e ureia séricos (< 21,6 mg/dℓ) baixos (efeito natriurético/BNP-*like*)
  - Fração de excreção de Na^+ > 0,5%
  - Fração de excreção de ureia > 55%
  - Fração de excreção de ácido úrico > 12%
  - Ausência de correção da hiponatremia com infusão de solução salina (0,9%)
  - Correção da hiponatremia via restrição hídrica.

Quadro clínico

O distúrbio do Na^+ é um distúrbio neuronal. Seu quadro clínico pode ser classificado de duas maneiras:

- Sintomas gerais:
  - Fraqueza e adinamia
  - Cefaleia e náuseas
- Sintomas graves:
  - Vômitos e sonolência
  - Confusão e convulsão.

---

* Hiponatremia é marcador prognóstico de gravidade e desfecho desfavorável em pacientes com Insuficiência cardíaca ou cirrose hepática.

Exames laboratoriais

- Osm sérica [valor de referência (VR) 275 a 290 mOsm/ℓ]:
  - Normal: pseudo-hiponatremia
  - Elevada: diabetes melito (DM), manitol, sorbitol e glicina
  - Reduzida: demais
- Osm urinária (1D):
  - Elevada ou normal: hipovolemia, medicamento, SIAD, hipotireoidismo
  - Reduzida: polidipsia primária, potomania
- Concentração de Na^+ urinário (2D):
  - Na^+ urinário > 30 mEq/ℓ: perdas renais, SIAD
  - Na^+ urinário < 30 mEq/ℓ: perdas extrarrenais e hipervolemia
- Distúrbios associados: ácido-base e potássio (K):
  - Acidose metabólica + K alto = insuficiência adrenal, acidose tubular renal (ATR)
  - Acidose metabólica + K baixo = diarreia
  - Alcalose metabólica + K baixo = vômitos e diuréticos
  - K e bicarbonato normais = pensar em SIAD
- Outros:
  - Hormônio estimulante da tireoide (TSH), cortisol
  - Radiografia de tórax (doenças pulmonares)
  - Tomografia computadorizada (TC) de crânio (doenças neurológicas)
  - Gerais: gasovenosa, K, Cl, glicemia, função renal, ácido úrico
  - Osm urinária e sérica
  - Na^+ urinário.

Tratamento (Figura 46.2)

- Instável hemodinamicamente:
  - Reposição volêmica com cristaloide até estabilização hemodinâmica [pressão arterial (PA), frequência cardíaca (FC), diurese, tempo de enchimento capilar, ultrassonografia (USG) etc.]
  - Dosar sódio após expansão volêmica
- Se sintomas neurológicos graves ou agudos (< 48 h) – maior risco de edema cerebral:
  - 150 mℓ NaCl 3%. Objetivo: aumentar 5 mEq/ℓ na 1 h ou melhorar sintomas graves ou até que Na^+ > 130 mEq/ℓ (1D)
  - Pode ser feito até 2 vezes (2D)
- Avaliar etiologia: tratar doença de base – retirar medicação, hipotireoidismo, insuficiência adrenal etc.
- Hipotônica hipovolêmica: SF 0,9% ou solução hipertônica
- Hipotônica euvolêmica (SIAD) e hipervolêmica:
  - Solução hipertônica
  - Restrição hídrica
  - Furosemida 0,5 a 1 mg/kg
  - Antagonista de ADH: conivaptana e tolvaptana

- Escolher a solução:
  - Ringer Lactato (RL): 130 mEq/ℓ de Na^+
  - SF 0,9%: 154 mEq/ℓ de Na^+
  - NaCl 3%: 513 mEq/ℓ de Na^+
    - NaCl 3% = 150 mℓ NaCl 20% + 850 mℓ água destilada
    - NaCl 3% = 55 mℓ NaCl 20 % + 445 mℓ SF 0,9%
- Calcular água corporal total:
  - H jovem: peso × 0,6
  - H idoso: peso × 0,5
  - M jovem: peso × 0,5
  - M idosa: peso × 0,45
- Calcular delta (Δ) esperado de Na^+ sérico para cada 1 ℓ da solução escolhida (fórmula de Adrogué-Madias):

$$\Delta Na^+ \text{ em } 1\ \ell = \frac{Na^+ \text{ (sol.)} - Na^+ \text{ (pac.)}}{\text{Água corporal total} + 1}$$

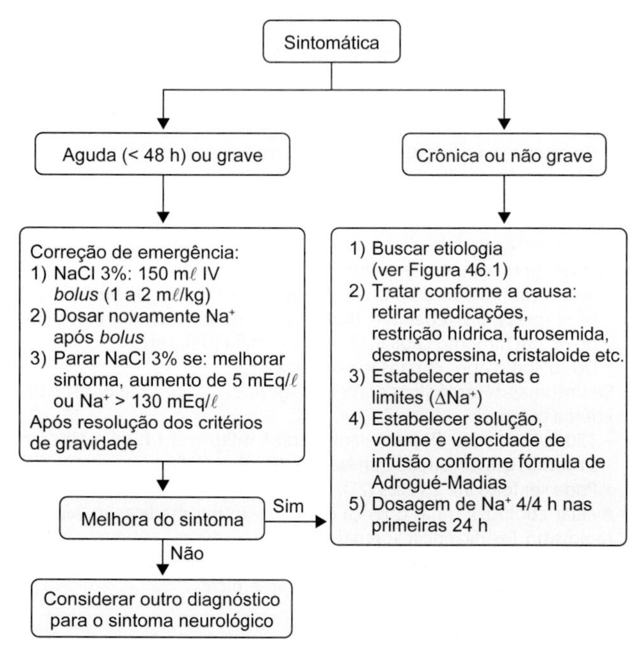

Figura 46.2 Tratamento da hiponatremia. SF: soro fisiológico; IV: intravenoso.

- Estabelecer limites de velocidade de reposição e limite de segurança:
  - $\Delta Na^+ < 8$ a 10 mEq/ℓ em 24 h e < 18 mEq/ℓ em 48 h (1B)
  - Idealmente → 5 mEq/ℓ/dia
  - Dosar Na^+ sérico 4/4 h
  - Meta: 135 a 145 mEq/ℓ.

Exemplo clínico

Mulher idosa com Na^+ 122, 80 kg, sintomática leve. Escolhido repor com NaCl 3% (513 mEq/ℓ)

- 1º passo: calcular a água corporal total (ACT):

$$\text{ACT}: 80 \times 0{,}45 = 36$$

- 2º passo: calcular ΔNa^+ estimada para cada 1 ℓ solução:

$$\Delta Na^+ = \frac{513 \text{ a } 122 = 10{,}5 \text{ mEq}}{36 + 1}$$

- 3º passo: calcular o volume e a velocidade de infusão em 24 h

Objetivo: 8 mEq/ℓ em 24 h

1 ℓ NaCl 3% a 10,5 mEq

X ℓ NaCl 3% a 8 mEq

X = 760 mℓ em 24 h

V inf = 31 mℓ/h

Complicações

Síndrome de desmielinização osmótica

- Ocorre em situações de rápida correção do Na^+ → influxo rápido de água do intracelular (neurônio) para o extracelular levando a uma lesão desmielinizante de qualquer parte do encéfalo
- Sinais e sintomas geralmente 2 a 6 dias após a correção: tetraparesia espástica, disartria, disfagia, labilidade emocional, agitação, depressão, coma, alterações dos pares cranianos (tronco), ataxia, parkinsonismo, incontinência urinária e *loked-in*
- Diagnóstico: ressonância magnética T2 (geralmente aparecem após 2 semanas)
- Tratamento: suporte
- Prevenção: respeitar limites de velocidade de correção do Na^+
- Fatores de risco: transplantados hepático, etilistas, hipopotassemia, grande queimado, mulher jovem em uso de tiazídico, hipoxemia, desnutrição, hiponatremia grave ($Na^+ < 105$ mEq/ℓ) e crônica (> 48 h).

O que fazer se correção inadvertidamente rápida (> 10 mEq/ℓ/24 h):

- Soro glicosado (SG) 5% 6 mℓ/kg infusão por 2 h (tende a reduzir 2 mEq/ℓ de Na^+), podendo ser repetido após nova dosagem do Na^+
- Desmopressina 2 μg intravenosa (IV) ou subcutânea (SC) 6/6 h
- Metas: reduzir 1 mEq/ℓ/h até atingir Δ 24 h < 8 mEq/ℓ
- P. ex.: alcoólatra Na^+ 115 mEq/ℓ foi corrigido e após 16 h Na^+ 127 mEq/ℓ. Administrar desmopressina + SG 5% até Na^+ < 123 (Δ < 8) nas próximas 6 h, após meta atingida, suspender SG 5% e manter desmopressina.

HIPERNATREMIA

Diagnóstico

A hipernatremia implica um estado hiperosmolar (Osm sérica > 290) e ocorre quando Na^+ > 145 mEq/ℓ.

Etiologia

- Perda de água livre e/ou fluidos hipotônicos de origem renal:
  - Diabetes insípido (central × nefrogênico)
  - Diuréticos de alça
  - Poliúria osmótica (glicemia > 180 mg/dℓ, manitol)
  - Fase poliúrica pós-NTA ou após resolução de lesão renal aguda (LRA) pós-renal
- Perda de fluidos hipotônicos de origem extrarrenal:
  - Diarreia osmótica (sorbitol, lactolose, manitol)
  - Perda cutânea: sudorese excessiva
- Ausência de ingestão de água:
  - Sedados em UTI (ventilação mecânica)
  - Idosos com imobilidade
  - Hipodipsia hipotalâmica (ausência de sede)
- Ganho excessivo de sal:
  - Iatrogênica: solução de bicarbonato de sódio e salina hipertônica [comum em tratamento de hipertensão intracraniana (HIC)], diálise hipertônica
  - Ingesta elevada sal (afogamento em mar)
  - Dieta enteral hiperosmolar
  - Hiperaldosteronismo (efeito mineralocorticoide):
    - Primário: tumores ou hiperplasia adrenal
    - Secundário: síndrome de Cushing.

Quadro clínico

- Sintomas: dependem da velocidade de instalação e decorrem da desidratação cerebral
- Gerais: sede, fraqueza, irritabilidade, cefaleia e letargia
- Neurológicas (em geral, Na^+ > 150 mEq/ℓ): confusão mental, déficit focal, convulsão e coma
- Exame físico: em geral, normal; ocasionalmente, desidratação e rebaixamento do nível de consciência.

Diabetes insípido (deficiência na ação do ADH)

Osm urinária < Osm plasmática, implica urina inapropriadamente diluída.

- Central (ausência de ADH):
  - Traumatismo cranioencefálico (TCE), tumores SNC, hipofisectomia transesfenoidal, infecções do SNC (tuberculose, meningite, encefalite), histiocitose, aneurisma cerebral
  - Tratamento: desmopressina
- Nefrogênico (resistência ao ADH):
  - Congênito
  - Adquirido: hipercalcemia, hipopotassemia grave, sais de lítio, anfotericina B
  - Tratamento: diurético tiazídico
- Polidipsia e poliúria
- Osm urinária baixa (< 250 mOsm/ℓ)
- Urina inapropriadamente diluída.

Conceitos

- Pacientes ambulatoriais: polidipsia e poliúria (sede compensa a poliúria, geralmente não há hipernatremia) → diagnóstico diferencial: DM, polidipsia primária
- Internados: acesso a água restrito → hipernatremia grave
- Central × nefrogênico: teste do ADH: medir Osm urinária 30/30 min por 2 h. Se Osm urinária aumentar, então o diagnóstico é central.

Tratamento (Figura 46.3)

- Diferenciar em agudo de crônico: nos agudos ainda não houve tempo de adaptação cerebral à hiperosmolalidade, portanto não há risco de lesão por hipercorreção do Na^+ e recomenda-se a normalização do Na^+ (< 145 mEq/ℓ) em 24 h
- Calcular déficit de água livre: ACT × [(Na^+ sérico/140) – 1]
- Adicionar as perdas insensíveis: diurese, sudorese, fezes, drenos
- Escolher solução:
  - SG 5% possui 0 mEq/ℓ de Na^+
  - SF 0,45% possui 77 mEq/ℓ de Na^+ (SF 0,9% + água destilada na proporção 1:1)
  - SF 0,9% possui 154 mEq/ℓ de Na^+
- Calcular ΔNa^+ para cada 1 ℓ da solução: fórmula de Adrogué-Madias
- Estabelecer metas: volume em 24 h, velocidade de infusão
- Agudo: normalizar em 24 h; crônico ΔNa^+ 6 a 10 mEq/ℓ em 24 h
- Medir Na^+ sérico 4/4 h
- Tratar conforme a causa: desmopressina, tiazídico.

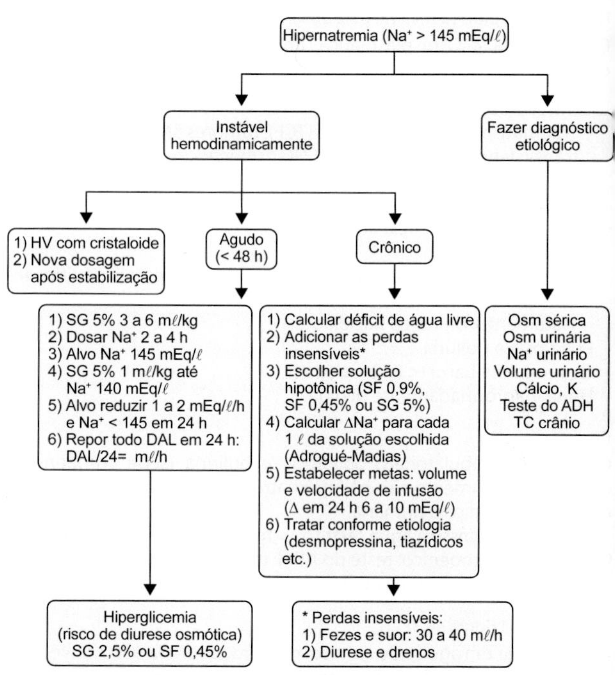

Figura 46.3 Tratamento da hipernatremia. HV: hidratação venosa; SG: soro glicosado; DDL: déficit de água livre; SF: soro fisiológico; DDH: hormônio antidiurético; TC: tomografia computadorizada.

BIBLIOGRAFIA

Falcão LFR, organizador. Manual de pronto-socorro. São Paulo: Roca; 2011.

Spasovski G, Vanholder R, Allolio B, Annane D, Ball S, Bichet D, et al. Clinical practice guideline on diagnosis and treatment of hyponatraemia. Eur J Endocrinol. 2014;170(3):G1-47.

Sterns RH. Etiology and evaluation of hypernatremia in adults. 2017. [Acesso em 8 jun 2018] Disponível em: https://www.uptodate.com/contents/etiology-and-evaluation-of-hypernatremia-in-adults.

Sterns RH. Treatment of hypernatremia. 2017. [Acesso em 8 jun 2018] Disponível em: https://www.uptodate.com/contents/treatment-of-hypernatremia/print.

47 Distúrbios do Equilíbrio Acidobásico

José Carlos Lucena de Aguiar Ferreira •
Gabriel Teixeira Montezuma Sales

INTRODUÇÃO

Os distúrbios ácido-base (DAB) podem ser encontrados com bastante frequência em indivíduos que procuram um serviço de pronto-socorro, sendo evidenciados tanto em situações simples (como em pacientes com crise de ansiedade ou síndrome da ansiedade-hiperventilação, que se apresenta com alcalose respiratória) quanto em pacientes com alta mortalidade [como no choque séptico, que cursa com acidose metabólica (láctica)].

Os rins e os pulmões têm papel-chave na regulação do pH sanguíneo. Os rins encarregam-se da eliminação dos ácidos fixos, enquanto os pulmões permitem a eliminação de CO_2, evitando grandes variações nos valores do pH sanguíneo, preservando a homeostase. Além disso, o organismo possui os sistemas tampões que, apesar de não eliminarem ácidos ou álcali do corpo, evitam grandes alterações do pH quando há a adição nova de alguma substância. O principal tampão extracelular é o sistema $CO_2 - HCO_3^-$, que age segundo a reação química:

$$CO_2 + H_2O \leftrightarrow H_2CO_3 \leftrightarrow H^+ + HCO_3^-$$

A Lei de Ação das Massas estabelece que, aumentando a concentração de H^+, a reação será deslocada para a esquerda, amenizando a redução do pH. O inverso ocorrerá se a concentração de H^+ for reduzida. Nesse caso, a reação tenderá para a direita, atenuando o aumento do pH.

Os DAB podem causar impacto importante na sobrevida de pacientes mais graves, além de ajudarem a direcionar o diagnóstico etiológico em determinadas situações. Dessa forma, o diagnóstico de DAB, suas etiologias e sua abordagem inicial são essenciais para os profissionais que trabalham em emergência.

INVESTIGAÇÃO

Anamnese e exame físico minuciosos

A avaliação clínica pode levantar a suspeita de DAB. Sinais e sintomas padrão respiratórios podem sugerir distúrbios e etiologias específicas, sendo fundamentais para a análise adequada do paciente e da gasometria arterial.

Interpretação da gasometria arterial

A gasometria arterial é o primeiro exame a ser realizado para se diagnosticar um DAB, e os valores de referência devem ser conhecidos (Quadro 47.1).

Diagnóstico do distúrbio primário

Um pH abaixo de 7,35 configura acidemia, enquanto um pH sanguíneo acima de 7,45 configura alcalemia. Se o pH cair à custa da redução do bicarbonato (Bic), tem-se uma acidose metabólica. Queda no pH à custa de aumento na $PaCO_2$ representa uma acidose respiratória.

De forma análoga, um aumento no pH à custa de um aumento do Bic nos traz uma alcalose metabólica. Já quando em associação com a redução na $PaCO_2$, tem-se uma alcalose respiratória (Tabela 47.1).

RESPOSTA COMPENSATÓRIA ESPERADA E DISTÚRBIO MISTO

Os DAB desencadeiam uma resposta compensatória, visando à manutenção do pH o mais próximo possível do seu valor normal, de uma forma que os distúrbios respiratórios desencadeiam uma resposta compensatória metabólica e os distúrbios metabólicos levam a uma resposta compensatória respiratória. Observações empíricas sugerem que essa resposta pode ser prevista e calculada com certa segurança com as fórmulas apresentadas na Tabela 47.2.

Quadro 47.1 Valores de referência da gasometria arterial.

pH: 7,40 ± 0,05	Bic: 22 a 26 mEq/ℓ	$PaCO_2$: 35 a 45 mmHg
AG: 9 a 13 mEq/ℓ	PaO_2: 83 a 100 mmHg	BE: -2,5 a 2,5
$SatO_2$: 95 a 98%	ΔAG/ΔBic: 1 a 2	Cloro: 95 a 105 mEq/ℓ

Bic: bicarbonato; $PaCO_2$: pressão parcial de dióxido de carbono; AG: ânion *gap*; PaO_2: pressão parcial de oxigênio; BE: *base excess*; $SatO_2$: saturação de oxigênio.

Tabela 47.1 Distúrbios ácido-base (DAB) primários.

Acidose metabólica	Acidose respiratória	Alcalose metabólica	Alcalose respiratória
pH $< 7{,}35$	pH $< 7{,}35$	pH $> 7{,}45$	pH $> 7{,}45$
Bic < 22	$PaCO_2 > 45$	Bic > 26	$PaCO_2 < 35$

Bic: bicarbonato; $PaCO_2$: pressão parcial de dióxido de carbono.

Tabela 47.2 Fórmulas de cálculo de compensação esperada.

Distúrbio ácido-base	Compensação esperada	Cálculo da fórmula
Acidose metabólica	Queda da $PaCO_2$	$PaCO_2$ esperada = 1,5 × Bic + 8 (± 2) ou Bic + 15
Alcalose metabólica	Aumento da $PaCO_2$	0,7 × Bic + 20
Acidose respiratória aguda	Aumento do Bic	Bic aumenta 1 mEq para cada aumento de 10 mmHg da $PaCO_2$ acima de 40 mmHg
Acidose respiratória crônica	Aumento do Bic	Bic aumenta 4 mEq para cada 10 mmHg de aumento na $PaCO_2$
Alcalose respiratória aguda	Queda do Bic	Bic cai 2 mEq para cada 10 mmHg abaixo de 40 mmHg na $PaCO_2$
Alcalose respiratória crônica	Queda do Bic	Bic cai 4 mEq para cada 10 mmHg de decréscimo na $PaCO_2$ abaixo de 40 mmHg

$PaCO_2$: pressão parcial de dióxido de carbono; Bic: bicarbonato.

Enquanto a compensação respiratória é rápida (início poucas horas após o insulto e equilíbrio após 12 a 24 h), a metabólica pode levar de 2 a 5 dias para ter sua resposta completa, pois o rim precisa de mais tempo para se readaptar à necessidade de reabsorver ou excretar mais Bic.

Caso a resposta esteja aquém ou além da prevista, tem-se um distúrbio misto, podendo mais de uma etiologia estar presente nesses casos.

Cálculo do ânion *gap* sérico

O ânion *gap* (AG), ou hiato iônico, parte do princípio da eletroneutralidade, ou seja, de que a soma dos cátions seja igual a soma dos ânions em uma dada solução. São usados no seu cálculo os três principais íons séricos: Na, Cl e Bic. Como o valor do sódio supera o das demais cargas aniônicas, denomina-se ânion *gap* a soma dos ânions não mensurados, que pode ser calculado pela seguinte fórmula:

$$AG = Na^+ - [Cl^- + Bic] = 11 \pm 2$$

Lembre-se de que o AG deve ser corrigido com o valor da albumina, de acordo com a seguinte fórmula:

$$AG\ corrigido = AG\ calculado + 2{,}5 \times (4 - albumina)$$

O valor de referência varia conforme o laboratório, mas, segundo a maioria das referências, fica entre 9 e 13.

$\Delta AG/\Delta Bic$

Nos casos de acidose metabólica com AG aumentado, toda variação do Bic é decorrente da variação do AG. Quando isso não ocorre, tem-se diante de outro distúrbio em associação. Nesse caso, a razão da variação do AG pela variação do Bic pode evidenciar esse diagnóstico (Tabela 47.3).

Cálculo do ânion *gap* urinário

Nos casos em que há acidose metabólica hiperclorêmica, o cálculo do ânion *gap* urinário (AGu) ajuda a evidenciar se a perda de Bic é renal ou intestinal.

Se a perda de Bic está ocorrendo pelo trato gastrintestinal (TGI), o rim tentará compensar essa perda excretando mais íons hidrogênio. Nesses casos, o cloreto da urina aumentará e será observado um AGu negativo, em geral entre –20 e –50 mEq/ℓ. Isso ocorre porque o principal tampão de hidrogênio na urina é a amônia (NH_3^+), que é excretada em conjunto com o cloreto, sendo este mais facilmente mensurável.

Por outro lado, se houver alguma disfunção renal que prejudique a eliminação de H^+ ou a reabsorção de Bic, tem-se um cloreto urinário baixo, devido à baixa produção de amônia, evidenciando um AGu positivo. A acurácia do AGu pode ser reduzida em certas situações, como cetonúria, hipovolemia grave e presença de ânions não comuns na urina.

Os eletrólitos que constituem a fórmula para o cálculo do AGu são sódio, potássio e cloreto. Assim, tem-se:

$$AGu = Na^+ + K^+ - Cl^-$$

Tabela 47.3 Valores de referência da relação $\Delta AG/\Delta Bic$.

$\Delta AG/\Delta Bic$	Interpretação	Diagnósticos possíveis associados
1 a 2	A variação do Bic é explicada pela variação do AG	Acidose metabólica com AG aumentado
> 2	A variação do AG é mais do que o dobro da variação do Bic	Acidose metabólica com AG aumentado e alcalose metabólica ou acidose respiratória
< 1	A variação do Bic é maior que a variação do AG	Acidose metabólica com AG aumentado e acidose metabólica hiperclorêmica ou alcalose respiratória

Bic: bicarbonato; AG: ânion *gap*.

Concentração urinária. Em resumo, um AGu negativo, em geral menor que -20 mEq/ℓ, sugere perda de Bic em excesso pelo TGI, já AGu positivo sugere uma causa renal de acidose metabólica.

DISTÚRBIOS PRIMÁRIOS

Acidose metabólica

Após a identificação de uma acidose metabólica, o primeiro passo é calcular o AG. Nos casos de acidose metabólica com o AG aumentado, o próximo passo é calcular o $\Delta AG/\Delta Bic$, como já exposto anteriormente. As principais causas são as cetoacidoses, acidose láctica, insuficiência renal grave e intoxicações exógenas (Quadro 47.2).

Nos casos em que há elevação do AG sem uma causa aparente, deve-se ficar atento para a possibilidade de intoxicação exógena. Nesses casos, o cálculo do *gap* osmolar, ou seja, a diferença entre a osmolaridade medida e calculada pode auxiliar no diagnóstico. Se o valor do *gap* osmolar for > 10, há suspeita de intoxicação exógena.

- *Gap* osmolar:

$$\text{Osmolaridade medida} - \text{Osmolaridade calculada}$$

- Osmolaridade calculada:

$$2 \times Na^{+} + \text{Ureia}/6 + \text{Glicose}/18$$

O tratamento da acidose metabólica varia conforme sua causa. Em alguns casos de acidose metabólica com AG aumentado (como cetoacidose diabética e acidose láctica), a simples correção do distúrbio de base permite que os ânions orgânicos acumulados sejam convertidos em Bic após algumas horas.

O uso de Bic está bem estabelecido na doença renal crônica (DRC) e nas acidoses tubulares renais e perdas e gastrintestinais de álcali. Nos outros casos, a reposição de Bic é cercada de controvérsias, sendo geralmente reservada para os casos de acidose metabólica grave (Bic < 8 ou pH < 7,10), uma vez que há efeitos colaterais inerentes a sua reposição.

A reposição é feita com bicarbonato de sódio 8,4%, e 1 mℓ da solução contém 1 mEq de cada eletrólito. Deve-se repor 1 a 2 mEq/kg, ou 100 mEq em cerca de 1 h, sendo recomendada coleta de gasometria após 1 a 2 h para avaliar qual a resposta e benefício de repetir infusão.

O objetivo é deixar o pH > 7,1 até a resolução da causa base. Lembrar de vigiar potássio, volemia, sódio e cálcio durante a reposição, uma vez que hipocalcemia, hipopotassemia, hipervolemia e hipernatremia são complicações descritas da reposição de bicarbonato. Nos casos mais graves, em especial nos pacientes com acidose grave, distúrbios hidreletrolíticos e com sobrecarga de volume, a diálise é a melhor opção para o manejo desses pacientes.

Quadro 47.2 Causas de acidose metabólica.

Acidose metabólica com ânion *gap* aumentado	
Excesso de produção de ácido: ▪ Cetoacidose (diabética, por jejum por álcool) ▪ Acidose láctica ▪ Intoxicações exógenas (metanol, etilenoglicol, salicilatos) ▪ Rabdomiólise maciça	Excreção deficitária de ácidos: ▪ Lesão renal aguda ▪ Doença renal crônica
Acidose metabólica hiperclorêmica	
Perda renal de álcali: ▪ Acidose tubular renal ▪ Inibidores da anidrase carbônica ▪ Hipoaldosteronismo hiporreninêmico Miscelânea: ▪ Reanimação volêmica com salina ▪ Nutrição parenteral	Perda gastrintestinal de álcali: ▪ Diarreia ▪ Fístula intestinal, pancreática ou biliar ▪ Derivação ureteral ▪ Uso de cloreto de potássio e cloreto de magnésio

Alcalose metabólica

Os rins são capazes de eliminar o excesso de Bic facilmente. Logo, são necessários perda importante de ácido ou ganho de álcali associado à redução da sua capacidade de eliminação para haver alcalose. A perda de secreção gástrica (p. ex., excesso de vômitos) e o uso de diuréticos de alça são as principais causas de alcalose metabólica (Quadro 47.3).

A dosagem do cloreto urinário ajuda a diferenciar as causas cloretossensíveis das cloretorresistentes. Pacientes com redução da volemia apresentam ativação do sistema renina-angiotensina-aldosterona, que culmina em uma maior reabsorção tubular de cloreto (concentração do Cl urinário < 25 mEq/ℓ). Nesses casos, a correção da volemia é a medida mais importante para corrigir a alcalose.

A alcalose metabólica cloretorresistente (Cl urinário > 40 mEq/ℓ) geralmente é causada por um excesso de mineralocorticoide ou por hipopotassemia grave. Nesses casos, a hidratação venosa com cristaloides não costuma corrigir o distúrbio. Além da correção dos distúrbios hidreletrolíticos, o uso de inibidores da anidrase carbônica pode ser útil nos casos mais graves.

Acidose respiratória

A acidose respiratória tem como mecanismo a hipoventilação pulmonar, que resulta na retenção de CO_2. Esse distúrbio pode ser classificado como agudo ou crônico.

Os distúrbios agudos geralmente são causados por infecção pulmonar mais grave ou por algum dano agudo ao centro respiratório. Nesses casos, os rins ainda não tiveram tempo hábil de exercer seus mecanismos compensatórios para compensar a acidose.

Quadro 47.3 Causas de alcalose metabólica.

Cloretorresistente	Cloretossensível
Cl^- urinário > 40 mEq/ℓ	Cl^- urinário < 20 mEq/ℓ
Causas	
• Síndrome de Bartter • Síndrome de Gitelman • Síndrome de Liddle • Excesso de mineralocorticoide (hiperaldosteronismo primário, síndrome de Cushing) • Hipomagnesemia • Hipopotassemia grave	• Perda de fluido gástrico • Diuréticos de alça • Adenoma viloso de cólon • Fibrose cística
Tratamento	
• Tratamento da doença de base • Suspender diuréticos • Inibidores da anidrase carbônica (acetazolamida 250 mg 2 a 3 vezes/dia) • Correção da hipopotassemia e hipomagnesemia	• A correção da volemia com cristaloides costuma corrigir a alcalose • Suspender diuréticos

As acidoses respiratórias crônicas são representadas principalmente pelos pacientes com doença pulmonar obstrutiva crônica (DPOC), que habitualmente são retentores crônicos de CO_2.

Causas

- Barotrauma
- DPOC
- Síndrome da angústia respiratória aguda (SARA)
- Asma grave
- Hipoventilação
- Infecções e distrofias musculares
- Miastenia gravis
- Acidente vascular cerebral (AVC)
- Fármacos (anestésicos, opioides, benzodiazepínicos)
- Poliomielite
- Deformidades da caixa torácica.

Tratamento

- Tratar a causa de base
- Suporte ventilatório adequado [ventilação não invasiva (VNI), intubação orotraqueal (IOT), se necessário]
- Correção dos parâmetros ventilatórios
- Redução do espaço morto.

Alcalose respiratória

A alcalose respiratória é decorrente de algum estímulo que induza a hiperventilação. Um caso clássico, do qual é importante se ter ciência, é a síndrome da hiperventilação. Em casos de ansiedade extrema, esses pacientes podem apresentar quadros como parestesia, dor torácica, vertigem e, em alguns casos, tetania. Tais sintomas podem ser explicados, em parte, pela redução do cálcio ionizado devido ao aumento do pH sanguíneo. Essa síndrome está intimamente associada a desordens psiquiátricas e é um diagnóstico de exclusão.

O tratamento é basicamente remover o fator precipitante, tratando a causa base. Nos pacientes com síndrome da hiperventilação, podem-se dar sacos coletores de ar, pois o ar rico em CO_2 recircula e ajuda a compensar a hiperventilação.

Causas

- Miscelânea:
  - Exercício
  - Gravidez
  - Insuficiência hepática
  - Recuperação de acidose metabólica
  - Exposicão ao calor
  - Uso de salicilatos
  - Uso de nicotina
- Hipoxemia ou hipoxia tecidual:
  - Anemia
  - Altas atitudes
  - Hipotensão
  - Broncospasmo
  - Hipotensão
  - Tromboembolismo pulmonar (TEP)
  - Edema agudo de pulmão
- Por estimulação do sistema nervoso central (SNC)
  - Voluntária
  - Dor, febre
  - Tumor
  - Trauma
  - Acidente vascular cerebral
  - Meningoencefalite
  - Crise de ansiedade.

Tratamento

- Tratar causa básica (ansiedade, TEP, infecções, crise de asma)
- Respirar em sacos coletores de ar
- Correção de parâmetros ventilatórios.

BIBLIOGRAFIA

Berend K, Vries APJ, Gans OB. Physiologic approach to assessment of acid-base disturbances. N Engl J Med. 2014;371:1434-45.

Emmet M, Szerlip H. Approach to the adult with metabolic acidosis. 2016. [Acesso em 25 maio 2018] Disponível em: https://www.uptodate.com/contents/approach-to-the-adult-with-metabolic-acidosis.

Emmet M, Szerlip H. Causes of metabolic alkalosis. 2016. [Acesso em 25 maio 2018] Disponível em: https://www.uptodate.com/contents/causes-of-metabolic-alkalosis.

Floege J, Johnson RJ, Feehally J. Comprehensie clinical nephrology. 5. ed. St. Louis: Elsevier Saunders; 2015.

Kraut JA, Medias NE. Differential diagnosis of nongap metabolic acidosis: value of systematic approach. Clin J Am Soc Nephrol. 2012;7:671-9.

Palmer BF, Alpert RJ. Metabolic alkalosis. JASN. 1997;8:1462-9.

Parte 7

Infectologia

48 Infecção de Pele e Partes Moles

Diego Cassola Pronunciato • Ana Cristina Gales

DEFINIÇÃO

Infecções de pele e partes moles (IPPM) estão entre as infecções mais comuns, seja na comunidade ou no ambiente hospitalar. Elas podem ser definidas como uma invasão da epiderme e dos tecidos mais profundos por microrganismos que levam a resposta local ou sistêmica. Pacientes que apresentam comorbidades, como diabetes, arteroscleose, cirurgias prévias e imunossupressão, apresentam maior risco de desenvolverem IPPM por patógenos menos comuns e/ou mais graves. As IPPM também podem ocorrer em situações específicas, como traumas, mordeduras e exposições ambientais. Diferentes infecções afetam diferentes substratos anatômicos, como visto na Figura 48.1.

De acordo com o substrato anatômico envolvido, as IPPM são classificadas em: impetigo, furúnculo, erisipelas, celulites, fasciite necrosante e abscesso muscular.

EPIDEMIOLOGIA

Entre as IPPM mais observadas na prática clínica, as celulites têm frequência maior em idosos e adultos de idade avançada, enquanto a erisipela é mais comum na população mais jovem. Dadas as semelhanças de agentes etiológicos, diagnóstico e tratamento, alguns autores consideram celulite e erisipela como espectros clínicos diferentes da mesma doença. Abscessos de pele não possuem uma população preferencial, podendo ocorrer em indivíduos previamente hígidos.

Fatores de risco associados, como mostrado na Quadro 48.1, ocorrem devido tanto a comorbidades sistêmicas quanto a condições locais.

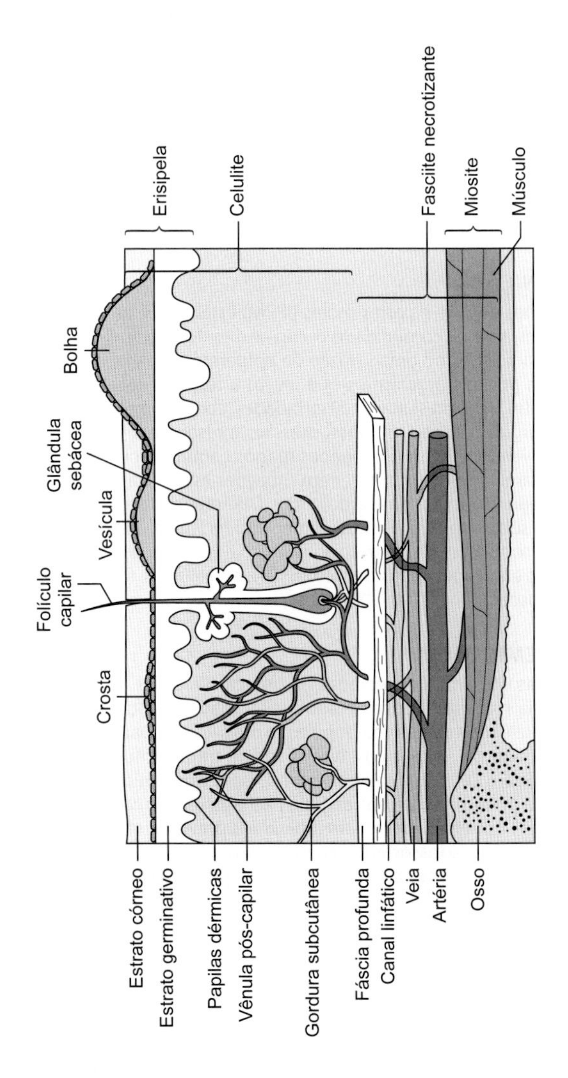

Figura 48.1 Infecções e substratos anatômicos.

Quadro 48.1 Fatores de risco associados a erisipelas e celulites.

Sistêmicos	Idade, obesidade, condições de higiene, tabagismo, malignidade de doença prévia, imunossupressão, uso de drogas intravenosas
Locais, relacionados à infecção primária	Disrupção da barreira cutânea, infecções interdigitais, xerose, cirurgia prévia
Locais, relacionados à infecção recorrente	Linfedema, tinea pedis, insuficiência venosa, dermatite, enxerto de safena

MICROBIOLOGIA

Celulites

O envolvimento de *Streptococcuss* beta-hemolíticos do grupo A, como *S. pyogenes*, é mais comum. *S aureus* é outro patógeno frequentemente envolvido nessas infecções. IPPM causadas por Gram-negativos, principalmente, enterobactérias, são observadas em pacientes que apresentam comorbidades, como diabetes melito.

Erisipelas

A maioria dos casos de erisipela é causada por *Streptococcuss* beta-hemolíticos. Entre as causas menos comuns de IPPM, estão o *Haemophilus influenzae, Neisseria meningitidis* e *Streptococcus pneumoniae.* Pacientes imunossuprimidos ou que adquiriram a infecção após procedimento médico invasivo em ambiente hospitalar podem apresentar IPPM causada por *S. aureus, Staphylococcus* coagulase negativa, ou ainda por uma grande variedade de outras espécies bacterianas.

A celulite por *S. pneumoniae* geralmente apresenta um mecanismo patogênico diferente das demais celulites, sendo causada principalmente por disseminação hematogênica de foco extracutâneo – normalmente, o foco inicial é o pulmonar. A Tabela 48.1 mostra a distribuição mais frequente dos agentes etiológicos de acordo com o sítio anatômico envolvido.

APRESENTAÇÃO CLÍNICA

Impetigo

O quadro se inicia com o aparecimento de pápulas eritematosas que evoluem rapidamente para vesículas e pústulas, as quais após se romperem formam crostas melicéricas (cor de mel) com uma base eritematosa. O impetigo pode ser classificado como bolhoso e não bolhoso. Geralmente, o impetigo bolhoso é causado por *S. aureus* produtor de toxina, que cliva a junção entre a epiderme e a derme. Impetigo não bolhoso pode ser causado por *Streptococcus* do grupo A ou *S. aureus.*

Tabela 48.1 Distribuição dos agentes etiológicos mais frequentemente isolados de pacientes com IPPM de acordo com o sítio anatômico envolvido.

Estrututra anatômica	Infecção	Microrganismo
Epiderme	Impetigo	*S. pyogenes*, *S. aureus*
Derme	Erisipelas	*S. pyogenes*
Folículo piloso	Foliculite, furúnculo, carbúnculo	*S. aureus*
Glâdula sebácea	Acne	*Propionibacterium acnes*
Tecido subcutâneo	Celulite	*Streptococcus* beta-hemolítico (incluindo *S. pyogenes*)
Fáscia	Fasciite necrosante	*S. pyogenes*, infecção anaeróbia mista
Músculo	Miosite	Cepas toxigênicas de *S. aureus*, *Clostridium perfringens*

Furúnculo

São infecções do folículo piloso, geralmente causadas por *S. aureus*, em que a infecção se estende através da derme até o tecido subcutâneo, com a formação de um pequeno abscesso. Eles diferem da foliculite, que é uma inflamação mais superficial. A infecção que envolve vários folículos adjacentes é denominada de carbúnculo, que é uma massa inflamatória coalescente com drenagem de pus a partir de múltiplos orifícios foliculares. Esse tipo de infecção é mais comum em pacientes diabéticos.

Celulites

Sinais flogísticos agudos em pele, com edema, eritema e dor, em região com limites pouco demarcados. Outro aspecto comum é a linfangite local, podendo levar ao aspecto de casca de laranja, ou a adenopatia regional. Podem ocorrer em qualquer local da pele, mas o sítio mais comumente afetado são membros inferiores, podendo estar relacionada com uso de medicamentos intravenosos. A presença de febre é variável, e sua presença é descrita em 22,5 a 77,3% dos casos; porém, vale lembrar que a população estudada é o paciente em cenário de emergência clínica e internação hospitalar. Instalação mais indolente do quadro clínico, evoluindo ao longo dos dias, ao contrário das erisipelas. Gangrenas de pele e crepitações podem indicar o envolvimento de planos mais profundos e a presença de bactérias anaeróbias como agentes etiológicos.

Erisipelas

Sua principal diferença com a celulite é o limite claramente demarcado, com área de elevação da pele e eritema intenso. Geralmente, a lesão não é purulenta. O quadro clínico da erisipela cursa de forma mais aguda do que a celulite, envolvendo febre e calafrios, além de uma instalação mais rápida do quadro em relação à celulite. Se há o envolvimento da face, pode ser observada a lesão em "asa de borboleta", e o envolvimento da cartilagem auricular não ocorre com celulites.

Abscessos

Enquanto celulites e erisipelas ocorrem com a infecção do tecido subcutâneo e da derme, respectivamente, o abscesso cutâneo é uma coleção purulenta encapsulada na pele, possivelmente com infecção do tecido ao redor, ou seja, o abscesso pode cursar com uma celulite adjacente. Geralmente é uma lesão nodular, com ponto de flutuação à palpação, podendo ocorrer drenagem espontânea de seu conteúdo. Raramente ocorrem febre, calafrios e toxemia.

Fasciite necrosante

Infecção rara, porém com alta mortalidade. Inicialmente cursa de forma semelhante à celulite, com eritema sem limite definido, podendo até poupar a pele em seu estágio inicial. Cursa com destruição da derme, hipoderme e fáscia. Apresenta dor de intensidade desproporcional aos achados clínicos, edema, bolhas, parestesia local, necrose de pele, crepitação no local da lesão e febre.

DIAGNÓSTICO

Em geral, o diagnóstico é clínico, com a observação de edema, eritema, aumento da temperatura e dor à palpação da região acometida. Exames laboratoriais só se mostram necessários em pacientes com outras comorbidades ou complicações. Cultura, seja de sangue periférico, aspirado da lesão ou biopsia, pode ser útil em pacientes com maior risco de desenvolver bacteriemia, como portadores de imunodeficiência, diabetes, neutropenia, linfedema, ou em pacientes com exposições específicas, como mordeduras e contaminações, dado que todos esses grupos supracitados têm maior risco de desenvolver complicações e doença por patógenos atípicos. Culturas têm positividade menor de 30%, com hemocultura chegando a 10%. Vale lembrar que culturas da pele, mesmo colhidas da lesão, são comumente polimicrobianas, não raro contendo microrganismos que, apesar de colonizarem o paciente, podem não ser os responsáveis pela infecção.

Ultrassonografia (USG) da lesão pode ser útil para confirmar a presença de abscesso em casos em que ele não pode ser evidenciado pelo exame clínico. Ressonância magnética (RM) pode auxiliar em casos suspeitos de osteomielite. Tomografia pode auxiliar no diagnóstico de fasciite necrosante ou gangrena gasosa, ao demonstrar presença de gás no tecido subcutâneo, ou coleção líquida com bordas hiperdensas, porém não é um método com grande sensibilidade para esses diagnósticos, pois nem sempre esses sinais estão presentes.

Em casos de celulite recorrente, testes sorológicos para estreptococos podem ser uma boa opção diagnóstica, com uso da antiestreptolisina O (ASLO ou ASO), antidesoxirribonuclease B (anti-DNAse B) ou anti-hialuronidase (AHT).

Casos com doença rapidamente progressiva ou sinais de toxicidade sistêmica devem sempre trazer à memória as infecções graves de pele como diagnósticos diferenciais, mais especificamente: fasciite necrosante, gangrena gasosa e síndrome do choque tóxico.

O Quadro 48.2 apresenta os sinais e sintomas de agravamento clínico.

TRATAMENTO

Apesar de alguns regimes de tratamento serem recomendados por diretrizes, em revisões sistemáticas raramente se tem consenso em qual antibiótico é mais efetivo, com algumas revisões envolvendo estudos com mais de 40 antibióticos diferentes usados nos centros envolvidos. Por isso a dificuldade de indicar um único regime de tratamento que funcione para todos os casos.

Em casos de erisipela e celulite, sem sinais de infecção sistêmica, o tratamento antimicrobiano empregado pode ser dirigido inicialmente apenas contra estreptococos, como amoxicilina, cefalexina ou clindamicina, lembrando que a cefalexina e a clindamicina também possuem atividade antimicrobiana contra *S. aureus* sensível à oxacilina (Figura 48.2).

Deve-se ficar atento a pacientes com febre ou hipotermia, taquicardia, taquipneia, leucocitose ou leucopenia, pois sinais de infecção sistêmica indicam maior gravidade e aumentam a probabilidade de falha terapêutica caso o esquema empírico inicial seja inadequado. Nesses casos, é aconselhável a cobertura antimicrobiana contra *S. aureus,* e pode-se utilizar, além da clindamicina, a cefazolina e a ceftriaxona.

Quadro 48.2 Sinais de alerta para IPPM.

Sinais locais	Sinais de toxicidade sistêmica
Epidermólise, necrose Bolhas violáceas Ulceração cutânea Angioedema Alterações sensitivas e dor profunda Síndrome compartimental	Dor local grave e progressiva Febre Taquicardia/palpitações Fadiga/astenia Dispneia Hipotensão/rebaixamento do nível de consciência

Em casos graves, com hipotensão, rápida progressão da doença ou imunossupressão, deve-se optar pela terapia intravenosa e ampliar o espectro com uso de vancomicina ou daptomicina para cobertura de *S. aureus* resistente à oxacilina (ORSA) com piperacilina/tazobactam ou carbapenêmicos (imipeném ou meropeném) para cobertura de bacilos Gram-negativos. Em suspeita de fasciite, a conduta cirúrgica deve ser rapidamente indicada e realizada.

Abscessos de pele devem ter drenagem cirúrgica, podendo associar antimicrobianos que possuem atividade contra *S. aureus* e, dependendo da epidemiologia local, agentes com cobertura contra ORSA, como sulfametoxazol/trimetoprima ou clindamicina (Figura 48.3).

Além da vancomicina e da daptomicina, teicoplanina, linezolida, ceftarolina e tigeciclina têm atividade contra *Streptococcus* spp. e ORSA e podem constituir opções terapêuticas no tratamento de IPPM.

As mordeduras humanas e de animais devem ser tratadas com cobertura para bactérias aeróbias e anaeróbias, pois tendem a ser contaminadas e polimicrobianas e envolvem múltiplos microrganismos, como pode ser visualizado no Quadro 48.3. Esses ferimentos não devem ser suturados. Amoxicilina/clavulanato compõem uma boa cobertura para esses agentes, assim como cefalosporinas de segunda ou terceira gerações, associadas a outro antimicrobiano com cobertura contra anaeróbios se necessário. Outra particularidade importante das lesões de pele por mordedura é a imunização contra toxoide tetânico, que deve ser administrada em pacientes que não foram imunizados nos últimos 10 anos, e raiva.

Não é necessária a administração de antimicrobianos em ferimentos por arma de fogo, pois o ferimento causado pela bala é estéril.

Quadro 48.3 Microrganismos envolvidos em IPPM causadas por mordeduras humanas e de animais.

Mordida de	Agentes etiológicos mais frequentes
Cão	*Pasteurella canis, S. aureus,* estreptococos e anaeróbios: *Peptostreptococcus* spp., *Peptococcus* spp., *Bacteroides* spp. (não *fragilis*) e *Capnocytophaga* spp.
Gato	*Pasteurella multocida, Bacteroides* spp. (não *fragilis*), *Prevotella* spp., *Fusobacterium* spp. e ocasionalmente estreptococos e estafilococos
Rato	*Streptobacillus moniliformis, Spirilum minus*
Humano	*Bacteroides* spp. (não *fragilis*), *Prevotella* spp., *Fusobacterium nucleatum, Porphyromonas melaninogenica, Peptostreptococcus* spp., *Veillonella parvula,* estreptococos A e G hemolíticos, *Staphylococcus aureus, Eikenella corrodens* e *Haemophilus* spp.

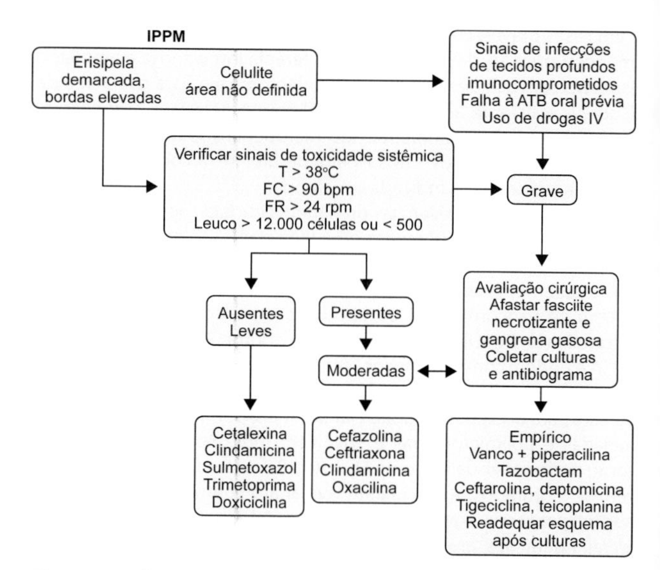

Figura 48.2 Algoritmo para tratamento de erisipela/celulite, de acordo com sinais de gravidade clínica e possibilidade de infecção por microrganismo resistente. ATB: antibioticoterapia; IV: intravenosas; T: temperatura; FC: frequência cardíaca; FR: frequência respiratória; Leuco: leucócitos.

Nas IPPM, a duração da terapia antimicrobiana dependerá da resposta clínica, e pode variar entre 5 e 14 dias. O tempo de tratamento pode ser menor nos casos em que houve a drenagem do foco infeccioso.

O tratamento das condições predisponentes para celulite, como edema, obesidade, eczema, insuficiência venosa e infecções interdigitais, devem ser abordadas durante o tratamento da infecção aguda. Penicilina benzatina a cada 2 a 4 semanas pode ser considerada eventualmente em pacientes que não conseguiram controlar os fatores predisponentes e tenham celulite recorrente (mais de 3 episódios no último ano).

BIBLIOGRAFIA

Bruun T, Oppegaard O, Kittang BR, Mylvaganam H, Langeland N, Skrede S. Etiology of cellulitis and clinical prediction of streptococcal disease: a prospective study. Open Forum Infect Dis. 2015;3(1):ofv181.

Capdevila O, Grau I, Vadillo M, Cisnal M, Pallares R. Bacteremic pneumococcal cellulitis compared with bacteremic cellulitis caused by Staphylococcus aureus and Streptococcus Pyogenes. Eur J Clin Microbiol Infect Dis. 2003;22(6):337-41.

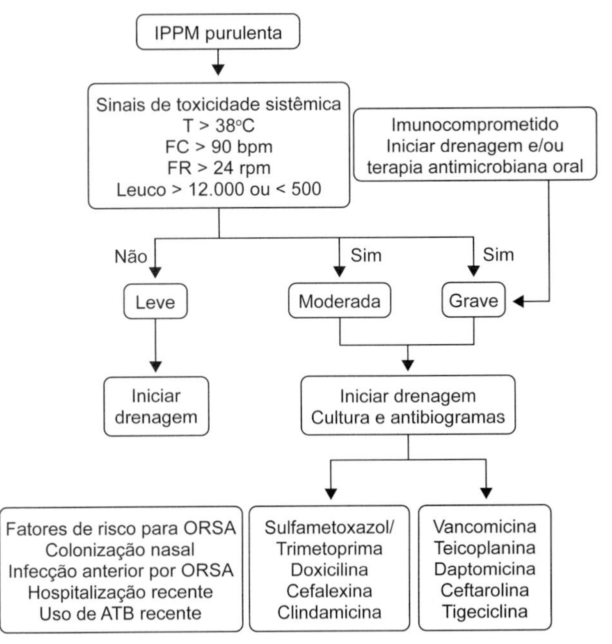

Figura 48.3 Tratamento para abscessos de pele, de acordo com gravidade e possibilidade de presença de ORSA. IPPM: infecção de pele e partes moles; T: temperatura; FC: frequência cardíaca; FR: frequência respiratória; Leuco: leucócitos; ORSA: *Staphylococcus aureus* resistente à oxacilina; ATB: antibioticoterapia.

Daum RS, Miller LG, Immergluck L, Fritz S, Creech CB, Young D, et al. A placebo-controlled trial of antibiotics for smaller skin abscesses. N Engl J Med. 2017;376(26):2545-55.

Ellis Simonsen SM, van Orman ER, Hatch BE, Jones SS, Gren LH, Hegmann KT, et al. Cellulitis incidence in a defined population. Epidemiol Infect. 2006;134(2):293-9.

Eriksson B, Jorup-Rönström C, Karkkonen K, Sjöblom AC, Holm SE. Erysipelas: clinical and bacteriologic spectrum and serological aspects. Clin Infect Dis. 1996;23(5):1091-8.

McNamara DR, Tleyjeh IM, Berbari EF, Lahr BD, Martinez J, Mirzoyev SA, et al. A predictive model of recurrent lower extremity cellulitis in a population-based cohort. Arch Intern Med. 2007;167(7):709-15.

Raff AB, Kroshinsky D. Cellulitis: a review. JAMA. 2016;316(3):325-37.

Semel JD, Goldin H. Association of Athlete's Foot with Cellulitis of the Lower Extremities: diagnostic value of bacterial cultures of ipsilateral interdigital space samples. Clin Infect Dis. 1996;23(5):1162-4.

Stevens DL, Bisno AL, Chambers HF, Dellinger EP, Goldstein EJ, Gorbach SL, et al. Practice guidelines for the diagnosis and management of skin and soft tissue infections: 2014 update by the Infectious Diseases Society of America. Clin Infect Dis. 2014;59(2):147-59.
Stevens DL, Bisno AL, Chambers HF, Dellinger EP, Goldstein EJ, Gorbach SL, et al. Practice guidelines for the diagnosis and management of skin and soft tissue infections: 2014 update by the Infectious Diseases Society of America. Clin Infect Dis. 2014;59(2):e10-52.
Weng QY, Raff AB, Cohen JM, Gunasekera N, Okhovat JP, Vedak P, et al. Costs and consequences associated with misdiagnosed lower extremity cellulitis. JAMA Dermatol. 2016. doi: 10.1001/jamadermatol.2016.3816.

49 Endocardite Infecciosa

João Mendes Vasconcelos • Juliana Oliveira da Silva

DEFINIÇÃO

Endocardite infecciosa (EI) é uma infecção de baixa incidência que acomete a superfície endocárdica do coração. Geralmente, afeta uma ou mais válvulas e/ou dispositivos cardíacos (p. ex., próteses valvares). Se não tratada, é quase sempre fatal.

EPIDEMIOLOGIA E FATORES DE RISCO

Apesar dos avanços médicos, a EI persiste como uma condição de alta morbidade e mortalidade. O perfil dos pacientes mudou ao longo do tempo. Hoje observam-se pacientes com uma maior faixa etária, mais infecções associadas a dispositivos cardíacos, menos infecções associadas a cardiopatia reumática e um número maior de pacientes sendo submetidos a cirurgias (aproximadamente 50%).

As infecções associadas à assistência à saúde ganharam uma grande importância nas últimas décadas. Essa tendência se acompanhou de uma mudança na microbiologia da EI. Atualmente, o *Staphylococcus aureus* é o principal agente causador nos países desenvolvidos.

Diversas condições cardíacas e não cardíacas favorecem a ocorrência da doença. É essencial procurar esses fatores de risco quando existe a suspeita de EI:

- Condições cardíacas:
  - Valvulopatia com estenose ou regurgitação
  - Troca de válvula
  - Doença cardíaca congênita estrutural, incluindo as corrigidas/paliadas cirurgicamente (excluindo defeito do septo atrial isolado, ducto arterioso patente ou defeito do septo ventricular totalmente corrigidos e dispositivos de fechamento que se julgam totalmente cobertos por endotélio)
  - EI prévia
  - Cardiomiopatia hipertrófica
- Condições não cardíacas:
  - Hemodiálise
  - Uso de drogas intravenosas
  - Infecção pelo HIV
  - Presença de dispositivo intravascular
  - Má higiene oral.

APRESENTAÇÃO CLÍNICA E DIAGNÓSTICO

A doença pode se manifestar agudamente ou seguir um curso mais lento, sendo capaz de afetar vários sistemas. Não se deve esperar que manifestações clássicas apareçam para levantar a hipótese de EI. Febre está presente em aproximadamente 90% dos pacientes, geralmente associada com sintomas sistêmicos. Apresentações incomuns (p. ex., ausência de febre) podem ocorrer em idosos, imunocomprometidos, pacientes que receberam antibióticos previamente e em EI por germes atípicos. Alguns cenários clínicos que devem motivar a investigação de EI são:

- Febre e um novo sopro de regurgitação
- Febre, fator de risco cardíaco preexistente e ausência de um sítio óbvio de infecção
- Febre associada com qualquer um dos seguintes: predisposição e intervenção recente levando a bacteriemia, evidência de insuficiência cardíaca, novo bloqueio de condução, fenômenos vasculares ou imunológicos (manchas de Roth, lesões de Janeway, nódulos de Osler, embolias, hemorragias em estilhaço), novo acidente vascular cerebral (AVC), abscessos periféricos (renal, cerebral, esplênico, vertebral) de causa desconhecida
- História prolongada de sudorese, mal-estar, perda de peso, anorexia e fator de risco cardíaco
- Evento embólico novo não explicado (p. ex., AVC, isquemia de membro)
- Hemoculturas persistentemente positivas sem explicação
- Infecção de corrente sanguínea relacionada a cateter intravascular com hemoculturas positivas após 72 h de retirada do cateter.

O diagnóstico formal é feito por meio dos critérios de Duke modificados (Quadros 49.1 e 49.2). Essa ferramenta nunca deve substituir o julgamento clínico. Em casos de EI do lado direito do coração ou em pacientes com dispositivos cardíacos (p. ex., válvulas protéticas, marca-passo, cabo de desfibrilador implantável), a acurácia dos critérios de Duke modificados é reduzida, especialmente no início da doença.

Os fenômenos imunológicos são incomuns atualmente, sendo mais encontrados em casos arrastados de EI subaguda. A evolução do paciente também auxilia o diagnóstico. A resolução da síndrome clínica em 4 ou menos dias de antibioticoterapia é conflitante com a possibilidade de EI. Uma série de casos com 118 pacientes com EI comprovados patologicamente mostrou que a adição de alguns critérios como hematúria microscópica, baqueteamento digital, esplenomegalia, hemorragias em estilhaço, petéquias, proteína C reativa (PCR) e velocidade de hemossedimentação (VHS) elevados aumentou a sensibilidade do diagnóstico de EI de válvula nativa (EIVN) em 10%, sem perda de especificidade. Apesar de não serem aceitos como critérios menores, é importante saber que tais achados podem ocorrer.

Quadro 49.1 Critérios de Duke modificados.

Critérios maiores

Hemocultura positiva para EI

a. Microrganismo típico compatível com EI em duas hemoculturas diferentes

- Estreptococo grupo *viridans*, *S. gallolyticus*/*S. bovis*, grupo HACEK, *S. aureus* **ou**
- Enterococo adquirido na comunidade na ausência de um foco primário

b. Microrganismo compatível com EI em hemoculturas persistentemente positivas

- Duas ou mais hemoculturas, colhidas com mais de 12 h de diferença
- Todas as três ou a maioria (no caso de 4 ou mais amostras), sendo a primeira e a última colhidas com pelo menos uma hora de diferença

c. Uma amostra positiva para *Coxiella burnetti* ou IgG fase I com titulação maior que 1:800

Evidência de envolvimento endocárdico

- Ecocardiograma positivo para EI: massa intracardíaca oscilante em válvula ou estruturas de suporte, no caminho de um jato de regurgitação, ou em material implantado na ausência de explicação anatômica alternativa OU abscesso OU nova deiscência parcial de válvula prostética
- Nova regurgitação valvar (mudança ou piora de um sopro preexistente não é um critério suficiente)

Critérios menores

- Predisposição: condição cardíaca predisponente ou usuário de drogas intravenosas
- Febre: temperatura maior que 38°C
- Fenômenos vasculares: embolias arteriais, infarto pulmonar séptico, aneurisma micótico, hemorragia intracraniana, hemorragia conjuntival e lesões de Janeway
- Fenômenos imunológicos: glomerulonefrite, nódulos de Osler, manchas de Roth e fator reumatoide
- Evidência microbiológica: hemoculturas positivas que não preenchem o critério maior (excluindo uma única amostra positiva para estafilococo coagulase negativo e organismos que não causam EI) ou evidência sorológica de infecção ativa por organismo compatível com EI

Um dos pilares do diagnóstico é o ecocardiograma. O ecocardiograma transtorácico (ECO-TT) é o exame inicial na maioria dos pacientes. O ecocardiograma transesofágico (ECO-TE) é o exame de escolha nos portadores de válvulas protéticas, naqueles com alta chance de EI pelos critérios clínicos ou com EI complicada por abscesso paravalvular. Como o ECO-TE não pode ser efeito imediatamente em muitas ocasiões, recomenda-se realizar o ECO-TT sem demora enquanto aguarda-se o ECO-TE. Quando o ECO-TT é suficiente para o diagnóstico, deve-se realizar o ECO-TE apenas se o paciente possui sinais ecocardiográficos de alto risco de complicações (Quadro 49.3). Na ausência desses sinais, é possível realizar o seguimento com ECO-TT e realizar o ECO-TE apenas se deterioração clínica. A presença de bloqueio atrioventricular ao eletrocardiograma sugere extensão perivalvular do processo infeccioso, estando indicado o ECO-TE.

Especial atenção tem sido dedicada à utilização de exames de imagem além do ecocardiograma para auxiliar no diagnóstico de casos difíceis. Alguns sugerem que a identificação de lesões paravalvulares pela tomografia computadorizada (TC) de coração e a detecção de

Quadro 49.2 Definição de EI de acordo com os critérios de Duke modificados.

EI definitiva
Critério patológico: microrganismos demonstrados por cultura ou exame histológico de uma vegetação, uma vegetação que embolizou ou material de abscesso intracardíaco; ou lesões patológicas; vegetação ou abscesso intracardíaco confirmado por exame histológico evidenciando endocardite ativa
Critério clínico: 2 critérios maiores, 1 critério maior e 3 menores, ou 5 critérios menores
EI possível
1 critério maior e 1 menor, ou 3 critérios menores
EI rejeitada
Diagnóstico alternativo firmado que explica os sintomas atribuídos a EI; resolução dos sinais e sintomas em 4 ou menos dias de antibioticoterapia; ausência de lesões de EI à cirurgia ou necropsia com 4 ou menos dias de antibioticoterapia; paciente não preenche os critérios de EI possível

Quadro 49.3 Sinais clínicos e ecocardiográficos que sugerem alto risco de complicações ou de potencial necessidade de intervenção cirúrgica.

Vegetação
Persistência de vegetação após embolização sistêmica; vegetação em folheto mitral anterior, especialmente se maior que 10 mm; um ou mais eventos embólicos nas primeiras 2 semanas de terapia antimicrobiana; aumento do tamanho de vegetação apesar de terapia antimicrobiana adequada
Disfunção valvar
Insuficiência aguda de válvula mitral ou aórtica com sinais de insuficiência ventricular; insuficiência cardíaca não responsiva a terapia medicamentosa
Perfuração ou ruptura valvar
Extensão perivalvular; deiscência, ruptura ou fístula valvular; novo bloqueio cardíaco; abscesso grande ou extensão de abscesso apesar de terapia antimicrobiana apropriada

atividade anormal ao redor da região de implantação de válvulas protéticas por F-FDG PET/TC (apenas em válvulas implantadas a mais de 3 meses) ou tomografia computadorizada por emissão de fóton único (SPECT/TC) com leucócitos radiomarcados sejam considerados critérios maiores, enquanto a detecção de embolias silenciosas por ressonância magnética (RM) de crânio, TC de corpo inteiro e/ou PET/TC seja considerada critério menor.

Alguns pacientes possuem endocardite trombótica não bacteriana. Essa condição está associada a cânceres, lúpus eritematoso sistêmico na presença de anticorpos antifosfolipídios, doenças autoimunes, estados de hipercoagulabilidade, sepse, grandes queimados ou doenças crônicas como tuberculose, AIDS ou uremia. O diagnóstico normalmente ocorre em pacientes com suspeita de EI em que as vegetações não respondem a terapia antimicrobiana na presença de doenças sabidamente associadas a essa condição.

TERAPIA ANTIMICROBIANA

Cursos prolongados de terapia bactericida parenteral são necessários para a cura. Como regra geral, a EI em válvula protética (EIVP) requer combinações mais complexas de antimicrobianos e por tempo mais longo que EIVN. Muitas vezes o tratamento é iniciado empiricamente até o resultado das hemoculturas estar disponível. Antes do início da terapia empírica, sugere-se consultar o infectologista, uma vez que a seleção de um regime adequado depende de diversos fatores. É adequado colher hemoculturas a cada 1 ou 2 dias até a negativação. A contagem dos dias de terapia antimicrobiana deve começar a partir do dia da negativação das hemoculturas. Se o paciente for abordado cirurgicamente, deve-se iniciar a contagem dos dias de terapia antimicrobiana a partir do dia da cirurgia caso um abscesso seja encontrado ou a cultura do tecido valvular seja positiva. É importante administrar os antimicrobianos ao mesmo tempo ou temporalmente próximos com o objetivo de maximizar o efeito sinérgico das medicações.

Os microrganismos mais comumente envolvidos na EI são os estafilococos, estreptococos do grupo *viridans*, *Streptococcus gallolyticus*, enterococos e bactérias do grupo HACEK. As Tabelas 49.1 a 49.4 mostram as recomendações de esquemas apropriados aos diversos patógenos.

EI causada por bacilos Gram-negativos não pertencentes ao grupo HACEK (*Enterobacteriacea e Pseudomonas*) é rara. Terapia antimicrobiana composta por um betalactâmico (penicilina, cefalosporina ou carbapenêmico) associado a aminoglicosídio ou fluoroquinolona por 6 semanas é uma opção nesses casos. Cirurgia cardíaca é associada ao tratamento na maioria dos casos e o infectologista deve ser consultado devido aos vários mecanismos de resistência dessas bactérias.

A maioria dos casos de EI por fungos deve-se a espécies de *Candida* ou *Aspergillus*, sendo *Candida* a mais comum. Os fatores de risco clássicos para EI fúngica (uso de drogas intravenosas e imunossupressão) tem se tornado menos comuns quando comparados com a presença de dispositivos intravasculares, incluindo cateter venoso central. As hemoculturas são positivas na maioria dos casos de EI por *Candida*, sendo raramente positivas em EI por *Aspergillus*. A mortalidade é extremamente alta nessas infecções. O tratamento consiste em cirurgia cardíaca na maioria dos casos, antifúngicos por mais de 6 semanas (anfotericina B para *Candida* e voriconazol associado ou não com anfotericina B para *Aspergillus*) e terapia supressiva com azóis muitas vezes para o resto da vida do paciente.

Tabela 49.1 Terapia antimicrobiana para EI causada por estafilococo.

Antibiótico	Dosagem, via e duração	Comentário
EIVN por estafilococo sensível a meticilina		
Nafcilina ou oxacilina	12 g/dia IV, 4 a 6 vezes/dia, 6 semanas[1]	Não adicionar gentamicina[2]
EIVN por estafilococo resistente a meticilina ou pacientes alérgicos a penicilina[3]		
Vancomicina[4]	30 mg/kg/dia IV, 2 vezes/dia, 6 semanas	Daptomicina superior se MIC para vancomicina > 1 mg/ℓ
Daptomicina[5]	≥ 8 mg/kg/dia IV, 1 vez/dia, 6 semanas	
EIVP ou em outro material protético		
Nafcilina ou oxacilina E	12 g/dia IV, 6 vezes/dia, ≥ 6 semanas	Substituir oxacilina por vancomicina 30 mg/kg/dia IV 2 vezes/dia durante 6 ou mais semanas se resistente a meticilina ou alérgico a penicilina[3]
Rifampicina E	900 mg/dia IV/VO, 3 vezes/dia, ≥ 6 semanas	
Gentamicina[6]	3 mg/kg/dia IV/IM, 2 a 3 vezes/dia, 2 semanas	

[1] Para EI do lado direito não complicada, o tratamento pode durar 2 semanas.
[2] Estudos mostraram aumento da nefrotoxicidade e ausência de benefício clínico.
[3] Se a hipersensibilidade for do tipo não anafilactoide, a recomendação é substituir oxacilina por cefazolina 6 g/dia IV 3 vezes/dia durante 6 semanas.
[4] Infundir em mais de 1 hora para evitar síndrome do "homem vermelho" e ajustar a dose para uma concentração sérica entre 10 e 20 μg/mℓ.
[5] Monitorar níveis de CPK semanalmente.
[6] Almejar pico de concentração sérica de 3 a 4 μg/mℓ e concentração sérica mínima menor que 1 μg/mℓ.
IV: intravenoso; MIC: concentração inibitória mínima; VO: via oral; IM: intramuscular.

Tabela 49.2 Terapia antimicrobiana para EI causada por estreptococo do grupo *viridans* e *Streptococcus gallolyticus*.

Antibiótico	Dosagem, via e duração	Comentário
A. EIVN por cepa altamente sensível a penicilina (MIC ≤ 0,12 µg/mℓ)		
Penicilina G cristalina[1] **ou**	12 a 18 milhões U/dia IV, infusão contínua ou 4 a 6 vezes/dia, 4 semanas	Esquemas preferenciais se > 65 anos, disfunção renal ou alteração do VIII nervo craniano
Ceftriaxona	2 g/dia IV/IM, 1 vez/dia, 4 semanas	
Penicilina G cristalina[1] **ou**	12 a 18 milhões U/dia IV, infusão contínua ou 6 vezes/dia, 2 semanas	Esquema de 2 semamas não é adequado para pacientes com abscesso cardíaco ou extracardíaco
Ceftriaxona **e**	2 g/dia IV/IM, 1 vez/dia, 2 semanas	Esquema não adequado para infecções por *Gemella*, *Granulicatella* e *Abiotrophia* spp.
Gentamicina[2]	3 mg/kg/dia IV/IM, 1 vez/dia, 2 semanas	
Vancomicina[3]	30 mg/kg/dia IV, 2 vezes/dia, 4 sem	Apenas para alérgicos a penicilina e ceftriaxona
B. EIVN por cepa relativamente resistente a penicilina (MIC > 0,12 µg/mℓ e < 0,5 µg/mℓ)		
Penicilina G cristalina[1] **e**	12 a 18 milhões U/dia IV, infusão contínua ou 4 a 6 vezes/dia, 4 semanas	Se MIC para penicilina > 0,5 µg/mℓ, seguir esquema D
Gentamicina	3 mg/kg/dia IV/IM, 1 vezes/dia, 2 semanas	
Vancomicina[3]	30 mg/kg/dia IV, 2 vezes/dia, 4 semanas	Apenas para alérgicos a penicilina **e** ceftriaxona
C. EIVP em cepa sensível a penicilina (MIC < 0,12 µg/mℓ)		
Penicilina G cristalina[1] **ou**	12 a 18 milhões U/dia IV, infusão contínua ou 4 a 6 vezes/dia, 6 semanas	Não associar gentamicina se o *clearance* de creatinina for menor que 30 mℓ/min
Ceftriaxona **com ou sem**	2 g/dia IV/IM, 1 vez/dia, 6 semanas	
Gentamicina[2,4]	3 mg/kg/dia IV/IM, 1 vez/dia, 2 semanas	
Vancomicina[3]	30 mg/kg/dia IV, 2 vezes/dia, 6 semanas	Apenas para alérgicos a penicilina e ceftriaxona

(*continua*)

Tabela 49.2 (*Continuação*) Terapia antimicrobiana para EI causada por estreptococo do grupo *viridans* e *Streptococcus gallolyticus*.

Antibiótico	Dosagem, via e duração	Comentário
D. EIVP em cepa relativamente ou totalmente resistente a penicilina (MIC > 0,12 µg/mℓ)		
Penicilina G cristalina[1] **ou**	12 a 18 milhões U/dia IV, infusão contínua ou 4 a 6 vezes/dia, 6 semanas	–
Ceftriaxona **e**	2 g/dia IV/IM, 1 vez/dia, 6 semanas	
Gentamicina[2]	3 mg/kg/dia IV/IM, 1 vez/dia, 6 semanas	
Vancomicina[c]	30 mg/kg/dia IV, 2 vezes/dia, 6 sem	Apenas para alérgicos a penicilina e ceftriaxona

[1] Na falta de penicilina, uma alternativa é ampicilina 2 g IV 4/4 h.
[2] Administração em dose única é preferida, mas se optado por 3 vezes/dia, almejar pico de concentração sérica de 3 a 4 µg/mℓ e concentração sérica mínima menor que 1 µg/mℓ.
[3] Infundir em mais de 1 hora para evitar síndrome do "homem vermelho" e ajustar a dose para uma concentração sérica de 10 a 15 µg/mℓ.
[4] Nesse cenário, a associação de gentamicina não aumentou a taxa de cura quando comparada a monoterapia com penicilina ou ceftriaxona.
IV: intravenoso; MIC: concentração inibitória mínima; IM: intramuscular.

Tabela 49.3 Terapia antimicrobiana para EI causada por enterococo.

Antibiotico	Dosagem, via e duração	Comentário
EIVN/EIVP por cepa sensível a penicilina		
Penicilina G cristalina **ou**	18 a 30 milhões U/dia IV, infusão contínua ou 6 vezes/dia, 4 a 6 semanas	Preferir 4 semanas de duração se EIVN com < 3 meses de sintomas. Nos outros casos, fazer 6 semanas. Recomendado em pacientes com *clearance* de creatinina > 50 mℓ/min
Ampicilina **e**	2 g IV, 4/4 h, 4 a 6 semanas	
Gentamicina[1]	3 mg/kg/dia IV/IM, 3 vezes/dia, 4 a 6 semanas	
Ceftriaxona **e**	2 g IV, 12/12 h, 6 semanas	Recomendado se *clearance* de creatinina < 50 mℓ/min inicialmente ou durante tratamento com gentamicina ou se cepa resistente a gentamicina*
Ampicilina	2 g IV, 4/4 h, 6 semanas	

(*continua*)

Tabela 49.3 (*Continuação*) Terapia antimicrobiana para EI causada por enterococo.

Antibiotico	Dosagem, via e duração	Comentário
EIVN/EIVP por cepa resistente a penicilina ou pacientes alérgicos a penicilina		
Vancomicina[2] **e**	30 mg/kg/dia IV, 2 vezes/dia, 6 semanas	Para cepas produtoras de betalactamase, em paciente não alérgico, a associação de ampicilina-sulbactam[3] a um aminoglicosídio é possível
Gentamicina[1]	3 mg/kg/dia IV/IM, 3 vezes/dia, 6 semanas	
EIVN/EIVP por cepa resistente a penicilina, gentamicina e vancomicina		
Linezolida[4] **ou**	600 mg IV/VO 12/12 h, > 6 semanas	Pacientes com EI por essas cepas devem ser tratados por um grupo de especialistas
Daptomicina[5]	10 a 12 mg/kg/dose IV, > 6 semanas	

* Em caso de cepas resistentes a gentamicina, mas sensíveis a estreptomicina, um esquema de associação de estreptomicina e ampicilina ou penicilina nas doses da tabela por 4 a 6 semanas é possível. Para realizar esse esquema, é necessário ter à disposição concentrações séricas de estreptomicina rapidamente. Preferir o esquema com dois betalactâmicos se clearence de creatinina < 50 mℓ/min antes ou durante o tratamento ou se comprometimento do VIII nervo craniano.
[1] Almejar pico de concentração sérica de 3 a 4 μg/mℓ e concentração sérica mínima menor que 1 μg/mℓ.
[2] Infundir em mais de 1 hora para evitar síndrome do "homem vermelho" e ajustar a dose para uma concentração sérica de 10 a 20 μg/mℓ.
[3] Administrar 3 g IV 6/6 h.
[4] Associada a supressão medular grave, neuropatia e várias interações medica-mentosas.
[5] Monitorar níveis de CPK semanalmente.
IV: intravenosa; IM: intramuscular; VO: via oral.

A terapia empírica para EI baseia-se em muitas variáveis. É importante levar em conta fatores epidemiológicos, história prévia de infecções, perfil microbiológico local, exposição prévia a antimicrobianos, curso clínico, gravidade e sítios extracardíacos de infecção. A consulta ao infectologista é recomendada. As recomendações de terapia empírica da European Society of Cardiology (ESC) seguem na Tabela 49.5 e parecem ser mais adequadas à epidemiologia brasileira. A American Heart Association (AHA) traz recomendações diferentes para terapia empírica. Segundo essa fonte, nos pacientes com EIVN e apresentação aguda, uma opção é associar vancomicina e cefepime; naqueles com apresentação subaguda, uma alternativa razoável é a associação de vancomicina e ampicilina-sulbactam. Em pacientes com EIVP com menos de 1 ano de troca de válvula, um esquema proposto inclui vancomicina, gentamicina, rifampicina e cefepime; caso a troca de válvula tenha ocorrido há mais de 1 ano, pode-se associar vancomicina e ceftriaxone.

Tabela 49.4 Terapia antimicrobiana para EI causada por microrganismos do grupo HACEK.

Antibiótico	Dosagem, via e duração	Comentário
EIVN/EIVP		
Ceftriaxona[1]	2 g/dia IV/IM, 1 vez/dia, 4 semanas se EIVN e 6 semanas se EIVP	Esquema preferencial
Ampicilina	2 g/dia IV, 4/4 h, 4 semanas se EIVN e 6 semanas se EIVP	Opção se crescimento do isolado for suficiente para teste de suscetibilidade
Ciprofloxacina[2]	1 g/dia VO, ou 800 mg/dia IV, 2 vezes/dia, 4 semanas se EIVN e 6 semanas se EIVP	Opção se alérgico a ampicilina e cefalosporina

[1] Substituição por outra cefalosporina de terceira ou quarta geração é possível. Informar o paciente de que injeção intramuscular é dolorosa.
[2] Substituição por levofloxacino ou moxifloxacino é possível. Fluoroquinolonas são altamente ativas contra bactérias HACEK *in vitro*, porém existem poucos dados sobre fluoroquinolonas em pacientes com EI por esses microrganismos.

As culturas devem ser checadas constantemente e o resultado parcial já auxilia no direcionamento da terapia antimicrobiana. Algumas causas para culturas persistentemente negativas são: uso prévio de antibióticos, germes fastidiosos (lembrar da possibilidade de EI fúngica), agentes não cultiváveis, técnicas microbiológicas inadequadas e endocardite não infecciosa.

CIRURGIA

A terapia cirúrgica na EI tem três razões principais: insuficiência cardíaca (IC), infecção não controlada e prevenção de embolias. A decisão de operar nem sempre é clara e deve levar em conta as comorbidades e o risco geral do paciente. A idade isoladamente não é uma contraindicação. IC é a complicação mais frequente e uma das mais graves. Exceto em pacientes com comorbidades graves, a presença de IC é uma indicação de cirurgia precoce em EIVN e EIVP, mesmo em pacientes com choque cardiogênico. Infecção não controlada normalmente ocorre em pacientes com extensão perivalvular ou em EI por germes que não respondem bem à terapia antimicrobiana. Indicar cirurgia precoce para prevenir eventos embólicos é uma decisão complexa que deve ser individualizada. O risco de embolia é maior nas primeiras 2 semanas de terapia antibiótica, sendo o benefício da cirurgia maior nesse período. Fatores que influenciam na decisão incluem tamanho e mobilidade da vegetação, embolias prévias, tipo de microrganismo envolvido e duração da terapia antimicrobiana. Sempre que a cirurgia

Tabela 49.5 Terapia empírica inicial de EI em pacientes gravemente doentes (antes da identificação de um patógeno).

Antibiótico	Dosagem, via e duração	Comentário
EIVN adquirida na comunidade ou EIVP mais de 12 meses após a cirurgia		
Ampicilina **e**	12 g/dia IV, 4 a 6 doses	Se hemoculturas negativas, pensar em causas de EI com culturas persistentemente negativas
Oxacilina **e**	12 g/dia IV, 4 a 6 doses	
Gentamicina	3 mg/kg/dia IV/IM, 1 dose	
Vancomicina[1] **e**	30 a 60 mg/kg/dia IV, 2 a 3 vezes/dia	Para pacientes alérgicos a penicilina
Gentamicina	3 mg/kg/dia IV/IM, 1 vezes/dia	
EIVP com menos de 12 meses da cirurgia, EI nosocomial ou EI não nosocomial associada aos cuidados de saúde		
Vancomicina[1] **e**	30 mg/kg/dia IV, 2 vezes/dia	Acrescentar rifampicina apenas se EIVP
Gentamicina **e**	3 mg/kg/dia IV/IM, 1 vez/dia	
Rifampicina	900 a 1.200 mg/dia IV/VO, 2 a 3 vezes/dia	

[1] Infundir em mais de 1 hora para evitar síndrome do "homem vermelho" e ajustar a dose para uma concentração sérica de 10 a 20 μg/mℓ.
IV: intravenosa; IM: intramuscular; VO: via oral.

for realizada, amostras do tecido valvular e outros tecidos infectados devem ser enviados para análise microbiológica e histopatológica. As principais indicações de cirurgia seguem na Tabela 49.6.

Outras complicações e terapias

Complicações neurológicas sintomáticas ocorrem em 15 a 30% dos pacientes, sendo mais comuns em EI por *S. aureus*. A terapia antimicrobiana deve ser instituída prontamente para prevenir essas complicações. Quando a cirurgia cardíaca está indicada, a ocorrência de um evento vascular intracraniano não contraindica a intervenção, exceto em casos de AVC hemorrágico ou AVC isquêmico com dano cerebral extenso.

Aneurismas micóticos são complicações incomuns que ocorrem quando um êmbolo séptico dissemina a infecção para a parede de um vaso. Esse tipo de aneurisma tem a parede fina e friável, o que explica a forte tendência de ruptura e hemorragia. Podem se apresentar de diversas formas, variando de cefaleia, déficits focais, irritação menín-

Tabela 49.6 Indicações de cirurgia.

Indicação	Tempo[1]	Grau de recomendação
1. Insuficiência cardíaca		
EIVN ou EIVP em válvula aórtica ou mitral com regurgitação aguda grave, obstrução ou fístula causando edema pulmonar refratário ou choque cardiogênico	Emergência	I
EIVN ou EIVP em válvula aórtica ou mitral com regurgitação grave ou obstrução causando sintomas de ICC ou sinais ecocardiográficos de tolerância hemodinâmica comprometida	Urgência	I
2. Infecção não controlada		
Infecção não controlada localmente (abscesso, falso aneurisma, fístula, vegetação em crescimento)	Urgência	I
Infecção causada por fungo ou bactéria multirresistente	Urgência/ eletiva	I
Hemoculturas persistentemente positivas apesar de terapia antibiótica apropriada e controle adequado de infecções metastáticas	Urgência	IIa
EIVP causada por estafilococo ou bactéria Gram-negativa não HACEK	Urgência/ eletiva	IIa
3. Prevenção de embolia		
EIVN ou EIVP em válvula aórtica ou mitral com vegetações persistentes maiores que 10 mm após um ou mais episódios embólicos apesar de terapia antibiótica adequada	Urgência	I
EIVN ou EIVP em válvula aórtica ou mitral com vegetações maiores que 10 mm, associado com estenose ou regurgitação valvar grave, e baixo risco cirúrgico	Urgência	IIa
EIVN ou EIVP em válvula aórtica ou mitral com vegetações maiores que 30 mm	Urgência	IIa
EIVN ou EIVP em válvula aórtica ou mitral com vegetação maior que 15 mm, na ausência de outra indicação cirúrgica[2]	Urgência	IIb

[1] Emergência: cirurgia em 24 h; urgência: cirurgia em poucos dias; eletiva: após pelo menos 1 a 2 semanas de antibioticoterapia.
[2] Cirurgia pode ser indicada nesse contexto caso um procedimento capaz de preservar a válvula seja possível.
ICC: insuficiência cardíaca congestiva.

gea e rebaixamento do nível de consciência, até quadros totalmente assintomáticos que só se tornam evidentes após hemorragia subaracnoide ou intraventricular. Todos os pacientes com EI e algum dos sintomas descritos devem realizar angioTC ou ressonância magnética (angioRM) de crânio, e quando a suspeita persistir apesar de exames negativos, a angiografia convencional está indicada. O manejo dos aneurismas micóticos não é padronizado e pacientes com essa complicação devem ser manejados por um time de especialistas. De maneira geral, aneurismas rotos recebem intervenção cirúrgica ou endovascular. Aneurismas não rotos são tratados com antibióticos e seguidos com exames de imagem seriados. Em caso de redução do tamanho do aneurisma ou resolução completa, nenhuma intervenção é necessária; se o aneurisma não sofrer alteração ou crescer, é provável que o paciente precise de cirurgia ou procedimento endovascular. Recomenda-se que aneurismas muito volumosos e sintomáticos sejam abordados e, quando a cirurgia cardíaca está indicada, tratamento endovascular pré-operatório pode ser considerado.

Infartos esplênicos são comuns e muitas vezes assintomáticos. Abscessos esplênicos são raros; febre e bacteriemia recorrentes e dor abdominal sugerem essa complicação. A EI é capaz de induzir a formação de anticorpos, incluindo ANCA, e manifestações reumatológicas podem abrir o quadro de EI. Osteomielite piogênica pode complicar ou ser uma complicação de EI. Em pacientes com EI e dor lombar, RM de coluna dever ser realizada considerando a possibilidade de osteomielite vertebral piogênica; por outro lado, em pacientes com espondilodiscite/osteomielite piogênica e fator de risco cardíaco, o ECO está recomendado. Insuficiência renal aguda é uma complicação comum que aumenta a mortalidade. Muitas vezes multifatorial, causas possíveis são: glomerulonefrite por vasculite e deposição de imunocomplexos; infartos renais, a maioria por êmbolos sépticos; comprometimento hemodinâmico, podendo ocorrer em casos de IC, choque séptico ou após cirurgia cardíaca; toxicidade por antibióticos, notavelmente aminoglicosídios, vancomicina (nefrotoxicidade sinérgica com aminoglicosídios) e até altas doses de penicilina; e nefrotoxicidade por contraste. Para atenuar essa complicação, as doses de antibióticos devem ser ajustadas para o *clearance* de creatinina e monitoradas pelo nível sérico.

Normalmente a temperatura do paciente se regulariza entre 7 e 10 dias de terapia antibiótica específica. Febre persistente é um problema comum durante o tratamento de EI. Vários fatores podem estar relacionados, incluindo terapia antimicrobiana inadequada, microrganismos resistentes, infecção não controlada localmente, infecção metastática, infecção de acessos vasculares e reação adversa a antibióticos. Opções para manejo incluem trocar acessos, repetir exames laboratoriais, culturas e ECO e procurar por foco de infecção intra ou extracardíaco.

Terapia antitrombótica em pacientes com EI é um tema controverso. As indicações para terapia anticoagulante e antiplaquetária são as mesmas para pacientes sem EI. Uma interação medicamentosa importante nesse contexto é a diminuição da ação da varfarina pela rifampicina. Apesar de alguns dados contraditórios, a evidência atual não apoia o início de medicações antitrombóticas como terapia adjuvante da EI. Em pacientes com AVC isquêmico relacionado a EI, a trombólise está geralmente contraindicada, sendo a trombectomia uma alternativa em pacientes selecionados. Em casos de EIVP com evento embólico intracraniano, toda forma de anticoagulação deve ser suspensa por pelo menos 2 semanas. Em pacientes usuários de antiplaquetários previamente à ocorrência da EI, a manutenção do tratamento pode ser considerada se não ocorrerem complicações hemorrágicas.

BIBLIOGRAFIA

Baddour LM, Wilson WR, Bayer AS, Fowler VG Jr, Tleyjeh IM, Rybak MJ, et al. Infective endocarditis in adults: diagnosis, antimicrobial therapy, and management of complications: a scientific statement for healthcare professionals From the American Heart Association. Circulation. 2015;132(15):1435-86.

Gould FK, Denning DW, Elliott TS, Foweraker J, Perry JD, Prendergast BD, et al. Guidelines for the diagnosis and antibiotic treatment of endocarditis in adults: a report of the Working Party of the British Society for Antimicrobial Chemotherapy. J Antimicrob Chemother. 2012;67(2):269-89.

Habib G, Lancellotti P, Antunes MJ, Bongiorni MG, Casalta JP, Del Zotti F, et al. 2015 ESC Guidelines for the management of infective endocarditis: The Task Force for the Management of Infective Endocarditis of the European Society of Cardiology (ESC). Endorsed by: European Association for Cardio-Thoracic Surgery (EACTS), the European Association of Nuclear Medicine (EANM). Eur Heart J. 2015;36(44):3075-3128.

Hoen B, Duval X. Clinical practice. Infective endocarditis. N Engl J Med. 2013;368(15):1425-33.

Li JS, Sexton DJ, Mick N, Nettles R, Fowler VG Jr, Ryan T, et al. Proposed modifications to the Duke criteria for the diagnosis of infective endocarditis. Clin Infect Dis. 2000;30(4):633-8.

50 Paciente Portador de Infecção pelo HIV

Larissa Simão Gandolpho • Simone de Barros Tenore

INTRODUÇÃO

No paciente com infecção pelo HIV há uma grande dificuldade de se estabelecer o diagnóstico de doenças oportunistas, por estarem relacionadas, na maioria das vezes, a sintomas gerais/constitucionais associados aos sinais específicos. Portanto, o conhecimento da presença de infecção em outros sistemas, contagem de linfócitos T CD4, uso de profilaxias e uso de terapia antirretroviral (TARV) são essenciais para o diagnóstico completo.

COMPLICAÇÕES

As principais complicações relacionadas à contagem de células T CD4 são apresentadas na Tabela 50.1. Já a Tabela 50.2 mostra as principais doenças pulmonares relacionadas à infecção pelo HIV.

Tabela 50.1 Complicações relacionadas à contagem de células T CD4.

Contagem de células CD4+	Complicações infecciosas	Complicações não infecciosas
> 500/mm^3	Síndrome retroviral aguda Candidíase vaginal	Linfadenopatia generalizada persistente (LGP); síndrome de Guillain-Barré; miopatia; meningite asséptica
200 a 500/mm^3	Pneumonia pneumocócica e outras pneumonias bacterianas; tuberculose pulmonar; herpes-zóster; candidíase orofaríngea; criptosporidiose autolimitada; sarcoma de Kaposi; leucoplasia pilosa oral	Neoplasia cervical intraepitelial; câncer cervical; linfoma de células B, anemia; mononeuropatia múltipla; púrpura trombocitopênica idiopática; linfoma de Hodgkin; pneumonite intersticial linfocítica

(*continua*)

Tabela 50.1 (*Continuação*) Complicações relacionadas à contagem de células T CD4.

Contagem de células CD4+	Complicações infecciosas	Complicações não infecciosas
< 200/mm³	Pneumocistose; histoplasmose e coccidiodomicose disseminada; tuberculose miliar/extrapulmonar; leucoencefalopatia multifocal progressiva (LMP)	Síndrome consumptiva; neuropatia periférica; demência associada ao HIV; miocardiopatia; mielopatia vacuolar; polirradiculopatia progressiva
< 100/mm³	Herpes simples disseminado; toxoplasmose; criptococose; criptosporidiose crônica; microsporidiose; isosporíase; esofagite por cândida	–
< 50/mm³	Doença disseminada por citamegalovírus (CMV); doença disseminada por complexo *Mycobacterium avium*	Linfoma do sistema nervoso central (SNC)

Doenças neurológicas

A Tabela 50.3 contém as principais doenças neurológicas relacionadas à infecção pelo HIV.

Doenças gastrintestinais

Esofagite

Odinofagia e disfagia são sintomas presentes em cerca de metade dos pacientes HIV+ e estão associadas a múltiplas infecções oportunistas, como candidíase (1º), por citomegalovírus (CMV; 2º) e herpes vírus simples (HSV; 3º). O diagnóstico definitivo é dado pela endoscopia digestiva alta (EDA) com biopsia – indicada quando não se obtém melhora clínica em 5 a 7 dias de tratamento empírico para candidíase esofágica.

Tratamento

- *Candida* spp.:
  - Fluconazol: 100 a 200 mg/dia
  - Itraconazol: 200 a 400 mg/dia

Tabela 50.2 Principais manifestações, quadro clínico, diagnóstico e tratamento das doenças pulmonares.

Manifestações	Quadro clínico	Diagnóstico	Tratamento
Pneumocistose (*Pneumocystis jirovecii*)	Quadro insidioso com febre, tosse seca e desconforto respiratório Hipoxemia desproporcional à dispneia e à radiografia de tórax (geralmente com nenhuma anormalidade ou presença de infiltrado pulmonar difuso e bilateral)	CD4 < 200, DHL elevado, escarro, lavado ou biopsia com isolamento de *P. jirovecii* TC de tórax pode apresentar acometimento difuso e nodular, em vidro fosco	SMT/TMT, 75 a100 mg/kg/dia do SMT, 6/6 h, por 21 dias + corticosteroides ou pentamidina 4 mg/kg, 1 vez/dia, diluída em 250 mℓ de SF IV, em 1 h Profilaxia: SMT/TMT, 800/160 mg SMT 3 vezes/semana ou dapsona 100 mg/dia Após o tratamento, manter terapia supressiva com SMT/TMT 800/160 mg/dia até 2 medidas de CD4 acima de 200 céls./mm^3 e CV indetectável, em um intervalo de 3 meses
Criptococose (*Cryptococcus neoformans*)	Na maioria das vezes se manifesta através de infecção do SNC. Com a disseminação, pode-se encontrar infiltrado pulmonar intersticial bilateral e um quadro clínico com febre, tosse, dispneia e dor torácica	Radiografia: padrão intersticial difuso, micronodular, derrame pleural isolado e adenopatia intratorácica Pesquisa do agente em escarro ou lavado broncoalveolar (visualização do fungo com tinta da Índia) Pesquisa de antígeno criptocócico sérico por aglutinação de látex	Anfotericina B 0,7 mg/kg/dia, 1 vez/dia + flucitosina, 25 mg/kg, 6/6 h, por pelo menos 2 semanas, seguido de fluconazol, 400 mg/dia até completar 10 semanas

(continua)

Tabela 50.2 (*Continuação*) Principais manifestações, quadro clínico, diagnóstico e tratamento das doenças pulmonares.

Manifestações	Quadro clínico	Diagnóstico	Tratamento
Histoplasmose (*Histoplasma capsulatum*)	A infecção se manifesta como doença disseminada progressiva, sendo raro o envolvimento pulmonar isolado. É frequente encontrar febre e hepatoesplenomegalia, mas ainda pode-se encontrar tosse, pancitopenia, lesões cutâneas	Radiografia (padrão de infiltrados intersticiais e micronodulares difuso); DHL elevada; visualização do fungo em lavado broncoalveolar ou biopsia	Anfotericina B, 0,5 a 1 mg/kg/dia Itraconazol 200 a 400 mg/dia durante 6 a 12 meses seguido de terapia supressiva com metade da dose
Tuberculose (*Mycobacterium tuberculosis*)	Dependendo da contagem de linfócitos CD4, as manifestações serão mais ou menos agressivas. CD4 > 350 geralmente se manifesta como no imunocompetente. No entanto, naqueles com CD4 baixo, a manifestação pode ser atípica, com padrão miliar e acometimento bilateral, se assemelhando à pneumonia bacteriana	Baciloscopia no escarro em 3 amostras e lavado broncoalveolar associado à cultura para pesquisa de BAAR	Semelhante aos pacientes imunocompetentes, utiliza-se o esquema RIPE. No entanto, deve-se atentar ao uso da rifampicina e sua interação com os inibidores da protease e inibidores da transcriptase reversa não análogos de nucleosídios

(*continua*)

Tabela 50.2 (*Continuação*) Principais manifestações, quadro clínico, diagnóstico e tratamento das doenças pulmonares.

Manifestações	Quadro clínico	Diagnóstico	Tratamento
Pneumonia bacteriana (1º: *Steptococcus pneumoniae*; 2º: *Haemophilus influenzae*)	Há muita semelhança com o imunocompetente. No entanto, o quadro clínico é mais agudo e a tosse é mais produtiva	Bacterioscopia do escarro Radiografia (similar aos pacientes HIV negativos)	Tratamento do agente etiológico
Micobacteriose atípica (complexo *Mycobacterium avium*)	A apresentação mais comum é febre, sudorese noturna e perda ponderal	CD4 < 50 Radiografia (infiltrados alveolares e miliares em bases, com adenopatia hilar e mediastinal) Hemocultura	Macrolídeo (claritromicina + etambutol) por 12 meses Após o tratamento, manter terapia supressiva com azitromicina 1.500 mg/semana até 2 medidas de CD4 acima de 100 céls./mm^3 e CV indetectável, em um intervalo de 6 meses

DHL: desidrogenase láctica; TC: tomografia computadorizada; SMT: sulfametoxazol; TMT: trimetoprima; SF: soro fisiológico; IV: intravenoso; CV: carga viral; SNC: sistema nervoso central.

Tabela 50.3 Principais manifestações, quadro clínico, diagnóstico e tratamento das doenças neurológicas.

Manifestações	Quadro clínico	Diagnóstico	Tratamento
Criptococose (*Cryptococcus neoformans*)	A maior parte dos casos se manifesta como meningoencefalite subaguda acompanhada de febre, mal-estar e cefaleia. Na doença disseminada, sistemas variados podem ser acometidos – lesões em pele mimetizam molusco contagioso; infecção pulmonar, artrite, miocardite etc.	Exame do LCR com tinta nanquim ou tinta da china; pesquisa do antígeno criptocócico pelo teste de aglutinação com o látex no liquor; cultura A análise do LCR geralmente é normal ou com leve aumento de celularidade e proteína e diminuição de glicose. No entanto, a pressão de abertura está frequentemente elevada (> 20 cmH_2O), em cerca de 75% dos pacientes	Fase de indução: • Anfotericina B – 0,7 a 1 mg/kg/dia com ou sem flucitosina, 100 mg/kg/dia – durante 14 dias. O LCR deve estar estéril após a fase de indução 2ª fase: • Fluconazol, 400 mg/dia – durante 6 a 8 semanas 3ª fase: • Fluconazol, 200 mg/dia (até atingir CD4 > 100 a 250 céls./mm^3 por 6 meses após o fim do tratamento)
Neurotoxoplasmose (*Toxoplasma gondii*)	Quadro subagudo com duração de cerca de 2 a 3 semanas e uma associação de déficits focais com febre, cefaleia, alteração do *status* mental	Sorologia (IgG) positiva para o *T. gondii* na maioria dos casos TC ou RM de crânio com achados típicos de múltiplas lesões hipodensas e localizadas em lobos parietal ou frontal, tálamo ou gânglios da base ou em junção corticomedular com reforço pós-contraste em forma de anel A biopsia é reservada para pacientes que falham com tratamento empírico	Sulfadiazina, 100 mg/kg/dia, 4 doses + pirimetamina 100 mg/dose, no 1º dia e manutenção com 50 mg/dia Ácido fólico: 10 a 15 mg/dia; duração: 3 a 6 semanas Após o tratamento, manter terapia supressiva com SMT/TMT 800/160 mg/dia até 2 medidas de CD4 acima de 200 céls./mm^3 e CV indetectável, em um intervalo de 6 meses

(*continua*)

Tabela 50.3 (*Continuação*) Principais manifestações, quadro clínico, diagnóstico e tratamento das doenças neurológicas.

Manifestações	Quadro clínico	Diagnóstico	Tratamento
Linfoma primário do SNC (associado à infecção pelo vírus Epstein-Barr)	Possui apresentação subaguda com déficits neurológicos, confusão, hemiparesia, afasia e/ou convulsão. Podem ocorrer ainda sintomas constitucionais, como febre, sudorese noturna e perda de peso	CD4 < 50 TC ou RM de crânio com lesões solitárias e múltiplas com reforço de contraste em anel menos evidente que na toxoplasmose Biopsia	Quimioterpia/ radioterapia

LCR: líquido cefalorraquidiano; TC: tomografia computadorizada; RM: ressonância magnética; SMT: sulfametoxazol; TMT: trimetoprima; CV: carga viral; SNC: sistema nervoso central.

- CMV:
  - Ganciclovir: 10 mg/kg/dia, dividida em 2 doses por 2 a 3 semanas; foscarnete (casos resistentes a ganciclovir)
  - Após o tratamento, manter terapia supressiva com ganciclovir 5 mg/kg/dia até 2 medidas de CD4 acima de 100 céls./mm^3 e carga viral (CV) indetectável, em um intervalo de 6 meses
- HSV:
  - Aciclovir: 200 a 400 mg/dose via oral (VO), 5 vezes/dia ou 5 mg/kg/dose intravenosa (IV), por 10 a 14 dias
  - Valaciclovir: 1 g/dose VO, 3 vezes/dia, por 7 dias.

Diarreia

Sintoma mais frequente em pacientes infectados pelo HIV, pode ser decorrência de múltiplas etiologias, assemelhando-se às de pacientes imunocompetentes e podendo acometer pacientes com qualquer contagem de CD4. Naqueles com CD4 < 100 céls./$\mu\ell$, devem-se considerar infecções oportunistas (tipicamente crônicas), como complexo *Mycobacterium avium* (MAC), CMV, *Isospora*, *Cryptosporidium* ou *Microsporidium*.

As diarreias podem ser altas (intestino delgado) ou baixas (cólon). As primeiras têm característica mais líquida e volumosa, com distensão abdominal, gases e cólicas e pode ter perda ponderal significativa. As diarreias provenientes do intestino grosso caracterizam-se por episódios frequentes de evacuação em pequeno volume, e a perda ponderal não é significativa. A diarreia ainda é classicamente classificada como:

- Aguda: duração < 3 semanas
- Crônica: duração > 3 semanas.

A Tabela 50.4 apresenta os três tipos de agente das diarreias alta e baixa.

Investigação diagnóstica

- Hemograma, eletrólitos, provas de função renal, provas inflamatórias
- Protoparasitológico de fezes (com pesquisa para *Cryptosporidium*, *Isospora* e *Cyclospora*), coprocultura e pesquisa para toxina do *C. difficile* (quando há história de exposição a antibióticos)
- Quando há febre: duas amostras de hemocultura em diferentes sítios
- Endoscopia: indicada a pacientes com imunocomprometimento avançado, diarreia persistente ou diarreia com febre
- Tomografia: pode evidenciar colite (CMV, HSV, *C. difficile*), linfoadenomegalia ou hepatoesplenomegalia (MAC, tuberculose, histoplasmose, linfoma), doença do trato biliar.

Tabela 50.4 Agentes da diarreia.

Agente	Intestino delgado	Cólon
Bactérias	*Salmonella* *Escherichia coli* *Clostridium perfringens* *Staphylococcus aureus* *Aeromonass hydrophila* *Bacillus cereus* *Vibrio cholerae*	*Campylobacter* *Shigella* *Clostridium difficile* *Yersinia* *Vibrio parahaemolyticus* *E. coli* enteroinvasiva *Plesiomonas shigelloides* *Klebsiella oxytoca* (rara)
Vírus	Rotavírus Norovírus	CMV Adenovírus Herpes simples
Protozoários	*Cryptosporidium* *Microsporidium* *Isospora* *Cyclospora* *Giardia lamblia*	*Entamoeba histolytica*

Tratamento

- Correção de distúrbios hidreletrolíticos
- Casos moderados a graves (após coleta de culturas): terapia empírica com ciprofloxacino VO, 500 mg/dose, 12/12 h ou 400 mg IV, 12/12 h e metronidazol VO, 500 mg, 8/8 h
- Mudança de tratamento de acordo com culturas.

BIBLIOGRAFIA

Cohen MS, Chen YQ, McCauley M, Gamble T, Hosseinipour MC, Kumarasamy N, et al. Prevention of HIV-1 infection with early antiretroviral therapy. N Engl J Med. 2011;365(6):493-505.

European AIDS Clinical Society. EACS Guidelines: version 9.0. 2017. [Acesso em 19 jun 2018] Disponível em: http://www.eacsociety.org/files/guidelines_9.0-english.pdf

Gulick RM, Hirsch MS, Lane HC. Panel on Antiretroviral Guidelines for Adults and Adolescents. Guidelines for the Use of Antiretroviral Agents in Adults and Adolescents Living with HIV. Department of Health and Human Services. 2018. [Acesso em 19 jun 2018] Disponível em: http://www.aidsinfo.nih.gov/ContentFiles/ AdultandAdolescentGL.pdf.

Hakim J, Musiime V, Szubert AJ, Mallewa J, Siika A, Agutu C, et al. Enhanced Prophylaxis plus Antiretroviral Therapy for Advanced HIV Infection in Africa. N Engl J Med. 2017;377(3):233-45.

World Health Organization. Consolidated guidelines on HIV prevention, diagnosis, treatment and care for key populations: 2016 update. 2016. [Acesso em 19 jun 2018] Disponível em: http://apps.who.int/iris/bitstream/handle/10665/246200/9789241511124-eng.pdf;jsessionid=D7000741397F7C34E970D2AD9737F3DA?sequence=1

51 Dengue, Zika, Chikungunya

Maiky Carneiro da Silva Prata • João Antonio Gonçalves Garreta Prats

INTRODUÇÃO

Dengue, zika e chikungunya são doenças virais infecciosas, associadas a quadros febris agudos, conhecidas como arboviroses (ar = *arthropod*; bo = *borne* → viroses transmitidas por artrópodes) urbanas. Esses agravos são de notificação compulsória e a realização precoce de seus diagnósticos e identificação dos seus sinais e sintomas são importantes para o adequado manejo clínico e reconhecimento das complicações. O principal vetor relacionado à transmissão desses agravos no Brasil é a fêmea do mosquito *Aedes aegypti*. O controle desse vetor é um desafio multifatorial, no que se refere a ações de vigilância e assistência em saúde, diagnóstico, pesquisa, além do envolvimento da sociedade civil.

DENGUE

Estima-se que 2,5 bilhões de pessoas vivam em áreas sob risco de transmissão da dengue e que ocorram de 50 milhões a 100 milhões de infecções anualmente no mundo. Em 2017, apenas no primeiro trimestre foram registrados mais de 113 mil casos prováveis de dengue no Brasil, sendo mais de 50 graves e pelo menos 700 com sinais de alarme. O agente etiológico da dengue é um vírus de RNA que pertence ao gênero Flavivirus e apresenta quatro sorotipos patogênicos relacionados: DENV1, DENV2, DENV3 e DENV4. O sorotipo de maior prevalência no Brasil é o DENV1, sendo sorotipado entre mais de 85% das amostras. A sucessiva exposição da população aos variados sorotipos pode aumentar o risco de desenvolvimento de formas graves da doença, sendo muito importante que os profissionais de saúde, em cada epidemia, estejam treinados para identificação dos sinais e sintomas e, consequentemente, aptos a realizar intervenção precocemente.

Estadiamento clínico

A partir de 2014, as autoridades de saúde brasileiras passaram a seguir as recomendações da Organização Mundial de Saúde (OMS), reconhecendo a dengue como uma doença dinâmica que evolui com diferentes espectros, desde quadros assintomáticos até situações clínicas mais graves. Considerando que tanto a remissão dos sintomas quanto a evolução para formas graves e óbito podem ocorrer rapidamente, o indivíduo infectado deve receber constante reavaliação e monitoramento. Os casos sintomáticos são divididos didaticamente em três fases: febril, crítica e de recuperação.

A fase febril se manifesta por febre que dura em média de 2 a 7 dias, geralmente alta (39 a 40°C), de início súbito, associada a cefaleia, prostração, mialgias, artralgias e dor retro-orbitária. Há ocorrência de exantema em aproximadamente 50% dos casos, geralmente coincidindo com o desaparecimento da febre. O exantema tem aspecto maculopapular, podendo atingir face, tronco e membros, não poupando plantas de pés e palmas de mãos, associado ou não à presença de prurido; diarreia geralmente não volumosa, anorexia, náuseas e vômitos podem ocorrer. Em geral, a maior parte dos pacientes apresenta boa evolução após a fase febril, recuperando o apetite e apresentando melhora do estado geral. A fase crítica é representada pelas 48 h após a remissão da febre, período determinante da evolução clínica e momento da instalação da maior parte das complicações da doença. Pacientes com complicações nessa fase podem ser classificados em: dengue com surgimento de sinais de alarme ou dengue grave. Todos os sinais de alarme estão associados ao aumento da permeabilidade vascular, com potencial evolução para choque, portanto, esses sinais são valorizados para identificar risco de gravidade.

Os sinais de alarme da dengue são os seguintes:

- Dor abdominal intensa (referida ou à palpação) e contínua
- Vômitos persistentes
- Derrames cavitários (ascite, derrame pleural, derrame pericárdico)
- Hipotensão postural e/ou lipotimia
- Hepatomegalia > 2 cm abaixo do rebordo costal
- Sangramento de mucosa
- Letargia e/ou irritabilidade
- Aumento progressivo de hematócrito.

A dengue grave é marcada por disfunções orgânicas, hemorragias graves e choque. Podem ser verificados quadros de hepatites, encefalites e miocardites, além de coagulação intravascular disseminada. O choque da dengue é considerado de rápida instalação e com curta duração. Diferente do choque séptico, na dengue verifica-se frequentemente aumento da pressão arterial diastólica (PAD) com pressão arterial sistólica (PAS) normal, com pressão de pulso convergente, menor que 20 mmHg, a qual é seguida de hipotensão. Nesse sentido, a observação rigorosa dos casos suspeitos de dengue e o acompanhamento são de extrema importância para a adequada estratificação clínica e consequente plano de tratamento. Após o término da fase crítica, ainda há um importante período de acompanhamento na fase de recuperação em que se ressaltam o riscos relacionados a hiper-hidratação e potencial identificação de infecções bacterianas associadas, sendo importante o monitoramento do débito urinário (DU) e da frequência cardíaca (FC).

Investigação diagnóstica

O indivíduo com suspeita de dengue deve ser avaliado e acompanhado não somente para o monitoramento do espectro clínico da doença, mas para que seja feita a confirmação ou a exclusão do diagnóstico. Os casos suspeitos de dengue tratam-se de indivíduos que apresentam febre com duração de 2 a 7 dias acompanhada de 2 ou mais das seguintes manifestações:

- Náuseas ou vômito
- Exantema
- Mialgia
- Artralgia
- Cefaleia ou dor retro-orbitária
- Petéquias ou prova do laço positiva
- Leucopenia.

Além disso, é necessário que esses indivíduos sejam moradores ou tenham viajado nos últimos 14 dias para área com transmissão de dengue ou presença de *Aedes aegypti*. Crianças com quadro febril agudo com duração de 2 a 7 dias e sem foco de infecção aparente, nessa mesma condição epidemiológica de moradora ou viajante, também podem ser consideradas casos suspeitos.

Diante da suspeita de dengue, alguns exames inespecíficos podem ser realizados conforme a necessidade e a evolução da doença: exames de imagem (radiografia de tórax e ultrassonografia) que podem auxiliar na identificação de derrames cavitários; hemograma, albumina e bioquímica sérica, que trazem dados importantes a respeito de permeabilidade vascular e hemodiluição; transaminases hepáticas, além da prova do laço, que é atualmente utilizada como critério diagnóstico de caso suspeito de dengue.

A técnica de realização da prova do laço detecta fragilidade capilar, podendo induzir hemorragia. Calcula-se a media aritmética entre a PAS e a PAD do paciente, divide-se por 2 e insufla-se por 5 min o esfigmomanômetro com a pressão média obtida. Quando a prova for positiva, aparecerão pelo menos 20 petéquias em um quadrado de 2,5 × 2,5 cm em qualquer área no antebraço do paciente. Lembrando que, para crianças, mantém-se o manguito insuflado por 3 min e considera-se positivo com o surgimento de pelo menos 10 petéquias.

Exames confirmatórios para o diagnóstico

Em períodos de epidemia, o diagnóstico é realizado pelos critérios clínicos epidemiológicos e a confirmação laboratorial é destinada apenas para casos graves ou com dúvida diagnóstica. Os métodos indicados pelo Ministério da Saúde são:

- Sorologia (IgM e IgG): método mais utilizado é o ELISA (*enzyme-linked immunosorbent assay*)
  - Deve ser solicitado a partir do 6º dia de início dos sintomas
- Detecção de antígeno e material virais: NS1 e reação em cadeia da polimerase em tempo real (RT-PCR)
  - Devem ser solicitados até o 5º dia do início dos sintomas.

Havendo resultados positivos, os casos são confirmados. No caso das sorologias, pode ser necessária uma nova amostra para sorologia IgM se houver um primeiro teste negativo. A presença de IgG positiva para dengue nos primeiros dias de infecção pode estar relacionada a infecção antiga, sendo necessário aguardar pelo menos 2 semanas para verificar se há aumento de pelo menos 4 vezes a titulação para confirmar infecção aguda.

Abordagem e tratamento

A abordagem ao paciente com suspeita de dengue deve seguir as recomendações do Ministério da Saúde, conforme Figura 51.1. Além disso, é necessário:

- Notificar o caso a vigilância epidemiológica
- Estratificar clinicamente o paciente a partir da pesquisa de sinais de alarme e critérios de gravidade
- Identificar comorbidades e vulnerabilidade social do paciente
- Informar a contraindicação ao uso de ácido acetilsalicílico (AAS) e/ou anti-inflamatório não esteroide (AINE).

Grupo A

- Hidratação oral 80 mℓ/kg/dia, sendo 1/3 com solução de reidratação oral
- Hemograma a critério médico
- Acompanhamento ambulatorial
- Repouso e sintomáticos
- Retorno de sinais de alarme.

Grupo B

- Manter hidratação preconizada para o grupo A e sintomáticos até o resultado do hemograma
- Se hematócrito normal, mesma conduta do grupo A e retorno diário para reavaliação.

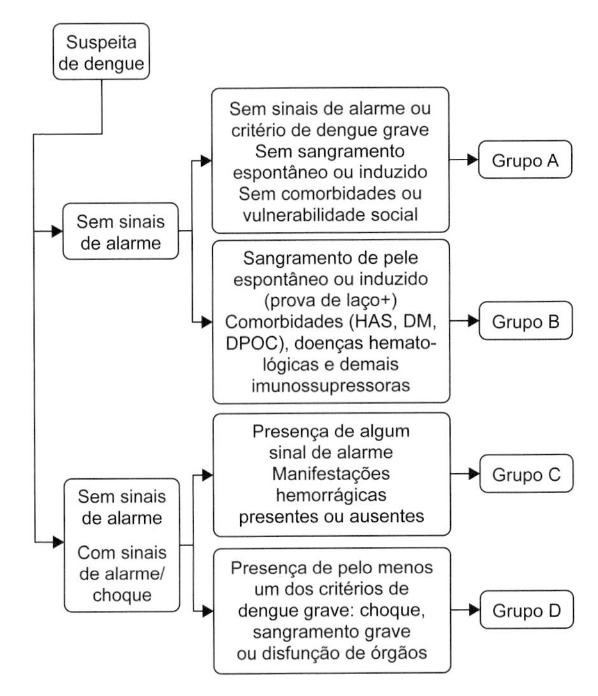

Figura 51.1 Abordagem e manejo clínico ao paciente com suspeita de dengue. HAS: hipertensão arterial sistêmica; DM: diabetes melito; DPOC: doença pulmonar obstrutiva crônica. Fonte: Ministério da Saúde, Brasil (2017).

Grupo C

- Reposição volêmica 10 mℓ/kg soro fisiológico (SF) na 1ª hora
- Devem permanecer em acompanhamento em leito de internação até estabilização, mínimo de 48 h
- Proceder à reavaliação clínica (sinais vitais, PA, avaliar diurese: desejável 1 mℓ/kg/h) após 1 h; manter a hidratação de 10 mℓ/kg/h, na 2ª hora até a avaliação do hematócrito, que deverá ocorrer em 2 h (após a etapa de reposição volêmica). Sendo o total máximo de cada fase de expansão 20 mℓ/kg em 2 h, para garantir administração gradativa e monitorada

- Se não houver melhora clínica laboratorial, conduzir como grupo D
- Se houver melhora clínica e laboratorial após a(s) fase(s) de expansão, iniciar a fase de manutenção:
  - Primeira fase: 25 mℓ/kg em 6 h. Se houver melhora, iniciar segunda fase
  - Segunda fase: 25 mℓ/kg em 8 h, sendo 1/3 com SF e 2/3 com soro glicosado (SG).

Grupo D

- Hidratação intravenosa (IV) rápida com 20 mℓ/kg em 20 min, podendo ser repetida até 3 vezes
- Internação em UTI e se necessário hidratação com coloides e transfusão de plaquetas, plasma fresco congelado e crioprecipitado para controle das hemorragias.

ZIKA

Em 2014, houve um incremento do número de casos de uma doença exantemática febril de evolução benigna e autolimitada, que foi relacionada à infecção pelo zika vírus. Embora desde meados da década de 1950 a infecção pelo zika seja relatada em países da África e da Ásia, acometendo pessoas de variadas faixas etárias, ao longo do ano de 2014 a infecção espalhou-se por mais de 50 países, sendo isolada inclusive no território das Américas. No Brasil, desde início de 2016 a circulação do zika vírus já foi identificada em todas as unidades da federação.

Zika vírus é um RNA vírus do gênero Flavivirus da família Flaviviridae transmitido principalmente pela picada do mosquito *Aedes aegypti* contaminado. O RNA viral já foi detectado em sangue, urina, sêmen, saliva, liquor, líquido amniótico e leite materno, sendo, portanto, aventada a hipótese de outras formas de transmissão além da vetorial. Transmissões sexual, sanguínea e vertical já foram relatadas.

Passado o primeiro semestre de 2015, pesquisadores brasileiros começaram a observar um incomum aumento do número de casos de desordens neurológicas no país (microcefalia em crianças recém-nascidas e síndrome de Guillain-Barré entre adultos), chamando a atenção o fato de esses indivíduos terem história prévia de um quadro febril exantemático que, posteriormente, foi relacionado à infecção pelo zika vírus. Em 2016, mais de 211 mil casos foram notificados no Brasil, sendo as medidas de controle da epidemia foco das ações do Ministério da Saúde, principalmente na prevenção de infecção entre mulheres jovens em idades férteis, a fim de evitar uma epidemia de microcefalia congênita.

Manifestações clínicas

A maioria dos indivíduos infectados pelo zika vírus apresenta manifestações clínicas oligossintomáticas ou assintomáticas. Há uma estimativa de que apenas aproximadamente 20% dos infectados apresentam febre baixa, cefaleia, mialgia e dores nas articulações. Tem sido observado que a conjuntivite não purulenta e o exantema maculopapular difuso manifestam-se como os sintomas mais evidentes entre os casos sintomáticos. Os sintomas geralmente apresentam resolução espontânea e duram de 2 a no máximo 7 dias. Alguns casos evoluem para manifestações neurológicas da doença, que podem ocorrer por lesão viral direta, causando encefalite, meningoencefalite e mielite, mas também por lesão imunomediada, após o período agudo da infecção. Tem sido observado que, após o início dos sintomas da infecção viral (dias a 1 semana), alguns indivíduos desenvolvem uma fraqueza muscular simétrica progressiva e hiporreflexiva com espectro que inclui desde dificuldade de deambulação até paralisia da musculatura respiratória, característica de uma polirradiculoneuropatia sensorimotora consistente com a síndrome de Guillain-Barré. Também é de fundamental importância o risco para o desenvolvimento de microcefalia congênita e outras manifestações graves (síndrome de infecção congênita pelo zika) entre fetos de mulheres infectadas no período gestacional. Desse modo, tornou-se crucial o diagnóstico da infecção em gestantes, passando a ser mandatória a investigação dos sintomas compatíveis com infecção pelo zika entre mulheres no período gestacional e o desenvolvimento de técnicas para a realização do diagnóstico precoce.

Diagnóstico e manejo clínico

Os sintomas relacionados à infecção por zika são muito semelhantes aos encontrados em outras arboviroses, tais como dengue e chikungunya. Nesse sentido, não há a princípio nenhuma medida específica de tratamento da zika. Orienta-se repouso, hidratação e uso de sintomáticos, lembrando que AAS e AINE são contraindicados até que seja descartada dengue.

Serão considerados casos confirmados de zika, por critério clínico-epidemiológico, em áreas onde já se documentou a circulação viral, os indivíduos que apresentarem exantema maculopapular pruriginoso acompanhado de dois ou mais dos seguintes sinais e sintomas: febre, hiperemia conjuntival sem secreção e prurido, poliartralgia e/ou edema periarticular (definição de caso). A confirmação laboratorial é realizada apenas para casos específicos, de acordo com as manifestações clínicas e características epidemiológicas do indivíduo infectado. Assim, orienta-se colher amostras apenas dos primeiros casos de uma área sem confirmação laboratorial de indivíduos com sintomas de doença aguda pelo zika vírus; de todas as gestantes com suspeita de doença aguda pelo zika vírus; de óbitos suspeitos de doença pelo zika vírus; e dos pacientes internados com manifestação neurológica em unidades sentinela, com suspeita de infecção viral anterior ao quadro (zika, dengue e chikungunya). O manejo diagnóstico e terapêutico estão sumarizados na Figura 51.2 e no Quadro 51.1.

CHIKUNGUNYA

A febre chikungunya é predominantemente transmitida ao ser humano por meio da picada de mosquitos do gênero Aedes (*A. aegypti* e *A. albobictus*), contaminados com o vírus homônimo (CHIKV), que é um alphavirus RNA da família Togaviridae. Métodos de transmissão não vetorial também já foram relatados, como: transmissão vertical (intraútero e pela passagem no canal do parto, em período de alta viremia materna) e transmissão pela manipulação de sangue infectado em laboratórios. A infecção pelo CHIKV é endêmica na África, sendo identificados casos desde 1952. No Brasil, os primeiros casos registrados datam de setembro de 2014, na região do extremo norte e do litoral sul da Bahia. Em 2016, 277.882 casos prováveis de febre chikungunya foram notificados em todo o território nacional, tendo

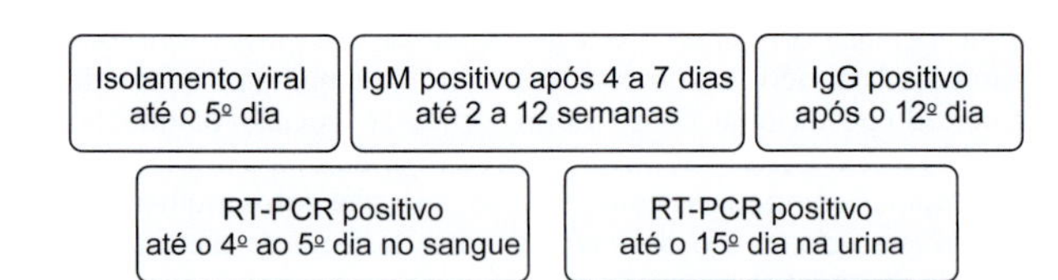

Figura 51.2 Exames laboratoriais para diagnóstico específicos para o diagnóstico de Zika. RT-PCR: reação em cadeia da polimerase em tempo real.

Quadro 51.1 Manejo dos casos suspeitos de zika vírus conforme recomendações do MS/CVE.

Casos de não gestantes sem complicações	• Mesmos cuidados utilizados para dengue (ver Figura 51.1)
Casos de não gestantes com complicações neurológicas	• Notificação de quadro neurológico agudo • Realização de RT-PCR e identificação de anticorpos em duas amostrar pareadas • Suporte clínico: risco de falência da musculatura respiratória, controle da dor e disautonomia
Gestantes com exantema	• Novas sorologias para STORCH • Exames específicos para zika • Exames para dengue e chikungunya caso tenha suspeita • USG no acompanhamento
Vigilância de malformações congênitas	• Notificação e acompanhamento feito com alteração do sistema nervoso central durante a gestação • RN com microcefalia, natimorto e abortamentos sugestivos de infecção congênita

RT-PCR: reação em cadeia da polimerase em tempo real; STORCH: sífilis, toxoplasmose, rubéola, citomegalovírus e herpes; USG: ultrassonografia; RN: recém-nascido.

ocorrido 216 óbitos com confirmação da infecção. Já de 2017 até a semana epidemiológica 31 houve 104.298 casos confirmados, com registro de 75 óbitos no Nordeste. Em torno de 70% dos indivíduos infectados pelo CHIKV desenvolvem sintomas da doença, sendo geralmente um quadro febril agudo/subagudo de curso benigno autolimitado. No entanto, entre os casos que evoluem para quadros crônicos, evidencia-se um alto impacto na qualidade de vida, devido às manifestações articulares que limitam os indivíduos de realizarem suas atividades de vida diária.

Manifestações clínicas

O período de incubação viral no ser humano é em torno de 3 a 7 dias, variando de 1 a 12 dias. O período de viremia pode se iniciar até 2 dias antes da manifestação dos sintomas, podendo durar por até 10 dias. A doença pode evoluir em três fases:

- Fase aguda ou febril, que dura em média de 7 a 10 dias
- Fase subaguda, com sintomas articulares que podem persistir até 3 meses
- Fase crônica, na qual há manutenção dos sintomas por mais de 3 meses.

Fase aguda ou febril

Febre de início súbito, geralmente acompanhada de intensa poliartralgia, dores nas costas, cefaleia e fadiga. A febre pode ser contínua, intermitente ou bifásica. No entanto, a queda da temperatura não tem relação com gravidade do quadro como na dengue. A poliartralgia é o sintoma mais descrito entre os pacientes infectados por CHIKV (90%). A dor apresenta característica poliarticular, simétrica, mas podendo haver assimetria. Acomete grandes e pequenas articulações, com envolvimento predominante das regiões distais. Edema articular também é descrito e, quando presente, é muito associado ao desenvolvimento de tenossinovite. A dor ligamentar também é verificada em alguns casos; e mialgia, quando presente, é considerada de leve intensidade. Exantema macular ou maculopapular pode acometer 50% dos infectados, surgindo geralmente do 2º ao 5º dia após o início da febre. Outras manifestações cutâneas também podem estar presentes (lesões vesicobolhosas, fotossensibilidade, úlceras orais, além de eritema nodoso). Há maior risco de manifestações atípicas e de formas graves em neonatos, crianças, idosos e portadores de doenças crônicas.

Fase subaguda

Durante esta fase a febre é pouco comum, podendo haver persistência ou agravamento da artralgia, além de poliartrite distal. Evidenciam-se exacerbação da dor nas regiões articulares previamente acometidas na fase aguda e tenossinovite hipertrófica subaguda em punhos e tornozelos. Astenia, prurido generalizado e exantema maculopapular também são descritos. Lesões purpúricas, vesiculares e bolhosas, além do desenvolvimento de doença vascular periférica podem ocorrer nesse período. Sintomas de fadiga e depressivos não são incomuns.

Fase crônica

Os principais fatores de risco para o desenvolvimento da fase crônica são idade acima de 45 anos, desordem articular preexistente e lesões articulares de maior intensidade na fase aguda. Evidencia-se dor articular e musculoesquelética com característica persistente ou recidivante. As articulações acometidas geralmente são as mesmas da fase aguda, podendo ocorrer dor com ou sem edema, limitação de movimento, deformidade e ausência de eritema. Há relatos também de dor em região sacroilíaca, lombossacra e cervical. Realizar diagnóstico diferencial com artrite reumatoide e artropatias inflamatórias é essencial. A sintomatologia na fase crônica pode ser variada, podendo durar por um longo período: fadiga, cefaleia, prurido, alopecia, exantema, bursite, tenossinovite, disestesias, parestesias, dor neuropática, fenômeno de Raynaud, alterações cerebelares, distúrbios do sono, alterações da memória, déficit de atenção, alterações do humor, borramento visual e depressão já foram descritos.

Relata-se ainda na literatura apresentações atípicas e também potencialmente graves, que em geral são casos associados aos indivíduos com características de risco (portadores de comorbidades, idosos e crianças). A infecção durante a gestação não está associada a efeitos teratogênicos, sendo maior a complicação no período intraparto, pois se a parturiente apresenta alta viremia, há possibilidade de transmissão transplacentária ao feto, e aproximadamente 90% dos casos infectados evoluem com formas graves.

Diagnóstico e manejo clínico

O Ministério da Saúde define como caso suspeito de chikungunya todo indivíduo com febre de início súbito > 38,5°C e artralgia ou com artrite intensa de início agudo, não explicado por outras condições, sendo residente ou tendo visitado áreas endêmicas ou epidêmicas até 2 semanas antes do início dos sintomas ou que tenha vínculo epidemiológico com caso confirmado. Nesse sentido, os exames confirmatórios para o diagnóstico são realizados apenas em áreas onde ainda não há confirmação do isolamento viral ou apenas em casos graves ou com manifestações atípicas.

A confirmação laboratorial é realizada por meio de métodos moleculares (PCR) e sorológicos (IgM/IgG). A PCR tem maior acurácia se realizada até o 5º dia de sintomas, diferentemente dos métodos sorológicos que são mais sensíveis após o 5º dia.

O manejo clínico dos casos suspeitos de chikungunya é conduzido de acordo com os critérios de estratificação:

- Pacientes sem sinais de gravidade, sem critério de internação e/ou condição de risco (Quadro 51.2)
- Pacientes do grupo de risco
- Pacientes com sinais de gravidade ou critério de internação.

Para os casos sem gravidade, a terapia utilizada é de suporte sintomático, hidratação e repouso. Já entre os casos com risco de complicações, as medidas são voltadas para o monitoramento hemodinâmico, reposição de volumes conforme necessidades, avaliação de função renal, hepática e cardíaca, sinais neurológicos, além de hemoconcentração de trombocitopenia. No caso dos pacientes crônicos, além do controle das dores articulares com analgesia potente, deve ser considerado também o recurso da fisioterapia, acupuntura e demais medidas para que sejam restabelecidas a mobilidade articular e a força muscular a fim de reduzir a progressão da doença ou a instalação de deformidades permanentes.

Quadro 51.2 Critérios para estratificação do risco.

Condições de risco
• Gestantes • Maiores de 65 anos • Menores de 2 anos (neonatos: considerar critério de internação) • Pacientes com comorbidades
Sinais de gravidade/critério de internação
• Acometimento neurológico e sinais de choque • Vômitos persistentes • Dispneia • Neonatos • Descompensação da doença de base • Sangramento de mucosas • Dor torácica

BIBLIOGRAFIA

Brasil P, Pereira Jr. JP, Moreira ME, Nogueira RMR, Damasceno L, Wakimoto M, et al. Zika virus infection in pregnant women in Rio de Janeiro. N Engl J Med. 2016;375:2321-34.

Chikungunya virus [Internet]. Atlanta: Centers for Disease Control and Prevention (CDC); 2015. [Acesso em 25 ago 2017] Disponível em: www.cdc.gov/chikungunya/hc/clinicalevaluation.html.

Falcão M, Bandeira AC, Luz K, Chebabo A, Brígido H, Lobo I, et al. Guia de manejo da infecção pelo vírus zika. 2016. [Acesso em 28 maio 2018] Disponível em: www.sierj.org.br/artigos/Guia_Manejo_Zika_SBI.pdf.

Ministério da Saúde. Boletim epidemiológico Secretaria de Vigilância em Saúde. Monitoramento dos casos de dengue, febre de chikungunya e febre pelo vírus zika até a Semana Epidemiológica 31 de 2017. Brasília (DF); 2017.

[Acesso em 24 ago 2017] Disponível em: http://portalarquivos.saude.gov.br/images/pdf/2017/agosto/23/2017_024-Monitoramento-dos-casos-de-dengue-febre-de-chikungunya.pdf.

Ministério da Saúde. Secretaria de Vigilância em Saúde. Departamento de Vigilância das Doenças Transmissíveis. Dengue: diagnóstico e manejo clínico: adulto e criança. Brasília (DF); 2016. [Acesso em 28 ago 2017] Disponível em: www.saude.go.gov.br/public/media/ZgUINSpZiwmbr3/10900120219262619909.pdf.

Ministério da Saúde. Secretaria de Vigilância em Saúde. Departamento de Vigilância das Doenças Transmissíveis. Febre de chikungunya: manejo clínico. Brasília (DF). 2015. [Acesso em 26 ago 2017] Disponível em: http://bvsms.saude.gov.br/bvs/publicacoes/febre_chikungunya_manejo_clinico.pdf.

Ministério da Saúde. Secretaria de Vigilância em Saúde. Secretaria de Atenção Básica Chikungunya: Manejo clínico. Brasília (DF). 2017. [Acesso em 26 ago 2017] Disponível em: http://portalarquivos.saude.gov.br/images/pdf/2016/dezembro/25/chikungunya-novo-protocolo.pdf.

Mlakar J, Korva M, Tul N, Popović M, Poljšak-Prijatelj M, Mraz J, et al. Zika virus associated with microcephaly. N Engl J Med. 2016;374(10):951-8.

Peterson LR, Jamieson DJ, Power AM, Honein MA. Zika virus. N Engl J Med. 2016;374(16):1552-63.

Secretaria de Saúde do Município de São Paulo. Protocolo para vigilância e assistência de casos suspeitos ou confirmados de doença aguda pelo vírus zika e suas complicações: na população geral, em gestantes, puérperas e recém-nascidos. São Paulo (SP). 2016. [Acesso em 26 ago 2017] Disponível em: www.prefeitura.sp.gov.br/cidade/secretarias/upload/chamadas/protocolo_zika_finalfinal2_1475170953.pdf.

52 Antimicrobianos

Desirée Mayara Nery Ferraro • Alessandra Lima Santos • João Antonio Gonçalves Garreta Prats

INTRODUÇÃO

Os antimicrobianos são uma das medicações mais prescritas pela classe médica, por isso seu uso correto e consciente é muito importante, uma vez que não afeta somente o paciente, mas também interfere no ambiente hospitalar, na alteração da microbiota e na emergência de germes multirresistentes.

O objetivo deste capítulo é a orientação terapêutica com os principais antibióticos utilizados em serviços de saúde. É importante ressaltar que os antimicrobianos apresentados representam uma sugestão, sendo fortemente recomendada a observação dos perfis de sensibilidade de cada serviço, uma vez que a flora microbiana e os níveis de resistência variam de acordo com o local e com o perfil de pacientes.

CLASSIFICAÇÃO

Nas Tabelas 52.1 a 52.23 são expostas as principais classes de antibióticos, com as doses usuais em adultos a serem utilizadas, disponíveis no Brasil, incluindo a correção para função renal, assim como os principais agentes que são suscetíveis a cada classe.

Tabela 52.1 Benzilpenicilinas.

Antimicrobiano	Administração	Dose	Intervalo	Função renal	Observação	Principais agentes/uso clínico
Penicilina cristalina	IV	1 a 4 milhões U	4 a 6 h	ClCr < 10: 0,5 milhão a 2 milhões U, 4 a 6 h Dose após HD: 0,5 milhão U	Ultrapassa barreira hematencefálica quando há inflamação, mas não recomendado uso de rotina para meningite bacteriana Meia-vida curta	Gram-positivos principalmente anaeróbios, exceto *B. fragilis* e *Fusobacterium* Ex: *Streptococcus, Peptococcus, Treponema, Clostridium* (exceto *C. dificille*).
Penicilina G procaína	IM	400 mil a 4,8 milhões U	12 h	-	A associação com procaína aumenta os níveis séricos e teciduais por 12 h	O uso principal da penicilina G benzatina é no tratamento da sífilis, faringite estreptocócica e para profilaxia da febre reumática
Penicilina G benzatina	IM	600 mil a 2,4 milhões U	2 a 4 semanas	-	Meia-vida prolongada	

IM: intramuscular; IV: intravenoso; HD: hemodiálise; ClCr: *clearance* de creatinina (baseado no CKD-EPI).

Tabela 52.2 Aminopenicilinas.

Antimicrobiano	Administração	Dose	Intervalo	Função renal	Observação	Principais agentes/uso clínico
Ampicilina	VO	250 mg a 2 g	6 h	ClCr 50 a 10: DH a cada 8 h ClCr < 10: DH a cada 12 h	Baixíssima biodisponibilidade pela via oral Atinge LCR, líquido pleural, articulações, líquido peritoneal quando há inflamação	Espectro semelhante ao das penicilinas naturais; perdem atividade contra anaeróbios, mas ganham atividade contra *Listeria* e Gram-negativos (*Klebsiella*, *Proteus*, *E. coli*)
	IV	1 a 2 g	4 a 6 h	ClCr 50 a 30: DH a cada 6 a 8 h ClCr 30 a 10: DH a cada 8 a 12 h ClCr < 10: DH a cada 12 h Dose após HD: 0,5 g		
Amoxicilina	VO	250 a 500 mg 1 g	8 h 12 h	ClCr 50 a 10: DH a cada 8 a 12 h ClCr < 10: DH a cada 24 h Dose após HD: 250 a 500 mg	Absorção por VO é melhor do que a da ampicilina	

IV: intravenoso; VO: via oral; HD: hemodiálise; DH: dose habitual; LCR: líquido cefalorraquidiano; ClCr: *clearance* de creatinina (baseado no CKD-EPI).

Tabela 52.3 Penicilinas resistentes às penicilinases e penicilinas de amplo espectro.

Antimicrobiano	Administração	Dose	Intervalo	Função renal	Observação	Principais agentes/uso clínico
Oxacilina	IV	0,5 a 2 g	4 h	-	Único disponível no Brasil	*Staphylococcus*

IV: intravenoso.

Tabela 52.4 Associação com inibidores de betalactamase.

Antimicrobiano	Administração	Dose	Intervalo	Função renal	Observação	Principais agentes/ uso clínico
Amoxicilina/ácido clavulânico	VO	500/125 mg 875/125 mg ou 500 + 500/125 mg	8 h 12 h	ClCr 50 a 10: DH a cada 12 h ClCr < 10: DH a cada 24 h Dose após HD: 0,25 a 0,5 g	Rápida penetração na maioria dos tecidos e líquidos extravasculares Proporção de 8:1 tem menor ocorrência de eventos adversos e pode ser produzida com menor custo utilizando amoxacilina 500 mg + amoxacilina/ clavulanato 500/125 mg	*S. aureus*, anaeróbios produtores de beta-lactamases, *H. influenzae, M. catarrhalis*
Ampicilina/ sulbactam	IV	3 g	6 h	ClCr 50 a 10: DH a cada 12 h ClCr < 10: DH a cada 24 h Dose após HD: DH a cada 24 h	Relação 2:1 e a dose total de sulbactam não deve ultrapassar 4 g/ dia Não tem ação contra *P. aeruginosa*	*S. aureus, H. influenzae, M. catarrhalis, E. coli, Proteus* spp., *Klebsiella* spp., anaeróbios
Piperacilina/ tazobactam	IV	4,5 g	6 a 8 h	ClCr 50 a 10: 2,25 g 6/6 h ClCr < 10: 2,25 g a cada 8 h Dose após HD: 0,75 g	Relação de 8:1 Boa distribuição tecidual e em líquidos orgânicos	*S. aureus oxaS*, estreptococos e enterococos *Pseudomonas* (4,5 g 6/6 h)

IV: intravenoso; VO: via oral; HD: hemodiálise; DH: dose habitual; ClCr: *clearance* de creatinina (baseado no CKD-EPI).

Tabela 52.5 Cefalosporinas de primeira geração.

Antimicrobiano	Administração	Dose	Intervalo	Função renal	Observação	Principais agentes/ uso clínico
Cefalotina	IV	0,5 a 2 g	4 a 6 h	ClCr 50 a 10: 1 a 1,5 g a cada 6 h ClCr < 10: 0,5 g a cada 8 h Dose após HD: 0,5 g	Podem ser usadas durante a gravidez. Usadas contra infecções de pele, partes moles, faringite estreptocócica, ITU em gestantes	Cocos Gram-positivos Eficazes contra *Staphylococcus* oxa-S, *Streptococcus* Atividade moderada contra *E. coli*, *Proteus mirabilis* e *K. pneumoniae* Não têm ação contra anaeróbios
Cefazolina	IV	0,5 a 1,5 g	6 a 8 h	ClCr 50 a 10: 0,5 a 1 g a cada 8 a 12 h ClCr < 10: 0,5 a 1 g a cada 8 a 24 h Dose após HD: 0,25 a 0,5 g		
Cefalexina	VO	500 mg	6 h	ClCr 50 a 10: DH a cada 12 h ClCr < 10: 250 mg a cada 12 h Dose após HD: 250 mg a cada 12 h		
Cefadroxila	VO	0,5 a 1 g	12 h	ClCr 50 a 10: DH a cada 24 h ClCr < 10: DH a cada 36 h Dose após HD: 1 g		

IV: intravenoso; VO: via oral; HD: hemodiálise; DH: dose habitual; ClCr: *clearance* de creatinina (baseado no CKD-EPI); ITU: infecção do trato urinário.

Tabela 52.6 Cefalosporinas de segunda geração.

Antimicrobiano	Administração	Dose	Intervalo	Função renal	Observação	Principais agentes/ uso clínico
Cefoxitina	IV IM	1 a 2 g	6 a 8 h	ClCr 50 a 10: DH a cada 12 h ClCr < 10: DH a cada 24 h Dose após HD: 1 a 2 g	Tratamento de infecções intra-abdominais, pélvicas e ginecológicas, pé diabético Forte indutor de resistência bacteriana, está caindo em desuso	Maior atividade contra *H. influenzae*, *M. catarrhalis*, *N. meningitidis*, *N. gonorrhoeae*, Gram-negativos (*Enterobacter*, *Klebsiella*) e anaeróbios Gram-positivos em relação às cefalosporinas de 1ª geração Perdem espectro para *Staphylococcus*
Cefuroxima	VO	0,25 a 0,5 g	12 h	–	Pode ser utilizada em infecções respiratórias comunitárias sem agente definido, ITU, infecções de pele, sinusite e otite média	
	IV/IM	0,75 a 1,5 g	8 h	ClCr 90 a 50: 500 mg a cada 8 h ClCr 50 a 10: 500 mg a cada 12 h ClCr < 10: 0,5 g a cada 24 h Dose após HD: 250 mg		
Cefaclor	VO	0,5 g	8 h	ClCr < 10: DH a cada 12 h Dose após HD: 500 mg a cada 12 h	Utilizado em pneumonias, ITU, infecções de pele, sinusite e otite média	

IM: intramuscular; IV: intravenoso; VO: via oral; HD: hemodiálise; DH: dose habitual; ClCr: *clearance* de creatinina (baseado no CKD-EPI); ITU: infecção do trato urinário.

Tabela 52.7 Cefalosporinas de terceira geração.

Antimicrobiano	Administração	Dose	Intervalo	Função renal	Observação	Principais agentes/ uso clínico
Cefotaxima	IM IV	0,5 a 2 g	4 a 8 h	ClCr 50 a 10: DH a cada 12 h ClCr < 10: DH a cada 24 h Dose após HD: 0,5 a 2 g	Usadas em infecções de feridas operatórias, pneumonias, ITU complicada Cefotaxima e ceftriaxona podem ser usadas em tratamento de meningites	Apresentam aumento do espectro contra Gram-negativos Não têm ação contra anaeróbios e são menos ativas contra cocos Gram-positivos em relação aos agentes de 1ª e 2ª gerações Ceftazidima tem ação antipseudomonas
Ceftriaxona	IM IV	1 a 2 g	12 a 24 h	–		
Ceftazidima	IM IV	0,5 a 2 g	8 h	ClCr 50 a 10: 1 a 1,5 g a cada 12 a 24 h ClCr < 10: 0,5 a 0,75 g a cada 24 a 48 h Dose após HD: 1 g		

IM: intramuscular; IV: intravenoso; HD: hemodiálise; DH: dose habitual; ClCr: *clearance* de creatinina (baseado no CKD-EPI); ITU: infecção do trato urinário.

Tabela 52.8 Cefalosporinas de quarta geração.

Antimicrobiano	Administração	Dose	Intervalo	Função renal	Observação	Principais agentes/uso clínico
Cefepima	IV	0,5 a 2 g	8 a 12 h	ClCr 50 a 10: 0,5 a 1 g a cada 24 h ClCr < 10: 0,25 a 0,5 g a cada 24 h Dose após HD: 0,25 g	Usada em pneumonias hospitalares, ITU grave, meningites Muito utilizada no esquema terapêutico em neutropênicos febris	Agem sobre Gram-negativos, com atividade antipseudomonas Atividade contra Gram-positivos, especialmente estafilococos oxa-S Pouca ação contra anaeróbios

IV: intravenoso; HD: hemodiálise; ClCr: *clearance* de creatinina (baseado no CKD-EPI); ITU: infecção do trato urinário.

Tabela 52.9 Cefalosporinas de quinta geração.

Antimicrobiano	Administração	Dose	Intervalo	Função renal	Observação	Principais agentes/ uso clínico
Ceftobiprol	IV	0,5 g	8 a 12 h	–	Eficaz contra *E. fecalis*	Ação contra Gram-negativos, Gram-positivos e anaeróbios
Ceftaroline	IV	600 mg	12 h	ClCr 50 a 30: 400 mg a cada 12 h ClCr 30 a 15: 300 mg a cada 12 h ClCr < 15: 200 mg a cada 12 h Dose após HD: 200 mg a cada 12 h	Atividade contra VISA e VRSA	Ação antipseudomonas, contra enterococo MR e MRSA

IV: intravenoso; HD: hemodiálise; ClCr: *clearance* de creatinina (baseado no CKD-EPI); MR: multirresistentes; VISA: *S. aureus* com resistência intermediária à vancomicina; VRSA: *S. aureus* resistente à vancomicina; MRSA: *S. aureus* resistente à meticilina.

Tabela 52.10 Carbapenens.

Antimicrobiano	administração	Dose	Intervalo	Função renal	Observação	Principais agentes/ uso clínico
Imipeném	IM IV	0,5 a 1 g	6 h	ClCr 90 a 50: 500 mg a cada 8 h ClCr 50 a 10: 250 mg a cada 8 h ClCr < 10: 250 mg a cada 12 h Dose após HD: 0,25 a 0,5 g a cada 12 h	Associação com cilastatina para aumento do nível sérico	Ação contra Gram-positivos (exceto *Enterococcus faecium* e estalilococos oxa-R), anaeróbios e Gram-negativos (exceto *Stenotrophomonas* e *Burholderia*)
Meropeném	IM IV	0,5 a 2 g	8 h	ClCr 50 a 25: 1 g 12/12 h ClCr 25 a 10: 500 mg 12/12 h ClCr < 10: 0,5 g a cada 24 h Dose após HD: 0,5 g	Pouco mais ativo contra Gram-negativos	Úteis para tratamento de MR (enterobactérias, *P. aeruginosa* e *Acinetobacter*)
Ertapeném	IM IV	1 g	24 h	ClCr < 30: 500 mg a cada 24 h Dose após HD: 150 mg	Forma IM usa lidocaína como diluente	Não tem atividade contra *Pseudomonas*

IM: intramuscular; IV: intravenoso; HD: hemodiálise; ClCr: *clearance* de creatinina (baseado no CKD-EPI); MR: multirresistentes.

Tabela 52.11 Monobactans.

Antimicrobiano	Administração	Dose	Intervalo	Função renal	Observação	Principais agentes/ uso clínico
Aztreonam	IV	2 g	8 h	ClCr 50 a 10: 1 a 1,5 g a cada 8 h ClCr < 10: 500 mg a cada 8 h Dose após HD: 250 mg	Útil para pacientes alérgicos à penicilina e às cefalosporinas	Ativo contra Gram-negativos aeróbios, incluindo *P. aeruginosa* e *Enterobacteriaceas*

IV: intravenoso; VO: HD: hemodiálise; ClCr: *clearance* de creatinina (baseado no CKD-EPI).

Tabela 52.12 Nitrofurantoína (hidantoína) e quinolonas.

Antimicrobiano	Administração	Dose	Intervalo	Função renal	Observação	Principais agentes/ uso clínico
Ácido nalidíxico	VO	1 g	6 h	–	Usados em ITU baixas	Boa atividade contra Gram-negativos e parcialmente contra Gram-positivos, pouca ou nenhuma ação sobre *Streptococcus* spp, *Enterococcus* spp. e anaeróbios
Nitrofurantoína	VO	50 a 100 mg	6 a 8 h	–		
Norfloxacino	VO	400 mg	12 h	ClCr < 30: 400 mg a cada 24 h Dose após HD: 400 mg		
Ciprofloxacino	VO	500 a 750 mg	12 h	ClCr < 50: 250 a 500 mg a cada 24 h Dose após HD: 250 mg	Quinolona com ação contra *P. aeruginosa* Boa atividade contra micobactérias	Ativas contra bactérias do TGU (*Chlamydia*, *Mycoplasma*) e do TGI
	IV	200 a 400 mg	8 a 12 h	ClCr < 50: DH a cada 24 h Dose após HD: 200 mg		
Levofloxacino	VO IV	250 a 750 mg	24 h	ClCr < 10: 250 mg a cada 48 h Dose após HD: 250 mg a cada 48 h	Útil para infecções respiratórias, de pele e partes moles, ITU	ciprofloxacina, ofloxacina e levofloxacina têm boa atividade contra micobactérias
Moxifloxacino	VO IV	400 mg	24 h	ClCr < 10: 200 mg a cada 24 h Dose após HD: 200 mg a cada 24 h	Boa atividade contra micobactérias	Novas quinolonas são úteis para tratamento de pneumonias atípicas, causadas por *Legionella* spp. e *Mycoplasma* spp.
Gemifloxacino	VO	320 mg	24 h	ClCr < 50: 160 mg a cada 24 h Dose após HD: 160 mg	Podem levar a alterações da glicemia	
Ofloxacino	VO	200 a 400 mg	12 h	ClCr < 50: DH a cada 24 h Dose após HD: 200 mg		

IV: intravenoso; VO: via oral; HD: hemodiálise; DH: dose habitual; ClCr: *clearance* de creatinina (baseado no CKD-EPI); ITU: infecções do trato urinário; TGU: trato genitourinário; TGI: trato gastrintestinal.

Tabela 52.13 Glicopeptídios.

Antimicrobiano	Administração	Dose	Intervalo	Função renal	Observação	Principais agentes/uso clínico
Vancomicina	IV	15 a 30 mg/kg	12 h	ClCr 50 a 10: 15 mg/kg a cada 24 a 96 h ClCr < 10: 7,5 mg/kg a cada 2 a 3 dias Dose após HD: se a próxima HD for em 1 dia, fazer 15 mg/kg; se for em 2 dias, fazer 25 mg/kg; se for em 3 dias, fazer 35 mg/kg	Alternativa em pacientes alérgicos a betalactâmicos	Estafilococos resistentes a oxacilina Gram-positivos
Teicoplanina	IV IM	6 mg/kg	24 h	ClCr 50 a 10: 6 mg/kg a cada 48 h ClCr < 10: 6 mg/kg a cada 72 h	Maior lipossolubilidade Pouca penetração na barreira liquórica	Gram-positivos Não tem atividade contra Gram-negativos, fungos ou micobactérias
Daptomicina	IV	4 a 6 mg/kg	24 h	ClCr < 30: 6 mg/kg a cada 48 h Dose após HD: 6 mg/kg durante ou após 48 h da HD	Não deve ser usada no tratamento de pneumonia (inferior a ceftriaxona)	Gram-positivos *S. aureus* resistente a meticilina e a vancomicina. Enterococo resistente a vancomicina. Pneumococo com sensibilidade reduzida a penicilina

IM: intramuscular; IV: intravenoso; HD: hemodiálise; ClCr: *clearance* de creatinina (baseado no CKD-EPI).

Tabela 52.14 Oxazolidinonas.

Antimicrobiano	Administração	Dose	Intervalo	Função renal	Observação	Principais agentes/ uso clínico
Linezolida	VO IV	600 mg	12 h	–	Alto custo Usada para patógenos Gram-positivos MR	Cocos Gram-positivos Útil contra estafilococos oxa-R e enterococos vancorresistentes

IV: intravenoso; VO: via oral; MR: multirresistentes.

Tabela 52.15 Aminoglicosídios.

Antimicrobiano	Administração	Dose	Intervalo	Função renal	Observação	Principais agentes/uso clínico
Estreptomicina	IM	15 mg/kg	24 h	ClCr < 10: DH a cada 72 a 96 h Dose após HD: 3,5 mg/kg	Ativa contra *Mycobacterium tuberculosis*; usada em esquemas alternativos para TB	Eficazes contra a maioria dos aeróbios Gram-negativos: *Enterobacteriaceae* (*E. coli*, *Klebsiela pneumoniae*, *Proteus* sp., *Enterobacter* sp., *Serratia* sp., *Citrobacter* sp.) Atividade contra alguns Gram-positivos: *Staphylococcus aureus* Fazem sinergismo com os betalactâmicos no combate ao *Enterococcus fecalis*
Gentamicina	IM/IV	3 a 5 mg/kg	24 h	ClCr 50 a 10: 1,7 a 2 mg/kg a cada 24 h ClCr < 10: 1,7 a 2 mg/kg a cada 48 h Dose após HD: 0,85 a 1 mg/kg	Associada com betalactâmicos contra *Enterococcus*	Dose única diária apresenta mesma eficácia e tem sido associada a menor toxicidade

(*continua*)

Tabela 52.15 (*Continuação*) Aminoglicosídios.

Antimicrobiano	Administração	Dose	Intervalo	Função renal	Observação	Principais agentes/uso clínico
Amicacina	IM/IV	7,5 mg/kg 15 mg/kg	12 h 24 h	ClCr 50 a 10: 7,5 mg/kg a cada 24 h ClCr < 10: 7,5 mg/kg a cada 48 h Dose após HD: 3,25 mg/kg ClCr 80 a 60: 12 mg/kg/dia ClCr 60 a 40: 7,5 mg/kg/dia ClCr 40 a 30: 4 mg/kg/dia ClCr 30 a 20: 7,5 mg/kg a cada 48 h ClCr 20 a 10: 4 mg/kg a cada 48 h ClCr < 10: 3 mg/kg a cada 72 h Dose após HD: 3 mg/kg a cada 72 h	Utilizada em esquema alternativo para TB Tem o maior espectro de ação do grupo Tem esquema de aplicação em doses múltiplas e em dose única diária	Eficazes contra a maioria dos aeróbios Gram-negativos

IM: intramuscular; IV: intravenoso; HD: hemodiálise; DH: dose habitual; ClCr: *clearance* de creatinina (baseado no CKD-EPI); TB: tuberculose.

Tabela 52.16 Macrolídios.

Antimicrobiano	Administração	Dose	Intervalo	Função renal	Observação	Principais agentes/uso clínico
Eritromicina	VO	0,25 a 0,5 g	6 h	–	Utilizada em tratamento de infecções estreptocócicas, gonocócicas e treponêmicas, em pacientes alérgicos à penicilina	Ativa Gram-positivos (*S. pneumoniae*, *S. aureus* etc.), germes atípicos (*M. pneumoniae*, *C. trachomatis* etc.), cocos Gram-negativos (*N. gonorrhoeae etc.*), treponema, micoplasma
Azitromicina	VO IV	0,25 a 0,5 g	24 h	–	Utilizadas para tratamento ou profilaxia de infecções por *Mycobacterium avium*	Semelhante à eritromicina, mais ativa contra *H. influenzae* e *M. catharralis*
Claritromicina	VO IV	500 mg	12 h	ClCr < 10: DH a cada 24 h Dose após HD: 500 mg a cada 24 h	Claritromicina é utilizada para tratamento do *H. pylori*	Mais eficaz que a azitromicina, contra Gram-positivos (*S. pneumoniae*, *S. pyogenes*, *S. aureus*)

IV: intravenoso; VO: via oral; HD: hemodiálise; DH: dose habitual; ClCr: *clearance* de creatinina (baseado no CKD-EPI).

Tabela 52.17 Lincosaminas.

Antimicrobiano	Administração	Dose	Intervalo	Função renal	Observação	Principais agentes/uso clínico
Clindamicina	VO	250 a 450 mg	6 a 8 h	–	Indicada a infeções intra-abdominais, pélvicas, pulmonares (pneumonia aspirativa), odontogênica, infecções de pele, erisipela e de partes moles em pacientes alérgicos à penicilina Droga mais associada à ocorrência de diarreia por *Clostridium difficile*	Atividade contra Gram-positivos semelhante à da eritromicina; mais atividade contra a maioria dos anaeróbios, incluindo *Bacteroides fragilis* Ativa contra *Toxoplasma gondii* e *Pneumocystis*; utilizada em pacientes alérgicos a sulfas
	IV	300 a 900 mg	6 a 8 h	–		

IV: intravenoso; VO: via oral.

Tabela 52.18 Cloranfenicol.

Antimicrobiano	Administração	Dose	Intervalo	Função renal	Observação	Principais agentes/uso clínico
Cloranfenicol	VO/IV	50 a 100 mg/kg/dia	6 h	–	Apresenta efeitos tóxicos potencialmente graves (síndrome do bebê cinzento, anemia aplásica), seu uso tem sido cada vez mais restrito	Ativo contra alguns Gram-positivos (*S. pyogenes* e *S. pneumoniae*), alguns Gram-negativos (*H. influenzae*, *N. meningetidis*, *N. gonorrhoeae*, *Salmonella* sp., *Shigella* sp.) e anaeróbios Mantém-se útil para multirresistência e riquetsioses (p. ex., febre maculosa)

IV: intravenoso; VO: via oral.

Tabela 52.19 Nitroimidazólicos.

Antimicrobiano	Administração	Dose	Intervalo	Função renal	Observação	Principais agentes/uso clínico
Metronidazol	VO	0,5 a 1 g	8 h	ClCr < 10: 7,5 mg/kg a cada 12 h	Droga de escolha VO para tratar colite pseudomembranosa Contraindicado ao primeiro trimestre de gestação	Excelente atividade contra bactérias anaeróbias estritas (p. ex., *Clostridium perfringens*, *Clostridium difficile*, *Peptococcus* etc.) e alguns protozoários (amebíase, tricomoníase, giardíase)
	IV	7,5 mg/kg	6 h			

IV: intravenoso; VO: via oral; ClCr: *clearance* de creatinina (baseado no CKD-EPI).

Tabela 52.20 Sulfonamidas.

Antimicrobiano	Administração	Dose	Intervalo	Função renal	Observação	Principais agentes/uso clínico
Sulfametoxazol – Trimetoprima	VO	160 a 800 mg TMT	6 a 12 h	–	Apresenta cepas resistentes, como E. *coli*, *H. influenzae*, *Salmonella* sp., *S. aureus*	Espectro antimicrobiano amplo: maioria dos Gram-positivos e Gram-negativos Usados em pneumocistose
	IV	10 a 20 mg/kg/dia TMT	8 h	–		
Sulfadiazina	VO	2 a 4 g	4 a 8 h	ClCr < 10: DH a cada 24 h Dose após HD: 50% DH	Tópica: sulfadiazina de prata, prevenção de infecção em queimados	Droga de escolha para tratamento da toxoplasmose

IV: intravenoso; VO: via oral; HD: hemodiálise; DH: dose habitual; ClCr: *clearance* de creatinina (baseado no CKD-EPI); TMT: trimetoprima.

Tabela 52.21 Tetraciclinas.

Antimicrobiano	Administração	Dose	Intervalo	Função renal	Observação	Principais agentes/ uso clínico
Tetraciclina	VO	250 a 500 mg	6 h	ClCr 90 a 50: DH a cada 8 a 12 h ClCr 50 a 10: DH a cada 12 a 24 h ClCr < 10: DH a cada 24 h	Absorção prejudicada se administradas com leite, antiácidos, cálcio ou ferro Usadas em pacientes com sífilis alérgicos às penicilinas, uretrite, cervicite Fotossensibilidade e sintomas gastrintestinais são os principais efeitos adversos	Têm atividade contra Gram-positivos, Gram-negativos, aeróbios, anaeróbios, espiroquetas, *Mycoplasma*, riquétsias, *Chlamydia* e alguns protozoários Resistência a *S. aureus*, pneumoco, estreptococos do grupo A Útil atualmente no tratamento de sífilis, riquetsioses e profilaxia para malária
Doxiciclina	VO	100 mg	12 h	–		

VO: via oral; DH: dose habitual; ClCr: *clearance* de creatinina (baseado no CKD-EPI).

Tabela 52.22 Glicilciclinas.

Antimicrobiano	Administração	Dose	Intervalo	Função renal	Observação	Principais agentes/uso clínico
Tigeciclina	IV	100 mg (ataque) após, 50 mg	12 h	–	Tempo de infusão deve ser de 1 h Boa concentração em bexiga, pulmões, cólon, baço e rins	Atividade contra Gram-positivos/negativos (exceto *P. aeruginosa* e *Proteus mirabilis*) e a maioria dos anaeróbios Atividade contra *Klebsiella Pneumoniae* ESBL, *Acinetobacter* e *Stenotrophomonas*

IV: intravenoso; ESBL: betalactamases de espectro estendido.

Tabela 52.23 Polimixinas.

Antimicrobiano	Administração	Dose	Intervalo	Função renal	Observação	Principais agentes/uso clínico
Polimixina B 1 mg = 10.000 U	IV	2,5 a 5 mg/kg	8 a 12 h	Ajuste para função renal é tema controverso. Alguns autores sugerem não ser necessária correção Sugestão: ClCr < 30: 2,5 mg/kg no 1º dia e 1 mg/kg a cada 3 a 5 dias	Nefrotoxicidade	Ativas contra Gram-negativos, incluindo *P. aeruginosa* e *Acinetobacter* spp. e muitas espécies de enterobactérias
Colistina 1 mg = aprox. 12.500 U	IM/IV	2,5 a 5 mg/kg/dia dividido em 2 a 4 doses, com máximo de 5 mg/kg/dia	6 a 12 h	ClCr 80 a 50: 2,5 a 3,8 mg/kg/dia dividido em 2 doses ClCr 50 a 30: 2,5 mg/kg/dia ClCr < 30: 1,5 mg/kg a cada 36 h		

IM: intramuscular; IV: intravenoso; ClCr: *clearance* de creatinina (baseado no CKD-EPI); U: unidade.

BIBLIOGRAFIA

Fair RJ, Tor Y. Antibiotics and bacterial resistance in the 21 st century. Perspect Medicin Chem. 2014;6:25-64.

Gilbert DN, Chambers HF, Eliopoulos GM, Saag MSS, Pavia AT. The Sandford Guide to antimicrobial therapy. 46. ed. Sperryville, Virginia (EUA): Antimicrobial Therapy, Inc.; 2016.

Tavares W. Antibióticos e quimioterápicos para o clínico. 3. ed. São Paulo: Atheneu; 2015.

Parte 8

Endocrinologia

53 Crise Tireotóxica

Juliana de Oliveira Martins • Rachel Teixeira Nunes

INTRODUÇÃO

A crise tireotóxica é uma condição rara e ameaçadora à vida, caracterizada pela exacerbação súbita das manifestações do hipertireoidismo, associada à disfunção de múltiplos sistemas. Embora possa se desenvolver em pacientes com hipertireoidismo não tratado cronicamente (doença de Graves, bócio multinodular tóxico, adenoma tóxico solitário), é frequentemente precipitada nesses pacientes por um evento agudo, como cirurgia (tireoidiana ou não tireoidiana), trauma, infecção, sobrecarga de iodo ou parto. Além da terapia específica, a terapia de suporte em uma unidade de terapia intensiva (UTI) e o reconhecimento e tratamento de quaisquer fatores precipitantes são essenciais, uma vez que apresenta alta mortalidade (10 a 30%).

APRESENTAÇÃO CLÍNICA

As manifestações cardiovasculares são prevalentes e incluem taquicardia e/ou fibrilação atrial (FA) e insuficiência cardíaca congestiva (ICC). Podem evoluir com instabilidade hemodinâmica, sendo associadas ao aumento da taxa de mortalidade.

A febre é um sintoma comum. Alterações do estado mental também são frequentes, podendo se apresentar com agitação, *delirium*, psicose, estupor ou coma. São achados que têm apresentado maior especificidade para o diagnóstico, além de estarem associados a maior mortalidade. Outros sintomas podem incluir náuseas e vômitos, diarreia, dor abdominal ou insuficiência hepática com icterícia.

O exame físico pode revelar bócio, oftalmopatia (na presença da doença de Graves), tremor de extremidades, pele quente e úmida.

DIAGNÓSTICO

O diagnóstico de crise tireotóxica baseia-se na presença de sintomas graves e com risco de vida em paciente com evidência bioquímica de hipertireoidismo [elevação de T4 livre e/ou T3 e supressão de hormônio estimulador da tireoide (TSH)]. Visto que não há diferença entre os níveis de hormônios tireoidianos de pacientes com hipertireoidismo grave e com crise tireotóxica, o diagnóstico é iminentemente clínico. Em 1993, Burch e Wartofsky introduziram um sistema de pontuação utilizando critérios clínicos (Tabela 53.1). É o escore mais utilizado na prática clínica, com alta sensibilidade, porém pouca especificidade.

Akamizu *et al.* publicaram em 2012 novos critérios diagnósticos baseados em achados clínicos semelhantes (Quadro 53.1).

Tabela 53.1 Critérios diagnósticos de Burch e Wartofsky.

Critério	Pontos
Disfunção termorregulatória	
37,2 a 37,7°C	5
37,8 a 38,2°C	10
38,3 a 38,8°C	15
38,9 a 39,4°C	20
39,5 a 39,9°C	25
≥ 40°C	30
Disfunção cardiovascular	
Taquicardia (bpm)	
99 a 109	5
110 a 119	10
120 a 129	15
130 a 139	20
≥ 140	25
Fibrilação atrial	
Ausente	0
Presente	10
Insuficiência cardíaca congestiva	
Ausente	0
Leve (edema de membros inferiores)	5
Moderada (crepitações bibasais)	10
Grave (edema pulmonar)	15
Manifestações de SNC	
Ausente	0
Leve (agitação)	10
Moderada (*delirium*, psicose, extrema letargia)	20
Grave (convulsão, coma)	30

(*continua*)

Tabela 53.1 (*Continuação*) Critérios diagnósticos de Burch e Wartofsky.

Critério	Pontos
Disfunção gastrintestinal/hepática	
Ausente	0
Moderada (diarreia, dor abdominal, náuseas e vômitos)	10
Grave (icterícia inexplicada)	20
Fator desencadeante	
Ausente	0
Presente	10
Escore total	
≥ 45	Crise tireotóxica
25 a 44	Crise iminente
< 25	Crise improvável

Adaptada de Burch e Wartofsky (1993).
SNC: sistema nervoso central.

Quadro 53.1 Critérios de Akamizu.

Tireotoxicose	Elevação de T3 ou T4 livre
SNC	Agitação, *delirium*, psicose, sonolência/letargia, convulsão, coma, < 14 na escala de coma de Glasgow
Febre	≥ 38°C
Taquicardia	≥ 130 bpm
ICC	Presença de sintomas graves: NYHA IV ou Killip ≥ III
Gastrintestinal/hepático	Náuseas, vômitos, diarreia ou bilirrubina total > 3 mg/dℓ

SNC: sistema nervoso central; ICC: insuficiência cardíaca congestiva.

Diagnóstico definitivo

- (1A) Tireotoxicose + sistema nervoso central (SNC) + 1 dos outros critérios; ou
- (1B) Tireotoxicose sem manifestações de SNC + 3 dos outros critérios.

Caso suspeito

- (2A) Tireotoxicose sem manifestações de SNC + 2 dos outros critérios; ou
- (2B) Preenche critérios para o diagnóstico definitivo, mas T3 e T4 livre não estão disponíveis.

EXAMES COMPLEMENTARES

- TSH indetectável e T4 livre e/ou T3 em altas concentrações (esse aumento não é proporcional à gravidade do quadro)
- Hiperglicemia leve (estímulo adrenérgico inibe a liberação de insulina e estimula a glicogenólise)
- Hipercalcemia leve (hemoconcentração e aumento da reabsorção óssea)
- Aumento de transaminases e bilirrubinas (secundário à disfunção hepática)
- Leucopenia ou leucocitose, mesmo sem infecção
- Eletrocardiograma (ECG) pode mostrar taquicardia sinusal ou taquiarritmias (FA)
- Radiografia de tórax pode ser útil para avaliar congestão pulmonar e aumento da área cardíaca
- Tomografia computadorizada (TC) de crânio para excluir outras causas neurológicas em pacientes que mantêm alteração do estado mental mesmo após estabilização.

TRATAMENTO

O tratamento deve ser prontamente instituído, de preferência em UTI, e se baseia em cinco pilares:

- Reduzir a secreção e a produção de hormônios tireoidianos
- Tratar os sintomas sistêmicos (febre, desidratação, choque)
- Manejar as manifestações órgão-específicas (cardiovascular, neurológica e gastrintestinal)
- Corrigir os fatores desencadeantes
- Terapia definitiva.

Em paciente com crise tireotóxica iminente, inicia-se o tratamento imediato com um betabloqueador, geralmente o propranolol [com ajuste apropriado para a frequência cardíaca (FC) e pressão arterial (PA)] junto a uma tionamida, propiltiouracila (PTU) ou metimazol. PTU tem a vantagem sobre o metimazol de diminuir a conversão de T4 em T3. Uma hora após a primeira dose de tionamida, administra-se iodo (solução saturada de iodeto de potássio ou a solução de lugol). A administração de iodo deve ser adiada por pelo menos 1 h após a administração de tionamida, para evitar que o iodo seja usado como substrato para a nova síntese de hormônio (Tabela 53.2).

Para pacientes com crise tireotóxica já instalada, também se administra glicocorticoide (hidrocortisona ou dexametasona). A colestiramina também pode ser benéfica em casos graves para reduzir a reabsorção dos hormônios tireoidianos da circulação êntero-hepática.

A terapia de suporte e o reconhecimento e tratamento de quaisquer fatores precipitantes, além da terapia específica antitireoidiana, são essenciais para o sucesso do tratamento. Muitos pacientes requerem hidratação vigorosa, enquanto outros com sinais de ICC podem exigir terapia diurética. As doses necessárias de digoxina e betabloqueador podem ser elevadas devido ao aumento do metabolismo do fármaco como resultado do hipertireoidismo. A infecção precisa ser identificada e tratada. A febre deve ser corrigida de forma agressiva, evitando-se o uso de salicilatos, porque aumentam a fração livre dos hormônios tireoidianos.

Entre as outras terapias disponíveis, o carbonato de lítio é conhecido por inibir a liberação de hormônios da glândula tireoidiana, podendo ser utilizado em pacientes alérgicos a tionamidas ou iodo. No entanto, a toxicidade renal e neurológica limita a sua utilidade. A plasmaférese, com o objetivo de remover citocinas, anticorpos e hormônios tireoidianos do plasma, pode ser uma alternativa terapêutica em casos de piora clínica progressiva apesar da terapia instituída, ou em caso de insuficiência hepática aguda.

Após melhora da crise, as doses de iodeto devem ser reduzidas antes das de detionamida, o corticosteroide deve ser desmamado e suspenso, e a dose de tionamida deve ser titulada para manter o eutireoidismo.

Em pacientes com doença de Graves, a terapia definitiva com iodo radioativo ou tireoidectomia é importante para prevenir a recorrência de tireotoxicose grave.

Tabela 53.2 Tratamento da crise tireotóxica.

Medicação	Dose	Observação
Betabloqueadores (controle dos sinais e sintomas induzidos pelo aumento do tônus adrenérgico)		
Propranolol	IV: dose inicial de 0,5 a 1 mg/min. Repetir a cada 10 min até bloqueio adrenérgico adequado. VO: 60 a 80 mg a cada 4 a 6 h	Terapia inicial Betabloqueador de escolha na crise tireotóxica Inibe a conversão periférica de T4 em T3 Cautela em paciente com ICC descompensada
Esmolol	Ataque: 250 a 500 μg/kg Manutenção: 50 a 100 μg/kg/min	Betabloqueador de ação curta Titulação rápida do fármaco, minimizando as reações adversas

(continua)

Tabela 53.2 (*Continuação*) Tratamento da crise tireotóxica.

Medicação	Dose	Observação
Tionamidas (bloqueia a síntese de novos hormônios)		
PTU	200 mg VO a cada 4 h Opção de VR	Tionamida de escolha na crise grave Em doses altas, bloqueia a conversão de T4 em T3 Queda mais rápida de T3 em relação ao metimazol Efeitos colaterais: agranulocitose, hepatotoxicidade
Metimazol	20 mg por VO a cada 4 a 6 h Opção de VR e IV	Duração mais prolongada Melhor perfil de efeitos colaterais
Solução de iodo (bloqueia a liberação dos hormônios tireoidianos)		
Solução saturada de iodeto de potássio	5 gotas VO a cada 6 h	A administração de iodo em altas doses diminui a síntese de hormônio tireoidiano (efeito Wolff Chaikoff), e também inibe a liberação de hormônios tireoidianos Diminui os hormônios tireoidianos mais rapidamente do que os outros agentes
Lugol	10 gotas VO a cada 8 h	–
Corticosteroides		
Hidrocortisona	100 mg IV a cada 8 h	Reduz a conversão de T4 em T3 Efeito direto no processo autoimune da doença de Graves Trata a insuficiência adrenal relativa associada
Dexametasona	2 mg IV a cada 6 h	–
Sequestradores de ácidos biliares (diminuem a reabsorção dos hormônios tireoidianos da circulação êntero-hepática)		
Colestiramina	4 g VO 4 vezes/dia	Útil no tratamento da crise tireotóxica induzida pela ingestão de altas doses de hormônio tireoidiano (tireotoxicose factícia)

IV: intravenoso; ICC: insuficiência cardíaca congestiva; PTU: propiltiouracila; VO: via oral; VR: via retal.

BIBLIOGRAFIA

Akamizu T, Satoh T, Isozaki O, Suzuki A, Wakino S, Iburi T, et al. Diagnostic criteria and clinico-epidemiological features of thyroid storm based on a nationwide surveys. Thyroid. 2012;22(7):661-79.

Burch HB, Wartofsky L. Life-threatening thyrotoxicosis. Thyroid storm. Endocrinol Metab Clin North Am. 1993;22(2):263-77.

Ross DS. Thyroid storm. 2017. [Acesso em 28 maio 2018] Disponível em: https://www.uptodate.com/contents/thyroid-storm.

Satoh T, Isozaki O, Suzuki A, Wakino S, Iburi T, Tsuboi K, et al. 2016 Guidelines for the management of thyroid storm from The Japan Thyroid Association and Japan Endocrine Society (First edition). Endocr J. 2016;63(12):1025-64.

54 Coma Mixedematoso

Mariana Cincerre Paulino • Letícia Sandre Vendrame

INTRODUÇÃO

Coma mixedematoso é uma emergência endocrinológica, sendo uma forma grave e rara da deficiência de hormônios tireoidianos com elevadas taxas de mortalidade. Sua tríade clássica é alteração do nível de consciência, hipotermia e algum fator precipitante.

EPIDEMIOLOGIA E FATORES DE RISCO

O grupo da população com maior tendência a desenvolver o coma mixedematoso é o mesmo do hipotireoidismo: mulheres idosas, em geral.

As causas básicas são tireoidectomia, iodoterapia, tireoidite de Hashimoto, doenças hipotálamo-hipofisárias, fármacos (amiodarona, contrastes iodados, lítio, rifampicina, anticonvulsivantes).

Os principais fatores precipitantes estão listados a seguir:

- Infecção
- Frio intenso
- Drogas e medicamentos
- Doença pulmonar
- Acidente vascular cerebral (AVC)
- Sedativos
- Insuficiência cardíaca congestiva (ICC)
- Sangramento gastrintestinal
- Cirurgia
- Queimaduras
- Trauma
- Hiponatremia
- Hipotireoidismo não tratado ou má adesão ao tratamento.

QUADRO CLÍNICO

Os marcos da apresentação clínica são: alteração do nível de consciência e hipotermia, podendo estar presentes também hipotensão, bradicardia, hiponatremia (presente em 50% dos pacientes) e hipoglicemia. Também pode ocorrer edema difuso e macroglossia devido à deposição anormal de albumina e mucina nos tecidos.

- Neurológico: apesar do nome *coma*, a maioria se apresenta como uma confusão mental associada à letargia; podem ocorrer crises convulsivas e *status* epiléptico; menos comumente, podem ocorrer sintomas psicóticos
- Cardiovascular: hipertensão diastólica, bradicardia, hipotensão, sinais de ICC (geralmente quando já existia alteração prévia no coração), derrame pericárdico
- Gastrintestinal: dor e distensão abdominal com náuseas e vômitos, pseudo-obstrução, atonia gástrica, diminuição da motilidade intestinal (íleo paralítico e megacólon), ascite
- Osteomuscular: atrofia e perda de massa muscular; edema de face, pés e mãos, macroglossia
- Respiratório: insuficiência respiratória (hipercapnia e hipoxemia), derrame pleural
- Pele e anexos: pele seca e fria, pelos ralos e finos.

A maioria dos sintomas é revertida com a terapia hormonal.

DIAGNÓSTICO

Deve-se suspeitar de coma mixedematoso em pacientes com história de hipotireoidismo, cicatriz de tireoidectomia e intervenção com iodo com história clínica e exame físico compatíveis.

Devem ser solicitados hormônio estimulador da tireoide (TSH), T4 livre e cortisol. A concentração de T4 livre é muito baixa. O TSH pode estar aumentado, indicando hipotireoidismo primário (o que é, em geral, associado ao coma mixedematoso), ou pode estar baixo, normal ou discretamente aumentado, indicando hipotireoidismo central.

Podem ser encontradas outras alterações nos exames complementares:

- Radiografia de tórax: aumento da área cardíaca
- Eletrocardiograma (ECG): bradicardia sinusal com complexos de baixa voltagem difusa
- Laboratório:
  - Hiponatremia/síndrome de recreação inapropriada de hormônio antidiurético (SIADH)/hipocloremia/aumento dos níveis de creatinina
  - Hipoxemia/hipercapnia, acidose respiratória
  - Anemia leve e normocrômica/leucocitose ou leucopenia
  - Aumento de creatinofosfoquinase (CPK), geralmente > 500 U/ℓ
  - Hipercolesterolemia e hipoglicemia; elevação dos níveis de transaminases.

DIAGNÓSTICO DIFERENCIAL

- Intoxicação exógena
- Hipoglicemia
- Hipercalcemia

- AVC
- Hematoma subdural
- Hiponatremia
- Doença do eutireoidiano doente (pode estar associado ao mixedema).

TRATAMENTO

O tratamento deve ser introduzido precocemente, mesmo na ausência dos resultados laboratoriais, devido à alta mortalidade do coma mixedematoso mesmo com a terapia hormonal. Deve ser realizado em unidade de terapia intensiva (UTI).

O tratamento consiste em:

- Rápida reposição hormonal
- Glicocorticoides (até que a possibilidade de coexistência de insuficiência adrenal seja excluída)
- Suporte ventilatório e hemodinâmico
- Tratamento adequado dos outros problemas associados (infecção).

O primeiro passo é assegurar uma via respiratória adequada, sendo necessárias, em geral, 24 a 48 h de ventilação mecânica (VM).

O aquecimento do paciente deve ser passivo e gradual, com cobertores e aumento da temperatura do quarto. O aquecimento rápido está contraindicado devido à vasodilatação e piora da hipotensão.

Para hiponatremia, deve-se inicialmente realizar restrição hídrica e repor cloreto de sódio se os níveis forem menores que 120 mEq/ℓ.

Em pacientes hipotensos refratários a volume, pode-se iniciar drogas vasoativas até que o hormônio tireoidiano tenha seu efeito.

A hipoglicemia ocorre com frequência e pode estar associada ao próprio hipotireoidismo ou insuficiência adrenal concomitante, devendo ser realizado o controle glicêmico e reposição, se necessário.

Deve ser considerada a administração de antibioticoterapia empírica até resultado de culturas negativas, já que sinais de infecção podem estar ausentes.

Manter jejum até que o paciente esteja alerta e com ruídos hidroaéreos ativos, e reiniciar alimentação com dieta pastosa.

Deve ser considerada a reposição de corticosteroide empiricamente (hidrocortisona 50 a 100 mg 8//8 h), pois a reposição do hormônio tireoidiano aumenta o *clearance* de cortisol e pode precipitar uma insuficiência adrenal.

A melhor via para reposição hormonal é a intravenosa (IV), devido à alteração do nível de consciência e à redução da absorção gastrintestinal. A maioria dos autores preconiza o uso isolado de T4 pelos riscos cardíacos da reposição com T3. Mas é possível associar T3 ou usá-lo de maneira isolada, já que existe redução da conversão de T4 em T3 do doente crítico.

No Brasil, não está amplamente disponível a forma IV dos hormônios, sendo a reposição realizada via oral (VO) ou via sonda nasoenteral. Se for iniciado na forma IV, deve-se passar para VO assim que houver melhora do nível de consciência na dose 1,6 μg/kg/dia, que será posteriormente guiada pelos valores de TSH.

O T4 livre ou T3 devem ser dosados a cada 2 dias para confirmar a efetividade da terapia e evitar níveis muito altos de T3 (Tabela 54.1).

PROGNÓSTICO

A taxa de mortalidade varia entre 30 e 50%. A seguir, os fatores de pior prognóstico:

- Idade avançada
- Bradicardia com frequência cardíaca (FC) < 44 bpm
- Temperatura corporal abaixo de 34°C
- Hipotermia persistente não responsiva até 72 h de terapia
- Septicemia
- VM
- Infarto do miocárdio
- Hipotensão arterial.

CONSIDERAÇÕES FINAIS

A maioria dos pacientes tem melhora da hipotermia em 24 h e do nível de consciência em alguns dias. A principal causa de morte nesses pacientes é sepse.

Deve-se tomar cuidado com a reposição dos hormônios tireoidianos que pode levar a arritmias e síndrome coronariana aguda, especialmente em pacientes idosos.

Tabela 54.1 Tratamento do coma mixedematoso.

Dose	T4 VO ou SNE	T4 intravenoso	T3 intravenoso	T4 + T3
Ataque	500 μg	300 a 500 μg	10 a 20 μg	T4: 200 a 300 μg T3: 10 μg
Manutenção	100 a 200 μg/dia	50 a 100 μg/dia	10 μg a cada 4 a 6 h	T4: 50 a 100 μg/dia T3: 10 μg a cada 8 a 12 h
Manutenção	100 a 200 μg/dia	50 a 100 μg/dia	10 μg a cada 4 a 6 h	T4: 50 a 100 μg/dia T3: 10 μg a cada 8 a 12 h

VO: via oral; SNE: sonda nasoenteral.

BIBLIOGRAFIA

Jonklaas J, Bianco AC, Bauer AJ, Burman KD, Cappola AR, Celi FS, et al. Guidelines for the treatment of hypothyroidism: prepared by the american thyroid association task force on thyroid hormone replacement. Thyroid. 2014;24(12):1670-751.

Garber JR, Cobin RH, Gharib H, Hennessey JV, Klein I, Mechanick JI, et al. Clinical practice guidelines for hypothyroidism in adults: cosponsored by the American Association of Clinical Endocrinologists and the American Thyroid Association. Thyroid. 2012;22(12):1200-35.

Ross DS. Myxedema coma. 2017. [Acesso 19 jun 2018] Disponível em: https://www.uptodate.com/contents/myxedema-coma

55 Cetoacidose Diabética e Estado Hiperglicêmico Hiperosmolar

Thamiris Freitas Maia • Rachel Teixeira Nunes

INTRODUÇÃO

A cetoacidose diabética (CAD) e o estado hiperglicêmico hiperosmolar (EHH) são as duas mais graves complicações metabólicas agudas do diabetes melito (DM). Essas duas condições diferem quanto a presença de cetonemia, que existe somente na CAD, e ao grau de hiperglicemia, que determina um aumento importante da osmolaridade sérica no EHH.

Recentemente, reconhece-se uma terceira variação, conhecida como cetoacidose diabética euglicêmica, associada ao uso dos inibidores do sódio-glicose cotransportadores do tipo 2 (SGLT2), uma nova classe de antidiabético oral utilizado no tratamento do diabetes tipo 2 (DM2).

A CAD ocorre mais classicamente entre diabéticos do tipo 1, porém pacientes portadores de DM2 também estão sob risco de desenvolvê-la quando expostos a estresse catabólico decorrente de trauma, cirurgias ou infecções.

A CAD é uma causa comum de morte entre crianças e adolescentes com DM tipo 1, porém, em adultos, a mortalidade é em média de 5%, enquanto a EHH tem um pior prognóstico, correspondendo a uma mortalidade de até 20%.

Há poucos dados nacionais sobre a incidência e a mortalidade de CAD e EHH, estimando-se uma incidência populacional de CAD de 1 a 5%. Em estudo realizado no pronto-socorro do Hospital São Paulo de junho de 2015 a maio de 2016, houve 56 atendimentos de emergência com diagnóstico de CAD, dos quais 25% correspondiam a DM1 previamente desconhecidos, 32% a DM1 já diagnosticados e os 12% restantes a DM2. O principal fator precipitante foi infecção/sepse (48%), e houve taxa de mortalidade total de 5%, semelhante à indicada na literatura internacional.

FISIOPATOLOGIA

Tanto na CAD quanto no EHH, a hiperglicemia advém de uma deficiência absoluta ou relativa de insulina, que aparece de maneira mais marcante na cetoacidose.

Além dos baixos níveis de insulina, há um estímulo à produção de hormônios contrarregulatórios, como catecolaminas, cortisol, glucagon e hormônio do crescimento, o que resulta em catabolismo e favorece proteólise, lipólise e glicogenólise.

No fígado, os substratos resultantes dessas vias catabólicas (especialmente os aminoácidos da proteólise) se transformarão em glicose por meio da gliconeogênese, o que, associada à quebra do glicogênio (glicogenólise) e à redução da utilização de glicose pelos tecidos periféricos por deficiência de insulina, dará origem a hiperglicemia.

Por outro lado, a lipólise excessiva resulta em liberação de ácidos graxos livres, que são oxidados no fígado em acetil-CoA. Essa via de oxidação é estimulada nas situações de insulinopenia, de modo que a produção de acetil-CoA ultrapassa a capacidade de utilização hepática, sendo o excesso dessa substância transformado em corpos cetônicos: acetoacetato, beta-hidroxibutirato (principal cetoácido da CAD) e acetona. A retenção de cetoácidos no plasma provoca acidose metabólica.

Já os eventos da fisiopatologia do EHH não são completamente compreendidos, porém sabe-se que a concentração de insulina é inadequada para a devida utilização de glicose pelos tecidos periféricos, mas é suficiente para evitar a lipólise e a subsequente cetogênese.

Em geral, o grau de desidratação no EHH é mais marcado, já que a hiperglicemia intensa resulta em glicosúria com diurese osmótica adjacente.

FATORES PRECIPITANTES

Na maioria das vezes, a CAD é precipitada por fatores identificáveis e potencialmente tratáveis, dos quais se destacam infecções e má aderência ao uso de insulina.

No caso do EHH, os desencadeantes parecem ser as morbidades adjacentes que cursam com aumento dos hormônios contrarregulatórios em paralelo à ingestão hídrica deficiente, especialmente em pacientes acamados.

Em ambas as condições de hiperglicemia, também foram implicados fármacos que afetam o metabolismo dos carboidratos, como corticosteroides, tiazídicos e simpatomiméticos. Os principais fatores precipitantes a serem lembrados são:

- Infecções (pneumonia, infecção urinária)
- Má aderência ao uso de insulina
- Acidente vascular cerebral (AVC) ou infarto agudo do miocárdio
- Ingestão excessiva de álcool
- Pancreatite aguda

- Trauma
- Uso de drogas (cocaína)/distúrbios psiquiátricos (anorexia,bulimia)
- Medicamentos (corticosteroides, tiazídicos, antipsicóticos atípicos, fenitoína, inibidores de proteases)
- Primodescompensação.

DIAGNÓSTICO

Quadro clínico

- Poliúria, polidipsia, emagrecimento, desidratação e astenia são sintomas recorrentes de mau controle glicêmico e tendem a anteceder as complicações hiperglicêmicas agudas
- No caso da CAD, as alterações metabólicas típicas da cetoacidose geralmente evoluem de forma rápida, tipicamente em menos de 24 h. Já o curso do EHH tende a ser mais progressivo dentro de dias a semanas
- Ao exame físico, encontram-se sinais de desidratação, como turgor da pele diminuído, taquicardia e hipotensão
- Mesmo com infecção adjacente, a febre pode não se manifestar devido à vasodilatação periférica vista nesses pacientes. Se presente, tem alto valor preditivo positivo para infecção como fator de descompensação
- Respiração de Kussmaul e hálito cetônico podem estar presentes na CAD com acidose metabólica importante (pH < 7,2)
- Náuseas, vômitos e dor abdominal são comuns no paciente com CAD, porém raros no EHH. A dor abdominal pode ocorrer devido a desidratação intensa, que dificulta o deslizamento entre os folhetos peritoneais, porém também pode ser secundária a um abdome agudo inflamatório, que pode ser o fator desencadeante da CAD, especialmente se não houver melhora consistente após o tratamento das alterações metabólicas
- Alterações do estado mental, sinais neurológicos focais ou crises convulsivas são mais típicas do EHH. A maioria dos casos de CAD encontra-se alerta, porém pode haver alteração do nível de consciência nos casos mais graves.

Diagnóstico laboratorial

A avaliação inicial laboratorial do paciente com suspeita de CAD ou EHH deve incluir: hemograma, glicemia, ureia, creatinina, eletrólitos (potássio, sódio, cloro, fósforo, magnésio), cetonemia (beta-hidroxibutirato sérico), gasometria arterial e urina I (para avaliação de cetonúria).

Outros exames, como eletrocardiograma (ECG) e radiografia de tórax, são necessários de acordo com a suspeita clínica para determinar fatores desencadeantes.

A partir da determinação de cetonemia ou cetonúria e do cálculo da osmolaridade sérica é possível estabelecer o diagnóstico diferencial entre CAD e EHH.

A tríade "hiperglicemia, acidose metabólica e cetonúria ou cetonemia" aponta para CAD, enquanto hiperglicemia grave com aumento da osmolaridade sérica na ausência de cetose significativa caracteriza o EHH.

- Critérios diagnósticos da CAD:
  - Glicemia > 250 mg/dℓ
  - Acidose metabólica (pH < 7,3 ou bicarbonato ≤ 18)
  - Cetonemia (ou cetonúria fortemente positiva)
- Critérios diagnósticos do EHH:
  - Glicemia > 600 mg/dℓ
  - pH arterial > 7,3
  - Osmolaridade sérica efetiva > 320 mOsm/kg.

É possível ainda classificar a gravidade da CAD com base no grau de acidose metabólica e nas alterações de *status* mental, conforme consta na Tabela 55.1.

- Nas hiperglicemias significativas, o sódio sérico tende a ser baixo devido ao fluxo osmótico de água para o extracelular. Logo, o sódio deve ser corrigido segundo o nível glicêmico de acordo com a fórmula:

$$\text{Na corrigido} = \text{Na} + \{1{,}6 \times (\text{glicemia} - 100/100)\}$$

- Para o cálculo da osmolaridade sérica efetiva, cujo valor normal é de 290 ± 5mOsm/kg, utiliza-se o sódio corrigido pela glicemia, além de desconsiderar a influência da ureia, que é livremente difusível:

$$\text{Osm total efetiva} = 2\ \text{Na (corrigido)} + \text{glicose}/18$$

- Também para o cálculo do ânion *gap* (AG) (valor normal de 8 a 12), utiliza-se o sódio medido, sem considerar a correção pela glicemia, segundo a fórmula:

$$\text{AG} = \text{Na (medido)} - (\text{Cl} + HCO_3^-)$$

Algumas ressalvas devem ser feitas em relação às alterações laboratoriais:

- Em aproximadamente 10% dos casos de CAD, a glicemia é aferida em níveis menores que 250 mg/dℓ: é a chamada CAD euglicêmica. Essa condição tem se tornado mais frequente devido ao uso dos inibidores do SGLT2, mas pode ser justificada também pelo uso pré-hospitalar de insulina ou história de restrição alimentar importante
- A leucocitose é comum na CAD e pode ser desencadeada pelo próprio quadro metabólico. Porém, uma contagem de leucócitos acima de 25.000 deve apontar para hipótese de infecção como mais provável

Tabela 55.1 Classificação de gravidade da cetoacidose diabética.

Parâmetros	Leve	Moderada	Grave
pH arterial	7,25 a 7,30	7,00 a 7,24	< 7
Bicarbonato sérico (mEq/ℓ)	15 a 18	10 a 14,9	< 10
Ânion *gap*	> 10	> 12	> 12
Nível de consciência	Alerta	Alerta ou sonolento	Estupor ou coma

Adaptada de ADA (American Diabetes Association).

- Hiperamilasemia pode estar presente em 21 a 79% dos pacientes com CAD. Nesse caso, o diagnóstico diferencial com pancreatite aguda ganha importância, devendo-se atentar para a presença concomitante de aumento da lipase
- A detecção de corpos cetônicos na urina é feita por meio da fita reagente de nitroprussiato, que detecta apenas a presença de acetoacetato e acetona na urina, não sendo capaz de identificar o beta-hidroxibutirato. Durante a fase de recuperação da CAD, há conversão de beta-hidroxibutirato sérico em acetoacetato e consequente aumento da excreção urinária desse cetoácido. Assim, a pesquisa de cetonúria pela fita reagente não deve ser utilizada para seguimento clínico.

Diagnóstico diferencial

Hiperglicemias isoladas podem ser resultantes apenas de mau controle glicêmico crônico do DM. Mas se há sinais de alarme, como dor abdominal, náuseas, desidratação ou alteração do nível de consciência, pode-se estar diante de complicações hiperglicêmicas agudas como a CAD ou o EHH, necessitando de investigação mais aprofundada.

Outras causas de acidose metabólica, como cetoacidose alcóolica e intoxicação por salicilatos, devem ser diferenciadas da cetoacidose diabética. História clínica e nível glicêmico são determinantes.

Devem ser descartadas alterações do nível de consciência relacionadas a processos secundários, como infecções, AVC ou traumas, especialmente se não há melhora com a correção dos distúrbios metabólicos.

TRATAMENTO

Os objetivos do tratamento são:

- Expansão inicial com solução isotônica
- Hidratação de acordo com a natremia
- Correção da hiperglicemia com insulina
- Controle dos níveis sérios de potássio
- Reposição de bicarbonato e outros eletrólitos se necessário
- Identificação e correção de fatores desencadeantes.

Reposição de fluidos

Primeiro passo no tratamento das complicações hiperglicêmicas agudas e a principal medida para redução da mortalidade. Tem como objetivo expandir volume intra e extravascular, além de restaurar a perfusão renal.

A reposição inicial é feita com solução salina isotônica [soro fisiológico (SF) 0,9%] 15 a 20 mℓ/kg na 1ª hora, o que geralmente corresponde a 1 ou 1,5 ℓ da solução.

Após a expansão inicial, deve-se avaliar o nível de hidratação e débito urinário do paciente, especialmente se houver insuficiência cardíaca (IC) ou doença renal crônica (DRC) de base. Na maioria dos casos, a prescrição 250 a 500 mℓ/h é adequada, porém sempre deve ser guiada pelo *status* volêmico individualmente e com avaliações periódicas.

A hidratação subsequente também deverá ser guiada pela natremia. Caso o sódio sérico corrigido esteja abaixo de 135 mEq/ℓ, a solução a ser utilizada continuará a ser SF 0,9%. No entanto, se o sódio corrigido estiver acima de 135 mEq/ℓ, a solução de escolha deverá ser SF 0,45%.

A hiperglicemia tende a ser corrigida mais rapidamente que a acidose. Logo, quando a glicemia atingir valores inferiores a 250 mg/dℓ, deve-se adicionar soro glicosado (SG) 5% à solução (250 mℓ SF 0,9% + 250 mℓ SG 5%) e administrar 150 a 200 mℓ/h.

Insulinoterapia

A via de escolha para insulinoterapia em pacientes graves é a intravenosa (IV) em bomba de infusão contínua devido à meia-vida reduzida e fácil titulação.

Por causa de seu efeito hipopotassemiante, a insulinoterapia só deverá ser iniciada caso o potássio sérico esteja acima de 3,3 mEq/ℓ.

Não se recomenda o uso de insulina em *bolus* no início do tratamento, sendo o mais aceito o protocolo com uso de baixas de doses de insulina de forma contínua.

A velocidade de infusão preconizada para a 1ª hora é de 0,1 UI/kg/h de insulina regular. A titulação pode ser feita de acordo com uma das seguintes soluções:

- Solução 1:1 (50 UI de insulina regular + 50 mℓ de SF 0,9%)
- Solução 1:10 (25 UI de insulina regular + 250 mℓ de SF 0,9%)

Deve-se dosar a glicemia capilar a cada 1 h, com meta de queda de glicemia de 50 a 70 mg/dℓ/h. Quedas mais acentuadas estão relacionadas à ocorrência de edema cerebral por redução abrupta de osmolaridade.

Potássio

O potássio corporal total tende a estar reduzido, sendo muito importante sua dosagem antes do início da insulinoterapia e a cada 2 h.

Apesar da praticidade do perfil metabólico fornecido pela gasometria, deve ser utilizada apenas a dosagem plasmática como parâmetro. O objetivo é manter o potássio entre 4 e 5 mEq/ℓ.

Deve-se ainda avaliar a função renal antes de iniciar a reposição.

A expansão volêmica, a correção da acidose e a insulinoterapia tendem a reduzir ainda mais a calemia. Assim, administrar insulina e repor potássio de acordo com os seguintes níveis séricos:

- Se K < 3,3 mEq/ℓ: não insulinizar e administrar 1 ampola de KCl 19,9% em 1 h na solução de hidratação
- Se K entre 3,3 e 5,0 mEq/ℓ: administrar insulina e repor 1 ampola de KCl 19,9% em 1 h na solução de hidratação
- Se K > 5,0 mEq/ℓ: insulinizar sem reposição de potássio e monitorar potássio sérico.

Bicarbonato

A reposição de bicarbonato é controversa, sendo desnecessária quando pH > 7,0, por não oferecer benefícios sobre a contratilidade miocárdica ou função neurológica, nem sobre os níveis glicêmicos.

Se pH < 6,9, está indicada a reposição de 100 mEq de bicarbonato com a seguinte solução: 100 mℓ de bicarbonato de sódio + 400 mℓ água destilada, correr em 2 h.

Há potenciais efeitos deletérios da reposição inapropriada de bicarbonato, como:

- Piora da hipopotassemia
- Acidose paradoxal no liquor: o bicarbonato atravessa lentamente a barreira hematencefálica, enquanto o CO_2 o faz com maior facilidade
- Dificulta interrupção da cetogênese
- Causa hipoxia e acidose intracelular (pelo aumento de CO_2).

Fósforo

A hiperfosfatemia leve e assintomática é um achado comum na CAD inicial, apesar de existir um discreto déficit corporal total. Com o início da insulinoterapia, há uma tendência de queda dos níveis séricos. Contudo, deve-se evitar a reposição de sais de fosfato pelo risco de hipocalcemia.

Somente em situações de depleção extrema de fósforo (P < 1 mg/dℓ) ou em portadores de disfunção cardíaca grave ou depressão respiratória, há benefício na reposição.

Adicionar 20 a 30 mEq/ℓ de fosfato diluído à reposição dos fluidos, que pode ser feita sob a forma de fosfato de potássio em uma velocidade máxima de infusão de até 1,5 mℓ/h.

CRITÉRIOS DE CONTROLE DA CAD E EHH

Para a CAD, os critérios de controle são:

- Glicemia ≤ 200 mg/dℓ
- Bicarbonato sérico ≥ 18
- pH arterial ≥ 7,3.

Para o EHH, consideram-se:

- Osmolaridade sérica < 315 mOsm/kg
- Estado mental alerta.

Quando os critérios de controle são atingidos e o paciente já estiver tolerando bem dieta via oral (VO), a administração subcutânea (SC) de insulina pode ser iniciada.

Para prevenir a recorrência de hiperglicemia, é importante que a bomba de insulina seja desligada apenas 30 a 60 min após a aplicação da dose subcutânea.

Se o paciente já conhecia o diagnóstico de DM e utilizava esquema de insulina previamente com bom controle glicêmico em longo prazo, pode-se considerar utilizar o esquema já prescrito.

Em pacientes que não estavam em insulinoterapia prévia, deve-se iniciar esquema com insulina basal e pós-prandial (NPH e regular, respectivamente, ou seus análogos), 2 a 3 vezes/dia, em uma dose total de 0,5 a 0,8 UI/kg. Atentar para o fato de que a dose noturna da insulina NPH não deve ser administrada antes do jantar, mas às 22 h, no intuito de evitar hipoglicemia na madrugada.

COMPLICAÇÕES

- Hipoglicemia e hipopotassemia secundárias ao uso de insulina, bem como à reposição de bicarbonato. O monitoramento glicêmico a cada 1 a 2 h durante o tratamento é mandatório, pois frequentemente os pacientes desenvolvem hipoglicemia sem os sintomas adrenérgicos associados
- Acidose hiperclorêmica devido à reposição excessiva de fluidos contendo cloreto
- Congestão pulmonar por sobrecarga hídrica e consequente hipoxemia
- Edema cerebral: complicação grave, porém rara em adultos, que se manifesta com sintomas de hipertensão intracraniana e ocorre devido a mudanças abruptas da osmolaridade com a correção rápida da hiperglicemia
- Embolia pulmonar tende a ocorrer com maior frequência nos pacientes com EHH, que devem receber anticoagulação profilática durante internação na ausência de contraindicações
- A mucormicose (infecção fúngica que atinge os seios da face) pode acometer os pacientes diabéticos durante os episódios de cetoacidose e, embora seja uma condição rara, deve ser considerada como diagnóstico diferencial devido a sua alta letalidade.

BIBLIOGRAFIA

American Diabetes Association. 14. Diabetes Care in the Hospital: Standards of Medical Care in Diabetes-2018. Diabetes Care. 2018;41(Suppl 1):S144-S151.

Kamel KS, Halperin ML. Acid-base problems in diabetic ketoacidosis. N Engl J Med. 2015;372(6):546-54.

Palmer BF, Clegg DJ. Electrolyte and Acid-Base Disturbances in Patients with Diabetes Mellitus. N Engl J Med. 2015;373(6):548-59.

Umpierrez GE, Hellman R, Korytkowski MT, Kosiborod M, Maynard GA, Montori VM, et al. Management of hyperglycemia in hospitalized patients in non-critical care setting: an endocrine society clinical practice guideline. J Clin Endocrinol Metab. 2012;97(1):16-38.

56 Crise Adrenal

Raissa Gabrielle Reis dos Santos • Claudio Elias Kater

INTRODUÇÃO

A insuficiência adrenal aguda (ou crise adrenal) é uma emergência endócrina com potencial ameaça à vida, em que a deficiência de produção de cortisol pelas glândulas adrenais leva a um quadro clínico inespecífico, manifestando-se, predominantemente, na forma de choque. Ocorre em pacientes sabidamente portadores de insuficiência adrenal primária ou secundária na presença de fatores precipitantes, podendo, entretanto, ser a primeira manifestação da doença até então não diagnosticada.

Na Tabela 56.1, são apresentadas as principais características das insuficiências adrenais primária e secundária.

Tabela 56.1 Comorbidades relacionadas à crise adrenal e suas respectivas características.

Comorbidade	Característica	Etiologia
Insuficiência adrenal primária (doença de Addison)	Acometimento da glândula adrenal, resultando em produção limitada de glicocorticoide (p. ex., cortisol) e de mineralocorticoide (p. ex., aldosterona)	Autoimune, infecciosa (p. ex., tuberculose e paracoccidiodomicose), adrenalectomia, entre outras*
Insuficiência adrenal secundária	Comprometimento da produção adrenocortical de cortisol por déficit na secreção ou liberação de ACTH pela hipófise, como consequente comprometimento do eixo hipófise-adrenal	Tumores da região hipotálamo-hipofisária, interrupção do uso crônico de corticosteroide exógeno**

*Outras etiologias relacionadas à insuficiência adrenal primária: hemorragia adrenal, secundária ao uso de anticoagulantes e uso de medicamentos que interferem na síntese ou no metabolismo do cortisol, como a rifampicina, fenitoína, fenobarbital e etomidato.

**Doses maiores do que 5 mg/dia de prednisona (ou equivalente) por um período superior a 4 semanas.

ACTH: hormônio adrenocorticotrófico.

FATORES PRECIPITANTES

- Uso inadequado ou dose insuficiente de glicocorticoide em pacientes sabidamente portadores de insuficiência adrenal crônica. A Tabela 56.2 mostra os principais corticosteroides e suas doses de equivalência
- Ausência de realização de prevenção de crise adrenal em pacientes sabidamente portadores de insuficiência adrenal crônica na vigência das seguintes situações: quadro febril, quadro infeccioso, vômitos e/ou diarreia, trauma agudo e cirurgia com necessidade de anestesia geral
- Interrupção súbita no uso de corticosteroides em pacientes sob uso crônico de corticosteroides exógenos, como asmáticos e portadores de doenças reumatológicas
- Destruição adrenal ou hipofisária aguda (p. ex., hemorragia adrenal por uso de anticoagulantes, infarto adrenal, apoplexia hipofisária).

APRESENTAÇÃO CLÍNICA

São sinais e sintomas da insuficiência adrenal aguda:

- Fadiga
- Perda de peso
- Hipotensão postural
- Síncope
- Tontura
- Choque hipovolêmico
- Dor abdominal difusa
- Náuseas e vômitos
- Alteração do estado mental: confusão mental, sonolência, *delirium*, coma
- Hiperpigmentação da pele*

Achados laboratoriais na insuficiência adrenal aguda:

- Hiponatremia
- Hiperpotassemia (restrita aos casos de insuficiência primária por déficit na produção de aldosterona)
- Hipercalcemia
- Lesão renal aguda (LRA) pré-renal
- Anemia normocítica normocrômica
- Linfocitose
- Eosinofilia
- Hipoglicemia.

---

* A hiperpigmentação da pele, principalmente em áreas expostas à luz solar, mucosa oral, regiões de dobras, aréolas e cicatrizes, está presente nos casos de insuficiência adrenal primária e está relacionado à elevação sérica do ACTH.
ACTH: hormônio adrenocorticotrófico.

Tabela 56.2 Equivalência de doses dos corticosteroides.

Corticosteroide	Dose equivalente
Hidrocortisona	20 mg
Prednisona/prednisolona	4 a 5 mg
Metilprednisolona	4 mg
Dexametasona	0,5 mg
Betametasona	0,5 mg

Deve-se suspeitar de crise adrenal em todos os pacientes com doença aguda com sinais e/ou sintomas não explicados por outras doenças e sugestivos de insuficiência adrenal, como hipotensão, hipoglicemia, hiponatremia, hiperpotassemia, dor abdominal, febre etc.

AVALIAÇÃO CLÍNICA

A avaliação clínica de um paciente com suspeita de crise adrenal deve ser focada em parâmetros que indiquem o *status* volêmico do paciente, como pressão arterial (PA), sinais de desidratação, hipoperfusão tecidual, e em exames complementares que podem auxiliar na suspeita diagnóstica, como níveis de sódio, potássio, ureia, creatinina, hormônio estimulador da tireoide (TSH), T4 livre, cortisol sérico ou salivar e ACTH plasmático.

Entretanto, é de grande importância lembrar que a coleta de exames não deve atrasar o tratamento inicial, mesmo na suspeita de crise adrenal sem confirmação diagnóstica. Em pacientes instáveis ou com sinais de gravidade, o tratamento deve ser instituído o mais precocemente possível sem a necessidade de um exame complementar confirmatório, devendo-se prosseguir a confirmação laboratorial após melhora clínica.

TRATAMENTO

O tratamento da crise adrenal é baseado em dois objetivos principais:

- Correção imediata do déficit de cortisol endógeno por meio da administração intravenosa (IV) ou intramuscular (IM) de corticosteroides exógenos
- Restauração volêmica por meio da infusão de soluções cristaloides isotônicas:
  - Hidrocortisona 100 mg IV ou IM, em *bolus*, seguida de infusão contínua ou intermitente de hidrocortisona (200 mg em 24 h ou 50 mg a cada 6 h)
  - Solução cristaloide isotônica (SF 0,9% ou Ringer lactato) 1.000 mℓ IV, na primeira hora, seguida de hidratação IV conforme necessário (normalmente, entre 4 e 6 ℓ em 24 h).

O uso da hidrocortisona como reposição imediata de glicocorticoide é preferencial, principalmente nos pacientes com diagnóstico prévio de insuficiência adrenal primária ou naqueles com potássio sérico superior a 6 mEq/ℓ, graças à sua atividade mineralocorticoide inerente.

PREVENÇÃO DA CRISE ADRENAL

- Orientação quanto à necessidade de administração do dobro da dose basal na vigência de quadro infeccioso com febre, que necessite de repouso e/ou uso de antibióticos
- Orientação quanto à necessidade de uso de glicocorticoide IV ou IM na presença de quadro prolongado de vômitos e/ou diarreia, durante preparo para colonoscopia ou em casos de trauma agudo ou cirurgia com necessidade de realização de anestesia geral.

BIBLIOGRAFIA

Arlt W; Society for Endocrinology Clinical Committee. SOCIETY FOR ENDOCRINOLOGY ENDOCRINE EMERGENCY GUIDANCE: Emergency management of acute adrenal insufficiency (adrenal crisis) in adult patients. Endocr Connect. 2016;5(5):G1-G3.

Bornstein SR, Allolio B, Arlt W, Barthel A, Don-Wauchope A, Hammer GD, et al. Diagnosis and treatment of primary adrenal insufficiency: an Endocrine Society Clinical Practice Guideline. J Clin Endocrinol Metab. 2016;101(2):364-89.

Parte 9

Oncologia/Hematologia

57 Abordagem ao Paciente em Quimioterapia, Hormonioterapia, Imunoterapia ou Terapia-Alvo

Carlos Diego Holanda Lopes • Davi Jing Jue Liu

INTRODUÇÃO

Neste capítulo serão discutidos os efeitos adversos relacionados à quimioterapia antineoplásica que podem ser abordados na prática diária da clínica médica e em emergências (Figura 57.1).

NÁUSEA E VÔMITOS

Podem ser classificados em:

- Agudos: até 24 h após a exposição ao quimioterápico. Dependente da sinalização dopaminérgica e serotoninérgica
- Tardios: ocorrem 24 h após o tratamento, sendo mais brandos e com maior duração. Está relacionado à substância P, alterações da motilidade intestinal e das secreções, bem como da lesão na mucosa do trato gastrintestinal e do processo inflamatório decorrente.

Náusea e vômitos também podem ser desencadeados por estímulos condicionados antecipatórios, como retornar à clínica de tratamento, ver um profissional de saúde, entre outros (Figura 57.2).

Abordagem

Os pacientes devem receber profilaxia para os eventos agudos e tardios de acordo com o risco do regime de quimioterapia (Tabela 57.1), visto que, em diferentes graus, há risco eméticro relacionado ao uso de antineoplásicos (Tabela 57.2). Para aqueles que desenvolvem esses eventos adversos a despeito da profilaxia adequada, a abordagem consiste em avaliar outras etiologias, como obstrução intestinal, desmotilidade, uso concomitante de outras medicações (particularmente

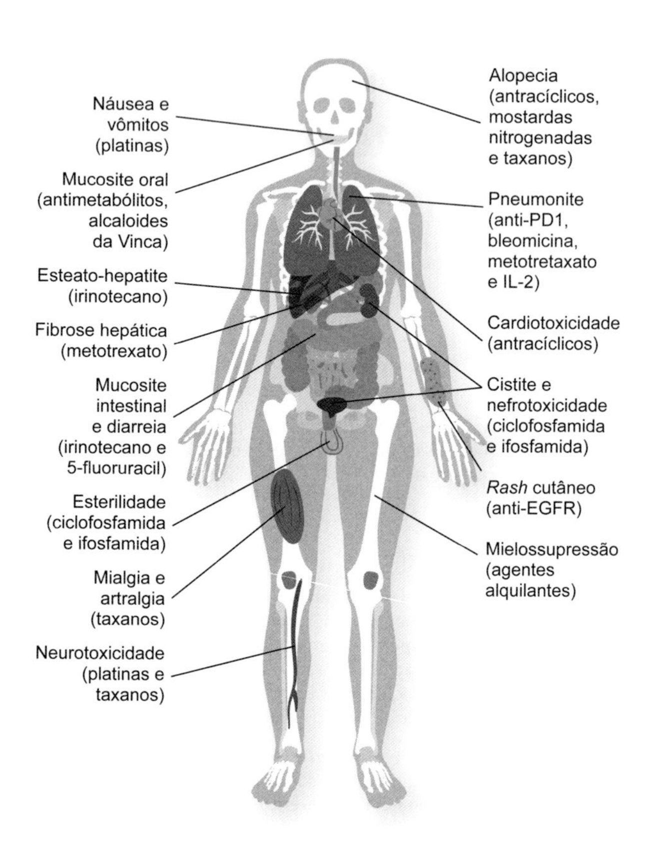

Figura 57.1 Principais efeitos adversos e exemplos de antineoplásicos comumente associados.

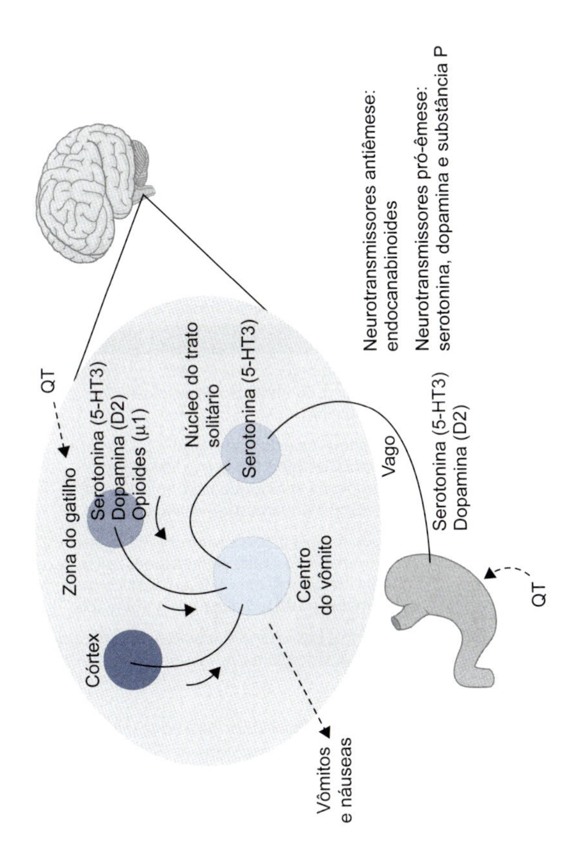

Figura 57.2 Mecanismos e neurotransmissores envolvidos nos eventos eméticos relacionados à quimioterapia com aplicação terapêutica atual. Os quimioterápicos estimulam as vias aferentes vagais até o núcleo do trato solitário. A zona do gatilho é desprovida de barreira hematencefálica, sendo acessível aos quimioterápicos. Esses dois centros mandam aferências ao centro do vômito, que induz e coordena os eventos motores e secretores. Este último centro também recebe aferências de centros corticais, o que explica os eventos eméticos antecipatórios. A substância P está envolvida apenas nos eventos no nível do sistema nervoso central (SNC). 5-HT3: receptor da serotonina tipo 3; D2: receptor da dopamina a tipo 2; μ1: receptor de opioides tipo μ1.

Tabela 57.1 Fármacos empregados na profilaxia de náuseas e vômitos.

Risco de êmese	Prevenção da êmese aguda	Prevenção da êmese tardia
Alto	Antagonista 5-HT3 + dexametasona + antagonista NK-1 (aprepitanto e fosaprepitanto)	Dexametasona do dia 2 ao 4
Moderado	Antagonista 5-HT3 (palonosetrona) + dexametasona	Dexametasona dias 2 e 3
Baixo	Dexametasona ou proclorperazina	Sem necessidade
Mínimo	Se necessário	Sem necessidade

Tabela 57.2 Risco emético de antineoplásicos intravenosos (sem profilaxia).

Risco	Agente
Alto (> 90%)	Cisplatina, ciclofosfamida (≥ 1.500 mg/m²), carmustina, dacarbazina, combinação de ciclofosfamida + doxorrubicina
Moderado (30 a 90%)	Oxaliplatina, citarabina (> 1 g/m²), carboplatina, ifosfamida, ciclofosfamida (< 1.500 mg/m²), doxorrubicina, daunorrubicina, epirrubicina, irinotecano, bendamustina e alentuzumabe
Baixo (10 a 30%)	Taxanos, mitoxantrona, doxorrubicina lipossomal, topotecana, etoposídeo, pemetrexede, metotrexato, mitomicina, gencitabina, 5-fluoruracila, bortezomibe, cetuximabe, trastuzumabe e panitumumabe
Mínimo (< 10%)	Bleomicina, bussulfano, fludarabina, vimblastina, vincristina, vinorelbina, bevacizumabe e rituximabe

os opioides), distúrbios metabólicos (hiponatremia e hipercalcemia) e metástases ocultas no sistema nervoso central (SNC), bem como realizar o tratamento sintomático.

Tratamento

A conduta em pacientes que apresentam náuseas e vômitos apesar da profilaxia adequada carece de maiores evidências em ensaios clínicos, mas, em geral, preconiza-se a adição de medicamentos adjuvantes (Tabela 57.3).

CISTITE HEMORRÁGICA

Complicação específica relacionada quase exclusivamente à ciclofosfamida (C) e à ifosfamida (I), podendo variar de uma leve cistite a uma grave lesão vesical manifestada como uma hemorragia maciça. O sangramento é o principal sintoma, podendo ser ameaçador e demandar hemotransfusão.

Tabela 57.3 Agentes antieméticos e doses.

Medicamento	Dose pré-quimioterapia (dia 1)	Dose pós-quimioterapia
Alto índice terapêutico		
Aprepitanto	125 mg VO	80 mg VO, dias 2 e 3
Fosaprepitanto	150 mg IV	–
Dexametasona	12 mg, 20 mg (no alto risco), 8 mg (moderado risco) VO ou IV	8 mg VO, dias 2 a 4
Ondasentrona	24 a 8 mg VO; 8 ou 0,15 mg/kg IV	8 mg, dias 2 e 3
Palonosetrona	0,25 mg IV, ou 0,5 mgVO	–
Baixo índice terapêutico		
Proclorperazina	10 mg VO ou IV	–
Olanzapina	5 mg VO, por 2 dias precedendo terapia ou 10 mg no dia 1	10 mg VO, nos dias 2 a 4

VO: via oral; IV: intravenoso

Profilaxia

Podem ser usadas uma das seguintes estratégias ou combiná-las:

- Hidratação venosa: soro fisiológico (SF) 0,9% 250 mℓ/h + furosemida para manter um débito urinário > 150 mℓ/h. Apresenta a mesma efetividade que o mesna na prevenção da cistite hemorrágica (CH) induzida pela ciclofosfamida, tendo melhor custo-benefício
- Mesna: apresenta um metabólito com grupos sulfidrílicos que inativam a acroleína no trato urinário. Tem maior evidência na prevenção da cistite induzida por ifosfamida.

Tratamento

Uma vez que a cistite hemorrágica ocorre, a despeito da profilaxia, vários tratamentos podem ser instituídos sem um consenso de qual é o mais eficaz, devendo a escolha ser individualizada:

- Hematúria leve: hidratação intravenosa (IV) e/ou irrigação vesical
- Hematúria moderada a grave: irrigação com alúmen, instilação com formalina, instilação com nitrato de prata, estrogênio, instilação de fenol, instilação de prostaglandina, oxigênio hiperbárico, embolização e cirurgia (ligação de artéria hipogástrica, ureterostomia cutânea, ureterossigmoidostomia e outros).

TOXICIDADE PULMONAR

Doenças pulmonares no paciente em quimioterapia podem ter amplas etiologias: infeciosa, tromboembolismo, metástases ou tumor primário, hemorragia, edema pulmonar (cardiogênico e não cardiogênico) e a própria toxicidade da quimioterapia (Figura 57.3). Destaca-se a pneumonite induzida por inibidores de PD-1 (*program death*-1). A lesão pulmonar pode ser decorrente da destruição direta das células do parênquima provocada pela quimioterapia citotóxica, pelo infiltrado linfocitário alveolar mediante tratamento com IL-2, ou pelo desbalanço imune provocado por inibidores da via mTOR (everolimo e sirolimo), ou pelo aumento da atividade de TCD4 induzida pelos anti-PD1. A destruição dessas células reduz a produção dos mediadores envolvidos no reparo tecidual (VEGF, EGF e FGF). O edema pulmonar resultante do aumento da permeabilidade vascular pode ser consequência do tratamento sistêmico com IL-2 ou da lesão endotelial decorrente do estresse oxidativo local (ERO). A pneumonite resulta no acúmulo de leucócitos no espaço alveolar. Todos os mecanismos convergem a um estado fibrótico terminal com a proliferação de fibroblastos e a produção de colágeno.

Os sintomas podem variar de tosse seca a falência respiratória, sendo a dispneia a principal manifestação. Podem estar presentes sibilos devido ao broncospasmo e crepitações em bases (normalmente relacionada a fibrose). Alguns sinais/sintomas são mais específicos a alguns agentes, como hemoptise relacionado ao uso dos anti-VEGF e dor torácica com uso de bleomicina e de metotrexato. A presença de edema pulmonar, choque circulatório, insuficiência renal aguda e insuficiência hepática pode fazer parte da síndrome de extravasamento capilar, relacionada ao uso de IL-2 principalmente. O tratamento de leucemias agudas com o ácido *all-trans* retinoico (AATR) pode induzir uma síndrome que se manifesta por febre, dispneia, ganho de peso, infiltrados pulmonares, efusões pericárdicas ou pleurais, hipotensão, leucocitose e disfunção renal.

À radiografia, podem ser vistos infiltrados reticulonodulares ou intersticiais com espessamentos septais difusos ou nas bases pulmonares, podendo haver derrame pleural associado. Na tomografia, podem ser vistas opacidades em vidro fosco assimétricas ou difusas, com espessamento septal, consolidação ou bronquiectasias de tração. Nódulos com ou sem cavitação podem ser vistos (principalmente com uso de bleomicina).

As anormalidades nos testes de função pulmonar mais comuns são a redução da difusão do CO e presença de distúrbio ventilatório restritivo.

O diagnóstico definitivo é dado apenas por biopsia. A avaliação das células presentes no lavado broncoalveolar pode fornecer informações importantes para o diagnóstico, visto que a presença de células neoplásicas indica um acometimento tumoral pulmonar, bem como o padrão predominante das células inflamatórias pode estar relacionado com o tipo de quimioterápico responsável.

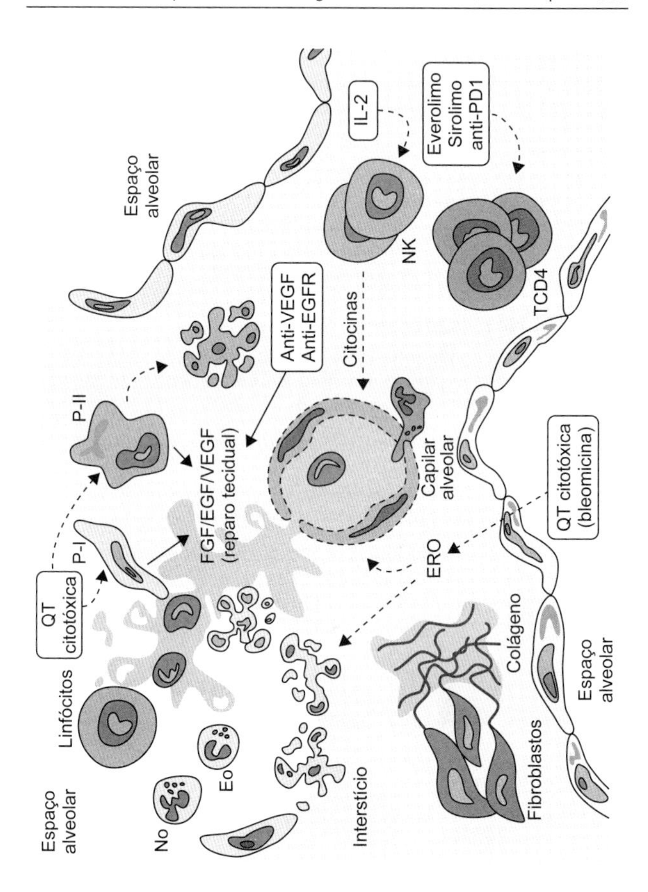

Figura 57.3 Mecanismos envolvidos na lesão pulmonar induzida pela quimioterapia. P-I: pneumócito do tipo I; P-II: pneumócito do tipo II; QT: quimioterapia; ERO: espécies reativas de oxigênio; FGF: fator de crescimento de fibroblastos; EGF: fator de crescimento epidérmico; VEGF: fator de crescimento de endotélio vascular; EGFR: receptor do fator de crescimento epidérmico; IL-2: interleucina 2; TCD4: linfócitos TCD4; NK: linfócito *natural killer;* No: neutrófilo; Eo: eosinófilo.

Prevenção

Reações de hipersensibilidade pulmonar podem ser prevenidas com uso prévio de corticosteroides e antagonistas H2 da histamina.

Tratamento

Uma vez que a toxicidade pulmonar ocorre, ou nos primeiros sintomas, a principal conduta é a suspensão precoce do agente responsável. Mesmo sem estudos clínicos comprovando a eficácia, a dose ou o tempo de tratamento, a introdução de 1 mg/kg de prednisona com redução lenta e gradual da dose é recomendada.

TOXICIDADE CARDÍACA

Relacionada predominantemente ao uso dos antracíclicos (Figura 57.4), podendo chegar até um risco de 5% dependendo da dose acumulada do agente. Classificada em:

- Miocardiopatia aguda reversível: miocardite ou miopericardite, podendo evoluir para
- Miocardiopatia dilatada irreversível: apresenta-se com sintomas de insuficiência cardíaca (IC) esquerda e direita.

Fatores de risco. Dose acumulada do antracíclico, radiação mediastinal concomitante, idade (> 70 anos e < 15 anos), doença arterial coronariana, doença valvar, hipertensão arterial sistêmica e uso concomitante de anticorpos monoclonais (anti-HER2: trastuzumabe).

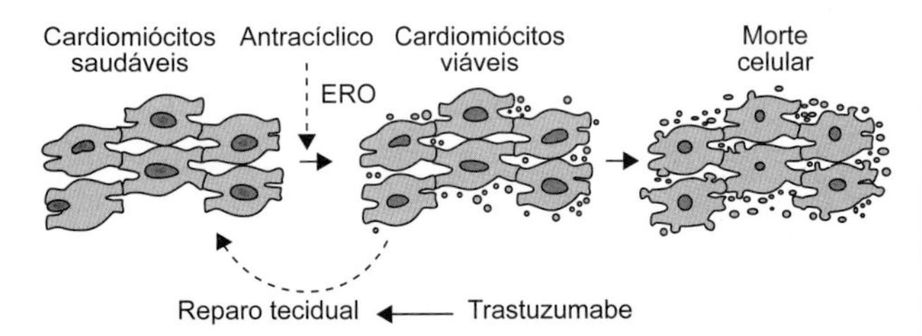

Figura 57.4 Principal mecanismo da cardiotoxicidade induzida por antracíclicos e a interação com trastuzumabe. Os antracíclicos lesionam o tecido cardíaco por meio da geração de espécies reativas de oxigênio que, por sua vez, causam alterações nas membranas lipídicas e nas mitocôndrias. As células lesionadas ainda viáveis podem se recuperar ou evoluir para morte celular. O trastuzumabe, um inibidor da tirosinoquinase do receptor HER-2, reduz o reparo tecidual, potencializando a cardiotoxicidade. A combinação de antracíclico e trastuzumabe é comumente utilizada no tratamento de determinados tipos de tumores de mama. ERO: espécies reativas de oxigênio.

Prevenção e diagnóstico

Pacientes que serão expostos aos antracíclicos devem ter sua fração de ejeção de ventrículo esquerdo (FEVE) medida por algum método de imagem (ecocardiograma transtorácico ou ressonância magnética miocárdica) previamente e uma nova avaliação desse parâmetro deve ser obtida na presença de sintomas com a exposição ao quimioterápico. Geralmente, uma FEVE < 50% indica toxicidade desde que seja excluída outras causas, como isquemia coronariana. O uso de biomarcadores, como os níveis séricos de peptídio natriurético cerebral (BNP) e troponina podem ter relação com a disfunção sistólica subclínica.

Tratamento

Semelhante a outras formas de IC com FEVE reduzida. Entretanto, quando se atinge a forma irreversível, o transplante cardíaco é recomendado.

TOXICIDADE CUTÂNEA

Cerca de dois terços dos pacientes em uso de inibidores do receptor do fator de crescimento epidérmico (EGFR) desenvolvem erupções acneiformes foliculares papulopustulosas eritematosas difusas sem comedões. Geralmente, estas acompanham a remissão tumoral, mas pode ser necessário o ajuste do esquema terapêutico.

NEUROPATIA PERIFÉRICA

Os compostos de platina e taxanos são os mais comumente associados com efeitos neurotóxicos periféricos. Tal efeito depende da dose acumulada (> 300 mg/m^2 para oxaliplatina e cisplatina), manifestando-se de forma subaguda com parestesias, *numbness* e dor, ocasionalmente, com progressão distal à proximal nos membros. Há perda da sensibilidade vibratória, propriocepção e reflexos tendíneos. Geralmente, não há acometimento de outras sensibilidades, motora ou autonômica. São comuns hipersensibilidade ao tocar objetos frios, parestesias e disestesias nas extremidades e perioral, além de disestesia faringolaríngea induzida pelo frio. Aqueles que apresentam efeitos neurotóxicos agudos mais graves estão sob maior risco de desenvolver a neuropatia periférica subaguda descrita anteriormente.

Deve-se fazer diagnóstico diferencial com neuropatias periféricas associadas a síndromes paraneoplásicas, geralmente com anti-Hu positivo no soro e acometendo todas as fibras sensoriais; hipomagnesemia, hipocalcemia e síndrome mão-pé (eritema acral) e doenças autoimunes.

Prevenção

Não há estratégias preventivas com eficácia comprovada.

Tratamento

A neuropatia geralmente melhora com a suspensão do uso, mas a recuperação total é infrequente e os sintomas podem progredir em alguns pacientes. Os sintomas podem ser amenizados com o uso de antidepressivos, como a duloxetina primeiramente ou outros adjuvantes, como anticonvulsivantes, antidepressivos tricíclicos, opioides, estimulação cutânea elétrica ou procedimentos intervencionistas.

CONSIDERAÇÕES FINAIS

Neste capítulo foi abordado como conduzir os principais efeitos adversos causados pelos agentes quimeoterápicos mais utilizados na prática clínica (Quadro 57.1).

Quadro 57.1 Principais classes e exemplos de quimioterápicos.

Agentes alquilantes
• Platinas: carboplatina, oxaliplatina e cisplatina • Mostardas nitrogenadas: clorambucila, ifosfamida e ciclofosfamida • Triazenos: temozolamida • Outros: etoposídeo
Antimetabólitos
• Metotrexato, 5-fluoruracila e capecitabina
Inibidores de topoisomerases
• Irinotecano e topotecana
Agentes antimicrotúbulos
• Taxanos: paclitaxel, docetaxel e cabazitaxel • Alcaloides da vinca: vincristina, vimblastina e vinorelbina
Terapia-alvo
• Inibidores da via do EGFR/HER: cetuximabe, panitumumabe, trastuzumabe, erlotinibe e gefitinibe • Inibidores da via do VEGF: bevacizumabe, aflibercepte, sorafenibe, sunitinibe e regorafenibe • Inibidores da mTOR: everolimo e tensirolimo
Imunoterapia
• Interleucina 2 (IL-2) • Moduladores de *checkpoint* linfocitário • Anti-CTLA4: ipilimumabe • Anti-PD1: nivolumabe
Misclânea
• Antracíclicos: doxorrubicina, daunorrubicina, epirrubicina e idarrubicina • Talidomida, lenalidomida e bleomicina

BIBLIOGRAFIA

Curigliano G, Cardinale D, Dent S, Criscitiello C, Aseyev O, Lenihan D, et al. Cardiotoxicity of anticancer treatments: epidemiology, detection, and management. CA Cancer J Clin. 2016;66(4):309-25.

DeVita Jr VT, Lawrence TS, Rosenberg SA, editores. Cancer: principles & pratice of oncology. 10. ed. Philadelphia: Wolters Kluwer Health; 2015.

Ewer MS, Ewer SM. Cardiotoxicity of anticancer treatments. Nat Rev Cardiol. 2015;12(9):547-58.

Ladewski LA, Belknap SM, Nebeker JR, Sartor O, Lyons EA, Kuzel TC, et al. Dissemination of information on potentially fatal adverse drug reactions for cancer drugs from 2000 to 2002: first results from the research on adverse drug events and reports project. J Clin Oncol. 2003;21(20):3859-66.

Lee EQ. Overview of neurologic complications of platinum-based chemotherapy. 2017 [Acesso em 29 maio 2018] Disponível em: https://www.uptodate.com/contents/overview-of-neurologic-complications-of-non-platinum-cancer-chemotherapy.

Moy B. Cystitis in patients with cancer. 2016 [Acesso em 29 maio 2018] Disponível em: https://www.uptodate.com/contents/cystitis-in-patients-with-cancer

Ribeiro RA, Wanderley CW, Wong DV, Mota JM, Leite CA, Souza MH, et al. Irinotecan- and 5-fluorouracil-induced intestinal mucositis: insights into pathogenesis and therapeutic perspectives. Cancer Chemother Pharmacol. 2016;78(5):881-93.

58 Neutropenia Febril

Murilo Cazellato Pacheco de Mello •
Davi Jing Jue Liu

DEFINIÇÃO

Neutropenia febril é caracterizada pela temperatura oral pontual acima de 38,3°C, ou duas medidas acima de 38°C intervaladas pelo menos por 1 h, associada a uma contagem de neutrófilos < 500/mm³ ou com expectativa de queda para valores inferiores a este nas próximas 48 h.

AGENTES ETIOLÓGICOS

- Gram-negativos (*Escherichia coli*, *Klebsiella* spp., *Pseudomonas* spp. etc.)
- Gram-positivos (*Staphylococcus* spp., incluindo coagulase-negativa, *Enterococcus* spp. etc.)
- Fungos (*Candida* spp., *Aspergillus* spp.)
- Vírus (herpes simples, varicela-zóster, citomegalovírus, *influenza*).

Devem-se considerar o perfil microbiológico do serviço e as características do paciente.

ASPECTOS RELEVANTES

Durante a avaliação clínica do paciente, levar em conta tipo de quimioterapia, antecedentes infecciosos, presença de cateteres centrais, entre outros aspectos. A Tabela 58.1 correlaciona o risco de neutropenia e infecção com a doença de base ou quimioterapia usualmente utilizada.

ESTRATIFICAÇÃO DE RISCO DE COMPLICAÇÕES

Definir a agressividade do tratamento e a possibilidade de alta precoce, desde que seja possível uma reavaliação e acesso rápido ao serviço de saúde. Para isso, utilizar a classificação de MASCC (Multinational Association for Supportive Care in Cancer), apresentada no Quadro 58.1.

É importante ressaltar que o MASCC não avalia alguns fatores importantes, como mucosite grave, neutropenia prolongada (> 7 dias) e inviabilidade de via oral (VO) no tratamento. Há uma crescente tendência para o manejo ambulatorial de pacientes de baixo risco (estáveis, sem leucemia aguda, sem pneumonia, sem infecção de partes moles e cateter venoso sem evidências de infecção) que utilizam antibioticoterapia oral e têm resolução da febre em 24 h dentro do ambiente hospitalar.

Tabela 58.1 National Comprehensie Cancer Network (NCCN).

Taxa de infecção no paciente oncológico	Doença ou terapia	Risco de neutropenia
Baixo	• Tumores sólidos em geral • Neutropenia prevista < 7 dias	Baixo
Intermediário	• Transplante autólogo de MO • Linfomas • Mieloma múltiplo • Leucemia linfocítica crônica • Neutropenia prevista entre 7 e 10 dias	Alto
Elevado	• Transplante alogênico de MO • Leucemia aguda em indução ou consolidação • Doença hospedeiro *vs*. enxerto • Neutropenia prevista > 10 dias	

MO: medula óssea.

Quadro 58.1 Classificação de MASCC.

Paciente com *status* ambulatorial: 3	Paciente hidratado: 3
Sem hipotensão (PAS > 90 mmHg): 5	Sintomas leves: 5
Sem doença pulmonar obstrutiva crônica: 4	Sintomas moderados: 3 Sintomas graves: 0
Paciente com tumor sólido ou linfoma sem infecção fúngica prévia: 4	Idade < 60 anos: 2

Se ≥ 21 pontos: paciente com baixo risco de complicações.
PAS: pressão arterial sistêmica.

CONDUTA INICIAL

Anamnese e exame físico (incluindo exame genital e perineal – evitar toque retal), hemograma, função renal, gasometria arterial com lactato, urina 1 e urocultura, coleta de 2 amostras de hemocultura periféricas (ou 1 periférica e 1 do cateter central, se paciente o possuir) com antibiograma, radiograma de tórax e estratificação do risco.

TRATAMENTO ANTIMICROBIANO

Deve ser iniciado o mais precocemente possível e tendo em vista o conhecimento epidemiológico local. Metanálises comparando o uso de monoterapia contra terapia combinada mostraram equivalência entre as estratégias.

Antibioticoterapia oral

Deve ser iniciada com a mesma urgência que a parenteral. Sugere-se que o paciente deva cumprir todos os critérios do Quadro 58.2 para viabilidade de tratamento em regime ambulatorial após pelo menos 4 h de observação intra-hospitalar.

Opções (preferir combinações):

- Ciprofloxacino 750 mg de 12 em 12 h por 7 dias
- Amoxicilina/clavulanato 875 mg/125 mg de 12 em 12 h por 7 dias
- Se alergia à penicilina: clindamicina 600 mg de 8 em 8 h por 7 dias ou azitromicina 500 mg/dia durante 7 dias.

É importante marcar reavaliação médica e laboratorial nos dias 2, 3 e 7. Se paciente ambulatorial, telefonar nos dias 4, 5 e 6 para acompanhamento.

Antibioticoterapia parenteral

Opções para neutropenia febril sem foco evidente:

- Cefepima 2 g intravenosa (IV) 8/8 h
- Adicionar metronidazol 500 mg IV 8 em 8 h se suspeita de infecção intra-abdominal, mucosite ≥ grau 2 ou se necessidade de cobertura para anaeróbios
- Adicionar vancomicina 15 mg/kg IV 12/12 h se bacteriemia, infecção de cateter suspeita, infecção de pele ou partes moles ou colonização por *Staphylococcus aureus* resistente a meticilina (MRSA)
- Substituir cefepime e metronidazol por meropeném 1 g IV 8/8 h se história de patógenos multidrogarresistentes (PMDR) e solicitar avaliação do infectologista

Quadro 58.2 Critérios para tratamento via oral (VO) da neutropenia febril.
Tumor sólido
Sem foco confirmado de infecção
Paciente adulto
Tolera medicações VO
Tolera fluidos VO
Não está em antibioticoterapia atual
Não usa sonda nasoenteral como fonte principal de nutrição ou medicação
Mora a menos de 1 h de serviço de saúde capaz de manejar o caso
Cuidador/familiar presente 24 h
Acesso a transporte e telefone na residência
Paciente com baixo risco de complicações pela MASCC
Sem colonização por patógenos multidrogarresistentes (PMDR)

- A associação de aminoglicosídios com betalactâmicos possui um efeito sinergista que pode ser aproveitado nos casos de sepse por *Pseudomonas aeruginosa* ou em centros com bacilos Gram-negativos com suscetibilidade intermediária a betalactâmicos. Considerar idade e função renal.

Se alergia à penicilina documentada:

- Aztreonam 2 g IV 8 em 8 h (associar aminoglicosídio, se possível, pelo motivo acima citado); ou
- Ciprofloxacino 400 mg IV 8/8 h se não houver história de quimioprofilaxia.

Adicionar:

- Vancomicina 15 mg/kg IV 12/12 h
- Considerar metronidazol na posologia e mesmos fatores de risco citados acima.

Informações adicionais

- Em caso de pneumonia no neutropênico, adicionar macrolídeo para cobertura de germes atípicos
- Realizar lavado broncoalveolar se sintomas respiratórios
- Incluir *Pneumocystis jirovecii* no diagnóstico diferencial
- Em pacientes de alto risco com neutropenia prolongada e grave, a adição de antifúngicos (equinocandinas, anfotericina B lipossomal e voriconazol são as principais escolhas) é recomendada, especialmente nos doentes com câncer hematológico
- Infecções virais devem ser lembradas, mas apenas devem ser cobertas quando houver alta suspeita ou confirmação devida
- Uso de G-CSF (filgastrim) concomitante a antibioticoterapia deve ser avaliado individualmente considerando-se os riscos e benefícios.

SUSPENSÃO DOS ANTIMICROBIANOS E DURAÇÃO DA TERAPIA

A suspensão dos antimicrobianos ocorre quando a contagem de neutrófilos estiver acima de 500 e o paciente estiver assintomático e afebril por 48 h.

Caso a contagem de neutrófilos permaneça abaixo de 500, mas o paciente não tenha tido complicações e estiver afebril por 5 a 7 dias, a suspensão também é válida, exceto em casos de leucoses de alto risco, nos quais a extensão para 10 dias é comum.

Se na reavaliação terapêutica com 48 h o doente permanecer febril, há indicação de avaliação pelo infectologista e uso de exames complementares para pesquisa de foco [tomografia computadorizada por emissão de pósitrons (PET-TC)], além de reavaliação do esquema sempre que instabilidade.

PROFILAXIA

- Antibioticoprofilaxia com quinolonas: tendência de abandono atualmente, pela crescente resistência bacteriana a essa classe. Algumas fontes ainda recomendam seu uso para quimioterapia de alto risco para neutropenia febril
- G-CSF (filgrastim/pegfilgrastim): recomendado para esquemas quimioterápicos com alto risco (> 20%) de neutropenia febril, devendo ser considerado nos esquemas de risco intermediário (10 a 20%) dependendo do perfil do doente.

A Figura 58.1 resume a conduta no paciente com neutropenia febril.

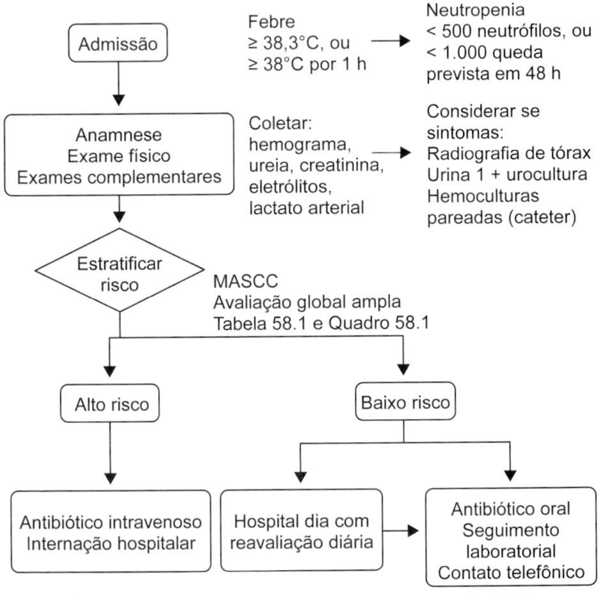

Figura 58.1 Conduta do paciente com neutropenia febril.

BIBLIOGRAFIA

Freifeld AG, Bow EJ, Sepkowitz KA, Boeckh MJ, Ito JI, Mullen CA, et al. Clinical practice guideline for the use of antimicrobial agents in neutropenic patients with cancer: 2010 update by the Infectious Disease Society of America. Clin Infect Dis. 2011;52(4):e56-93.

Gafter-Gvili A, Raibman S, Grossman A, Avni T, Paul M, Leibovici L, et al. [18F] FDG-PET/CT for the diagnosis of patients with fever of unknown origin. QJM. 2015;108(4):289-98.

Klastersky J, de Naurois J, Rolston K, Rapoport B, Maschmeyer G, Aapro M, et al. Management of febrile neutropaenia: ESMO Clinical Practice Guidelines. Ann Oncol. 2016;27(suppl 5):v111-v118.

59 Síndrome de Lise Tumoral e Hipercalcemia da Malignidade

Márcio Abdalla de Abreu Pimenta • Igor Gouveia Pietrobom

SÍNDROME DE LISE TUMORAL

A síndrome de lise tumoral (SLT) é uma emergência oncológica causada pela lise maciça de células com liberação de grandes quantidades de conteúdo intracelular: pótassio, fosfato e ácidos nucleicos (que podem ser metabolisados em ácido úrico) na circulação sistêmica.

A SLT ocorre mais comumente após o início de terapia citotóxica em paciente com linfomas de alto grau (especialmente o subtipo Burkitt) e leucemia linfoblástica aguda, sendo menos frequente em tumores sólidos. Contudo, pode ocorrer espontaneamente e com outros tipos de tumores que tenham alta taxa proliferativa, grande carga tumoral, ou alta sensitividade à terapia citotóxica. Agentes hormonais, radioterapia, agentes monoclonais ou, às vezes, apenas corticoterapia também podem resultar na lise rápida de células tumorais.

As consequências metabólicas da SLT incluem hiperpotassemia, hiperfosfatemia, hipocalcemia secundária (pelo produto cálcio × fósforo aumentado, levando à precipitação em cristais), hiperuricemia e lesão renal aguda (LRA) com oligúria/anúria.

A classificação no adulto é a de Cairo-Bishop (Tabela 59.1), sendo necessárias duas ou mais mudanças laboratoriais em 3 dias antes ou 7 dias após o início da terapia citotóxica. A SLT clínica é definida pela

Tabela 59.1 Definição laboratorial de Cairo-Bishop.

Elemento	Valor sérico	Mudança do basal
Fosfato	< 4,5 mmol/ℓ	Aumento em 25%
Potássio	< 6 mmol/ℓ	Aumento em 25%
Cálcio	> 7 mmol/ℓ	Diminuição em 25%
Ácido úrico	< 8 μmol/ℓ	Aumento em 25%

SLT laboratorial junto a 1 ou mais dos seguinte: creatinina sérica (CrS) > 1,5 vez o limite superior da normalidade (ou 1,5 vez da creatinina basal), arritmia cardíaca/morte súbita, convulsão.

Quadro clínico

- Náuseas/vômitos
- Diarreia
- Anorexia
- Letargia
- Hematúria
- Oligúria/anúria
- Insuficiência cardíaca
- Arritmias cardíacas
- Convulsões
- Fraqueza muscular/cãibras/tetania
- Síncope
- Morte súbita.

Exames complementares

A SLT é uma emergência oncológica, devendo ser solicitados imediatamente:

- Hemograma, ureia, creatinina, aspartato aminotransferase (AST), ASL, desidrogenase láctica (DHL), coagulograma, urina tipo I
- Acompanhamento seriado dos elementos envolvidos na SLT: ácido úrico, fósforo, cálcio, potássio
- Eletrocardiografia: observar mudanças relacionadas à hiperpotassemia (ondas T apiculadas, QRS prolongado, diminuição da onda P) e/ou hipocalcemia (aumento do intervalo QT).

Tratamento

Fazer profilaxia antes do início do tratamento citotóxico em pacientes de alto risco com alopurinol/rasburicase e hidratação. Monitoramento em terapia intensiva, eletrocardiograma (ECG), hidratação vigorosa com 4 a 6 ℓ de cristaloide por dia, objetivando diurese acima de 1 mℓ/kg/h ou 3 ℓ/dia. Diuréticos de alça podem ser usados em caso de congestão pela hiper-hidratação. Alterações no ECG devem ser tratadas imediatamente, pois representam risco maior de morte na SLT.

Hiperfosfatemia

- Hidróxido de alumínio: 50 a 150 mg/kg/dia via oral (VO), dividido em 4 a 6 tomadas/dia.

Hipocalcemia

- Gliconato de cálcio a 10%: 10 mℓ intravenoso (IV), em 5 a 10 min, se paciente sintomático. Não deve ser feito em pacientes com hiperfosfatemia até correção dos níveis de fósforo, exceto em casos de tetania ou arritmia cardíaca.

Hiperuricemia

- Alopurinol: 300 mg/m²/dia VO, dividido em 2 a 3 tomadas. Inibe a xantina oxidase, diminuindo a formação de ácido úrico a partir da xantina que é derivada dos ácidos nucleicos. Demora de 2 a 3 dias para diminuir os níveis séricos de ácido úrico, devendo ser iniciada dias antes do tratamento da neoplasia. Efeito colateral importante é o acúmulo de xantina e hipoxantina, que podem causar nefropatia
- Rasburicase: pode ser administrada em dose única, 0,2 mg/kg IV em 100 mℓ de soro fisiológico (SF) 0,9%. Doses adicionais de rasburicase devem ser feitas se os níveis séricos de ácido úrico permanecerem altos. Tratamento com alopurinol pode ser iniciado após normalização do ácido úrico sérico:
  - Por ser uma urato oxidase recombinante, converte ácido úrico em alantoína, que é muito mais solúvel em água, diluindo rapidamente os níveis séricos de ácido úrico, sendo melhor que o alopurinol quando a STL já ocorreu. É o fármaco de escolha para os pacientes de alto risco
  - É bem tolerada, mas não pode ser utilizada em pacientes com deficiência de G6 PD pelo risco de hemólise
  - Para a medição dos níveis de ácido úrico em pacientes em uso de rasburicase, a amostra com sangue deve ser posta em tubo pré-refrigerado e este colocado em gelo para o transporte enquanto aguarda processamento.

Hiperpotassemia

- Reduzir ingesta de potássio e soluções IV que contenham potássio
- Resina quelante de potássio (Sorcal®): 1 a 2 pacotes VO ou retal, 4 a 6 vezes/dia
- Gliconato de cálcio a 10%: 10 mℓ IV, em 5 a 10 min, se alterações eletrocardiográficas. Pode ser repetido até normalização do ECG
- Solução polarizante: insulina regular (10 UI) + 100 mℓ glicose 50% IV em 30 min. Pode ser repetido após 30 a 60 min. Monitorar com glicemia capilar
- Inalação com beta-2-agonista: fenoterol ou albuterol, até 4/4 h
- Bicarbonato de sódio (Bic) a 8,4%: 50 a 100 mℓ IV. Indicado em caso de acidose refratária (pH < 7,1 e Bic < 10).

Diálise

Indicada em casos de:

- Oligúria grave ou anúria
- Hipervolemia intratável
- Hiperpotassemia persistente
- Hipocalcemia sintomática induzida por hiperfosfatemia
- Produto cálcio-fósforo > 70 mg²/dℓ².

HIPERCALCEMIA DA MALIGNIDADE

A hipercalcemia ocorre quando o cálcio iônico está acima do valor da normalidade (1,1 a 1,35 mmol/dℓ, 4,4 a 5,4 mg/dℓ), ou quando o cálcio total está acima da normalidade (8,8 a 10,8 mg/dℓ) mesmo após correção conforme albumina:

$$\text{Cálcio corrigido} = \text{cálcio medido} + [(4{,}0 - \text{albumina}) \times 0{,}8)]$$

A hipercalcemia é relativamente comum em pacientes com câncer, ocorrendo entre 20 e 30% dos casos, denotando um mau prognóstico. Os tipos de neoplasias mais associados à hipercalcemia da malignidade são mama, pulmão e mieloma múltiplo.

Existem 4 mecanismos de hipercalcemia da malignidade, sendo que o último é muito raro:

- Produção tumoral de peptídeo relacionado ao paratormônio (PTHrp): também conhecido como hipercalcemia da malignidade humoral, esta síndrome paraneoplásica representa 80% dos casos. O PTHrp é semelhante ao PTH, exercendo funções de reabsorção óssea e reabsorção renal de cálcio, porém causa a diminuição da absorção intestinal de cálcio. O PTH sérico encontra-se suprimido. Acontece principalmente com câncer de pulmão (carcinoma espinocelular), mama e linfoma não Hodgkin
- Metástases osteolíticas: representa 20% dos casos de hipercalcemia da malignidade. As células tumorais secretam fatores locais que estimulam a ativação dos osteoclastos, causando reabsorção óssea, ou seja, não é um efeito direto das células tumorais no tecido ósseo. Mais frequentes são câncer metastático de pulmão e mama, e mieloma múltiplo
- Produção de calcitriol (1,25-di-hidroxi-vitamina D): as células neoplásicas produzem esse hormônio que normalmente está suprimido na hipercalcemia, levando ao aumento da absorção intestinal de cálcio e da reabsorção pelos rins. Corresponde a menos de 1% dos casos e ocorre com linfomas Hodgkin e não Hodgkin
- Secreção de PTH ectópico: relatos de caso em carcinoma de ovário, neoplasia pulmonar de pequenas células, câncer de pâncreas, entre outros.

Quadro clínico

O quadro clínico é mais grave conforme maior for o grau da hipercalcemia e a rapidez do seu desenvolvimento. Pacientes com hipercalcemia da malignidade tipicamente têm um grau maior de hipercalcemia e a desenvolvem em um período menor, justificando uma sintomatologia maior comparado a outras formas de hipercalcemia.

Os principais sistemas afetados são: neurológico/psiquiátrico, renal, gastrintestinal e cardiovascular.

Indivíduos com hipercalcemia da malignidade apresentam:

- Fadiga, fraqueza muscular, ansiedade, mudanças de humor, diminuição da cognição, alteração do estado mental, estupor, coma
- Nefrolitíase, diabetes insípido nefrogênico com poliúria, acidose tubular renal, LRA ou crônica
- Anorexia, constipação intestinal, náuseas, vômitos, doença ulcerosa péptica, dispepsia, pancreatite aguda
- Encurtamento do intervalo QT, alterações do segmento ST (incluindo supradesnivelamento), arritmias, hipertensão.

Exames complementares

Inicialmente, confirmam-se os níveis aumentados de cálcio: cálcio sérico corrigido pela albumina ou cálcio iônico. Depois, deve-se dosar o PTH. Estando aumentado, o diagnóstico provável é hipertireoidismo primário. Se suprimido ou perto do limite inferior, é dosado o PTHrp.

Caso PTHrp esteja elevado, o diagnóstico provável é de hipercalcemia da malignidade humoral, e o sítio primário neoplásico deve ser investigado. Se o PTHrp estiver baixo, é dosado o 1,25-di-hidroxivitamina D (calcitriol).

Caso o calcitriol esteja elevado, o diagnóstico mais provável passa a ser linfoma e doenças granulomatosas (sarcoidose, tuberculose). Se não estiver elevado, é dosado o 25-hidroxivitamina D (calcidiol).

Se o calcidiol estiver elevado, o diagnóstico provável é de intoxicação por vitamina D. Se não elevado, o próximo passo é realizar eletroforese de proteínas séricas e na urina, e medição de cadeias leves livres de imunoglobulinas séricas para avaliar mieloma múltiplo.

Tratamento

Essencialmente, todos os pacientes com hipercalcemia da malignidade têm aumento da reabsorção óssea por osteoclasto e aumento na reabsorção tubular renal de cálcio. Logo, a terapêutica é voltada para inibir a reabsorção óssea e promover a excreção renal de cálcio.

Em geral, pacientes estão com depleção de volume pela ingesta oral diminuída e por diabetes insípido nefrogênico induzido pela hipercalcemia. Logo, deve ser feito tratamento imediato com hidratação IV com cristaloides, pois ocorre correção do déficit volêmico e calciurese.

Cuidado com hipervolemia em pacientes com insuficiência cardíaca ou doença renal crônica. Diuréticos de alça como a furosemida devem ser utilizados somente em franca hipervolemia:

- 1 a 2 ℓ IV em *bolus*, completando 3 a 6 ℓ em 24 h
- Diurese acima de 2 ℓ por dia.

Bifosfonados são a terapia de primeira linha e principal escolha para controle em longo prazo. Causam apoptose dos osteoclastos e inibem atividade dos osteoblastos. Devem ser aplicados em até 48 h a partir do diagnóstico, pois demoram de 2 a 4 dias para surtir efeito. Podem causar LRA (zoledronato) ou glomerulonefrite colapsante (pamidronato e ibandronato). Existe preferência pelo zoledronato.

- Ácido zoledrônico: 4 mg IV em 15 min. Evitar se creatinina > 4,5 mg/dℓ
- Pamidronato: 60 a 90 mg IV em 2 a 24 h. Evitar se taxa de filtração glomerular (TFG) < 30 mℓ/min/1,73 m^2
- Ibandronato: 2 a 6 mg IV em 1 a 2 h. Evitar se TFG < 30 mℓ/min/1,73 m^2

Calcitonina inibe a atividade do osteoclasto e aumenta o *clearance* renal de cálcio, agindo a partir de 4 h da administração. Contudo, taquifilaxia ocorre após 48 h de uso, sendo então uma medida em curto prazo:

- 4 a 8 UI/kg por via subcutânea (SC) ou IV, a cada 6 a 12 h.

Corticosteroide pode ser administrado em caso de hipercalcemia pela produção de 1,25-hidroxivitamina D, como nos linfomas e doenças granulomatosas:

- Prednisona 20 a 40 mg VO por dia.

Denosumabe é um anticorpo monoclonal anti-RANKL usado em pacientes com hipercalcemia refratária aos bifosfonados ou em pacientes com lesão renal que impossibilite o uso destes:

- 120 mg SC em dose única, podendo repetir em 1 semana.

Hemodiálise sem cálcio no fluido pode ser usada em casos refratários a outros tratamentos.

BIBLIOGRAFIA

Goldner W. Cancer-related hypercalcemia. Journal of Oncology Practice. 2016; 12(5):426-32.

Hanley D, Adachi J, Bell A, Brown V. Denosumab: mechanism of action and clinical outcomes. International Journal of Clinical Practice. 2012;66(12):1139-46.

Mirrakhimov A, Voore P, Khan M, Ali AM. Tumor lysis syndrome: a clinical review. World Journal of Critical Care Medicine. 2015;4(2):130-8.

Mirrakhimov A. Hypercalcemia of malignancy: an update on pathogenesis and management. North American Journal of Medical Sciences. 2015;7(11):483-93.

Ñamendys-Silva SA, Arredondo-Armenta JM, Plata-Menchaca EP, Guevara-García H, García-Guillén FJ, Rivero-Sigarroa E, et al. Tumor lysis syndrome in the emergency department: challenges and solutions. Open Access Emerg Med. 2015;7:39-44.

60 Síndrome da Veia Cava Superior

Vinícius Burnett Aboud Souza da Eira • Keydson Agustine Sousa Santos

INTRODUÇÃO

A síndrome da veia cava superior (SVCS) resulta de uma obstrução ao fluxo sanguíneo na veia cava superior, podendo ser causada, entre outras etiologias, por uma obstrução extrínseca, uma invasão tumoral ou por trombose no interior da veia.

ETIOLOGIA

Na era pré-antibiótica, até a década de 1960, as causas infecciosas, em especial a tuberculose e os aneurismas aórticos sifilíticos, eram as principais responsáveis pela SVCS. Com o advento dos antibióticos, as doenças neoplásicas se tornaram as mais frequentes responsáveis pela síndrome. Nos dias atuais, devido principalmente ao aumento do uso de cateteres e de outros dispositivos intravasculares, tem crescido o número de casos de SVCS secundária a trombose, de maneira que as causas benignas representem cerca de 30% dos casos.

Das causas neoplásicas, as mais comuns são: câncer de pulmão de não pequenas células (CPNPC) (aproximadamente, 50% dos casos), câncer de pulmão de pequenas células (CPPC) (25%), linfoma (10%) e metástases (10%).

Cerca de 2 a 4% dos pacientes com neoplasia de pulmão desenvolverão a SVCS em algum momento da doença. A incidência é maior nos casos de CPPC, no qual 10% dos pacientes desenvolverão a síndrome. Contudo, pelo fato de o CPNPC ter maior prevalência que o primeiro subtipo, os pacientes com CPNPC representam a maioria dos casos oncológicos pela SVCS.

Dos pacientes com linfoma, cerca de 2 a 4% evoluirão com SVCS. A síndrome é mais comum nos pacientes com linfoma não Hodgkin (LNH), apesar da marcada linfadenopatia mediastinal presente nos casos de linfoma de Hodgkin. Dos subtipos de LNH, os que mais frequentemente causam SVCS são os linfomas de grandes células B e os linfomas linfoblásticos.

Das causas benignas, a trombose da veia cava superior é a mais frequente, sendo a maioria dos casos secundária ao uso de dispositivos intravasculares, como cateteres e marca-passos.

Outras causas benignas de SVCS são: mediastinite fibrosante, principalmente relacionadas a infecção por *Histoplasma capsulatum*; tuberculose; aneurisma aórtico sifilítico e fibrose pós-radiação nos pacientes submetidos à radioterapia.

APRESENTAÇÃO CLÍNICA

A obstrução ao fluxo sanguíneo da veia cava superior leva a sinais e sintomas característicos.

A dispneia é o sintoma mais comum. Edema de face e de membros superiores, dilatação dos vasos cervicais e torácicos, pletora facial e tosse também são frequentemente encontrados.

Os pacientes podem apresentar perda súbita da consciência durante crises de tosse (conhecido como tosse-síncope) e, por vezes, é esta a primeira manifestação da síndrome.

Após a instalação do quadro, desenvolvem-se circulações colaterais visando a drenagem sanguínea, principalmente pelo sistema ázigos e da veia mamária interna. Essa drenagem colateral se desenvolve ao longo de semanas, resultando em uma melhora gradativa dos sintomas do paciente.

Acometimento grave das vias respiratórias, como edema laríngeo, e alterações neurológicas, como edema cerebral, estão entre os sintomas mais graves da doença, necessitando de abordagem terapêutica imediata.

INVESTIGAÇÃO DIAGNÓSTICA

Associados à anamnese detalhada e ao exame físico, os exames de imagem podem ser ferramentas valiosas no diagnóstico da SVCS. A radiografia de tórax, apesar da baixa especificidade, colabora no diagnóstico evidenciando habitualmente alargamento do mediastino. É, entretanto, a tomografia computadorizada (TC) de tórax com contraste iodado o exame mais útil ao diagnóstico, uma vez que permite melhor visualização da lesão, bem como adequada diferenciação entre causas trombóticas e compressão extrínseca. Além disso, o exame é importante para determinar o melhor método para biopsia de massas, quando necessária. Em pacientes alérgicos ao contraste iodado, a ressonância magnética (RM) pode ser útil ao diagnóstico.

Outros exames, como a venografia e a tomografia por emissão de pósitrons (PET-TC), podem ser usados de modo complementar. O primeiro geralmente é escolhido quando existe a proposta de intervenção (cirúrgica ou endovascular, com a colocação de *stent*). O segundo auxilia na programação de radioterapia, quando indicada.

MANEJO CLÍNICO E TRATAMENTO

Medidas terapêuticas devem ser prontamente adotadas para alívio dos sintomas do paciente com SVCS. A elevação da cabeceira e o uso de O_2 suplementar podem ser úteis. Devido à obstrução ao fluxo sanguíneo, o uso de medicações intravenosas e intramusculares nos membros superiores deve ser evitado.

O uso de corticosteroides (dexametasona 4 mg, 6/6 h) está indicado apenas em pacientes com neoplasias responsivas a esteroides, como os linfomas e os timomas, e em pacientes com comprometimento laríngeo, visando à diminuição do edema. O uso de diuréticos de alça é comum, embora as evidências que o baseiem sejam fracas.

A quimioterapia é especialmente útil em pacientes com CPPC e LNH. A melhora clínica geralmente ocorre de 1 a 2 semanas após início da terapia.

A radioterapia (RT) de emergência está indicada em pacientes com grave acometimento de vias respiratórias, em pacientes que se apresentam com estridor ou naqueles com grave edema laríngeo e em pacientes com coma secundário a edema cerebral. Por outro lado, a RT de emergência não é mais indicada para a maioria dos pacientes com SVCS de etiologia maligna.

Isso se deve principalmente ao fato de a SVCS ser uma doença com evolução ao longo de semanas, período no qual há desenvolvimento de circulação colateral capaz de aliviar os sintomas. Além disso, existe hoje a aceitação de que o diagnóstico histológico é crucial para o correto manejo desses pacientes e que a RT poderia mascarar o resultado anatomopatológico. Por fim, em pacientes muito sintomáticos, a terapia endovascular com instalação de *stents* de veia cava consegue trazer alívio mais rápido dos sintomas do que a RT, sendo indicada nessas situações.

Nos casos de SVCS de etiologia trombótica secundária ao uso de cateteres, a retirada do dispositivo deve ser considerada e recomenda-se realizar terapia anticoagulante. Em trombos extensos, o uso de trombolíticos ou a realização de trombectomia mecânica podem ser considerados.

BIBLIOGRAFIA

Collin G, Jones RG, Willis AP. Central venous obstruction in the thorax. Clin Radiol. 2015;70(6):654-60.

Khan UA, Shanholtz CB, McCurdy MT. Oncologic mechanical emergencies. Hematol Oncol Clin North Am. 2017;31(6):927-40.

Rice TW, Rodriguez RM, Light RW. The superior vena cava syndrome: clinical characteristics and evolving etiology. Medicine (Baltimore). 2006;85(1):37-42.

Wilson LD, Detterbeck FC, Yahalom J. Clinical practice. Superior vena cava syndrome with malignant causes. N Engl J Med. 2007;356(18):1862-9.

Yu JB, Wilson LD, Detterbeck FC. Superior vena cava syndrome – a proposed classification system and algorithm for management. J Thorac Oncol. 2008;3(8):811-4.

BIBLIOGRAFIA

61 Anemia

Matheus Merlin Felizola • Letícia Sandre Vendrame

DEFINIÇÃO

A anemia é uma situação clínica, na qual ocorre a incapacidade de oxigenação tecidual adequada devido a queda na massa de glóbulos vermelhos.

Segundo a Organização Mundial da Saúde (OMS), anemia é definida como valores de hemoglobina (HB) < 13 g/dℓ para homens, < 12 g/dℓ para mulheres e < 11 g/dℓ para gestantes. Os valores considerados normais podem ser influenciados por situações como altitudes elevadas, esporte de alto rendimento e tabagismo, sendo importante levá-las em consideração durante o raciocínio clínico.

FISIOPATOLOGIA

A anemia pode ocorrer em decorrência de três principais mecanismos distintos e, por vezes, sobrepostos:

- Perda sanguínea
- Produção diminuída de eritrócitos
- Diminuição da sobrevida do eritrócito na circulação.

É importante ter em mente os mecanismos fisiopatológicos, para relacioná-los com a classificação das anemias.

ANAMNESE E EXAME FÍSICO

O organismo dispõe de mecanismos compensatórios para garantir a oxigenação adequada dos tecidos. Os principais são: aumento da taxa de extração do oxigênio pelos tecidos e aumento do débito cardíaco. A repercussão clínica da anemia dependerá do grau de Hb, do tempo de instalação da anemia e da capacidade de compensação do organismo (por vezes prejudicada, como no caso de um paciente com insuficiência cardíaca).

Os sinais e sintomas da anemia (síndrome anêmica) são consequência da hipoxia tecidual e dos mecanismos de adaptação do organismo para aumentar a oferta de O_2.

- Sinais:
  - Palidez cutaneomucosa
  - Dispneia

- Taquicardia
- Sopro cardíaco
- Sinais de insuficiência cardíaca (cor anêmica)

- Sintomas:
  - Fraqueza muscular
  - Tontura
  - Claudicação
  - Zumbidos
  - Borramento visual.

Ao se deparar com um paciente com suspeita de anemia é importante determinar o tempo de instalação dos sintomas anêmicos, bem como é imprescindível inquirir o paciente sobre outras queixas concomitantes (sangramentos, infecções, febre, manifestações neurológicas e articulares, icterícia e dores ósseas). Essas informações ajudam a prosseguir na investigação, como mostra o Quadro 61.1.

Por fim, é necessário avaliar outras situações relacionadas à anemia, como dieta, histórico de sangramento, neoplasia ou doenças reumatológicas.

CLASSIFICAÇÃO

Existem várias formas de classificação da anemia. As mais utilizadas são as baseadas em morfologia e resposta medular. É importante notar que as classificações são complementares.

- Classificação morfológica: baseia-se no volume corpuscular médio (VCM) e hemoglobina corpuscular média (HCM):
  - Anemias normocíticas: VCM 80 a 100 fℓ. Nesse grupo, ganham destaque as anemias relacionadas a doenças sistêmicas: anemia de doença crônica, anemia da doença renal crônica (DRC), anemia da malignidade e anemia da síndrome cardiorrenal
  - Anemias macrocíticas: VCM > 100 fℓ. As principais causas são as anemias megaloblásticas por deficiência de folato ou vitamina B_{12}. Pode ainda ser causada por reticulocitose (reticulócitos possuem volumes maiores que eritrócitos maduros) e por maturação inade-

Quadro 61.1 Tipos de anemia e sintomas relacionados.

Tipo de anemia	Sinal ou sintoma sugestivo
Anemia por infiltração medular	Manifestações hemorrágicas e infecções
Anemia ferropriva	Perversão alimentar, queilite angular, unhas em colher
Anemia por deficiência de B_{12}	Sintomas neurológicos
Anemia secundária a LES	Artrite e febre
Anemias hemolíticas	Icterícia e esplenomegalia

LES: lúpus eritematoso sistêmico.

quada dos eritrócitos (síndrome mielodisplásica e leucemia aguda). Outras causas incluem: alcoolismo, hipotireoidismo e doença hepática
    - Anemias microcíticas: VCM < 80 fℓ. Nesse grupo, a anemia ferropriva ganha destaque por ser a mais prevalente. Outras causas incluem talassemias, anemias sideroblásticas ou de doença crônica
- Classificação quanto à resposta medular baseia-se no valor dos reticulócitos:
    - Hipoproliferativa: indica falha na produção eritrocitária. Pode ser decorrente do acometimento medular (primário ou secundário), carência de elementos essenciais para eritropoese ou por falta do fator estimulante (eritropoetina). Incluem-se nesse grupo anemia ferropriva, anemia de doença crônica, deficiência de B_{12} ou folato, anemia por DRC, insuficiência medular, anemias sideroblásticas e talassemias
    - Hiperproliferativa: indica a resposta medular compensatória em decorrência da perda exacerbada de eritrócitos (como ocorre em hemólises ou hemorragias agudas).

EXAMES COMPLEMENTARES

Hemograma. A partir dele são obtidos os índices hematimétricos usados para classificação das anemias. Também é possível avaliação do acometimento plaquetário ou leucocitário:

- Plaquetose: situação encontrada em deficiência de ferro, doenças mieloproliferativas e doenças neoplásicas.

Índice de produção reticulocitária (IPR). Mede a resposta medular à anemia. Seu cálculo leva em conta a porcentagem de reticulócitos corrigida e o tempo de maturação dos reticulócitos. É o índice mais fidedigno, pois, em anemias agudas graves, reticulócitos mais jovens são lançadas na circulação e podem levar até 4 dias para amadurecerem, ao contrário de apenas 1 dia em situação fisiológica.

$$\text{Reticulócitos corrigidos (\%)} = \text{Reticulócitos (\%)} \times \frac{\text{Ht paciente}}{\text{Ht normal}}$$

$$\text{IPR} = \text{Reticulócitos corrigidos} \times \text{(tempo de maturação)}$$

O tempo de maturação é dado de acordo com a Tabela 61.1.

Valores de IPR < 2% indicam hipoproliferação, enquanto valores > 3% indicam resposta medula adequada.

Red cell distribution width (RDW). Mede o grau de anisocitose, ou seja, a variação do tamanho das hemácias. Exame importante no diagnóstico diferencial das anemias hipocrômicas-microcíticas. Valores acima de 14% sugerem anemia ferropriva, enquanto valores menores que 14% sugerem talassemias.

Tabela 61.1 Tempo de maturação reticulocitário.

Hematócrito (%)	Tempo de maturação reticulocitário (dias)
36 a 45	1
26 a 35	1,5
16 a25	2
< 15	2,5

Provas de hemólise.

- Bilirrubina indireta aumentada
- Lactato desidrogenase aumentada
- Haptoglobina diminuída
- Hb: em casos de hemólise intravascular, os níveis de Hb plasmática e hemoglobinúria se elevam.

Teste de Coombs. Pesquisa de hemácias sensibilizadas por anticorpos ou complemento; geralmente é positivo em anemias hemolíticas.

Dosagem de elementos específicos.

- Cinética do ferro: é importante para diferenciar as causas de anemia microcítica, conforme Quadro 61.2
- Dosagem de vitamina B_{12}
- Dosagem de folato.

Esfregaço de sangue periférico. Exame de baixo custo, porém pouco disponível, pois depende de um examinador treinado. Permite a avaliação morfológica das 3 linhagens sanguíneas. Algumas alterações morfológicas eritrocitárias e seu significado clínico estão presentes no Quadro 61.3. Ainda pode haver outras informações, como a hipersegmentação de neutrófilos (> 5% de neutrófilos com 5 ou mais lobos): é um sinal de deficiência de folato ou B_{12}.

Avaliação da medula óssea (mielograma ou biopsia). Geralmente é de indicação do especialista e reservada para casos com acometimento das outras linhagens (bicitopenia ou pancitopenia).

Quadro 61.2 Cinética do ferro.

Tipos de anemia	Ferro sérico	Ferritina	TIBC	Ferro medular*
Ferropriva	Diminuído	Diminuída	Aumentada	Ausente ou diminuído
De doença crônica	Diminuído	Normal ou aumentada	Diminuída	Normal ou aumentado
Talassemia	Normal	Normal	Normal	Normal

* Apesar de ser o padrão-ouro, na prática, a biopsia de medula óssea é pouco utilizada como ferramenta para avaliação do ferro medular.

TIBC: capacidade total de ligação ao ferro.

Quadro 61.3 Alterações morfológicas eritrocitárias.

Alterações morfológicas	Significado clínico
Esferócitos	Esferocitose hereditária
Eliptócitos e ovalócitos	Eliptose hereditária
Estomatócitos	Alcoolismo ou doença hepática
Dacriócitos (hemácias em lágrima)	Mielofibrose
Hemácias em alvo	Talassemia e deficiência de ferro
Drepanócitos	Anemia falciforme
Esquizócitos	Anemia hemolítica microangiopática

TRATAMENTO

O tratamento da anemia visa à correção da causa base do problema, porém, na grande maioria das vezes, o pronto-socorro não é o local mais adequado para se instituir o tratamento, seja por falta da elucidação diagnóstica, seja por indisponibilidade da terapêutica adequada.

Por isso, a principal questão que o médico do pronto-socorro deve responder é se o paciente tem indicação de transfusão.

Não existe critério clínico ou laboratorial que, por si só, seja indicativo de transfusão. Essa decisão é multifatorial: sintomas, níveis de Hb, comorbidades, presença de sangramento ativo e riscos associados à transfusão devem ser levados em conta.

A American Association of Blood Banks, em seu *guideline* de 2016, traz alguns valores para ajudar na tomada de decisão (Tabela 61.2).

Tabela 61.2 Indicações para tratamento da anemia.

Valores	Decisões
Hb < 6 g/dℓ	A transfusão é indicada, exceto em situações especiais
Hb entre 6 e 7 g/dℓ	A tranfusão tende a ser indicada
Hb entre 7 e 8 g/dℓ	A transfusão é indicada para pacientes que serão submetidos à cirurgia cardíaca ou ortopédica É recomendado também para pacientes com DAC estável
Hb entre 8 e 10 g/dℓ	Não é indicada, exceto em casos especias: 1. Sangramento ativo 2. SCA com isquemia 3. Trombocitopenia grave com risco de sangramento
Hb > 10 g/dℓ	A transfusão raramente é indicada

Hb: hemoglobina; DAC: doença arterial coronariana; SCA: síndrome coronariana aguda.

CONSIDERAÇÕES FINAIS

Existem vários tipos e causas de anemia, cujos tratamentos diferem entre si. O diagnóstico final da anemia requer, por vezes, muitos exames complementares, nem sempre disponíveis no pronto-socorro.

Por isso, muitas vezes, não é possível chegar ao diagnóstico de base do paciente. No entanto, o mais importante é avaliar a necessidade de transfusão, bem como encaminhar o paciente para o especialista para elucidação diagnóstica.

BIBLIOGRAFIA

Carson JL, Guyatt G, Heddle NM, Grossman BJ, Cohn CS, Fung MK, et al. Clinical practice guidelines from the aabb: red blood cell transfusion thresholds and storage. JAMA. 2016;316(19):202535.

Grotto HZW. Interpretação clínica do hemograma. São Paulo: Atheneu; 2009.

Zago MA, Falcão RP, Pasquini R. Tratado de hematologia. São Paulo: Atheneu; 2013.

62 Anemia Falciforme

Iago Farias Jorge • Maria Stella Figueiredo

INTRODUÇÃO

O termo doença falciforme (DF) refere-se a um grupo de doenças caracterizadas pela presença da hemoglobina (Hb) S, em decorrência da substituição de ácido glutâmico por valina na posição 6 da cadeia da betaglobina.

O padrão de herança da HbS é autossômico codominante, já que sua presença em heterozigose (traço falciforme) não causa a doença, apesar de ser detectável. A presença da HbS em homozigose (HbSS; anemia falciforme) ou em dupla heterozigose (p. ex., HbS associada a HbC ou a betatalassemia) é denominada DF.

A presença da HbS intraeritrocitária em elevada concentração, especialmente em baixas pressões de oxigênio, resulta em tendência à agregação e formação de polímeros, provocando lesão à membrana dos eritrócitos e acarretando a mudança de sua forma clássica para a de foice, processo chamado de falcização. De fato, a base fisiopatológica da DF é o processo isquemia aguda de órgãos-alvo combinado com os efeitos em longo prazo da hemólise crônica como consequência do processo de falcização das hemácias.

Apesar dos recentes avanços no tratamento da DF, as crises durante a doença ainda são responsáveis por alta morbidade e mortalidade precoce. É de suma importância que o médico emergencista perceba que, apesar de a maioria dos doentes procurarem o serviço de emergência por episódios aparentemente simples de crises álgicas, esse evento inicial é o fator de risco primário para diversas complicações potencialmente fatais. Assim, é fundamental compreender a suscetibilidade desses pacientes a desenvolverem complicações agudas potencialmente fatais para que elas sejam adequadamente reconhecidas e manejadas. Neste capítulo, serão abordadas as principais complicações agudas na DF e seu manejo

CRISE ÁLGICA

Manifestação mais comum e o principal motivo de procura aos serviços de emergência, sendo responsável por até 90% das admissões hospitalares e estando associada a prejuízo importante da qualidade de vida e a maior mortalidade.

A crise pode ser precipitada por alterações climáticas, desidratação, infecção, estresse, atividade física vigorosa, menstruação ou consumo de álcool. Entretanto, a maioria dos episódios não possui causa identificável. A dor afeta geralmente as extremidades, o tórax e o dorso, é intensa e não apresenta correlação com alteração dos sinais vitais.

Não há testes específicos para confirmar ou descartar a crise álgica; no entanto, alguns detalhes devem ser lembrados: crises álgicas não se apresentam com febre, peritonismo abdominal ou alterações de pele ou partes moles, nessas situações devem ser investigadas outras hipóteses diagnósticas. Se houver febre, dor e sinais flogísticos articulares, considerar a hipótese de osteomielite. Se houver derrame articular, pioartrite. E caso haja flogose cutânea, celulite.

O manejo da crise álgica envolve: busca por fatores desencadeantes, rastreamentro e tratamento de possíveis infecções sobrejacentes, analgesia, hidratação, fisioterapia respiratória e reavaliações periódicas. A analgesia deve ser baseada na intensidade da dor relatada pelo paciente e escalas visuais de avaliação da dor podem ser úteis, como o esquema de analgesia no Quadro 62.1.

Cuidados a serem lembrados: doses excessivas de opioides devido ao risco de depressão respiratória, hipoxia e acidose; associação com anti-inflamatórios não esteroides (AINE) pode ser útil no controle da

Quadro 62.1 Analgesia na crise álgica.

Dor leve a moderada	
Utilizar analgésico ± AINE ± opioide	Analgésico: • Paracetamol 750 mg, 6/6 h • Dipirona 1 g, 6/6 h
	AINE: • Diclofenaco 50 mg VO, 8/8 h • Ibuprofeno 600 mg VO, 6/6 h
	Opiáceo: • Codeína 30 mg VO, 4/4 h • Tramadol 100 mg VO, 6/6 h
Dor moderada a intensa	
Utilizar AINE + opioide	AINE: • Cetoprofeno 100 mg IV, 12/12 h • Tenoxicam 20 a 40 mg IV, 24/24 h
	Opiáceo: • Tramadol 100 mg VO, 6/6 h • Morfina 2 a 10 mg VO, SC ou IV, 4/4 h até de 1/1 h
	Reavaliar periodicamente (risco de STA)
	Fisioterapia respiratória

AINE: anti-inflamatório não esteroide; VO: via oral; SC: subcutâneo; IV: intravenosa; STA: síndrome torácica aguda.

dor e na redução de opioides, porém, é fundamental a vigilância da função renal devido ao risco potencial de nefrotoxicidade.

Reavaliações periódicas são fundamentais para o rápido controle da dor e permitem o ajuste de dose de forma individualizada. Outra medida importante é a hidratação, concomitantemente por via oral (VO) e intravenosa (IV; solução cristaloide – 50 mℓ/kg/24 h), que deve ter como objetivo a manutenção da euvolemia. No entanto, deve-se evitar a hidratação excessiva, especialmente em adultos, pois estes podem ter diminuição da reserva cardíaca.

Fisioterapia respiratória com a realização de espirometria de incentivo está indicada como medida auxiliar na prevenção de síndrome torácica aguda (STA). Não há evidências de que transfusão de hemácias de rotina melhore desfecho em crises álgicas. Suplementação de oxigênio não é recomendada, exceto se houver hipoxemia.

SÍNDROME TORÁCICA AGUDA

O diagnóstico de STA é baseado na presença de infiltrado pulmonar novo na radiografia de tórax (critério obrigatório) associado à presença de pelo menos duas das seguintes manifestações clínicas: dor torácica, hipoxemia ($PaO_2 < 60$ mmHg), temperatura axilar > 38,5°C ou tosse, taquipneia, retração intercostal ou estertores à ausculta pulmonar. Sua etiologia é multifatorial e pode estar relacionada a infecções virais, bacterianas, trombose ou embolia gordurosa. É comum ocorrer após episódio inicial de crise álgica (geralmente após 48 h de internação) e seu reconhecimento precoce é fundamental, pois a STA está associada a hospitalização prolongada, alto risco de falência respiratória e consiste na principal causa de morte em adultos. Não há evidências suficientes que justifiquem a solicitação de tomografia para investigação de tromboembolismo pulmonar (TEP) em todos os pacientes com STA, apesar da necessidade de se estar alerta quanto à possibilidade dessa manifestação.

O manejo da STA envolve:

- Monitorar sinais vitais e saturação de oxigênio ($SatO_2$), com suplementação de oxigênio nos pacientes com hipoxemia
- Antibioticoterapia empírica, incluindo cobertura para patógenos atípicos, pois, além de o quadro clínico ser semelhante, as infecções podem ser gatilho ou complicação da STA
- Controle cuidadoso da dor para evitar excesso de sedação e hipoventilação
- Hidratação cautelosa pelo risco de congestão pulmonar
- Transfusão de hemácias se hipoxemia ($PaO_2 < 65$ mmHg) ou Hb abaixo de 5 g/dℓ
- Uso de broncodilatadores inalatórios nos pacientes com evidência de broncospasmo
- Fisioterapia respiratória.

MANIFESTAÇÕES NEUROLÓGICAS

Pacientes com DF apresentam maior probabilidade de apresentar diferentes manifestações neurológicas, como: acidente vascular cerebral (AVC) isquêmico ou hemorrágico; ataque isquêmico transitório; trombose venosa cerebral; meningite aguda ou convulsões. As manifestações clínicas são semelhantes às observadas na população em geral.

O primeiro passo na abordagem de um paciente com DF no contexto de manifestações neurológicas é avaliar e, caso necessário, garantir proteção das vias respiratórias. Posteriormente, recomenda-se avaliação do neurologista e tomografia de crânio em caráter urgente.

O tratamento do AVC isquêmico especificamente na DF é baseado na transfusão de hemácias, preferencialmente por meio de exsanguineotransfusão (EXT), com objetivo de melhorar a anemia, a oxigenação e diminuir a porcentagem de HbS para < 30%. Na impossibilidade de realizar EXT rapidamente, recomenda-se transfusão simples com cuidado para não ultrapassar níveis pós-transfusionais de 10 g/dℓ de Hb pelo risco de hiperviscosidade. Nos casos de AVC isquêmico, a trombólise, em geral, ainda não é recomendada.

Nos casos de AVC hemorrágico, o tratamento segue as recomendações para a população em geral, mas caso o tratamento neurocirúrgico seja indicado, deve-se manter o nível de HbS < 50%. Além disso, outras medidas importantes são: hidratação, monitoramento da $SatO_2$ e suplementação, se < 95%; controle de hipotensão, hipertensão, hipovolemia, febre, hiperglicemia ou convulsões; e rastreio de possível quadro infeccioso.

CRISES HEMATOLÓGICAS

A piora aguda da anemia em DF é um quadro preocupante que ocorre fundamentalmente por dois tipos de descompensação: crise aplásica e sequestro esplênico. A avaliação inicial deve se basear na contagem de reticulócitos para diferenciar se a anemia aguda ocorre por diminuição da produção (reticulócitos diminuídos) ou por aumento da perda (reticulócitos elevados), seja por hemólise ou sangramento agudo. O quadro clínico em geral envolve sinais e sintomas da síndrome anêmica.

A crise aplásica apresenta-se inicialmente com pródromos de sintomas do trato respiratório superior e posterior, piora aguda da anemia associada a reticulocitopenia, em geral abaixo de 50.000. É mais comumente causada por infecção pelo parvovírus B19, o qual tem tropismo pelos precursores eritroides e leva à aplasia transitória desse setor.

O tratamento é de suporte, com transfusão de hemácias nos pacientes sintomáticos e administração de ácido fólico para prevenção de anemia megaloblástica. O quadro geralmente resolve-se de forma espontânea.

O quadro de sequestro esplênico ocorre mais comumente em crianças nas quais o tecido esplênico ainda não está atrofiado, mas pode ocorrer também em adultos com dupla heterozigose, sendo definido pela queda de pelo menos 2 g/dℓ de Hb associada a reticulocitose, aumento esplênico e sinais de depleção do volume intravascular. O tratamento baseia-se em suporte clínico e transfusão cuidadosa de hemácias devido ao risco de hiperviscosidade.

CRISE HEPÁTICA

Complicações abdominais são comuns na DF. O quadro de dor em quadrante superior direito, especialmente, constitui um desafio diagnóstico para o emergencista. Os principais diagnósticos diferenciais a serem buscados nessa situação são: colelitíase, colecistite, crise hepática aguda, colestase intra-hepática aguda e sequestro hepático. De fato, a hemólise crônica favorece a formação de cálculos pigmentados, aumentando o risco de colelitíase e colecistite na DF, e o envolvimento hepático pode ocorrer no contexto de crises álgicas, mas geralmente é limitado a elevações discretas e transitórias das transaminases hepáticas e hiperbilirrubinemia direta leve, provavelmente causadas por vaso-oclusão sinusoidal.

O sequestro hepático, secundário à congestão hepática por hemácias falcizadas durante crise álgica, pode levar a hepatomegalia aguda, febre, icterícia, piora aguda da anemia e reticulocitose. Já a colestase intra-hepática aguda é resultado de hemácias falciformes que ocluem os sinusoides hepáticos e resultam em hipoxia local, sendo caracterizada por dor em quadrante superior direito, icterícia com hiperbilirrubinemia direta e indireta graves.

O aumento de transaminases geralmente é leve a moderado, mas pode progredir para falência hepática fulminante e disfunção de múltiplos órgãos.

O tratamento das crises hepáticas é baseado em medidas de suporte e transfusão de hemácias. Já o tratamento das enfermidades cirúrgicas deve seguir as recomendações usuais para a população em geral, com a particularidade de se procurar manter a Hb por volta de 10 g/dℓ no perioperatório.

PRIAPISMO

Priapismo é a ereção peniana persistente, dolorosa e não relacionada a estímulo sexual. A maioria dos episódios é transitória e autolimitada, frequentemente ocorrendo durante o sono e com duração abaixo de 3 h. Para episódios com duração inferior a 2 h, deve-se aconselhar o paciente a realizar ainda no domicílio: aumento da ingesta hídrica, analgesia sistêmica, estimulo à micção, exercitar-se, masturbar-se e aplicar compressas quentes locais.

Se o quadro persistir por mais de 4 h, configura-se uma emergência médica, com potencial risco de dano irreversível ao órgão e subsequente disfunção erétil, se não tratada precoce e adequadamente. Nesses casos são recomendadas hidratação e analgesia IV, além da avaliação do urologista para verificação da necessidade de procedimentos específicos, como aspiração de sangue do corpo cavernoso seguido por irrigação salina e infusão de agonistas adrenérgicos.

Na persistência de priapismo acima de 12 h, considerar tratamento cirúrgico, que envolve a realização de *shunt* para desviar o sangue do corpo cavernoso para o corpo esponjoso. Em casos refratários pode-se realizar a EXT, preferencialmente por eritrocitaférese, embora a EXT possa estar associada à síndrome de Aspen, caracterizada por manifestações neurológicas em indivíduos com priapismo tratados com transfusão sanguínea.

A Tabela 62.1 apresenta um resumo da abordagem da DF, da manifestação ao manejo da condição.

Tabela 62.2 Manejo das complicações agudas da doença falciforme.

Manifestação	Avaliação laboratorial	Indicação de transfusão	Manejo (avaliação do hematologista, sempre que possível)
Crise álgica	Diagnóstico de exclusão, sem exame específico	Não, exceto se houver outras indicações	Iniciar analgesia rapidamente (30 min após triagem ou 60 min após o registro) e avaliar possíveis causas Escolher analgésicos baseando-se em: nível de dor, sintomas associados, uso prévio de analgésico, conhecimento do paciente sobre agentes eficazes e efeitos adversos Dor leve a moderada em pacientes que referem alívio com AINE: continuar com AINE. Dor grave: opioide parenteral. Associar abordagens não farmacológicas para tratamento da dor Reduzir o risco de STA com fisioterapia respiratória e deambulação assim que possível Em pacientes euvolêmicos, incapazes de ingerir líquidos: hidratação IV cuidadosa Se $SatO_2 < 95\%$: administrar oxigênio
STA	Radiografia de tórax, $SatO_2$, hemograma, reticulócitos e hemocultura	Transfusão simples se queda de Hb basal > 1 g/dℓ Se Hb basal > 9 g/dℓ, transfusão simples pode não estar indicada Evitar transfusão com alvo de Hb pós-transfusional > 10 g/dℓ Realizar transfusão de troca urgente em STA de rápida progressão	Cefalosporina IV + macrolídeo VO Monitorar broncospasmo, hipoxemia e anemia aguda Suplementar oxigênio para manter $SatO_2 > 95\%$ Incentivar fisioterapia respiratória

(*continua*)

Tabela 62.2 (*Continuação*) Manejo das complicações agudas da doença falciforme.

Manifestação	Avaliação laboratorial	Indicação de transfusão	Manejo (avaliação do hematologista, sempre que possível)
AVC	TC crânio. RM e angioRM se disponível	Exsanguineotransfusão, se possível eritrocitoaférese	Avaliação urgente do neurologista Em AVC agudo, confirmado por exame de neuroimagem, realizar exsanguineotransfusão
Crise aplásica	Hemograma, reticulócitos, sorologia para parvovírus	Transfusão simples	Transfusão de acordo com indicação clínica
Sequestro esplênico	Hemograma, reticulócitos. US não necessária na maioria dos casos, útil na suspeita de sequestro com baço não palpável	Sim, elevar o Hb a um valor estável. Evitar hipertansfusão e aumento da viscosidade	Hidratação IV imediata no choque hipovolêmico + transfusão Após a fase aguda: considerar esplenectomia em casos recorrentes ou de hiperesplenismo sintomático
Crise hepática	Hemograma, reticulócitos, coagulograma, transaminases, bilirrubinas, US abdome superior	Transfusão simples ou de troca	Avaliar falência de múltiplos órgãos

(*continua*)

Tabela 62.2 (*Continuação*) Manejo das complicações agudas da doença falciforme.

Manifestação	Avaliação laboratorial	Indicação de transfusão	Manejo (avaliação do hematologista, sempre que possível)
Priapismo	Exame clínico Punção de corpo cavernoso para confirmar priapismo isquêmico	Não, exceto se indicado procedimento cirúrgico	Atraso no diagnóstico e tratamento pode: a) limitar a necessidade de intervenções agressivas e invasivas; b) resultar em disfunção erétil Se duração > 4 h, iniciar hidratação vigorosa VO ou IV + analgesia VO ou IV Se duração > 6 h, avaliação urgente do urologista
Falência de múltiplos órgãos	Hemograma, reticulócitos, testes de função pulmonar, hepática e renal	Transfusão simples ou de troca	Necessário rápido diagnóstico e tratamento Terapia de substituição renal e suporte ventilatório, incluindo ventilação mecânica, conforme necessário

AINE: anti-inflamatórios não esteroides; STA: síndrome torácica aguda; IV: intravenoso; VO: via oral; $SatO_2$: saturação de oxigênio; AVC: acidente vascular cerebral; Hb: hemoglobina sérica; TC: tomografia computadorizada; RM: ressonância magnética; angioRM: angiorressonância; US: ultrassonografia.
Adaptada de McCavit e Desai (2014).

BIBLIOGRAFIA

Lovett PB, Sule HP, Lopez BL. Sickle cell disease in the emergency department. Emerg Med Clin North Am. 2014;32(3):629-47.

McCavit T, Desai P. Management of acute complications of sickle cell disease. ASH; 2014. [Acesso em 29 maio 2018] Disponível em: http://www.hematology.org/Clinicians/Guidelines-Quality/Quick-Ref/3466.aspx.

National Institute of Health, NIH. Evidence-based management of sickle cell disease: expert panel report. 2014. [Acesso em 29 maio 2018] Disponível em: https://www.nhlbi.nih.gov/sites/default/files/media/docs/sickle-cell-disease-report%20020816_0.pdf

Novelli E, Gladwin MT. Crises in sickle cell disease. CHEST. 2016;149(4):1082-93.

Simon E, Long B, Koyfman A. Emergency medicine management of sickle cell disease complications: an evidence-based update. J Emerg Med. 2016;51(4):370-81.

Yawn BP, Buchanan GR, Afenyi-Annan AN, Ballas SK, Hassell KL, James AH, et al. Management of sickle cell disease: summary of the 2014 evidence-based report by expert panel members. JAMA. 2014;312(10):1033-48.

63 Intoxicação Varfarínica

Marcos Alexandre Frota da Silva • Erika Yuki Yvamoto • Pedro Henrique Carr Vaisberg

INTRODUÇÃO

A varfarina é o anticoagulante mais utilizado no mundo. O monitoramento dos efeitos da varfarina deve ser realizado continuamente, devido ao risco de intoxicação pelo fármaco.

O risco de sangramento é maior na fase de ajuste da dose e em afecções agudas, como infecções, diarreias e febre. As interações medicamentosas também são fator de risco importante para prolongamento dos valores de razão normalizada internacional (RNI), e a retirada ou introdução de novas medicações deve ser pesquisada.

TRATAMENTO

Diante de um paciente sob anticoagulação varfarínica com sangramento ou com RNI em níveis supraterapêuticos, devem-se sempre investigar o motivo, avaliar a indicação de anticoagulação e o risco de eventos tromboembólicos perante a suspensão do fármaco. História de sangramento prévio, uso recente de anti-inflamatórios e mudanças na dieta (variação na ingesta de vitamina K) sempre devem ser pesquisados.

Pacientes com hematúria ou sangramento gastrintestinal devem ser submetidos à avaliação para identificação de fonte de sangramento, assim como pacientes com história de trauma cranioencefálico e anticoagulação devem ser submetidos à neuroimagem, independentemente da presença de sintomas neurológicos ou da gravidade do trauma.

O Quadro 63.1 apresenta sinteticamente o manejo do paciente com intoxicação varfarínica.

Pacientes com sangramentos leves (hematomas, epistaxe, gengivorragia) podem ser manejados como os pacientes com RNI elevado sem sangramentos ou como os pacientes com sangramento grave. A decisão vai depender do risco de progressão para sangramentos maiores. Por exemplo:

- Paciente com gengivorragia com RNI de 4 devido a doença periodontal pode ser conduzido com segurança com a suspensão de 1 a 2 doses sem administração de vitamina K_1

- Paciente com gengivorragia, RNI de 4 e história de tentativa de suicídio com ingesta de vários comprimidos de varfarina algumas horas antes inspira cuidado, pois há alto risco de eventos hemorrágicos maiores, devendo ser avaliado para reversão da anticoagulação com vitamina K_1 e plasma fresco congelado (PFC). RNI estável por 48 h afasta risco de sangramentos graves.

A vitamina K_1 leva 12 a 24 h para ter efeito pleno. Seu uso objetiva neutralizar a varfarina, que tem meia-vida longa (24 a 72 h). O Quadro 63.2 indica os agentes reversores da anticoagulação varfarínica.

Quadro 63.1 Manejo inicial.

Sangramento grave – sistema nervoso central e gastrintestinal	1. Suspender varfarina 2. Vitamina K_1 10 mg (IV) – (pode ser repetida 12/12 h se RNI persistentemente elevado) 3. CCP-4 ou CCP-3 + PFC ou PFC 4. Monitorar RNI
Sangramento leve	Avaliar individualmente
RNI > 9 e ausência de sangramento	1. Suspender varfarina 2. Vitamina K_1 2,5 a 5 mg (VO) 3. Monitorar RNI diariamente 4. Reintroduzir varfarina em uma dose menor quando atingir RNI terapêutico
RNI 5 a 9 e ausência de sangramento	1. Suspender varfarina (1 ou 2 doses) 2. Vitamina K_1 1 a 2,5 mg (VO) 3. Monitorar RNI diariamente 4. Reintroduzir varfarina em uma dose menor quando atingir RNI terapêutico
RNI < 5 e ausência de sangramento	1. Suspender varfarina (1 ou 2 doses) 2. Não administrar vitamina K_1 3. Monitorar RNI diariamente 4. Reintroduzir varfarina em uma dose menor quando atingir RNI terapêutico 5. Não é necessária redução da dose se a elevação for mínima

IV: intravenoso; VO: via oral; CCP-4: concentrado de complexo protrombínico com 4 fatores; CCP-3: concentrado de complexo protrombínico com 3 fatores; PFC: plasma fresco congelado; RNI: razão normalizada internacional.

Quadro 63.2 Agentes reversores da anticoagulação varfarínica.
A. CCP-4 disponível:
1. CCP-4 1.500 a 2.000 unidades* em 10 min. Checar RNI 15 min após. Administrar dose adicional se RNI ≥ 1,5 2. Vitamina K_1 10 mg (IV) em 10 a 20 min
B. Apenas CCP-3 disponível:
1. CCP-3 1.500 a 2.000 unidades* em 10 min. Checar RNI 15 min após. Administrar dose adicional se RNI ≥ 1,5 2. Fator VIIa 20 μg/kg (IV) ou PFC 2 unidades** infusão rápida. Preferir fator VIIa em pacientes com risco de sobrecarga volêmica 3. Vitamina K_1 10 mg (IV) em 10 a 20 min
C. Apenas PFC disponível:
1. PFC 2 unidades** infusão rápida. Checar RNI 15 min após. Administrar 2 unidades adicionais se RNI ≥ 15. Repetir processo até RNI ≤ 1,5. Considerar furosemida se sobrecarga volêmica 2. Vitamina K_1 10 mg (IV) em 10 a 20 min

* As doses apresentadas são as sugeridas para tratamento inicial em situação de emergência. Doses adicionais são baseadas no RNI e peso do paciente.
** Na impossibilidade de seriar RNI, fazer 20 a 30 mℓ/kg de PFC em dose única (1 bolsa = 200 a 300 mℓ).
RNI: razão normalizada internacional; IV: intravenoso; PFC: plasma fresco congelado.

BIBLIOGRAFIA

Ansell J, Hirsh J, Hylek E, Jacobson A, Crowther M, Palareti G. Pharmacology and management of the vitamin K antagonists: American College of Chest Physicians Evidence-Based Clinical Practice Guidelines (8th Edition). Chest. 2008;133(6 Suppl):160S-198S.

Holbrook A, Schulman S, Witt DM, Vandvik PO, Fish J, Kovacs MJ, et al. Evidence-based management of anticoagulant therapy: Antithrombotic Therapy and Prevention of Thrombosis, 9th ed: American College of Chest Physicians Evidence-Based Clinical Practice Guidelines. Chest. 2012;141(2 Suppl):e152S-e184S.

Hull RD, Garcia DA. Management of warfarin-associated bleeding or supratherapeutic INR. 2017. [Acesso em 29 maio 2018] Disponível em: https://www.uptodate.com/contents/management-of-warfarin-associated-bleeding-or-supratherapeutic-inr.

64 Reações Transfusionais

Stefânia Bazanelli Prebianchi • Fauze Lutfe Ayoub

INTRODUÇÃO

O avanço do conhecimento da medicina transfusional ocorreu mais acentuadamente após a Segunda Guerra Mundial, superando os muitos obstáculos característicos da área, desde seu início, em 1818, quando se realizou a primeira transfusão de sangue.

A transfusão de sangue consiste na administração do sangue de um indivíduo doador para um receptor, procedimento que acaba transferindo também antígenos, anticorpos, proteínas plasmáticas e pode desencadear uma série de reações no sistema imunológico do receptor. Desse modo, é uma prática que não está isenta de riscos, podendo levar até mesmo à morte. Por esse motivo, a legislação brasileira preconiza a presença de um profissional de saúde junto ao paciente do início ao término do procedimento.

DEFINIÇÕES

Hemocomponentes são produtos obtidos a partir do sangue total por meio de processos físicos, como centrifugação e congelamento. São eles: concentrado de hemácias, concentrado de plaquetas, plasma fresco congelado e crioprecipitado.

Os hemoderivados são obtidos por processos físicos e químicos; por exemplo: albumina; imunoglobulinas e fatores da coagulação, como fator VII, fator VIII, fator IX; além dos complexos protombínicos.

PROCEDIMENTOS ESPECIAIS PARA OS HEMOCOMPONENTES

- Filtração (hemocomponentes filtrados): realiza-se a leucodepleção (diminuição da quantidade de leucócitos) afim de prevenir reação febril não hemolítica (RFNH) e aloimunização. Há menor transmissão de citomegalovírus (CMV)
- Lavagem (hemocomponentes lavados): tem como objetivo evitar reação anafilática em pacientes com deficiência de IgA e presença de anti-IgA, além de ser indicados para pacientes que tiveram RFNH não prevenidas pela filtragem
- Irradiação (hemocomponentes irradiados): para evitar doença do enxerto *vs.* hospedeiro. Pacientes de risco: transplantados, recém-nascidos e imunossuprimidos.

INDICAÇÕES

A clínica do paciente deverá nortear a decisão de transfundir, não havendo, portanto, limiar específico de hemoglobina para se indicar uma transfusão sanguínea. No caso das plaquetas, a contagem de 10.000, mesmo em indivíduos assintomáticos, já é indicativa de transfusão. Basicamente, transfunde-se devido à incapacidade de oferta de oxigênio aos tecidos e devido à insuficiência de proteínas de coagulação com consequente hemostasia insuficiente.

EPIDEMIOLOGIA

Cerca de 0,2 a 3% dos pacientes transfundidos apresentam alguma manifestação clínica, sendo as mais frequentes as de RFNH e reações alérgicas leves: 1 a 10 eventos em 1.000 transfusões, ambas. Além disso, a transfusão de plaquetas está mais comumente associada à presença de reações.

A maior frequência de gravidade e óbito entre os casos de reações transfusionais está relacionada a TRALI (*transfusion related acute lung injury*), TACO (*transfusion-related circulatory overload*) e reações hemolíticas agudas (RHA). Apesar de serem eventos raros (aproximadamente 1 evento fatal em 1,8 milhão de casos), tem sido verificado que em pacientes graves e com múltiplas comorbidades a frequência de tais eventos, principalmente TRALI, é pronunciadamente maior.

CLASSIFICAÇÃO

As reações transfusionais (Quadro 64.1) podem ser classificadas de dois modos:

1. Com base na fisiopatologia: imune × não imune
2. Com base no tempo transcorrido entre a transfusão e a reação: imediatas × tardias.

Quadro 64.1 Tipos de reações transfusionais.

	Imunológicas	Não Imunológicas
Imediatas/agudas (durante ou até 24 h após)	Reação hemolítica aguda	Reação hemolítica
	Reação febril não hemolítica	Contaminação bacteriana
	Alergia urticariforme	Sobrecarga circulatória
	Anafilática	Alterações metabólicas
	TRALI	Embolia gasosa
Tardios/crônicas (após 24 h da transfusão)	Aloimunização	Doenças infecciosas
	Reação hemolítica	
	Doença enxerto *vs.* hospedeiro	

QUADRO CLÍNICO

- Fatores de risco: idosos, múltiplas comorbidades, antecedente pessoal de reações prévias, politransfundidos, imunossuprimidos, insuficiência cardíaca (IC) e doença renal
- Manifestações gerais: os achados iniciais são geralmente inespecíficos e devem ser prontamente identificados, uma vez que se iniciam na maioria das vezes nos primeiros 15 min da transfusão e podem evoluir rapidamente para condições clínicas mais graves
- Sinais e sintomas mais frequentes: febre, calafrios, urticária e prurido
- Achados de gravidade: hipoxemia, icterícia, alterações de pressão arterial (PA), dor lombar ou em flancos, hemoglobinúria, insuficiência respiratória aguda, oligúria, secreção rósea pelo tubo endotraqueal (se paciente intubado), sibilos.

Reação febril não hemolítica

Febre com temperatura ≥ 38°C e aumento de no mínimo 1°C na temperatura basal ou calafrios e tremores que podem se iniciar durante a transfusão ou até 4 h após, além de ausência de demais sinais e sintomas sistêmicos.

Fisiopatologia. Transferência passiva de citocinas estocadas/antígenos leucocitários do doador. Vale lembrar que a RFNH é um diagnóstico de exclusão, uma vez que muitas reações transfusionais podem ter a febre como manifestação inicial. Sempre excluir clinicamente e laboratorialmente reação hemolítica febril, sepse por contaminação bacteriana, TRALI. Para pacientes que já apresentaram RFNH previamente, considerar a filtragem do hemocomponente a ser transfundido.

Reação alérgica

Urticária e prurido generalizado que podem ocorrer durante a transfusão ou até 24 h após. Não ocorrem manifestações como sibilos, hipotensão ou angioedema.

Fisiopatologia. Hipersensibilidade tipo 1, mediada por IgE com liberação de histamina, desencadeada por substâncias alergênicas solúveis no sangue do doador.

Anafilaxia

Manifestações alérgicas graves nas primeiras 24 h após a transfusão – inicia-se com prurido e urticária, que evoluem com achados respiratórios altos como disfonia, rouquidão, além de achados cardiológicos.

Fisiopatologia. Deficiência de IgA e presença de anticorpos anti-IgA por parte do receptor.

Reação hemolítica aguda

Ocorre por causa da incompatibilidade ABO entre receptor e doador. As manifestações podem se iniciar tão logo a transfusão se inicie, e sabidamente quantidades ínfimas de 30 mℓ de sangue incompatível podem levar o paciente à morte. A gravidade da manifestação clínica está intimamente relacionada com o volume infundido. Além de dor no local na infusão, o paciente pode manifestar sensação de ansiedade, febre, calafrios, náuseas, vômitos, dor abdominal ou lombar, hipotensão e urina escurecida devido à hemoglobinúria e icterícia.

Fisiopatologia. Anticorpos do tipo IgM (anti A e/ou anti B) do receptor interagem contra antígenos expressos nos eritrócitos ou nas plaquetas do doador, ocasionando opsonização de tais células com consequente ativação do sistema complemento e lise intravascular ou fagocitação das células pelos macrófagos do sistema reticuloendotelial, levando à lise celular extravascular. O sistema complemento ativado libera inúmeras citocinas e aminas vasoativas que contribuem para o estado de hipotensão. A liberação de hemoglobina no plasma pode causar lesão direta de endotélio, vasoconstrição, necrose tubular aguda com lesão renal aguda (LRA) e oligúria. A causa primordial desse tipo de reação é majoritariamente falha humana, por trocas e erros na administração dos hemocomponentes.

TRALI (lesão pulmonar aguda relacionada à transfusão)

Reação imediata grave com cerca de 1 caso a cada 5 mil a 10 mil transfusões, apesar de admitirem-se números maiores em pacientes graves. Alta taxa de mortalidade, alguns estudos mostrando até 20% de casos fatais. Os achados mais comuns ocorrem durante ou até 4 a 6 h após a transfusão e incluem: febre alta, dispneia, hipotensão, hipoxemia ($PaO_2/FiO_2 < 300$), cianose, insuficiência respiratória, secreção rósea em tubo endotraqueal. O principal diagnóstico diferencial é a sobrecarga circulatória relacionada a volume (TACO), sendo essa diferente da TRALI por dificilmente manifestar-se com febre e por associação com hipertensão, sinais de sobrecarga de ventrículo esquerdo (VE), turgência jugular e boa resposta a diuréticos. Outras reações transfusionais podem manifestar-se inicialmente com sintomas respiratórios, porém a diferenciação do quadro deve ser feita:

- Na anafilaxia, os sintomas respiratórios são de vias respiratórias superiores
- Na sepse, a presença de febre alta, calafrios e disfunção multissistêmica é mais importante do que os sintomas respiratórios
- Na RHA, as manifestações respiratórias são acompanhadas de icterícia e hemoglobinúria.

O quadro clínico é autolimitado e tende a resolver-se em 48 a 96 h. Radiografia de tórax mostra infiltrado pulmonar difuso bilateral, geralmente sem cardiomegalia.

Fisiopatologia. Anticorpos presentes no sangue do doador reagem contra antígenos leucocitários do receptor e se aglutinam na vascularização pulmonar, com ativação de sistema complemento, ativação granulocítica e liberação de lipídios e enzimas lisossômicas que contribuem para o aumento da permeabilidade vascular pulmonar e consequente extravasamento de líquido para os alvéolos pulmonares. Fatores de risco: sepse, idade avançada, transfusão maciça, ventilação mecânica (VM), LRA, choque, etilistas.

TACO

Reação imediata que ocorre tipicamente durante a transfusão ou até 6 h após. Atualmente, é considerada a segunda causa de morte associada à transfusão. Os achados são: insuficiência respiratória aguda, edema agudo de pulmão em pacientes com antecedente de IC, doença renal crônica (DRC), politransfundidos. Sempre diferenciar de TRALI, principalmente pela evidência de disfunção ventricular, pró-BNP aumentado, hipertensão, turgência jugular patológica e ausência de febre, todos presentes na sobrecarga circulatória associada à transfusão (SCAT).

Fisiopatologia. Reação relacionada à transfusão de grande volume em curto período de tempo em pacientes frequentemente mais idosos, com baixa reserva cardíaca e/ou nefropatas.

Sepse relacionada à transfusão por contaminação bacteriana

Evento raro, porém com crescente aumento em bolsas de plaquetas, já que essas são armazenadas em temperatura ambiente, estando o maior tempo de armazenamento relacionado à maior chance de contaminação. Achados clínicos iniciais incluem febre alta, hipotensão, calafrios, taquicardia, taquipneia, náuseas e vômitos que posteriormente serão seguidos de manifestações respiratórias e coagulação intravascular disseminada (CIVD).

Fisiopatologia. Grande quantidade de germes inoculados, que podem ter sido adquiridos no momento da coleta (da pele do doador e em casos de bacteriemia transitória), no momento do processamento por contaminação em alguma das etapas desse processo ou no momento da própria transfusão (acessos contaminados). Desse modo, os germes mais comumente relacionados são os de pele, como *Staphylococcus aureus* e *S. epidermidis*, além de enterobactérias (*Escherichia coli*, *Klebsiella*, *Enterobacter*, *Proteus* e *Serratia*), lembrando que os germes Gram-negativos causam quadros mais graves devido às endotoxinas.

Complicações metabólicas agudas

Destaca-se a hipocalcemia que pode ser resultado da transfusão maciça de citrato já que este é usado em bolsas de coleta como anticoagulante, porém é quelante de cálcio. Manifestações clínicas: parestesia perioral ou digital, contraturas musculares, alterações eletrocardiográficas. O cálcio não deve ser reposto juntamente com os concentrados pelo risco de formação de coágulos.

Reação enxerto *vs.* hospedeiro

Reação transfusional tardia, rara, geralmente do 10º ao 12º dia após a transfusão, com febre, pancitopenia, enterocolite, hepatite e eritrodermia. Alta taxa de mortalidade.

Fisiopatologia. Expansão clonal de linfócitos T do doador em paciente receptor imunossuprimido, levando ao ataque de tecidos do receptor. Não há tratamento estabelecido, uma vez que a imunossupressão tem se demonstrado pouco eficaz. Para diminuir as chances desse tipo de reação, a irradiação de hemocomponentes deve ser realizada em pacientes imunossuprimidos que receberão transfusões.

EXAMES COMPLEMENTARES

O diagnóstico é basicamente clínico e deve ser suspeitado em todo paciente que apresente qualquer sintomatologia ou piora de sintomas prévios nas primeiras 24 h da transfusão. Entretanto, como as manifestações iniciais são inespecíficas, faz-se necessária a solicitação de exames complementares para a diferenciação e o acompanhamento adequado dos casos.

Para todo e qualquer caso de reação transfusional, solicitar: hemograma, coagulograma, eletrólitos, função renal e hepática. Demais exames, conforme quadro clínico:

- Possibilidade de RHA: tipagem sanguínea, incluindo fator Rh, provas de hemólise [bilirrubina total e frações, desidrogenase láctica (DHL), haptoglobina], pesquisa de hemoglobinúria
- Sintomas respiratórios: radiografia de tórax, gasometria arterial, eletrocardiograma (ECG), peptídio natriurético tipo B (BNP), proteína C reativa (PCR)
- Anafilaxia: dosagem sérica de IgA e imunoglobulinas
- Sepse: Gram, cultura da bolsa de hemocomponente utilizada, 2 pares de hemoculturas de sítios diferentes do paciente.

MEDIDAS INICIAIS

Frente a qualquer suspeita de reação transfusional

- Parar imediatamente a infusão, manter o acesso venoso pérvio com solução salina 0,9%
- Avaliar sinais e estabilidade clínica do paciente
- Monitorar em sala de emergência, além de suporte respiratório e hemodinâmico
- Checar identificações do paciente e da bolsa transfundida, além de inspecionar a bolsa na procura de partículas ou descoloração que indiquem contaminação bacteriana
- Exames laboratoriais de acordo com quadro buscando diagnóstico específico.

Abordagem específica

- Reações alérgicas leves (prurido ou *rash* cutâneo):
  - Anti-histamínicos [p. ex., difenidramina 50 mg em 100 mℓ de soro fisiológico (SF) 0,9% intravenoso (IV) em 5 min]
  - Sintomas se resolveram e ausência de sinais de gravidade (hipotensão, broncospasmo, dispneia) e paciente estável: se sim, reiniciar infusão
  - Nas transfusões futuras: anti-histamínicos pré-transfusão e indicação de hemocomponentes lavados
- RFNH:
  - Antipiréticos como paracetamol (500 a 750 mg) ou dipirona (500 a 1.000 mg)
  - Calafrios intensos: meperidina (25 a 50 mg IV)
  - Nas transfusões futuras: pré-medicação com antipiréticos + indicação de hemocomponentes filtrados. Se persistência de reação febril, indicar hemocomponentes lavados
- Anafilaxia:
  - Epinefrina 1 mg/mℓ (1:1000): de 0,3 a 0,5 mℓ (mg) no vasto lateral da coxa, podendo ser repetida a cada 5 a 15 min (máx. 3 vezes)
  - Hipotensão: cristaloides 1.000 mℓ IV, rápido
  - Hipotensão refratária: epinefrina em bomba de infusão contínua (BIC) IV – 4 ampolas (4 mg) em 1.000 mℓ SF 0,9% na dose inicial de 15 mℓ/h
  - Anti-histamínicos: bloqueador H1: difenidramina 50 mg em 100 mℓ SF 0,9% + bloqueador H2: ranitidina 50 mg em 20 mℓ de soro glicosado (SG) 5%
  - Corticoesteroides: metilprednisolona 40 a 60 mg IV
  - Beta-2-agonista inalatório em doses para broncospasmo
  - Nas transfusões futuras: pesquisar deficiência de IgA e caso presente, administrar hemocomponentes de doadores deficientes de IgA ou usar hemoderivados extralavados
- TRALI:
  - Suporte respiratório com ventilação invasiva, se necessário, além de suporte hemodinâmico
  - Corticosteroides e diuréticos: uso controverso
  - Nas transfusões futuras: doadores relacionados a casos de TRALI não podem mais doar sangue para o resto da vida
- TACO:
  - Suporte respiratório com oferta de O_2; em casos muito sintomáticos, iniciar ventilação não invasiva/suporte hemodinâmico
  - Suspender infusão de líquidos; introduzir diuréticos (p. ex., furosemida 0,5 a 1 mg/kg IV)
  - Casos de dispneia intensa: nitroglicerina IV em BIC
  - Nas transfusões futuras: prescrever na menor quantidade possível e infusão lenta, com prescrição de diuréticos no período próximo à transfusão

- Sepse associada à transfusão:
  - Infusão agressiva de fluidos: SF 0,9% 30 mℓ/kg rapidamente, repetir s/n
  - Vasopressor se hipotensão refratária à volume: norepinefrina
  - 2 pares de hemoculturas de sítios diferentes + antibioticoterapia de amplo espectro, imediatamente (betalactâmico com propriedades antipseudomonas como cefepima ou Tazocin®) + vancomicina
- RHA:
  - 1 ℓ de SF 0,9% IV infusão rápida + 100 a 200 mℓ/h garantindo débito urinário de 1 a 2 mℓ/kg/h para proteção contra LRA
  - Alcalinização urinária: benefício incerto
  - Diuréticos apenas se sinais e sintomas de hipervolemia
  - Checar eletrólitos, ECG, provas de hemólise, função renal e coagulograma
  - CIVD: plasma fresco congelado, crioprecipitado e concentrado de plaquetas
  - Hemodiálise de urgência: anúria, hiperpotassemia, hipervolemia
  - Plasmaférese terapêutica e exsanguineotransfusão (EXT): bons resultados
  - Nas transfusões futuras: hemovigilância, ou seja, atenção na identificação do paciente e da bolsa a ser transfundida e vigilância durante a administração de hemocomponentes para identificação precoce de qualquer sintomatologia.

BIBLIOGRAFIA

Botelho LFB, Matias RLP, Martins HS. Reações adversas agudas relacionadas á transfusão no departamento de emergência. In: Martins HS, Neto RAB, Velasco IT, editores. Medicina de emergência: abordagem prática. 12. ed. Barueri: Manole; 2017. p. 1292-307.

Harvey AR, Basavaraju SV, Chung KW, Kuehnert MJ. Transfusion-related adverse reactions reported to the National Healthcare Safety Network Hemovigilance Module, United States, 2010 to 2012. Transfusion. 2015;55(4):709-18.

Nicolau LAB, Fonseca ARBM. Suporte transfusional. In: Góis AFT, Demuner MS, Bichuetti DB, Júnior MS, editores. Emergências médicas. 2. ed. São Paulo: Atheneu; 2017. p. 759-63.

Silva EM. Ocorrência de reações transfusionais em um hospital público na cidade do Recife [monografia]. Recife: Instituto de Ciências Biológicas da Universidade de Pernambuco; 2015.

Silvergleid AJ. Approach to the patient with a suspected acute transfusion reaction. 2017. [Acesso em 6 jun 2018] Disponível em: https://www.uptodate.com/contents/approach-to-the-patient-with-a-suspected-acute-transfusion-reaction.

Silvergleid AJ. Hemolytic transfusion reactions. 2017. [Acesso em 6 jun 2018] Disponível em: https://www.uptodate.com/contents/hemolytic-transfusion-reactions.

Parte 10

Reumatologia

65 Lúpus Eritematoso Sistêmico

Bruna Giusto Bunjes • Fábio Freire José

INTRODUÇÃO

O lúpus eritematoso sistêmico (LES) é uma doença autoimune multissistêmica crônica que compromete pele, articulações, serosas, glomérulos e sistema nervoso central (SNC). A doença é resultado da ação de autoanticorpos. Em 2012, foram publicados os novos critérios classificatórios, denominados critério de SLICC (Systemic Lupus International Collaborating Clinics).

Os 11 critérios da classificação anterior (ACR, de 1997) foram substituídos por 17 critérios. Para o diagnóstico, são necessários 4 ou mais critérios, sendo pelo menos 1 clínico e 1 imunológico (Quadro 65.1 e Tabela 65.1).

CONCEITOS GERAIS

Pacientes com LES no pronto-socorro geralmente sofrem de intercorrências clínicas de sua doença. O desafio diagnóstico está em decidir se existe atividade de doença no momento da admissão.

Marcadores de atividade de doença no LES

- Anti-DNA dupla-hélice/anti-DNAds/anti-DNA nativo aumentado
- Proteína C reativa (PCR) e velocidade de hemossedimentação (VHS) aumentados
- Complemento em queda: CH50, C3, C4
- Hemograma: anemia hemolítica; leucopenia com linfopenia; plaquetopenia.

MANIFESTAÇÕES NEUROPSIQUIÁTRICAS

As principais manifestações neurológicas são secundárias a: infecções associadas à terapia imunossupressora, distúrbios metabólicos (uremia/crise hipertensiva), efeitos adversos de medicações, como corticosteroides.

Quadro 65.1 Critérios de classificação do SLICC (2012).

Critérios clínicos	
Lúpus cutâneo agudo	*Rash* malar em "asa de borboleta" e fotossensibilidade
Lúpus cutâneo crônico	Lúpus discoide (lesão cutânea que costuma deixar cicatrizes, incluindo alopecia irreversível)
Alopecia (não fibrótica)	Alopecia não discoide, reversível com o controle da atividade da doença
Úlceras orais ou nasais	Úlceras mucosas indolores (observadas por médico)
Doença articular	Artralgia ou artrite não erosiva
Serosite	A pleurite e a pericardite são manifestações comuns
Nefrite	Proteinúria > 500 mg/dia ou encontro de cilindros hemáticos na análise urinária
Manifestações neurológicas	Convulsão, psicose, confusão mental, neurite periférica
Anemia hemolítica	Anemia de doença crônica é comum no doente lúpico. Entretanto, apenas a anemia hemolítica é critério diagnóstico
Leucopenia ou linfopenia	Leucócitos < 4.000/mℓ ou linfócitos < 1.000/mℓ
Plaquetopenia	Plaquetas < 100.000 mm^3
Critérios imunológicos	
Fator antinuclear (FAN)	Positividade para a pesquisa do FAN positivo em mais de 98% dos casos. Teste de rastreamento, feito por imunofluorescência indireta
Anti-DNA dupla-hélice (anti-DNAds)	Boa especificidade para o LES, presente em 75% dos casos
Anti-Sm	Autoanticorpo de maior especificidade, mas presente em apenas 30% dos casos
Anticorpos antifosfolipídio	Presente em 50% dos pacientes lúpicos
Hipocomplementemia	C3 baixo, C4 baixo ou CH50 baixo
Coombs direto positivo	Teste de Coombs direto positivo
Critério alternativo para diagnóstico	
Biopsia renal demonstrando padrão de nefrite lúpica + positividade para FAN e/ou anti-DNAds	

Tabela 65.1 Autoanticorpos no LES.

Anticorpo	Padrão do fator antinuclear	Manifestação clínica
AntiDNAds	Nuclear homogêneo	Nefrite classe IV
Antinucleossomo (histona)	Nuclear homogêneo	Lúpus induzido por drogas
Anti-Ro (SS-A)	Nuclear pontilhado fino	Lúpus subagudo, lúpus neonatal (bloqueio cardíaco) e síndrome de Sjogren
AntiLA (SS-B)	Nuclear pontilhado fino	Lúpus neonatal, síndrome de Sjogren
Anti-Sm	Nuclear pontilhado grosso	Mais específico para LES
Anti-RNP	Nuclear pontilhado grosso	Fenômeno de Raynaud
Anti-P	Citoplasmático nucleolar	Hepatite, nefrite, psicose
Anticardiolipina, anticoagulante Lúpico, anti beta-2-glicoproteína 1	–	Síndrome antifosfolipídio (SAF)

Acidente vascular cerebral (AVC)

Pode estar associado à síndrome do anticorpo antifosfolipídio (SAF), aterosclerose precoce/hipertensão arterial sistêmica (HAS), vasculite do SNC, evento cardioembólico (fibrilação atrial, endocardites sépticas ou endocardite de Liebman-Sacks). Para investigação complementar são necessárias tomografia de crânio (sinais de acidente isquêmico ou hemorrágico), ressonância magnética (RM) de crânio (vasculite), análise do liquor e de anticorpos envolvidos na SAF.

O tratamento do AVC, se associado à SAF, implica anticoagulação; se associado à vasculite, imunossupressão; e se evento isquêmico isolado, conduzir com antiagregante plaquetário e estatinas.

Vasculite do sistema nervoso central

Quadro de cefaleia, febre, confusão mental que evolui para psicose, convulsões e até mesmo coma. É incomum a ocorrência de vasculite do SNC sem sinais de atividade de doença em outros sistemas.

Mielite transversa

Afeta aproximadamente 2% dos pacientes com LES. Pode ser causada por vasculite do SNC ou trombose arterial, principalmente se associada à SAF. Manifesta-se com fraqueza, parestesia ou dor neuropática de membros inferiores, associada à dor lombar e disfunção de esfíncter vesical e retal, podendo levar à retenção. Também podem existir alterações sensitivas no nível torácico.

Meningite

Infecciosa ou asséptica (esta pode estar associada ao uso de ibuprofeno ou azatioprina).

Psicose

Distúrbio da percepção da realidade com alucinações. Principal diagnóstico diferencial seria a psicose induzida por uso de glicocorticoides.

As manifestações neurológicas acima descritas são consideradas como lúpus grave, e, após descartadas causas infecciosas, o tratamento estabelecido deverá ser a imunossupressão imediata, geralmente realizada com pulsoterapia de metilprednisolona 1 g/dia intravenoso (IV) durante 3 dias, seguido de ciclofosfamida.

MANIFESTAÇÕES HEMATOLÓGICAS

- Anemia:
  - Doença crônica (mais comum)
  - Doença renal crônica (DRC)
  - Perda sanguínea
  - Aplasia medular (secundária à imunossupressão)
  - Hemolítica autoimune
  - Hemolítica microangiopática [associada à púrpura trombocitopênica trombótica (PTT)]
- Plaquetopenia:
  - Púrpura trombocitopênica idiopática (PTI)
  - PTT
- Pancitopenia:
  - Relacionada a uso de imunossupressor.

Investigação complementar do perfil hematológico

- Hemograma completo
- Perfil de ferro: ferro, ferritina, transferrina, índice de saturação de transferrina
- Provas de hemólise: bilirrubinas, desidrogenase láctica (DHL), reticulócitos, haptoglobina, Coombs direto
- Esfregaço de sangue periférico
- Mielograma e biopsia de medula óssea, se indicada.

Tratamento das manifestações hematológicas

- Anemia hemolítica autoimune: prednisona 1 mg/kg/dia ou pulsoterapia com metilprednisolona 1 g/dia IV por 3 dias
- PTI: tratamento indicado se plaquetas < 50.000 com sangramento ou plaquetas < 20.000. Prednisona 1 mg/kg/dia ou se casos emergenciais com sangramentos graves [SNC, trato gastrintestinal(TGI)]

pulsoterapia com metilprednisolona 1 g/dia IV durante 3 dias ou imunoglobulina IV 400 mg/kg/dia ou 2 g/kg dividido em 5 dias
- PTT: quadro grave, tratamento imediato indicado com plasmaférese.

SAF CATASTRÓFICA

A SAF é caracterizada pela presença de trombose vascular (arterial ou venosa), morbidade gestacional e presença de anticorpos antifosfolipídios. No pronto-socorro, esse diagnóstico deve ser lembrado quando o médico estiver diante de um paciente jovem com trombose e sem fatores de risco para doença cardiovascular.

A SAF catastrófica é uma forma grave da doença, com mortalidade em 50% dos casos, causada predominantemente pela trombose em vasos de pequeno calibre. Os principais órgãos acometidos são rim, pulmão e cérebro. Na anamnese, é fundamental a pesquisa de fatores desencadeantes: infecção, trauma, cirurgia e uso de anticoncepcionais. Ao exame físico, a presença de livedo reticular ou necrose de pele são sugestivos.

Trombocitopenia persistente, encontrada em até 60% dos pacientes, e alargamento do tempo de tromboplastina ativada são as principais alterações laboratoriais. Altos níveis de anticoagulante lúpico estão associados à maioria dos casos. O tratamento deverá ser prontamente instituído com anticoagulação plena com heparina IV e altas doses de corticosteroides. Alguns autores relatam benefício de uso de imunoglobulinas e plasmaférese.

MANIFESTAÇÕES RENAIS

O Quadro 65.2 apresenta as seis classes de classificação das nefrites.

Quadro 65.2 Classificação de nefrites.

Classe	Descrição
Classe I	Mesangial mínima = assintomática
Classe II	Mesangial proliferativa = hematúria e proteinúria discretas, função renal preservada
Classe III	Proliferativa focal = hematúria, cilindrúria, proteinúria (por vezes nefrótica), hipertensão arterial e discreta insuficiência renal
Classe IV	Proliferativa difusa (depósitos subendoteliais > 50% de glomérulos) = insuficiência renal significativa (forma mais comum e mais grave)
Classe V	Membranosa = síndrome nefrótica
Classe VI	Esclerosante (> 90% de glomérulos esclerosados) = doença renal crônica

Investigação complementar

- Ureia e creatinina; cálculo do *clearance* de creatinina pelo CKD-EPI
- Urina I, relação proteína/creatinina urinária ou proteinúria de 24 h
- Proteínas totais e frações (albumina)
- Colesterol total e frações (síndrome nefrótica)
- Anti-DNA
- C3, C4 e CH50.

Tratamento das nefrites

- Classes I e II: raramente necessitam de tratamento agressivo. O uso de inibidores da enzima de conversão da angiotensina (IECA) ou dos bloqueadores do receptor de angiotensina (BRA) é fundamental, pois evitam progressão do acometimento renal, com redução da proteinúria
- Classes III e IV: indução com pulsoterapia com metilprednisolona 1 g/dia durante 3 dias consecutivos e manter após prednisona 1 mg/kg/dia. Iniciar concomitantemente uso de imunossupressor com ciclofosfamida ou micofenolato. A retirada do corticosteroide deverá ser iniciada após 4 semanas de tratamento, de forma gradual.

MANIFESTAÇÕES MUSCULOESQUELÉTICAS

- Artrite e artralgias: migratória, poliarticular, simétrica e não deformante. Tratamento com analgésicos simples/anti-inflamatórios não esteroides (AINE) ou corticosteroides em baixa dose
- Miosite: fraqueza muscular proximal, aumento de enzimas musculares (CPK e aldolase). Tratamento com corticoterapia
- Osteonecrose de cabeça do fêmur: dor na região inguinal ou nádegas que piora com posição ortostática ou deambulação. RM auxilia no diagnóstico. Geralmente, evento adverso ao uso prolongado de glicocorticoides.

MANIFESTAÇÕES CARDIOPULMONARES

- Miocardite: taquicardia sustentada, arritmias, cardiomegalia, alterações do segmento ST, com elevação de marcadores de necrose miocárdica
- Pericardite: tamponamento cardíaco é raro
- Pleurite e derrame pleural: dor ventilatório-dependente
- Pneumonite aguda: febre, tosse, dispneia, hipoxia, estertores crepitantes, derrame pleural. Quadro semelhante à infeccção bacteriana, porém sem melhora com uso de antibióticos
- Hemorragia alveolar: complicação rara, porém com alta mortalidade (50 a 90%), mais comum em pacientes com comprometimento renal. Caracteriza-se por infiltrado pulmonar difuso, dispneia e febre, hemoptise presente em 50% dos casos, ou seja, a ausência de hemoptise nunca deverá excluir esse diagnóstico. Pode ocasionar anemia, e a queda da hemoglobina deve ser considerada um sinal

precoce. Em casos duvidosos, pode ser realizada broncoscopia com lavado broncoalveolar revelando hemossiderina nos macrófagos e culturas negativas. Biopsia pulmonar pode demonstrar capilarite pulmonar com depósito de imunocomplexos ou mesmo hemorragia no espaço alveolar sem inflamação ou destruição das estruturas alveolares. O tratamento deve ser instituído precocemente com doses altas de corticosteroide e ciclofosfamida. Relatos de caso têm proposto tratamento com plasmaférese, imunoglobulina ou rituximabe. Os fatores associados com maior taxa de mortalidade foram necessidade de ventilação mecânica (VM), infecção concomitante e uso de ciclofosfamida durante episódio agudo.

MANIFESTAÇÕES GASTRINTESTINAIS

- Vasculite mesentérica: dor abdominal prolongada, que piora após alimentação. Geralmente associada a SAF, vasculite cutânea ou vasculite do SNC
- Peritonite: sinais de irritação peritoneal sem outra causa identificável
- Pancreatite: por vasculite.

TRATAMENTO

Para todos os pacientes, se não houver contraindicação, deve-se iniciar o uso de antimaláricos (cloroquina ou hidroxicloroquina), pois evitam reativação de doença e permitem desmame de corticosteroides, e efeito benéfico no perfil lipídico, além de diminuírem a hipercoagulabilidade.

Os corticosteroides são potentes anti-inflamatórios e imunomoduladores, desempenhando papel importante no tratamento. Todavia, seu uso em longo prazo acarreta efeitos colaterais maléficos, como hipertensão, diabetes e osteoporose. Portanto, objetiva-se utilizar doses adequadas para cada manifestação clínica pelo menor tempo possível (Tabelas 65.2 e 65.3).

Tabela 65.2 Equivalência dos corticosteroides.

Corticoesteroide	Dose equivalente (mg)	Atividade mineralocorticoide	Meia-vida (h)
Hidrocortisona	20	Média	8 a 12 (curta ação)
Prednisona	5	Baixa	12 a 36 (ação média)
Prednisolona	5	Baixa	12 a 36
Metilprednisolona	4	Nula	12 a 36
Dexametasona	6,5	Nula	36 a 72 (ação prolongada)
Fludrocortisona	0,02	Alta	18 a 36

Tabela 65.3 Doses de corticosteroides para manifestações do LES.

Prednisona dose	Dose diária (mg)	Manifestação clínica
Baixa	< 7,5	Musculoesqueléticas
Média	7,5 a 30	Pele, serosites
Alta	30 a 100	Hematológicas, renais, neuropsiquiátricas, gastrintestinais
Muito alta	> 100	Renais, neuropsiquiátricas

A pulsoterapia pode ser utilizada quando se deseja obter efeitos mais rápidos e imunossupressores. Utiliza-se a metilprednisolona IV na dose de 1.000 mg/dia durante 3 dias. Seu uso causa menor supressão do eixo hipotalâmico-pituitária-adrenal (HPA) em comparação à prednisona de uso prolongado.

É essencial lembrar da pesquisa de *Strongyloides stercoralis* antes de iniciar a medicação. Se positiva ou indisponível, usar ivermectina via oral (VO), para evitar estrongiloidíase disseminada e sepse abdominal por Gram-negativos (Tabela 65.4).

PROGNÓSTICO E RISCO CARDIOVASCULAR

A mortalidade em curto prazo de pacientes com LES, que era causada principalmente por atividade de doença e infecção, diminuiu bastante. Com o aumento da longevidade foi possível observar a maior incidência de doença arterial coronariana prematura nesses pacientes.

CUIDADOS NO ACOMPANHAMENTO PÓS-ALTA/ AMBULATORIAL

Orientar vacinação de influenza anual e de pneumococo 23V com reforço a cada 5 anos.

Evitar exposição solar excessiva e utilizar protetores cutâneos para reduzir o risco de ativação da doença cutânea e sistêmica.

Tratar outros fatores de risco cardiovasculares, como hipertensão, diabetes, dislipidemia, obesidade e tabagismo.

Fazer avaliação da densidade mineral óssea, exames do metabolismo ósseo com cálcio e vitamina D. Prescrever reposição de colecalciferol se hipovitaminose D ou prescrever dose de manutenção de 1.000 U/dia, se uso crônico de corticosteroides.

Tabela 65.4 Medicações utilizadas no LES.

Medicamento	Dose-alvo	Toxicidade	Acompanhamento	Observações
Hidroxicloroquina	400 mg/dia (máximo de 6,5 mg/kg)	Ocular (depósito corneal), hiperpigmentação	Avaliação oftalmológica antes e anual pós-uso	Maior risco de retinopatia se: idosos, uso > 5 anos, retinopatia prévia, disfunção renal ou hepática
Metotrexato	15 a 25 mg/semana	Mielossupressão, hepatotoxicidade, pneumonite	Hemograma completo, função hepática, creatinina a cada 8 semanas	Associar ácido fólico 5 mg/semana
Azatioprina	2 mg/kg/dia	Mielossupressão, hepatotoxicidade	Hemograma completo, função hepática, creatinina a cada 8 semanas	Reduzir dose se insuficiência renal
Micofenolato de mofetila	2 a 3 g/dia	Diarreia, náuseas, mielossupressão	Hemograma completo, função hepática, creatinina a cada 8 semanas	Aumento de dose gradual para diminuir efeitos intestinais
Ciclofosfamida	Intravenosa: 0,5 a 1 g/m^2 de superfície corpórea	Mielossupressão, náuseas, cistite hemorrágica, câncer de bexiga, falência gonadal	Hemograma completo após 7 a 14 dias (nadir)	Reduzir dose se insuficiência renal

BIBLIOGRAFIA

Austin HA. Clinical evaluation and monitoring of systemic lupus erythematosis. Lupus. 1998;7:618-21.

Davidson A, Aranow C. Pathogenesis and treatment of systemic lupus erythematosus nephritis. Curr Opin Rheumatol. 2006;18:468-75.

Espinosa G, Cervera R. Antiphospholipid syndrome: frequency, main causes and risk factors of mortality. Nature Reviews Rheumatology. 2010;6(5):296-300.

Estes D, Christian CL. The natural history of systemic lupus erythematosus by prospective analysis. Medicine (Baltimore). 197;50(2):85-95.

Ganz VH, Gurland BJ, Deming WE, Fisher B. The study of the psychiatric symptoms of systemic lupus erythematosus. A biometric study. Psychosom Med. 1972;34(3):207-20.

Gibson T, Myers AR. Nervous system involvement in systemic lupus erythematosus. Ann Rheum Dis. 1975;35(5):398-406.

Heinlen LD, McClain MT, Merrill J, Akbarali YW, Edgerton CC, Harley JB, et al. Clinical criteria for systemic lupus erythematosus precede diagnosis, and associated autoantibodies are present before clinical symptoms. Arthritis Rheum. 2007;56(7):2344-51.

Hochberg MC. Updating the American College of Rheumatology revised criteria for the classification of systemic lupus erythematosus. Arthritis Rheum. 1997;40(9):1725.

Johnson RT, Richardson EP. The neurological manifestations of systemic lupus erythematosus. Medicine (Baltimore). 1968;47(4):337-69.

Mak A, Mok CC, Chu WP, To CH, Wong SN, Au TC. Renal damage in systemic lupus erythematosus: a comparative analysis of different age groups. Lupus. 2007;16:28-34.

Petri M, Orbai AM, Alarcón GS, Gordon C, Merrill JT, Fortin PR, et al. Derivation and validation of the Systemic Lupus International Collaborating Clinics classification criteria for systemic lupus erythematosus. Arthritis Rheum. 2012;64(8):2677-86.

Petri MA, Kiani AN, Post W, Christopher-Stine L, Magder LS. Lupus Atherosclerosis Prevention Study (LAPS). Ann Rheum Dis. 2011;70(5):760-5.

Skaggs BJ, Hahn BH, McMahon M. Accelerated atherosclerosis in patients with SLE--mechanisms and management. Nat Rev Rheumatol. 2012;8:214-23.

Weening JJ, D'Agati VD, Schwartz MM. The classification of glomerulonephritis in systemic lupus erythematosis revisited. J Am Soc Nephrol. 2004;15:241-50.

66 Monoartrite Aguda

Erika Yuki Yvamoto • Marcos Alexandre Frota da Silva

INTRODUÇÃO

A monoartrite aguda é considerada uma situação de emergência clínica. O correto atendimento, assim como o diagnóstico etiológico, assegura o rápido tratamento e pode evitar sequelas como a destruição articular e perda funcional.

História e exame físico são importantes para delinear as possíveis etiologias da dor monoarticular, sendo essencial a avaliação da presença ou não de derrame articular ou sinovite.

A ultrassonografia articular tem maior sensibilidade do que o exame físico para detectar sinovite. Também pode ser utilizada para guiar a aspiração do líquido sinovial. Os principais locais de punção articular dentro de um serviço de emergência são: joelho, ombro, tornozelo, cotovelo e, em alguns casos, o quadril.

Artrocentese é geralmente necessária para o diagnóstico definitivo, principalmente se a causa é incerta, podendo classificar o líquido como não inflamatório, inflamatório, hemorrágico ou séptico, conforme demonstrado na Tabela 66.1.

Conforme a classificação do líquido sinovial, é possível avaliar as principais etiologias, como é ilustrado na Figura 66.1.

Tabela 66.1 Classificação do líquido sinovial de acordo com suas características.

Tipo	Aspecto	Leucócitos/mm³	PMN (%)	Gram/cultura
Normal	Transparente	< 200	< 25	Negativa
Não inflamatório	Transparente	< 2.000	< 25	Negativa
Inflamatório	Translúcido a turvo	> 2.000	> 50	Negativa
Hemorrágico	Xantocrômico a hemático	Variável	50 a 75	Negativa
Séptico	Turvo	> 20.000	> 75	Positiva

PMN: polimorfonucleares

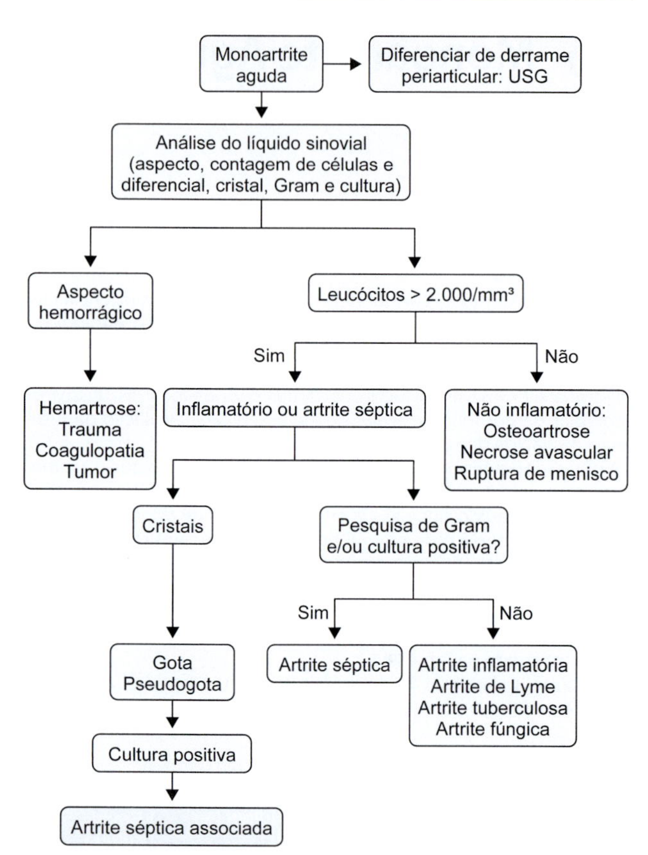

Figura 66.1 Principais etiologias da monoartrite aguda. USG: ultrassonografia.

CLASSIFICAÇÃO DO LÍQUIDO SINOVIAL

Hemartrose

- Definição: líquido xantocrômico com numerosas hemácias. Geralmente não coagula devido à fibrinólise crônica, enquanto o sangue de uma aspiração traumática geralmente coagula
- Possíveis etiologias: trauma, dano mecânico ou coagulopatia
- Em paciente sem evidência de trauma, deve-se obter dosagem sérica de protrombina (PT), tempo de tromboplastina parcial (TTP), contagem plaquetária e tempo de sangramento.

Inflamatório

- Definição: leucócitos > 2.000/mm^3
- Avaliar a presença de cristais na microscopia polarizada: urato monossódico (gota) e pirofosfato de cálcio (pseudogota)
- Gram-positivo e/ou cultura positiva: artrite séptica, com positividade em 100% dos casos, porém < 25% de positividade na artrite gonocócica. Realizar pesquisa antes da administração de antibióticos
- Ausência de cristais e infecção: avaliar doenças reumatológicas, incluindo hemograma, função hepática, velocidade de hemossedimentação (VHS), proteína C reativa (PCR), fator reumatoide (FR), peptídio citrulinado cíclico, HLA-B27, anticorpo antinuclear (FAN) ou sorologia para Lyme.

Não inflamatório

- Definição: leucócitos < 2.000/mm^3
- Exemplos: osteoartrose, necrose avascular ou ruptura de menisco.

ETIOLOGIAS DE MONOARTRITE AGUDA E CONDUTA

No Quadro 66.1 encontram-se as etiologias da monoartrite aguda.

Quadro 66.1 Etiologia de monoartite aguda.

Infecciosa	• Bactéria • Fungo • Micobactéria • Viral • Espiroqueta
Cristal	• Urato monossódico • Pirofosfato de cálcio • Hidroxiapatita • Oxalato de cálcio • Lipídico
Hemartrose	• Trauma • Anticoagulação • Fratura • Distúrbio de coagulação
Tumor	• Tumor de celulas gigantes tenossinovial • Condrossarcoma • Osteoma osteoide • Metástase
Reumatológico	• Artrite reumatoide • Espondiloartrite • Lúpus eritematoso sistêmico (LES) • Sarcoidose
Osteoartrite	• Variante erosiva
Desarranjo intra-articular	• Ruptura de menisco • Osteonecrose • Fratura

No pronto atendimento, as três principais etiologias de monoartrite aguda são infecção, artropatia microcristalina (gota e pseudogota) e trauma.

Artrite séptica

- Toda monoartrite aguda deve ser considerada séptica até que se prove o contrário
- Causas: principal é por disseminação hematogênica, mas pode também ocorrer por picada de insetos, outro trauma, inoculação direta em cirurgia da articulação ou contiguidade de osteomielite
- Agentes mais frequentes: *Staphylococcus aureus*, *Neisseria gonorrhoeae*, *Streptococcus* sp. e bacilos Gram-negativos
- Principais fatores de risco: idade avançada, prótese articular, procedimento articular prévio, artrite reumatoide, diabetes melito (DM), infecção concomitante e uso de drogas ilícitas
- A evolução do quadro clínico se dá em horas ou em 1 a 2 dias. O joelho é a articulação envolvida em mais de 50% dos casos. Articulações com artrite e sinovite prévia estão mais propensas, como em pacientes com artrite reumatoide, gota, pseudogota, osteoartrite, artropatia de Charcot
- Febre é observada em até 80% dos casos e mais de uma articulação pode ser acometida em até 20% dos pacientes
- Suspeitar de etiologia gonocócica em pacientes jovens com vida sexual ativa e quando o quadro é precedido por tenossinovite migratória ou oligoartrite associada a lesões cutâneas características.

Tratamento

Iniciar antibioticoterapia após coleta do líquido sinovial. A escolha inicialmente deve ser baseada no Gram:

- Cocos Gram-positivos: vancomicina 1 g de 12/12 h
- Bacilos Gram-negativos: cefalosporina 3ª geração – ceftriaxona, 1 g, 12/12 h
- Pesquisa negativa para o Gram: se imunocompetente, vancomicina 1 g de 12/12 h; se imunocomprometido, vancomicina associada à cefalosporina 3ª geração.

  Reavaliar terapia após resultado de cultura e antibiograma.

- Duração do antibiótico:
  - Via parenteral por no mínimo 14 dias, seguido de via oral (VO) por mais 14 dias
  - Se a bactéria for sensível aos antibióticos com alta biodisponibilidade, como fluoquinolonas, é possível diminuir o tempo de antibioticoterapia parenteral para 4 a 7 dias, seguidos de 14 a 21 dias de terapia oral
  - Cursos mais longos de terapia parenteral, de 3 a 4 semanas, são necessários no tratamento de bactérias como *P. aeruginosa* ou *Enterobacter* spp. e garante o tratamento adequado de artrite por *S. aureus*

- Escolha de VO:
  - *S. aureus*: cefalexina 500 mg de 6/6 h. Alérgicos: clindamicina 300 a 450 mg a cada 6 a 8 h
  - MRSA (*S. aureus* resistente à meticilina): clindamicina 300 a 450 mg a cada 6 a 8 h. Outros: sulfametoxazol-trimetoprima, doxiciclina, linezolida.

A drenagem deve ser realizada por representar um abscesso em cavidade fechada. Outras opções: aspiração com agulha, drenagem por artroscopia, drenagem cirúrgica aberta.

Artropatia microcristalina

- Cristais: de urato monossódico (gota) ou de pirofosfato de cálcio (pseudogota)
- Fatores de risco para gota: sexo masculino, DM, hipertensão, obesidade, insuficiência renal crônica, uso de diuréticos e consumo de álcool
- Fatores de risco para pseudogota: hemocromatose, hiperparatireoidismo e hipotireoidismo
- Crises recorrentes que melhoram espontaneamente e/ou presença de tofos sugerem gota. Pode haver febre baixa
- Articulações mais afetadas: primeira metatarsofalangiana (manifestação inicial em até 90% dos pacientes), tarso, tornozelo, joelhos, punhos e cotovelos
- Quanto antes for introduzido o tratamento, mais rápida e completa é a resolução da crise aguda. Medicação redutora de ácido úrico sérico não deve ser introduzida, porém, se paciente já faz uso, tal fármaco não deve ser interrompido.

Tratamento da crise de gota

Conforme característica do paciente, escolher 1 das 3 opções (Tabela 66.2).

Hemartrose

Trauma é a causa mais comum. O rápido acúmulo de sangue é devido à lesão de tecido mole, à fratura óssea ou osteocondral.

Joelho é o local mais frequentemente afetado no trauma, geralmente por torção. Solicitar inicialmente uma radiografia e avaliar necessidade de tomografia ou ressonância magnética (RM), conforme suspeita de lesão (fratura óssea ou lesão de cartilagem ou ligamentos, respectivamente).

Distúrbio da coagulação adquirido, hereditário ou iatrogênico evoluindo com hemartrose deve ser considerado quando é espontânea ou há mínima lesão traumática.

Outras causas: doenças neurológicas, infecciosas, vasculares, osteoartrite com condrocalcinose associada, neoplasias, incluindo tumor de células gigantes.

Tabela 66.2 Tipos de tratamento da crise da gota.

Tipo	Dose	Utilidade	Característica	Efeitos colaterais
Glicocorticoide	Prednisona/prednisolona 30 a 40 mg/dia em 1 ou 2 tomadas até melhora da inflamação, depois diminuir a dose, geralmente durante 7 a 10 dias	Altamente efetivo pela rápida ação anti-inflamatória, uso preferencial na maioria dos pacientes	Optar por outras opções, como AINE ou colchicina, em pacientes com infecção concomitante, intolerância prévia a glicocorticoides, diabetes descontrolada, pós-operatório em que os glicocorticoides podem prejudicar a cicatrização de feridas e em crises agudas recorrentes para evitar doses excessivas de glicocorticoide ao longo do tempo	Mudanças de humor, hiperglicemia, aumento da pressão arterial e retenção de líquido
AINE	Naproxeno 500 mg de 12/12 h; ou indometacina 50 mg de 8/8 h Suspender após 1 a 2 dias após completa resolução dos sintomas. Média de tratamento de 5 a 7 dias	Mais efetivo se iniciado dentro de 48 h do início da crise	Uso preferencial em pacientes menores de 60 anos, sem disfunção renal, cardiovascular ou doença ativa gastrintestinal AAS: não usar, devido ao efeito paradoxal do salicilato no acido úrico sérico	Intolerância gastrintestinal e piora da função renal
Colchicina	Colchicina 0,5 mg em dose de 1 a 1,5 mg/dia Primeiro dia usar 0,5 mg 8/8 h ou 1 mg seguido de 0,5 mg 1 h após primeira dose. Demais dias tomar 0,5 mg 1 a 2 vezes no dia, conforme tolerância, e reduzir a dose conforme melhora da inflamação	Utilizado em paciente que usa medicação como profilaxia ou que tem o medicamento disponível em casa para uso apenas no início da crise	Evitar o uso se insuficiência renal moderada a avançada ou insuficiência hepática em uso de medicações que inibem o citocromo P450 ou a membrana P-gp	Diarreia, náuseas e vômitos

AINE: anti-inflamatório não esteroide; AAS: ácido acetilsalicílico.

Tratamento

- Geral:
  - Imobilização, gelo, compressão inicial, analgesia e artrocentese
  - Evitar anti-inflamatórios não esteroides (AINE), por interferirem na função plaquetária
  - Hemartrose recorrente associada à hemofilia: considerar lavagem e instilação de corticosteroide intra-articular
- Específico: conforme cada causa, realizar tratamento específico direcionado ao distúrbio subjacente.

BIBLIOGRAFIA

Khanna PP, Gladue HS, Singh MK, FitzGerald JD, Bae S, Prakash S, et al. Treatment of acute gout: a systematic review. Semin Arthritis Rheum. 2014;44(1):31-8.

Mathews CJ, Kingsley G, Field M, Jones A, Weston VC, Phillips M, et al. Management of septic arthritis: a systematic review. Ann Rheum Dis. 2007;66(4):440-5.

Pascart T, Lioté F. Gout: state of the art after a decade of developments. Rheumatology (Oxford). 2018 Mar 13. [Epub ahead of print]

Parte 11

Outras Ocorrências em Pronto-Socorro

67 Emergências Dermatológicas

Giovanni Tani Beneventi • João Paulo Junqueira Magalhães Afonso

INTRODUÇÃO

Embora raras, as emergências dermatológicas podem ser fatais caso não sejam identificadas precocemente e bem conduzidas. O diagnóstico baseia-se na história clínica ampla e no exame clínico. Geralmente, os exames complementares pouco contribuem e não devem atrasar o tratamento.

URTICÁRIA E ANGIOEDEMA

Quadro clínico

- Urticária:
  - Pápulas e placas eritematoedematosas pruriginosas
  - Início súbito: 30 min a 1 h após contato com fator desencadeante
  - Duração de até 24 h
- Angioedema:
  - Edema delimitado na face (lábios, língua, úvula, orelhas, região periorbital), extremidades e genitália
  - Início abrupto
  - Duração: geralmente > 24 h
  - Pode haver sibilos, estridor e até insuficiência respiratória aguda.

Fatores desencadeantes (indeterminados em 60% dos casos)

- Alimentos: peixes, frutos do mar, castanhas, ovo, queijo, chocolate, tomate
- Medicamentos (13 a 20% dos casos): betalactâmicos, cefalosporinas, sulfonamidas, salicilatos, anti-inflamatórios não hormonais (AINH), inibidores da enzima conversora de angiotensina (IECA), anti-histamínicos, insulina não humana, opioides
- Fatores ambientais: pólen, plantas, produtos químicos
- Infecções: bacterianas (faringites), virais (HIV, hepatites), fúngicas
- Outros: contraste iodado, hemoderivados, vacinas, látex, exercício físico.

ABORDAGEM E TRATAMENTO

- Avaliar ABCDE (*airway, breathing, circulation, disability, exposure*)
- Para o diagnóstico, observar:
  - Início súbito do quadro
  - Alterações do ABC
  - Alterações cutâneas
- Em ambiente hospitalar:
  - Assegurar via respiratória
  - Oxigenoterapia
  - Epinefrina
  - Anti-histamínicos
  - Corticoterapia.

Via respiratória avançada

- Para angioedema de face, preferir a intubação nasofaríngea, se disponível
- A tentativa de intubação orotraqueal (IOT) deverá ser feita pelo membro mais experiente da equipe
- Considerar intubação nasotraqueal guiada por fibroscópio e cricotireoidostomia.

Epinefrina (ampola: 1 mg/mℓ)

- Indicada nos casos graves, com risco de edema laríngeo
- Aplicar 0,3 a 0,5 mℓ de solução 1:1.000, via subcutânea (SC) ou intramuscular (IM). Repetir em 5 a 10 min, se necessário.

Anti-histamínicos (Tabela 67.1)

- Tratamento de primeira linha; geralmente, são suficientes para controle dos sintomas na maioria dos casos
- Preferência aos não sedantes ou de 2ª geração, por apresentarem menos efeitos colaterais, podendo-se associar um sedante de 1ª geração à noite para casos mais graves
- Após tratamento inicial, deve-se manter dose diária de anti-histamínico por 3 semanas.

Identificar situações com risco de morte:

- A: edema, estridor, cornagem
- B: taquipneia, sibilos, fadiga, cianose, SpO_2 < 92%, confusão
- C: palidez, hipotensão, síncope, coma.

Monitorar:

- Oximetria
- Eletrocardiograma (ECG)
- Pressão arterial (PA).

Corticoterapia (bloqueio da reação tardia; Tabela 67.2)

- Uso associado aos anti-H_1 para bloqueio da reação tardia, em especial nos casos refratários ou em exacerbações agudas
- Utilizar por curto período, por conta dos efeitos colaterais em longo prazo.

Tabela 67.1 Anti-histamínicos H_1.

Fármaco	Nome comercial	Dose
Difenidramina	Difenidrin® ampola de 50 mg/mℓ Benadryl®	25 a 50 mg/dose IM Dose máxima: 400 mg/dia
Prometazina	Fenergan® ampola de 50 mg/2 mℓ comprimido de 25 mg Pamergan® Prometazol®	0,5 mg/kg/dose IV, lentamente em 10 min Dose máxima: 50 mg
Hidroxizina	Hixizine® comprimido de 25 mg	25 a 100 mg/dia, podendo ser fracionado a cada 6 h
Loratadina	Claritin® comprimido de 10 mg xarope 1 mg/mℓ	10 mg/dia
Não havendo resposta, pode ser associado um anti-histamínico H_2		
Ranitidina	Antak® ampola 50 mg/2 mℓ comprimidos 150 e 300 mg	50 mg IV, a cada 6 ou 8 h 150 mg/dose VO Dose máxima: 300 mg/dia
Cimetidina	Tagamet® ampola 300 mg/2 mℓ comprimidos 200 e 400 mg	300 mg/dose IV, a cada 6 ou 8 h 300 a 800 mg/dose VO, a cada 6 ou 8 h

IM: intramuscular; IV: intravenoso; VO: via oral.

Tabela 67.2 Corticosteroides.

Fármaco	Nome comercial	Dose
Prednisona	Meticorten® comprimidos 5 e 20 mg	0,5 a 1 mg/kg/dia
Hidrocortisona	Flebocortid® ampola de 100 e 500 mg	200 mg IV lento ou IM
Metilprednisolona	Solumedrol® ampola de 125 mg/2 mℓ	125 mg/dose IV, a cada 6 h

IM: intramuscular; IV: intravenoso.

REAÇÕES CUTÂNEAS GRAVES ADVERSAS A MEDICAMENTOS

Há critérios clínicos e laboratoriais que sugerem gravidade em casos de reação cutânea.

Critérios clínicos

- Gerais:
  - Febre > 40°C
  - Adenomegalia
  - Artralgia ou artrite
  - Taquipneia ou sibilos
  - Hipotensão
- Cutâneos:
  - Eritema confluente > 60%
  - Dor ou ardência
  - Edema facial
  - Necrose
  - Púrpura palpável
  - Bolhas ou descolamento epidérmico
  - Edema de língua ou úvula
  - Sinal de Nikolsky positivo (descolamento e deslizamento da epiderme sobre a derme após tração em pele normal adjacente à lesão)
  - Erosões de mucosa.

Critérios laboratoriais

- Eosinofilia > 1.000 células/mm^3
- Linfocitose com linfócitos atípicos
- Alteração de provas de função hepática.

Necrólise epidérmica tóxica (NET) e síndrome de Stevens-Johnson (SSJ)

Espectros de doença bolhosa grave, geralmente desencadeada por medicamentos (até 80% dos casos), mas que também pode ser causada por infecções virais, bacterianas, vacinações, radioterapia, doença do enxerto *versus* hospedeiro e neoplasias (linfomas).

A distinção entre as duas patologias se dá pela área de superfície corporal afetada:

- < 10%: SSJ
- 10 a 30%: *overlap* entre ambas
- > 30%: NET.

Os fármacos comumente envolvidos na gênese de NET/SSJ são:

- Anticonvulsivantes: fenitoína, carbamazepina, fenobarbital, ácido valproico
- Antibióticos: penicilinas, cefalosporinas, sulfametoxazol-trimetoprima, quinolonas, macrolídeos, tetraciclinas
- AINH

- Alopurinol
- Corticosteroides
- Antineoplásicos.

Quadro clínico

Máculas eritematosas ou violáceas, lesões em alvo, bolhas flácidas, erosões, úlceras e/ou exantema em tórax, dorso e pescoço.

A erupção inicia-se no tronco, geralmente poupando áreas palmoplantares. O envolvimento de mucosas, principalmente oral, está presente em 80% dos casos. Quase sempre, o couro cabeludo é poupado. Há sinal de Nikolsky. As lesões são dolorosas e o quadro se torna mais grave pelo descolamento da epiderme, simulando grande queimado. Há alto risco de infecção, desidratação e distúrbios hidreletrolíticos graves que podem resultar em morte.

Sintomas sistêmicos como febre, tosse, cefaleia, coriza, mialgia e artralgia podem ocorrer e preceder o quadro cutâneo em até 1 semana. Outras manifestações possíveis incluem irritação ocular, fotofobia, conjuntivite, uveíte anterior, úlcera de córnea, panoftalmite, traqueobronquite, pneumonite, aderências gastrintestinais, necrose tubular aguda, hematúria e estenose vaginal.

O diagnóstico é clínico, com auxílio anatomopatológico e de exames gerais.

Tratamento

- Suspensão precoce de todos os fármacos suspeitos
- Internação em unidade de terapia intensiva (UTI)
- Controle térmico
- Reposição hidreletrolítica
- Suporte nutricional intensivo
- Curativos (técnicas estéreis)
- Terapêutica farmacológica (idealmente nas primeiras 24 a 48 h)
  - Ciclosporina: 3 a 5 mg/kg/dia, dividida a cada 12 h
  - Ciclofosfamida: 100 a 300 mg/dia durante 5 dias, porém com resultados inferiores aos da ciclosporina
  - Inibidores do TNF-α (infliximabe, etanercepte): alguns relatos de caso sugerem benefício na reepitelização e redução da mortalidade
  - Plasmaférese: sem grandes evidências de benefício
  - Imunoglobulina intravenosa: questionável. Dose $\geq$ 2 g/kg, dividida em 3 a 5 dias
  - Corticosteroides: uso controverso e não recomendável após as primeiras 48 h
  - Antibióticos: somente se estabelecida infecção secundária.

Prognóstico

Uma escala objetiva empregada na prática clínica chamada SCORTEN é utilizada para ambas as condições, sendo mais acurada quando calculada não só no 1º, mas também no 3º dia de internação (Quadro 67.1).

Quadro 67.1 Escala SCORTEN.

Fator de risco	0	1
Idade	< 40 anos	> 40 anos
Malignidade	Não	Sim
Frequência cardíaca (bpm)	< 120	> 120
Ureia sérica (mg/dℓ)	< 27	> 27
Área corporal total afetada (%)	< 10	> 10
Bicarbonato sérico (mEq/ℓ)	> 20	< 20
Glicose sérica (mg/dℓ)	> 250	< 250
Número de fatores de risco	**Taxa de mortalidade (%)**	
0 a 1	3,2	
2	12,1	
3	35,3	
4	58,3	
5 ou mais	> 90	

DRESS

DRESS (*drug reaction with eosinophilia and systemic symptoms*), ou erupção por drogas com eosinofilia e sintomas sistêmicos, é uma reação cutânea com acometimento multivisceral cuja taxa de mortalidade é de 10%.

Fármacos associados

- Anticonvulsivantes aromáticos: fenitoína, carbamazepina, fenobarbital
- Sulfonamidas: sulfametoxazol, sulfassalazina, sulfadiazina
- Relatos de casos após o uso de alopurinol, sais de ouro, dapsona, sulfassalazina, talidomida, lamotrigina, bloqueadores dos canais de cálcio, ranitidina, dipirona e antirretrovirais (indinavir, nevirapina).

Quadro clínico e laboratorial

O diagnóstico fundamenta-se na história clínica e na avaliação laboratorial. Quadros clínicos incompletos (p. ex., hepatite sem erupção cutânea) tornam difícil o diagnóstico.

- Cutâneo:
  - Início de 2 a 6 semanas (até 2 meses)
  - Febre, erupção morbiliforme ou maculopapular em face, tronco e membros superiores
  - Edema de face, vesículas, bolhas finas, pústulas estéreis

- Hepático:
  - Elevação isolada das transaminases
  - Hepatomegalia discreta
  - Raramente necrose maciça e insuficiência hepática (principal causa de morte)
- Hematológico:
  - Adenomegalia difusa, dolorosa
  - Anemia
  - Leucocitose > 50.000 células/mm^3
  - Linfocitose com atipia
  - Eosinofilia (pode superar 20.000 células/mm^3)
- Outros:
  - Infiltrado pulmonar
  - Miocardite
  - Pericardite
  - Nefrite intersticial
  - Miosite
  - Pancreatite.

Tratamento

Suspender a medicação que desencadeou o quadro. Não há tratamento específico. Preconizam-se corticosteroides: prednisona em doses ≥ 0,5 mg/kg/dia ou metilprednisolona 60 mg a cada 6 h com melhora dos sintomas e dos parâmetros laboratoriais. Durante a redução da corticoterapia pode haver recidiva das lesões cutâneas e da hepatite.

BIBLIOGRAFIA

Borchersm AT, Lee JL, Naguwa SM, Cheema GS, Gershwin ME. Stevens-Johnson syndrome and toxic epidermal necrolysis. Autoimmun Rev. 2008;7(8):598-605.

Criado PR, Criado PFJ. Severe cutaneous adverse drug reactions – relevant aspects to diagnosis and treatment – Part II. An Bras Dermatol. 2004;79(5):587-601.

El-Shanawany T, Williams PE, Jolles S. Clinical immunology review series: an approach to the patient with anaphylaxis. Clin Exp Immunol. 2008;153(1):1-9.

Loverde D, Files DC, Krishnaswamy G. Angioedema. Crit Care Med. 2017;45(4):725-35.

Maverakis E, Wang EA, Shinkai K, Mahasirimongkol S, Margolis DJ, Avigan M, et al. Stevens-Johnson syndrome and toxic epidermal necrolysis standard reporting and evaluation guidelines: results of a National Institutes of Health Working Group. JAMA Dermatol. 2017;153(6):587-92.

Prado C, et al. Farmacodermias. Atualização terapêutica – 2014/2015 – Diagnóstico e tratamento. 2014;25:635-8.

Prado C, et al. Urticária. Atualização terapêutica – 2014/2015 – Diagnóstico e tratamento. 2014;25:698-700.

Radonjic-Hoesli S, Hofmeier KS, Micaletto S, Schmid-Grendelmeier P, Bircher A, Simon D. Urticaria and angioedema: an update on classification and pathogenesis. Clin Rev Allergy Immunol. 2018;54(1):88-101.

Rotta O. Farmacodermias. Guias de medicina ambulatorial e hospitalar da Unifesp-EPM – Dermatologia. Barueri: Manole; 2008. p. 187-94.
Rotta O. Urticária. Guias de medicina ambulatorial e hospitalar da Unifesp-EPM – Dermatologia. Barueri: Manole; 2008. p. 213-7.
Schneider JA, Cohen PR. Stevens-Johnson syndrome and toxic epidermal necrolysis: a concise review with a comprehensive summary of therapeutic interventions emphasizing supportive measures. Adv Ther. 2017;34(6):1235-44.
Wong A, Malvestiti AA, Hafner MF. Stevens-Johnson syndrome and toxic epidermal necrolysis: a review. Rev Assoc Med Bras. 2016;62(5):468-73.
Zimmermann S, Sekula P, Venhoff M, Motschall E, Knaus J, Schumacher M, et al. Systemic Immunomodulating therapies for Stevens-Johnson syndrome and toxic epidermal necrolysis: a systematic review and meta-analysis. JAMA Dermatol. 2017;153(6):514-22.

68 Declarações, Atestado Médico, Atestado de Óbito

Vanessa Souza Santos Truda • Letícia Sandre Vendrame

INTRODUÇÃO

O atestado médico é um documento de fé pública que o médico fornece ao paciente com objetivo de comprovar a veracidade de sua condição de saúde ou doença.

Segundo o Conselho Regional de Medicina (CRM), o fornecimento de atestado médico é um ato médico, sendo um direito inalienável do paciente e não podendo ser cobrado.

ATESTADO *VS.* DECLARAÇÃO

Do ponto de vista semântico, *atestar* significa provar, reprovar ou comprovar um fato, enquanto *declaração* é apenas um relato. Na prática, os dois termos acabam sendo usados como sinônimos, e para o CRM têm o mesmo peso ético.

INFORMAÇÕES OBRIGATÓRIAS DO ATESTADO

Todo atestado médico deve conter:

- Tempo de afastamento da atividade concedido para recuperação do paciente
- Dados escritos de modo legível
- Identificação do emissor, por meio de assinatura e número do registro do CRM. O uso de carimbo é opcional, o importante é que essas informações estejam explicitadas no documento.

O paciente deve ser esclarecido sobre a não obrigatoriedade de informar o diagnóstico para a validade do atestado, mas poderá ser informado se o paciente desejar e autorizar.

ATESTADO DE COMPARECIMENTO

Destina-se a comprovar que a pessoa acompanhou o paciente durante consulta, internação, exames, entre outros.

Não há leis que obrigue o empregador a conceder licença ao empregado que acompanhou um paciente. No entanto, o médico pode atestar que é importante a presença de um acompanhante (como no caso de idosos, crianças e portadores de deficiência), ficando a critério do empregador conceder ou não a licença.

ATESTADO DE MORBIDADE

Tem como finalidade atestar que o paciente apresenta alguma condição mórbida, especificando a necessidade de afastamento provisório ou permanente e a necessidade de repouso total ou relativo.

DECLARAÇÃO DE ÓBITO

Declaração de óbito *vs.* certidão de óbito

Declaração de óbito é o nome oficial ao atestado médico de óbito. Já certidão de óbito é o documento jurídico fornecido pelo cartório de registro civil em que se registra o óbito.

O preenchimento da declaração de óbito é realizado apenas pelo médico, que é responsável ética e juridicamente pelo atestado.

Finalidade

A declaração de óbito tem duas finalidades principais:

- Possibilitar o registro de óbito, documento que cessa juridicamente a vida de uma pessoa
- Fornecer informações que permitam conhecer a situação de saúde de uma população, podendo gerar ações com impacto em saúde pública.

Composição

A declaração é composta de três vias, pré-numeradas sequencialmente, fornecida pelo Ministério Saúde e distribuída pelas Secretarias Estaduais e Municipais de Saúde.

As duas primeiras vias são encaminhadas para o serviço funerário municipal, sendo a 1ª encaminhada para o Programa de Aprimoramento das Informações de Mortalidade (PRO-AIM) e a 2ª para o cartório para a emissão da certidão de óbito. Já a 3ª via fica anexada ao prontuário médico.

Preenchimento

- Parte I: preenchida pelo cartório de registro civil
- Parte II: identificação do falecido. Deve ser preenchida com bastante atenção, dada a sua grande importância judicial
- Parte III: endereço habitual do falecido
- Parte IV: informações sobre o local da ocorrência do óbito
- Parte V: destinada a casos de óbito fetal ou de menores de 1 ano. É de grande importância para estudos de condições materno-infantis

- Parte VI: descreve condições e causas do óbito, discriminando diagnósticos que contribuíram ou estiveram presentes no momento do óbito. No campo 49, há duas partes:
  - Parte 1: constituída pelas linhas "a", "b", "c" e "d", destinadas às causas que levaram à morte, organizadas em sequência lógica. Na linha "a" deve constar a causa imediata do óbito e, nas linhas subsequentes, as causas que descadearam o diagnóstico final
  - Parte 2: destina-se aos diagnósticos que podem ter contribuído para o óbito e comorbidades do falecido (Figura 68.1)
- Parte VII: dados do médico responsável pela emissão
- Parte VIII: destinada aos casos de morte por causas externas
- Parte IX: utilizada em localidades em que não há médico; o atestado deve ser, então, preenchido por 2 testemunhas.

Responsável pela emissão

Morte natural sem assistência médica

- Locais com Serviço de Verificação de Óbito (SVO): a declaração deve ser fornecida pelos médicos do SVO
- Locais sem SVO: a declaração deve ser fornecida pelos médicos do serviço público de saúde mais próximo do local que ocorreu o evento ou, estando ausentes, por qualquer médico da localidade.

Morte natural com assistência médica

Nesses casos, a declaração de óbito deve ser fornecida pelo médico que prestava assistência ao enfermo.

Mortes violentas ou não naturais

Morte não natural são aquelas decorrentes de homicídios, suicídios, acidentes e mortes suspeitas.

O atestado de óbito deve ser fornecido pelo médico legista, independentemente do tempo entre o evento e a morte.

Em localidades onde não houver legista, qualquer médico nomeado por autoridade judicial ou policial poderá ter função de perito legista. O médico assim designado deve anotar a natureza das lesões que houver e as circunstâncias do evento e emitir o atestado de óbito.

SITUAÇÕES ESPECIAIS

Morte em ambulância

Em caso de morte por causa externa, o corpo deve ser encaminhado ao Instituto Médico Legal (IML). Se morte por causa natural, o atestado poderá ser emitido pelo médico que acompanhou o falecimento durante o transporte, desde que haja informações suficientes para o seu preenchimento.

Se não houver médico acompanhando o paciente na ambulância e a morte for por causa natural, o atestado poderá ser emitido pelo médico que encaminhou o paciente ou pelo médico receptor do paciente,

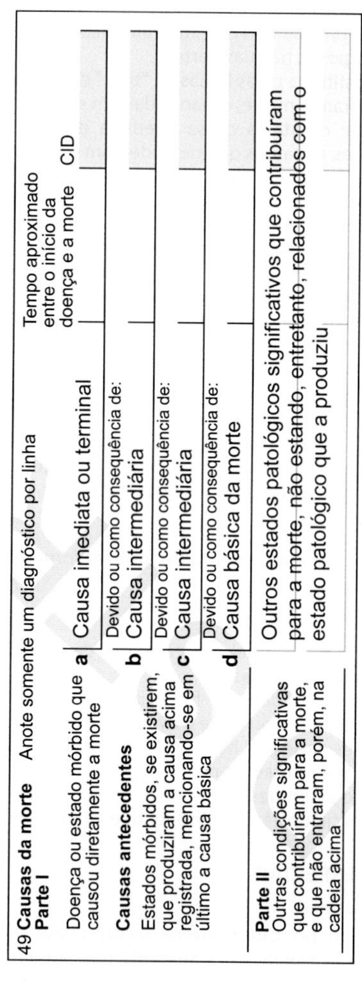

49 Causas da morte Anote somente um diagnóstico por linha

Parte I			Tempo aproximado entre o início da doença e a morte	CID
Doença ou estado mórbido que causou diretamente a morte	a	Causa imediata ou terminal		
Causas antecedentes Estados mórbidos, se existirem, que produziram a causa acima registrada, mencionando-se em último a causa básica	b	Devido ou como consequência de: Causa intermediária		
	c	Devido ou como consequência de: Causa intermediária		
	d	Devido ou como consequência de: Causa básica da morte		
Parte II Outras condições significativas que contribuíram para a morte, e que não entraram, porém, na cadeia acima		Outros estados patológicos significativos que contribuíram para a morte, não estando, entretanto, relacionados com o estado patológico que a produziu		

Figura 68.1 Parte VI do atestado médico.

desde que haja um relatório médico que possibilite concluir o diagnóstico do falecimento. Se não houver informações, o corpo deverá ser encaminhado ao SVO. No caso de morte por causa externa, encaminhar o corpo ao IML.

Morte fetal

O médico que assistiu a gestante deve fornecer atestado de óbito para feto que faleceu se:

- Idade gestacional ≥ 20 semanas; ou
- Peso ≥ 500 g; ou
- Estatura ≥ 25 cm.

Peças anatômicas retiradas por ato cirúrgico

Para que haja o sepultamento da peça é necessário que o médico faça um relatório em papel timbrado com descrição do procedimento realizado, que será destinado ao departamento administrativo do cemitério.

BIBLIOGRAFIA

Centro Brasileiro de Classificação de Doenças. A declaração de óbito: documento necessário e importante. 2. ed. Brasília: Centro Brasileiro de Classificação de Doenças em Português; 2007. (Série A: normas e manuais técnicos.)

Código de ética médica: código de processo ético-profissional, Conselho de medicina, Direitos dos pacientes. São Paulo: CREMESP; 2017.

Conselho Regional de Medicina do Distrito Federal. Guia prático sobre atestados médicos: leis, normas, pareceres, resoluções, questões mais comuns. Brasília: CRMDF; 2007.

69 Ética na Emergência

Sofia Rocha San Martín • Davi Jing Jue Liu

INTRODUÇÃO

O atendimento de emergência deve ser fundamentado em bases humanas, éticas e legais. A ética médica na emergência visa ao comprometimento dos médicos no exercício de sua profissão aos pacientes em situações críticas.

CHEGADA DO PACIENTE

Prioridade do atendimento e superlotação

Devem ser atendidos prioritariamente os pacientes mais graves, mas todos devem ser atendidos. Com relação ao uso de equipamentos e materiais, deve ser observada a ordem cronológica de chegada, pois maiores chances de sobrevivência não valem para o poder judiciário como critério.

No caso de superlotação, pode haver a contratação de leitos em rede privada, sendo essa situação de responsabilidade do Estado.

O médico que atua em situação de superlotação deve transferir a responsabilidade à diretoria técnica e comunicar aos conselhos regionais a dificuldade no atendimento.

ATENDIMENTO DE EMERGÊNCIA

Tomada de decisões

A tomada de decisões no ambiente crítico da sala de emergência deve estar fundamentada nos quatro princípios éticos:

- Autonomia: garantir o direito do paciente de participar da tomada de decisões médicas
- Beneficência: atuar pelo melhor interesse dos pacientes
- Não maleficência: não prejudicar o paciente
- Justiça: tratar todos de forma justa de modo que os recursos de saúde sejam usados de maneira equitativa.

No processo de tomada de decisão, o médico irá agir no cumprimento legal do seu dever e respeitar a autonomia do paciente salvo em iminente risco de vida. Nessa situação, a Constituição Federal de 1988 define a vida como um bem indisponível, e que no confronto entre dois bens deve-se prevalecer o de maior valor. Segundo o Artigo VIII do Código de Ética Médica: "O médico não pode, em nenhuma circunstância ou sob nenhum pretexto, renunciar à sua liberdade profissional, nem permitir quaisquer restrições ou imposições que possam prejudicar a eficiência e a correção de seu trabalho".

Paradigmas

É um desafio na sala de emergência conciliar um tratamento rápido e objetivo com constantes éticas da relação médico-paciente.

Proporcionalidade terapêutica *vs.* futilidade médica

Proporcionalidade terapêutica é a adequação dos meios terapêuticos empregados para proporcionar qualidade de vida e resultados previsíveis. A futilidade médica designa um esforço de oferecer um benefício remoto ao paciente em contexto de alta probabilidade de falha, sendo o benefício alcançado não reprodutível sistematicamente.

Futilidade fisiológica. Existem evidências conclusivas de que o paciente está fisiologicamente inapto de reversibilidade. Nesse sentido, manobras ou intervenções devem ser evitadas.
Futilidade probabilística. Há deterioração clínica a despeito de terapia otimizada. Intervenções médicas subsequentes carregam baixa probabilidade de sucesso.

Julgamento clínico (Quadro 69.1)

As condutas em sala de emergência equilibram-se na beneficência e na não maleficência. A efetividade da intervenção é baseada em fundamentos fisiológicos da patologia com resultados reprodutíveis sustentados na ciência. Em um contexto de apresentação clínica normal, existe uma perspectiva plausível e esperada do desfecho.

Já o benefício da intervenção envolve uma avaliação individualizada com análise técnica de outros elementos que, embora reprodutíveis em cenário científico, dificultam uma interpretação sistemática. Comorbidades, cognição, estilo de vida e percepção pessoal do binômio saúde-doença são variantes biopsicossociais que atuam no equilíbrio de beneficência e não maleficência. O conhecimento e a relevância da opinião do paciente são fundamentais.

A consequência da intervenção são efeitos não imediatos do conjunto de tomada de decisão que culminaram na intervenção médica proposta. São elementos que extrapolam o cenário da sala de emergência e que envolvem muitas vezes familiares, o ambiente e a sociedade, assim como outros médicos, e que devem ser levados em consideração na decisão entre benefício e dano da intervenção. O conhecimento do ambiente social, familiar e do sistema de saúde nos quais se insere o paciente é pertinente.

Quadro 69.1 Equilíbrio no julgamento clínico.

Princípios	Tomada de decisão
Efetividade da intervenção	Decisão médica
Benefício da intervenção	Decisão paciente/família
Consequências da intervenção	Decisão conjunta

Respaldo na tomada de decisão

Decisões médicas na sala de emergência são complexas e influenciadas por muitos fatores. As decisões devem ser sempre respaldadas pelos princípios éticos (autonomia, beneficência, não maleficência e justiça). É fundamental que, em seu julgamento clínico, o médico na sala de emergência leve em consideração a efetividade, o benefício e as consequências do tratamento (Figura 69.1).

Nas situações clínicas irreversíveis e terminais, deve-se evitar a realização de procedimentos diagnósticos e terapêuticos desnecessários (distanásia) e promover aos pacientes nessa condição todos os cuidados paliativos apropriados (ortotanásia). No Brasil, deve-se estar ciente da ilegalidade da eutanásia.

Respeitar o princípio da autonomia não significa que o paciente tem o direito de requisitar demandas e procedimentos que não são indicados. No processo de tomada de decisões profissionais, de acordo com seus ditames de consciência e as previsões legais, o médico aceitará as escolhas de seus pacientes, relativas aos procedimentos diagnósticos e terapêuticos por eles expressos, desde que adequadas ao caso e cientificamente reconhecidas. A liberdade na decisão médica é respaldada pelo Conselho Federal de Medicina (CFM).

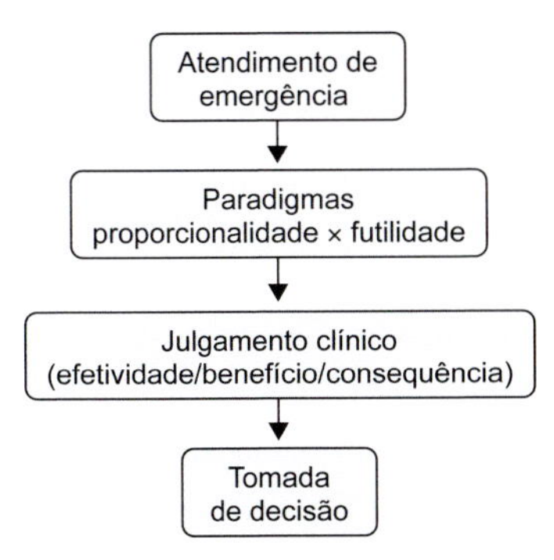

Figura 69.1 Atendimento na sala de emergência.

PRONTUÁRIO

O prontuário deve conter os dados clínicos necessários para a boa condução do caso e para isso são fundamentais uma boa anamnese e um bom exame físico. Deve ser preenchido, com letra legível, a cada avaliação do paciente, em ordem cronológica com data, hora, assinatura e número de registro do médico no Conselho Regional de Medicina.

O prontuário fica sob a guarda do médico ou da instituição que assiste o paciente, mas é direito do paciente acesso a seu prontuário, bem como obter cópia e receber explicações necessárias a sua compreensão.

A cópia do prontuário para atender ordem judicial ou para a própria defesa do médico deve ser autorizada por escrito pelo paciente. Quando o prontuário for apresentado em sua própria defesa, o médico deverá solicitar que seja observado o sigilo profissional.

Quando requisitado judicialmente o prontuário, este será disponibilizado ao perito médico nomeado pelo juiz. É vedado ao médico deixar de fornecer cópia do prontuário médico de seu paciente quando de sua requisição pelos Conselhos Regionais de Medicina.

PARALISAÇÕES

O Código de Ética Médica veda o direito do médico em situações de urgência e emergência de suspender suas atividades, mesmo em situações mínimas de trabalho e remuneração, e mesmo que respaldado por decisão majoritária da categoria.

COMISSÕES DE ÉTICA MÉDICA E NOTIFICAÇÃO DE PROCESSO ÉTICO

As comissões de Ética Médica (Resolução CFM n. 1.657/2002) são representações dos conselhos regionais dentro dos hospitais. Trabalham para zelar pelo bom desempenho ético dos médicos e realizar sindicâncias de apuração de eventuais denúncias (Figura 69.2). Caso constatada infração ao Código de Ética Médica, a denúncia é encaminhada ao Conselho Regional de Medicina.

Ao receber uma notificação de processo ético pela Comissão de Ética Médica ou pelo Conselho Regional de Medicina, se o médico for denunciado cível ou criminalmente, é recomendável que contate um advogado para formalização nos três níveis. Se o caso for eminentemente ético, o médico pode se defender sozinho.

No caso de denúncia ética, é recomendável que o médico anexe provas, nomes de testemunhas, dados de literatura e se pronuncie com brevidade sempre que convocado, com enfoque ao conteúdo da denúncia (Figura 69.3).

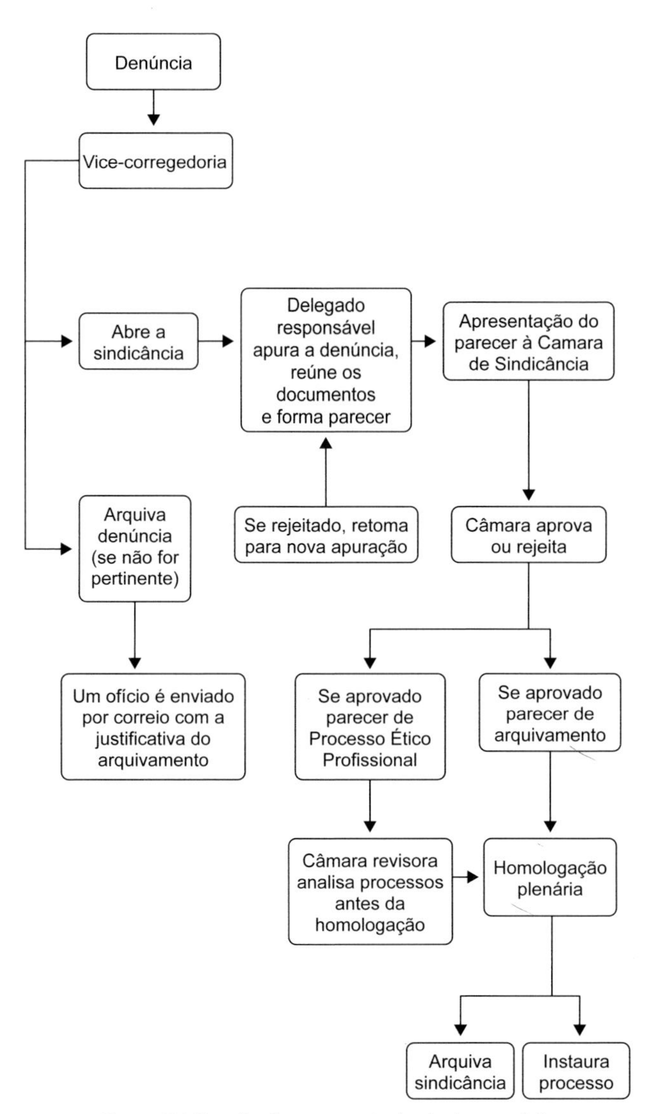

Figura 69.2 Tramitação no caso de denúncia ao médico.

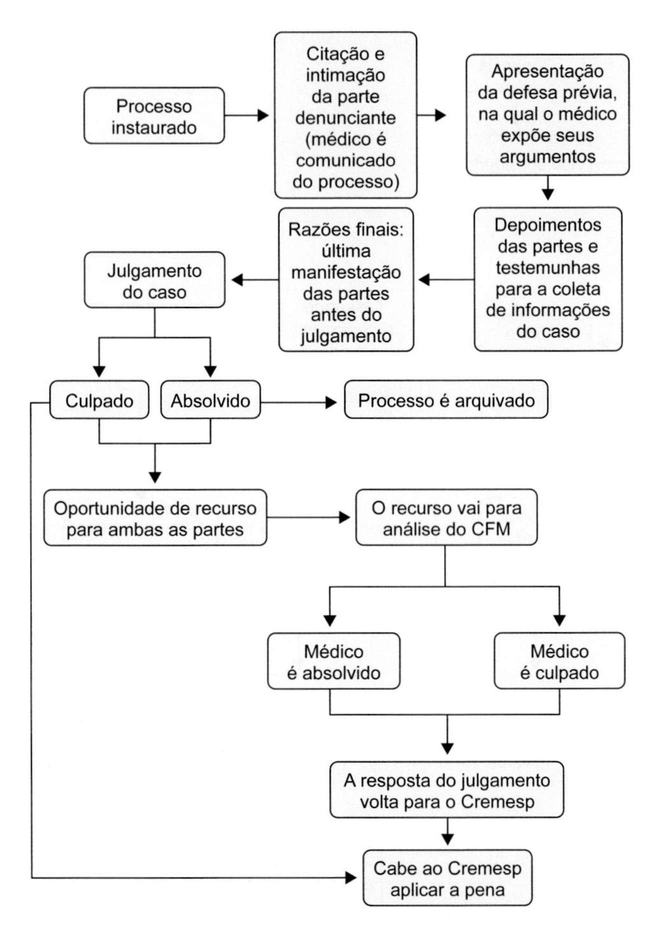

Figura 69.3 Julgamento de processo médico. CFM: Conselho Federal de Medicina; Cremesp: Conselho Regional de Medicina do Estado de São Paulo.

CONSIDERAÇÕES FINAIS

- Devem ser atendidos prioritariamente os mais graves, e os aparelhos são usados em ordem cronológica de chegada. Superlotação e falta de recursos devem ser comunicados ao diretor técnico
- A tomada de decisões deve ser baseada em autonomia, beneficência, não maleficência e justiça
- Paradigmas são situações de conflito ético, e o médico em seu julgamento clínico deve avaliar a efetividade, o benefício e as consequências da sua decisão
- A decisão médica para pacientes em fim de vida deve evitar a distanásia
- É vedado ao médico suspender suas atividades em situações de urgência e emergência.

BIBLIOGRAFIA

Código de Ética Médica. Resolução CFM n. 1.931, de 17 de setembro de 2009. Diário Oficial da União; Poder Executivo, Brasília, DF, 24 set. 2009. Seção I, p. 90-2.

Cremesp. O médico e a justiça: um estudo sobre as ações judiciais relacionadas ao exercício profissional da medicina. São Paulo: Conselho Regional de Medicina do Estado de São Paulo; 2006.

Martins HS, Damasceno MCT, Awada SB. Pronto-socorro: diagnóstico e tratamento em emergências. 2. ed. rev. e ampl. Barueri: Manole; 2008.

Pereira LA. Aspectos éticos e legais do atendimento em emergência. Revista AMRIGS. 2004;48(3):190-4.

70 Peculiaridades do Paciente Geriátrico no Pronto-Socorro

Patrícia de Castro Rodrigues • André Castanho de Almeida Pernambuco

INTRODUÇÃO

O paciente idoso no pronto-socorro requer análise e cuidado diferentes do paciente adulto. As particularidades da população acima de 60 anos nem sempre são levadas em conta, porém podem acarretar mudanças decisivas de condutas. Deve-se atentar para o grande crescimento da população nessa faixa etária nos últimos anos e nas projeções populacionais futuras, o que gera maior sobrecarga dos serviços de saúde em quantidade de atendimentos e recursos utilizados.

Neste capítulo serão expostas as principais peculiaridades a serem consideradas no paciente idoso no contexto de pronto-socorro, visando a garantir um atendimento mais adequado, evitar iatrogenias e custos desnecessários para a saúde.

DADOS DEMOGRÁFICOS

Segundo dados do IBGE, a população brasileira idosa apresenta taxas de crescimento de mais de 4% ao ano no período de 2012 a 2022. Em 2000, a população com 60 anos ou mais era de 14,2 milhões, passando a 19,6 milhões em 2010. Para 2030, esse número é estimado em 41,5 milhões de pessoas com mais de 60 anos; e em 2060, 73,5 milhões. É esperado, para os próximos 10 anos, um aumento médio anual de 1 milhão de idosos.

Em relação à expectativa de vida, também é estimado um aumento importante, quando comparados dados de 2000 e projeções de 2030. A sobrevida média aos 60 anos era de 18,9 anos, em 2000, e passará a 25,6 anos, em 2030. No homem, a sobrevida aos 60 anos passará de 16,9 para 23,2 anos e na mulher, o aumento será de 20,7 para 27,9 anos.

Diante dos dados estatísticos, fica evidente a grande participação dessa população nos serviços de saúde. Os idosos, além de representaram uma grande parte dos atendimentos no pronto-socorro, também são a parcela mais custosa, seja pelo maior número de comorbidades e polifarmácia, seja pela maior gravidade dos casos, ou ainda por demandar mais cuidados e tempo da equipe de enfermagem, já que muitos apresentam algum grau de dependência. Pacientes geriátricos, apenas pela idade, já possuem pontuação maior em diversos escores de gravidade das doenças, como em pneumonia, síndrome coronariana aguda e pancreatite.

POLIFARMÁCIA

Estudos populacionais mostraram que 40% dos pacientes acima de 65 anos usam de 5 a 9 medicamentos diariamente, e 18% usam mais de 10 medicamentos. Deve-se ficar atento ao risco de interações medicamentosas e reação adversa quando o paciente apresenta prescrições de múltiplos fármacos, geralmente de uso prolongado. A polifarmácia é definida pelo uso de mais de 4 medicações, o que já aumenta o risco de reação adversa em 3 vezes. Além disso, a chance de interação medicamentosa cresce exponencialmente em relação à quantidade de fármacos em uso, sendo 50% com uso de 5 medicamentos concomitantes e chegando a 90% em pacientes que usam 10 ou mais medicações.

Portanto, ao prescrever medicações novas para esses pacientes, é preciso cautela ao avaliar necessidade e benefício dos tratamentos. Ferramentas como os critérios de Beers e o PRISCUS podem ser utilizadas para consulta de lista de medicamentos potencialmente inapropriados para idosos, para auxílio na tomada de decisões. Também é importante ressaltar que alguns medicamentos necessitam de ajuste da dose para idade ou de acordo com comorbidades, como ajuste para função renal ou fármacos contraindicados em pacientes com alteração de QT em eletrocardiograma. Na Tabela 70.1 são listadas algumas dos principais medicamentos e sua recomendação.

DELIRIUM

Pacientes idosos com comorbidades sabidamente podem não apresentar quadros clínicos típicos das patologias, referindo sintomas brandos ou inespecíficos (como alteração do nível de consciência ou sonolência), que não direcionam inicialmente para a principal hipótese diagnóstica. Na síndrome coronariana aguda, por exemplo, o principal sintoma referido pelo idoso é dispneia, e o segundo quadro mais comum é o de *delirium*. Apenas cerca de 20% apresenta quadro de dor típica. A hipótese diagnóstica torna-se mais desafiadora nesses pacientes e, portanto, exige cuidado.

O *delirium* é uma causa comum de procura do pronto-socorro por familiares de idosos. Deve-se lembrar dos fatores de risco e pensar nas múltiplas causas para melhor condução e reversão mais rápida do quadro. O *delirium* aumenta a mortalidade, além de tempo de internação hospitalar com consequente risco de infecção nosocomial, e acelera o curso da demência nos idosos.

Tabela 70.1 Principais classes de medicamentos.

Droga ou classe de droga	Recomendação	Motivo
Anti-histamínicos de primeira geração P. ex.: hidroxizina, prometazina, dexclorfeniramina, difenidramina	Evitar	Altamente anticolinérgicos: *clearance* reduzido em idosos e tolerância quando usados como hipnóticos; risco de confusão, boca seca, constipação intestinal Difenidramina pode ser usado para tratamento de reação alérgica aguda grave
Antiespasmóticos P. ex.: escopolamina	Evitar; exceto em curto período de tempo em pacientes em cuidados paliativos para reduzir secreções orais	Altamente anticolinérgicos, efetividade incerta
Nitrofurantoína	Evitar em pacientes com ClCr < 60 mg/mℓ ou em longo prazo	Potencial toxicidade pulmonar, hepatotoxicidade, neuropatia periférica; opções mais seguras disponíveis
Alfabloqueadores P. ex.: doxazosina	Evitar uso como anti-hipertensivo	Alto risco de hipotensão ortostática Não recomendados rotineiramente para tratamento de HAS
Alfa-agonistas centrais P. ex.: clonidina, metildopa	Evitar clonidina como primeira linha de tratamento para HAS Evitar uso dos outros como anti-hipertensivo	Alto risco de efeitos adversos de SNC: bradicardia, hipotensão ortostática Não recomendados rotineiramente para tratamento de HAS
Digoxina (> 0,125 mg/dia)	Evitar como primeira linha para insuficiência cardíaca	Na insuficiência cardíaca, altas doses podem causar toxicidade e não apresentam maior benefício. ClCr reduzido pode aumentar toxicidade

(*continua*)

Tabela 70.1 (*Continuação*) Principais classes de medicamentos.

Droga ou classe de droga	Recomendação	Motivo
Espironolactona > 25 mg/dia	Evitar	Na insuficiência cardíaca, o risco de hiperpotassemia é maior em idosos ou em uso concomitante de AINH, IECA, BRA
Relaxante muscular P. ex.: ciclobenzaprina	Evitar	A maioria dos relaxantes musculares é pouco tolerada por idosos por efeitos anticolinérgicos, sedação, risco aumentado de fraturas Efetividade questionada para doses toleradas pelos idosos
AINH P. ex.: ácido acetilsalicílico (> 325 mg/dia), diclofenaco, ibuprofeno, cetoprofeno, meloxicam, naproxeno, piroxicam	Evitar o uso crônico, a não ser que outras alternativas não sejam efetivas e paciente possa tomar protetor gástrico	Aumentam risco de sangramento gastrintestinal e doença péptica ulcerosa em pacientes de alto risco, incluindo maiores de 75 anos ou em uso de corticosteroide, anticoagulantes ou antiplaquetários. O uso de inibidores de bomba de prótons reduz, mas não elimina o risco
Benzodiazepínicos – Ação curta ou intermediária P. ex.: alprazolam, lorazepam – Ação prolongada P. ex.: clonazepam, diazepam, flurazepam	Evitar para tratamento de insônia, *delirium* ou agitação	Aumentam risco de déficit cognitivo, *delirium*, queda e acidentes de automóvel Podem ser apropriados para tratamento de convulsões, distúrbios do sono REM, abstinência alcoólica e de benzodiazepínicos, transtorno de ansiedade generalizada grave, periprocedimento anestésico e em cuidados de fim de vida

(*continua*)

Tabela 70.1 (*Continuação*) Principais classes de medicamentos.

Droga ou classe de droga	Recomendação	Motivo
Antipsicóticos P. ex.: haloperidol, clorpromazina, olanzapina, quetiapina, risperidona	Evitar, exceto para esquizofrenia, transtorno bipolar ou uso antiemético por curto período	Aumentam risco de AVC e declínio cognitivo e mortalidade em pacientes com demência
Antidepressivos tricíclicos P. ex.: amitriptilina, imipramina	Evitar	Altamente anticolinérgicos, sedativos e causam hipotensão postural
Metoclopramina	Evitar, exceto para gastroparesia	Pode causar sintomas extrapiramidais, incluindo discinesias tardias. Risco maior em idosos com fragilidade
Inibidor da bomba de próton	Evitar uso por mais de 8 semanas, exceto para pacientes alto risco (ex. em uso de corticosteroide ou uso crônico de AINH), esofagite erosiva, esofagite de Barrett ou necessidade de manutenção de tratamento (ex. falha de descontinuação da droga)	Risco de infecção por *Clostridium difficile* e perda óssea e fraturas
Óleo mineral	Evitar	Risco de aspiração

ClCr: *Clearance* de creatinina; HAS: hipertensão arterial sistêmica; SNC: sistema nervoso central; AINH: anti-inflamatórios não hormonais; IECA: inibidor da enzina de conversão da angiotensiva; BRA: bloqueador de receptores da angiotensiva; AVC: acidente vascular cerebral.

Adaptada de AGS 2015 Beers Criteria Update Expert Panel.

DEMÊNCIA E IMOBILIDADE

A avaliação do paciente geriátrico inclui a análise dos domínios cognitivos, englobando função executiva, atenção, habilidade visuoespacial, comportamento, entre outros. Uma das formas de mensurar esses domínios é a Escala de Independência de Atividades de Vida Diária (EIAVD), que avalia a capacidade do paciente de tomar banho, vestir-se, ir ao vaso sanitário, transferir-se, manter-se continente e alimentar-se. Além das Atividades Básicas de Vida Diária (ABVD), as Atividades Instrumentais de Vida Diária (AIVD) avaliam a habilidade de o paciente administrar o ambiente onde vive: lidar com finanças, fazer compras, usar algum meio de transporte, administrar horário de medicações e usar o telefone. Segundo alguns estudos, pacientes com demência em fase inicial apresentam prejuízo das AIVD, e pacientes com quadro demencial mais avançado apresentam graus variáveis de dependência para as ABVD, entretanto, ainda não há consenso sobre essa hierarquização das perdas funcionais.

A limitação do idoso para atividades básicas está diretamente relacionada a imobilidade e fragilidade. Por exemplo, pacientes com limitação visual apresentam maior risco de queda e tendem a restringir movimentação, o que acarreta atrofia muscular, dores crônicas e maior risco de úlceras de pressão.

No pronto-socorro, é importante saber qual o *status* prévio do paciente em relação aos domínios cognitivos, uma vez que a patologia que motivou a busca do serviço de saúde pode estar relacionada à piora do desempenho funcional. Ademais, a perda de funcionalidade, transitória ou permanente, também guarda uma correlação com prognóstico.

IATROGENIAS

Nos pacientes geriátricos a ocorrência de iatrogenias é mais comum e, por vezes, não diagnosticada. Interações medicamentosas, exames diagnósticos invasivos, dispositivos invasivos e infecções hospitalares são alguns dos principais exemplos. Em pacientes idosos, a internação prolongada por iatrogenias pode resultar em complicações como *delirium*, perda de funcionalidade e deterioração clínica.

Pacientes portadores de doenças crônicas progressivas, como neoplasias sem tratamento curativo, insuficiência cardíaca com redução importante de classe funcional, pneumopatia intersticial avançada ou esclerose lateral amiotrófica, são muito suscetíveis a condutas iatrogênicas. Deve-se sempre individualizar cada caso e considerar o benefício de ações invasivas em pacientes com baixa sobrevida ou com doenças de base de prognóstico reservado, visando a manter a dignidade da vida. É importante conversar com familiares sobre a tomada de decisões quanto ao grau de investimento e grau de invasão indicado pela equipe médica.

Existem algumas escalas que podem ser utilizadas para estimar sobrevida em pacientes em cuidados paliativos e em pacientes oncológicos, ajudando a embasar a proporcionalidade das condutas. A Escala de performance de Karnofsky (KPS) (Tabela 70.2) estima a funcionalidade do paciente, considerando a capacidade de fazer atividades diárias ou grau de dependência, com variação de 0 a 100%. Para pacientes em cuidado paliativo, um KPS < 50% sugere uma expectativa de vida < 8 semanas.

Outra escala utilizada para pacientes oncológicos de tumores sólidos em estágio terminal para estimar sobrevida é a *Palliative Prognostic Index* (PPI) (Tabelas 70.3 e 70.4), que leva em conta o PPS (*palliative performance scale* – avalia deambulação, atividades e trabalho, autocuidado, ingesta e nível de consciência), a ingesta oral e presença ou ausência de edema, dispneia ao repouso e *delirium*. Um paciente com um PPI entre 0 e 2 apresenta sobrevida média estimada de 90 dias; de 2,1 a 4, a estimativa é de 61 dias de sobrevida; acima de 4 pontos, a sobrevida média é de 12 dias.

Tabela 70.2 Escala de performance de Karnofsky (KPS).

Graduação	Significado
100%	Normal, ausência de queixas, sem evidência de doença
90%	Capaz de realizar atividades normais, sinais e sintomas mínimos de doença
80%	Atividade normal com esforço, alguns sinais ou sintomas de doença, incapacidade para grande esforço físico, consegue deambular
70%	Não requer assistência para cuidados pessoais, mas é incapaz de realizar atividades normais, como tarefas caseiras e trabalhos ativos
60%	Requer assistência ocasional, mas consegue realizar a maioria dos seus cuidados pessoais
50%	Requer considerável assistência e frequentes cuidados médicos
40%	Incapacitado, requer cuidados especiais de assistência, autocuidado limitado. Permanece mais de 50% do horário vigil sentado ou deitado
30%	Severamente incapacitado, indicada hospitalização, embora a morte não seja iminente
20%	Muito doente, necessários internação hospitalar e tratamento de suporte. Completamente incapaz de realizar autocuidado. Confinado à cama
10%	Moribundo, processo de morte progredindo rapidamente

Tabela 70.3 *Palliative performance scale* (PPS).

%	Deambulação	Atividade e evidência de doença	Autocuidado	Ingesta	Nível de consciência
100	Completa	Atividade normal e trabalho, sem evidência de doença	Completo	Normal	Completo
90	Completa	Atividade normal e trabalho, alguma evidência de doença	Completo	Normal	Completo
80	Completa	Atividade normal com esforço, alguma evidência de doença	Completo	Normal ou reduzida	Completo
70	Reduzida	Incapaz para o trabalho, doença significativa	Completo	Normal ou reduzida	Completo
60	Reduzida	Incapaz para *hobbies*/trabalho doméstico, doença significativa	Assistência ocasional	Normal ou reduzida	Completo ou períodos de confusão
50	Maior parte do tempo sentado ou deitado	Incapacidade para qualquer trabalho, doença extensa	Assistência considerável	Normal ou reduzida	Completo ou períodos de confusão
40	Maior parte do tempo acamado	Incapaz para a maioria das atividades, doença extensa	Assistência quase completa	Normal ou reduzida	Completo ou sonolência, ± confusão
30	Totalmente acamado	Incapaz para qualquer atividade, doença extensa	Dependência completa	Normal ou reduzida	Completo ou sonolência, ± confusão
20	Totalmente acamado	Incapaz para qualquer atividade, doença extensa	Dependência completa	Mínima a pequenos goles	Completo ou sonolência, ± confusão
10	Totalmente acamado	Incapaz para qualquer atividade, doença extensa	Dependência completa	Cuidados com a boca	Completo ou sonolência, ± confusão
0	Morte	-	-	-	-

Tabela 70.4 *Palliative prognostic index* (PPI).

Variável	Pontuação
PPS	
10 a 20	4
30 a 50	2,5
60 ou mais	0
Ingesta oral	
Severamente reduzida	2,5
Moderadamente reduzida	1,0
Normal	0
Edema	
Presente	1,0
Ausente	0
Dispneia ao repouso	
Presente	3,5
Ausente	0
Delirium	
Presente	4,0
Ausente	0

CONSIDERAÇÕES FINAIS

No pronto-socorro, o paciente idoso deve ser avaliado criteriosamente, com ênfase na pesquisa de fatores de risco e possível prevenção das complicações abordadas neste capítulo. É fundamental uma boa relação com o paciente e seu acompanhante, para que se consiga estabelecer exatamente quais as necessidades do idoso, mudanças no seu *status* clínico de base e medidas proporcionais para o seu cuidado.

BIBLIOGRAFIA

American Geriatrics Society 2015 Beers Criteria Update Expert Panel. American Geriatrics Society 2015 Updated Beers Criteria for Potentially Inappropriate Medication Use in Older Adults. J Am Geriatr Soc. 2015;63(11):2227-46.

Budnitz DS, Shehab N, Kegler SR, Richards CL. Medication use leading to emergency department visits for adverse drug events in older adults. Ann Intern Med. 2007;147(11):755-65.

Crooks V, Waller S, Smith T, Hahn TJ. The use of the Karnofsky Performance Scale in determining outcomes and risk in geriatric outpatients. J Gerontol. 1991;46(4):M139-44.

Fick DM, Cooper JW, Wade WE, Waller JL, Maclean R, Beers MH. Updating the Beers criteria for potentially inappropriate medication use in older adults: results of a US consensus panel of experts. Arch Intern Med. 2003;163(22):2716-74.

Gorzoni ML, Fabbri RMA, Pires SL. Medicamentos potencialmente inapropriados para idosos. Rev Assoc Med Bras. 2012;58(4):442-6.

Holt S, Schmiedl S, Thürmann PA. Potentially inappropriate medications in the elderly: the PRISCUS List. Dtsch Arztebl Int. 2010;107(31-32):543-51.

Hustey FM, Wallis N, Miller J. Inappropriate prescribing in an older ED population. Am J Emerg Med. 2007;25:804-7.

IBGE. Mudança demográfica no Brasil no início do século XXI – Subsídios para projeções da população. 2015.

Lino VTS, Pereira SRM, Camacho LAB, Ribeiro Filho ST, Buksman S. Adaptação transcultural da Escala de Independência em Atividades da Vida Diária (Escala de Katz). Cad Saúde Pública. 2008;24(1):103-12.

Marra TA, Pereira LSM, Faria CDCM, Pereira DS, Martins MAA, Tirado MGA. Avaliação das atividades de vida diária de idosos com diferentes níveis de demência. Rev Bras Fisioter. 2007;11(4):267-73.

Morita T, Tsunoda J, Inoue S, Chihara S. The Palliative Prognostic Index: a scoring system for survival prediction of terminally ill cancerpatients. Support Care Cancer. 1999;7(3):128-33.

Njegovan V, Hing MM, Mitchell SL, Molnar FJ. The hierarchy of functional loss associated with cognitive decline in older persons. J Gerontol A Biol Sci Med Sci. 2001;56(10):M638-43.

Permpongkosol S. Iatrogenic disease in the elderly: risk factors, consequences, and prevention. Clinical Interventions in Aging. 2011;6:77-82.

71 Ultrassonografia

Ana Luisa Pimentel Maia • Antonio Luis Pimentel Neto

INTRODUÇÃO

A ultrassonografia (USG) permite ao médico complementar a anamnese e o exame físico de maneira objetiva e confiável. Possibilita a tomada de decisão com maior segurança e em menor tempo, reduzindo custos e encaminhamentos desnecessários para especialistas.

ULTRASSONOGRADIA TORÁCICA

A USG pode ser usada para avaliar o diafragma em busca de paralisia. Coloca-se o transdutor na linha axilar média em posição longitudinal. Se o diafragma estiver paralisado não é possível ver seus movimentos ao ultrassom. No modo M visualiza-se o movimento caudal do diafragma durante a inspiração e cranial durante a expiração (Figura 71.1). Se a linha se mantiver reta indica paralisia do diafragma.

Já a USG do pulmão é realizada com um transdutor convexo. Contudo, pode ser usado o linear para obter imagens mais superficiais. Posiciona-se o transdutor no tórax buscando um espaço intercostal. A imagem hiperecoica entre as costelas representa a pleura; o conjunto formado pela linha hiperecoica da pleura e as costelas é conhecido

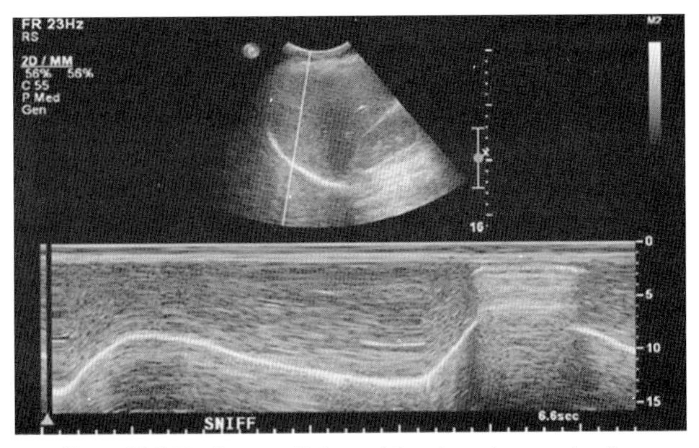

Figura 71.1 Movimento diafragmático durante a respiração.

como asa de morcego (Figura 71.2). Durante a respiração é possível ver a movimentação das pleuras conhecido com *lung sliding*. Em situações como atelectasias, paralisia diafragmática, intubação esofágica, pode haver a ausência do *lung sliding*. Lembrar que no ápice pulmonar o movimento pleural é diminuído, sendo então esse sinal menos evidente.

As linhas A são imagens espelhos da linha pleural causadas pela reverberação. São vistas como linhas semicirculares que se repetem a intervalos constantes (Figura 71.3).

Se o ultrassom for colocado no modo M, a pleura passa a ser vista como uma linha hiperecoica branca e o pulmão normal abaixo como um padrão granulado. Tal padrão é descrito como sinal da praia (Figura 71.4).

Se o paciente se apresentar com aumento de fluidos, seja por hipervolemia ou inflamação, podem ser vistos artefatos conhecidos como linhas B ou cauda de cometa (Figura 71.5), imagens hiperecoicas que se movem com a respiração e que se iniciam na linha pleural, continuando na vertical, apagando as linhas A. As linhas B também podem ser vistas no paciente saudável, porém em menor quantidade.

Caso o paciente esteja com suspeita de pneumotórax, usa-se preferencialmente o transdutor linear no segundo ou terceiro espaço intercostal na linha hemiclavicular, e no quarto ou quinto espaço intercostal na linha axilar anterior. Caso o pneumotórax esteja presente, não é visualizado o deslizamento pleural, as caudas de cometa não são vistas e no modo M identifica-se um padrão conhecido como sinal do código de barras ou da estratosfera (Figura 71.6), perdendo-se o padrão granular heterogêneo do tecido pulmonar devido à presença de ar entre as pleuras.

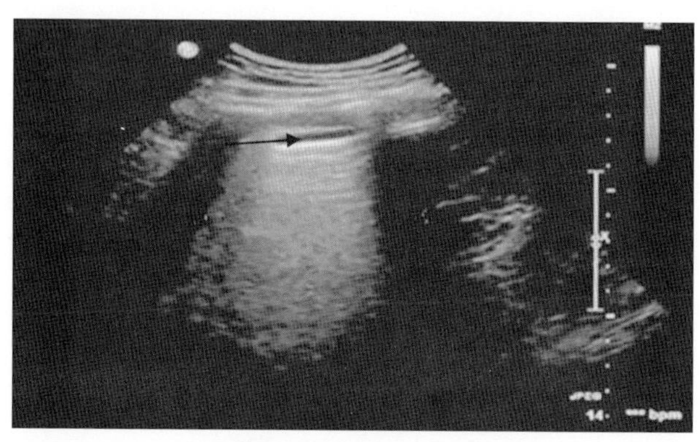

Figura 71.2 Linha pleural.

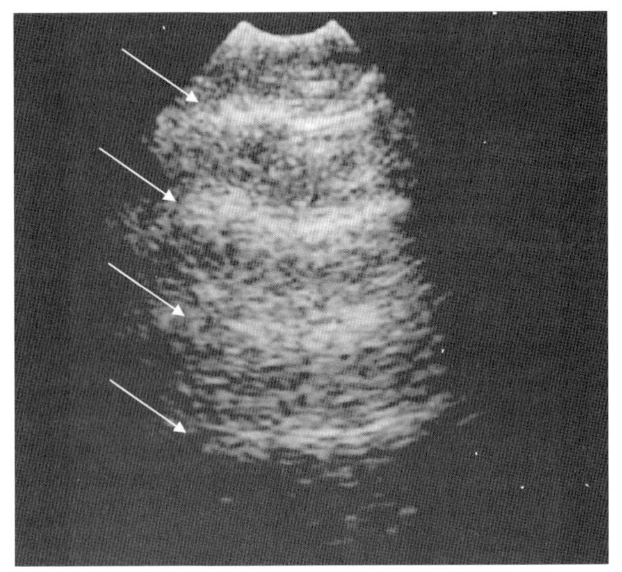

Figura 71.3 Linhas A.

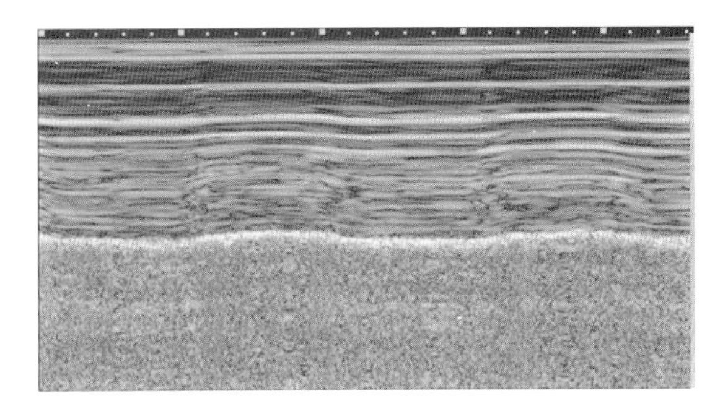

Figura 71.4 Sinal da areia da praia.

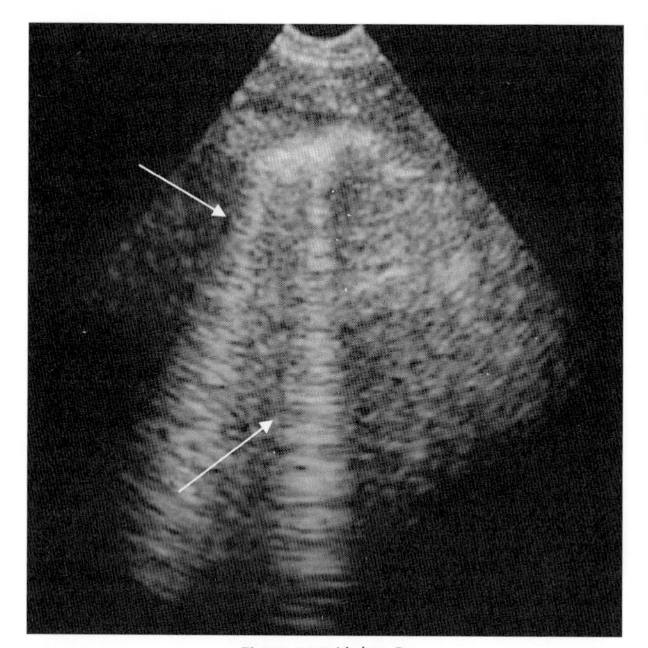

Figura 71.5 Linhas B.

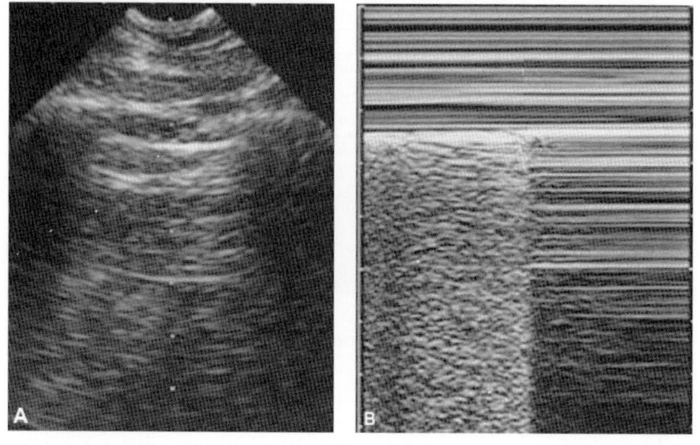

Figura 71.6 A. Transição entre tecido pulmonar e pneumotórax. **B.** sinal da estratosfera.

Outra indicação de USG pulmonar é o derrame pulmonar. A abordagem intercostal permite visualizar derrames maiores, já a subcostal identifica derrames menores. Na presença do derrame pleural, observa-se que durante a inspiração as pleuras se aproximam devido ao aumento do volume pulmonar, e na expiração o oposto ocorre: as pleuras se afastam. Os transudatos são vistos como imagens anecoicas, enquanto os exsudatos podem ser vistos com resíduos flutuantes no seu interior. Permite localizar melhor o derrame e assim guiar uma toracocentese ou drenagem torácica caso sejam necessárias. Localiza-se com o transdutor o local com maior quantidade de líquido, onde será realizada a punção.

O ecocardiograma também pode ser utilizado no pronto-socorro. Possibilita estimar a volemia do paciente, a função cardíaca e a presença de derrame pericárdico. A função cardíaca é vista observando a contratura global do coração e a presença ou não de acinesias. Já o derrame pericárdico é visto como líquido anecoico entre os pericárdios visceral e parietal. Quando a quantidade de líquido é reduzida, pode ser visto na parte posterior e inferior do coração, e quanto mais líquido houver, mais superiormente o derrame poderá ser visto (Figuras 71.7). Nos casos de tamponamento cardíaco, o derrame circunda todo o coração e é visto colapso do átrio direito (AD) e do ventrículo direito (VD) durante a diástole. O derrame pericárdico é bem visto nas janelas subxifoide, apical e paraesternal esquerda.

Já a volemia pode ser estimada por meio da veia cava inferior (VCI) na janela subxifóidea. Na ventilação espontânea a VCI tem cerca de 2,5 cm de diâmetro e colaba na inspiração devido à pressão negativa gerada. A medida deve ser feita próxima à entrada da veia supra-hepática, cerca de 2 a 3 cm da entrada da veia no AD. O paciente hipervolêmico apresenta VCI dilatada (Figura 71.8) e colabamento reduzido ou ausente. Já pacientes hipovolêmicos apresentam VCI com menor diâmetro e índice de colabamento aumentado (Figura 71.9). Caso o paciente esteja em ventilação mecânica no modo volume controlado com volume corrente de 8 a 10 mℓ/kg, também pode ser usado o índice de distensibilidade da VCI. Na ventilação mecânica, a pressão positiva na inspiração dificulta o retorno venoso, distendendo a cava. Do mesmo modo que no paciente em ar ambiente, avalia-se a cava em região subxifóidea a 2 a 3 cm da entrada no VD e mede-se o tamanho dela durante a inspiração e a expiração para descobrir a variação do diâmetro da VCI. Em seguida realiza-se o cálculo:

$$\Delta dVI = \frac{dVCI_{máx} - dVCI_{mín}}{dVCI_{máx} + dVCI_{mín}/2}$$

O resultado é um valor expresso em porcentagem, e valores acima de 12% indicam boa resposta ao volume.

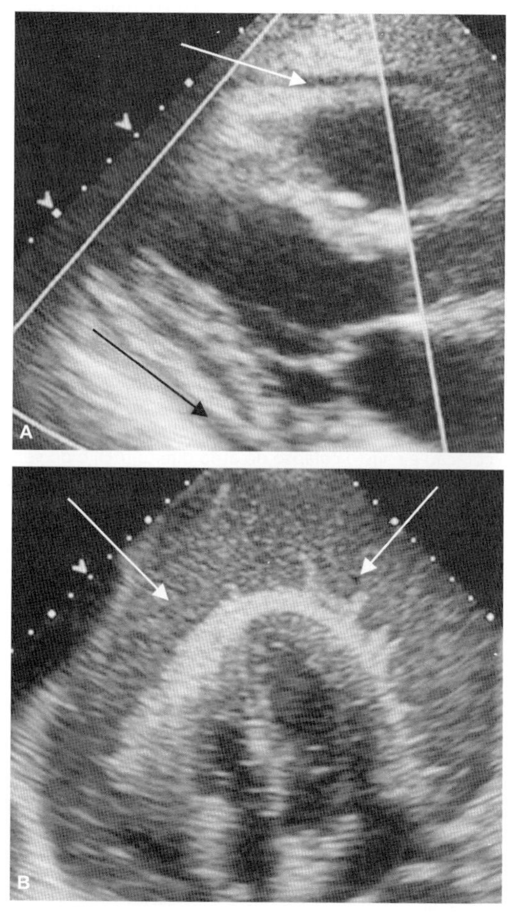

Figura 71.7 A. Pequeno derrame pericárdico. **B.** Volumoso derrame pericárdico.

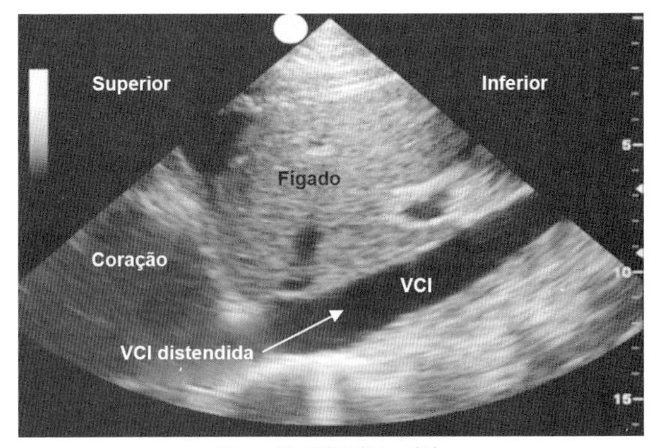

Figura 71.8 VCI distendida.

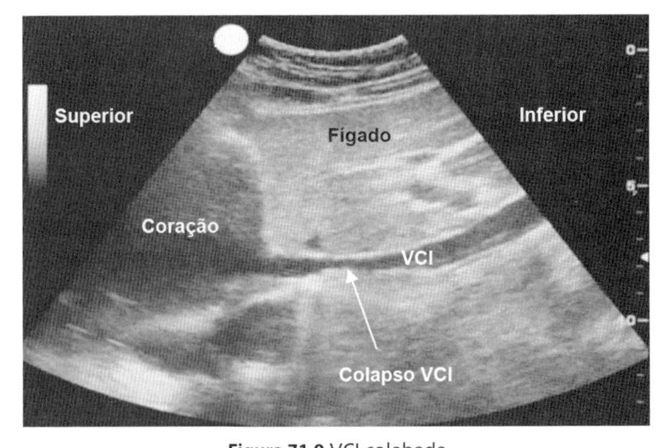

Figura 71.9 VCI colabada.

ULTRASSONOGRAFIA VENOSA

A USG também pode ser usada para investigar trombose venosa profunda (TVP). Se a suspeita for de TVP de membro superior, o braço é posicionado levemente abduzido e supinado; se for de membro inferior, o quadril fica em rotação externa e o joelho em flexão.

O transdutor comumente utilizado é o linear, mas se a busca for por veias profundas o convexo é utilizado. As imagens de ecos intraluminais obtidas no plano transversal e a não compressibilidade da veia indicam a presença de trombo. O transdutor, então, deve ser posicionado longitudinalmente de modo a permitir ver a extensão do trombo (Figura 71.10). Deve-se tomar cuidado ao comprimir excessivamente a área trombosada pelo risco de criar êmbolos.

A USG venosa também pode ser usada para ajudar na punção venosa profunda com uso de transdutor linear, diminuindo a ocorrência de complicações associadas ao procedimento. A técnica segue os mesmos passos de um acesso central sem USG: posicionamento do paciente, assepsia e antissepsia do operador e do paciente, colocação de campos estéreis, proteção do transdutor com dispositivos estéreis. A punção venosa jugular é realizada com cabeça do paciente voltada para o lado oposto da punção e preferencialmente com paciente em posição de Trendelemburg. Posiciona-se o transdutor no trígono formado pelas duas porções do esternocleidomastóideo e a clavícula de modo a encontrar perpendicularmente o vaso e vê-lo no seu corte transversal. Posiciona-se o vaso no meio da tela e checa-se a colapsabilidade a fim de garantir que se está puncionando uma veia (Figura 71.11).

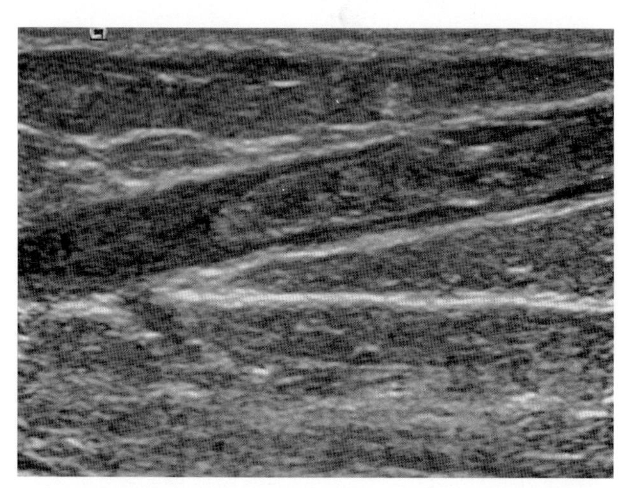

Figura 71.10 Presença de trombo no interior do vaso.

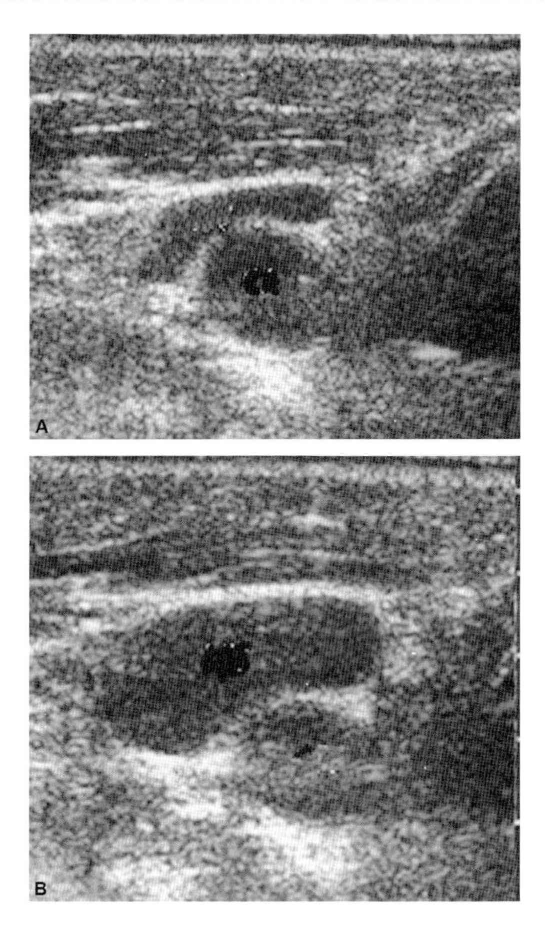

Figura 71.11 Veia jugular interna (**A**) sendo comprimida pelo transdutor (**B**).

Observa-se, então, a distância da veia para o transdutor na tela da USG, e essa mesma distância deve ser colocada entre a entrada da agulha a 45° e o transdutor. Deve-se introduzir cerca de 1,4 vez a distância da pele para o transdutor (Figura 71.12). A agulha pode ser vista como um ponto hiperecogênico e a sua movimentação pode ser observada ao ultrassom. Quando a punção do vaso é realizada, o transdutor é dispensado e prossegue-se a técnica habitual de punção central.

Outra maneira é fazer a punção longitudinal, com o maior eixo do transdutor paralelo ao maior eixo da veia. Nesse caso a punção é realizada com a agulha próxima ao transdutor em um ângulo de 45°, e é possível ver a entrada da agulha e a passagem do fio-guia (Figuras 71.13 e 71.14). A USG também pode ser utilizada com a técnica estática, empregada para avaliação venosa e marcação da área de punção, porém não utilizada durante o procedimento.

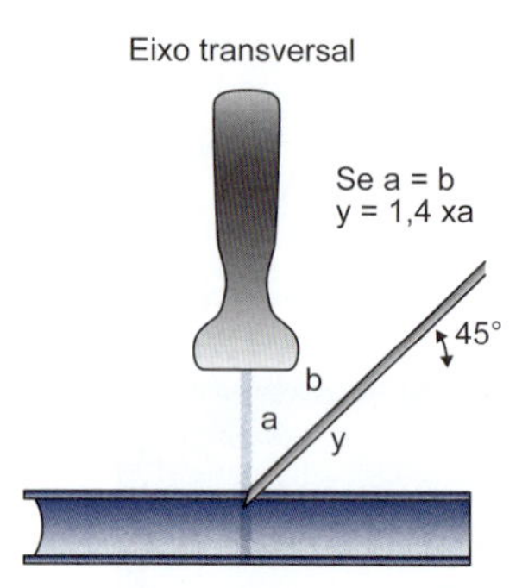

Figura 71.12 Posicionamento do transdutor e da agulha na punção venosa profunda no eixo transverso.

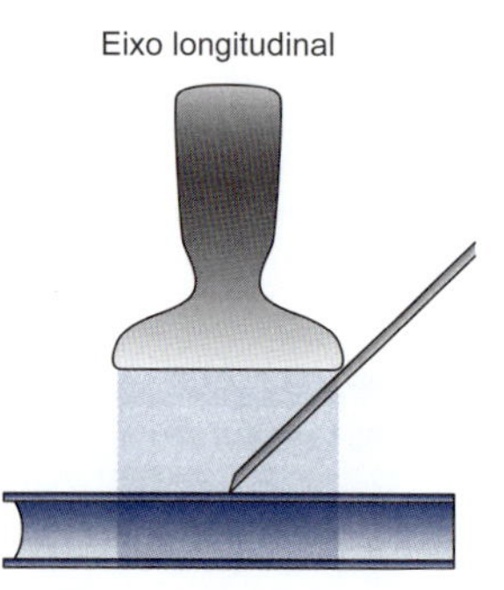

Figura 71.13 Posicionamento do transdutor e da agulha na punção venosa profunda no eixo longitudinal.

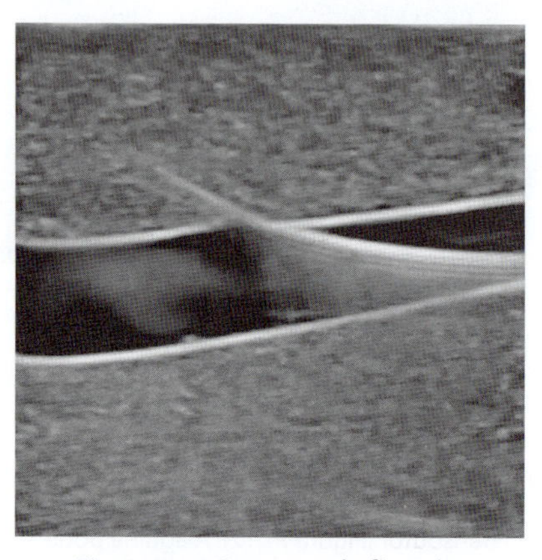

Figura 71.14 Passagem do fio-guia.

ULTRASSONOGRAFIA ABDOMINAL

O acímulo de líquido abdominal pode ser avaliado pela USG, conseguindo-se identificar pequena quantidade de líquido com alta especificidade.

O transudato apresenta-se como material anecoico localizado entre o intestino e a parede abdominal (Figura 71.15), enquanto o hemoperitônio e nos casos de peritonite o aspecto é mais ecogênico.

A USG abdominal permite a realização de paracenteses com maior segurança e menor risco de perfuração de alças intestinais.

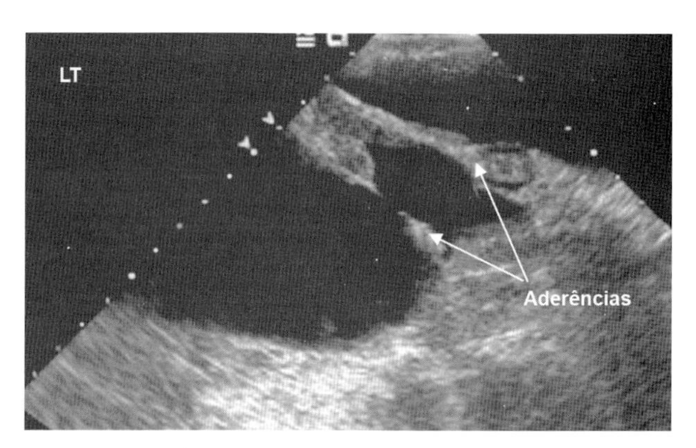

Figura 71.15 Líquido ascítico com presença de aderências no seu interior.

BIBLIOGRAFIA

de Valk S, Olgers TJ, Holman M, Ismael F, Ligtenberg JJ, Ter Maaten JC. The Caval Index: an adequate non-invasive ultrasound parameter to predict fluid responsiveness in the emergency department? BMC Anesthesiol. 2014;14:114.

Goodman A, Perera P, Mailhot T, Mandavia D. The role of bedside ultrasound in the diagnosis of pericardical effusion and cardiac tamponade. J Emerg Trauma Schock. 2012;5:72-5.

Levitov AB, Dallas AP, Slonim AD. Ultrassonografia a beira do leito na medicina clínica. Porto Alegre: AMGH; 2013.

Lichtenstein D. Lung ultrasound in the critically ill. Curr Opin Crit Care. 2014;20:312-22.

Muller L, Bobbia X, Toumi M, Louart G, Molinari N, Ragonnet B, et al. Respiratory variations of inferior vena cava diameter to predict fluid responsiveness in spontaneously breathing patients with acute circulatory failure: need for a cautious use. Crit Care. 2012;16(5):R188.

Noble VE, Nelson B. Manual and critical care ultrasound. 2. ed. New York: Cambridge; 2011.

Índice Alfabético

A

B

N

O

T